FAIRVIEW BRANCH
Santa Monica Public Library

JUL - - 2018

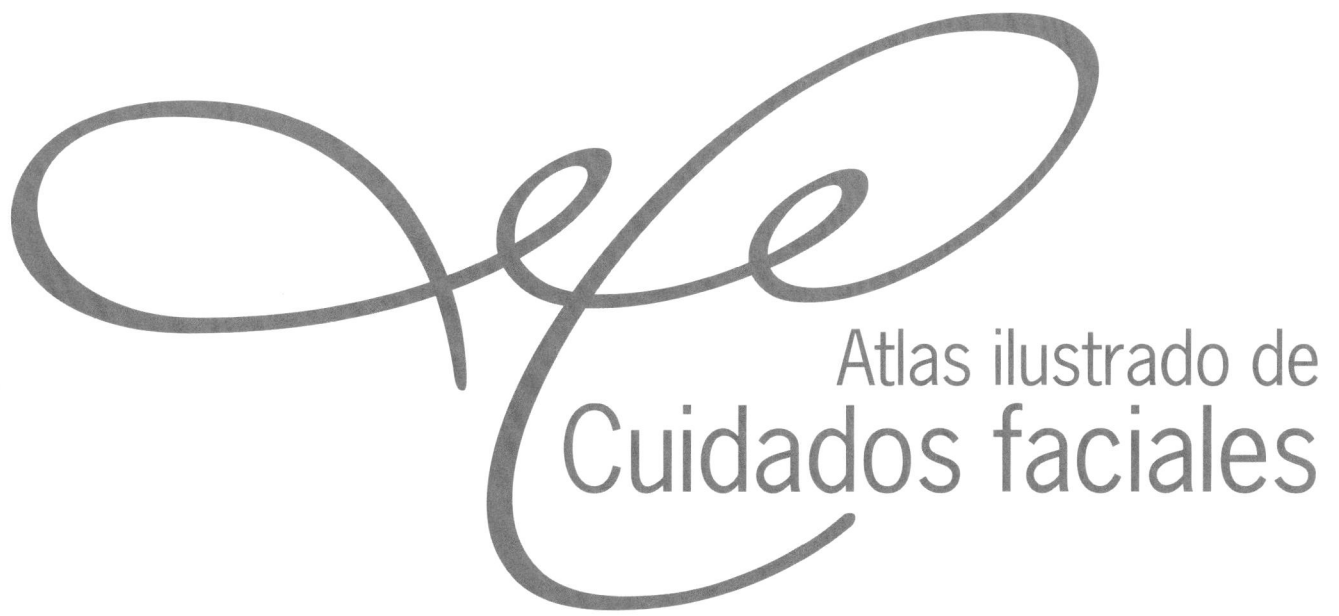

Atlas ilustrado de Cuidados faciales

susaeta

Dirección editorial
M. Jesús Díaz

Idea de la obra
Jordi Vigué

Textos
Viviana Bonilla Arias
Josep V. Graell
Carme Orús

Coordinación
Miquel Ridola

Diseño y compaginación
VÉLERA, S.L.

Ilustraciones médicas
Asklepios Medical Atlas

Fotografías
Laura Elena Carrillo Parra
Archivo APEX-BGT

Realización de ejercicios
Klaudia Lovászová
María Del Viejo Serrano
Cathaysa Rodríguez Robayna

Modelos
Elena Medina
Marta Vilaró
Silvia Corominas
Margot McLure
Lucrecia Morgan
Laura Calatayud
Viviana Bassetti
Emma Yaime Heywood
Alice Bradley
Amy May Bailey

Colaboración especial
Natural Elements
Alba Lucía Suárez
Viviana Bassetti

Nota: El objetivo de este libro es informar y servir de guía. Los remedios, enfoques y técnicas que se describen en él no reemplazan en ningún caso la consulta directa con un profesional. El uso que haga el lector de la información que ofrece este libro será decisión personal.

Créditos fotográficos *(arriba: a; abajo: ab; derecha: d; izquierda: i)*
Leonid & Anna Dedukh *Portada*.
Valua Vitaly: *3, 148 a, 158 a, contraportada (arriba)*.
Zerg Zastavkin: *6 a*.
Solovieva Ekaterina: *9*.
Yury Arcurs: *39*.
Jacek Chabraszewski: *41 ab*.
Horia Andrei Varlan: *43 a*.
Marilyn Barbone: *54 ab, 55 a*.
Konstantin Yuganor: *75 a*.
Dash/photopass.pl: *75 ab*.
Kurhan: *98*.
Elena Schweitzer: *101 abd*.
Larsk Christiansen: *109 ab*.
Bochkarev photography: *118 ab*.
Darren Baker: *149 ad*.

© SUSAETA EDICIONES, S.A.
C/ Campezo, 13 - 28022 Madrid
Tel.: 91 3009100 - Fax: 91 3009118
www.susaeta.com
Impreso y encuadernado en España

Cualquier forma de reproducción, distribución, comunicación pública o transformación de esta obra solo puede ser realizada con la autorización de sus titulares, salvo excepción prevista por la ley. Diríjase a CEDRO (Centro Español de Derechos Reprográficos) si necesita fotocopiar o escanear algún fragmento de esta obra (www.conlicencia.com; 91 702 19 70 / 93 272 04 47).

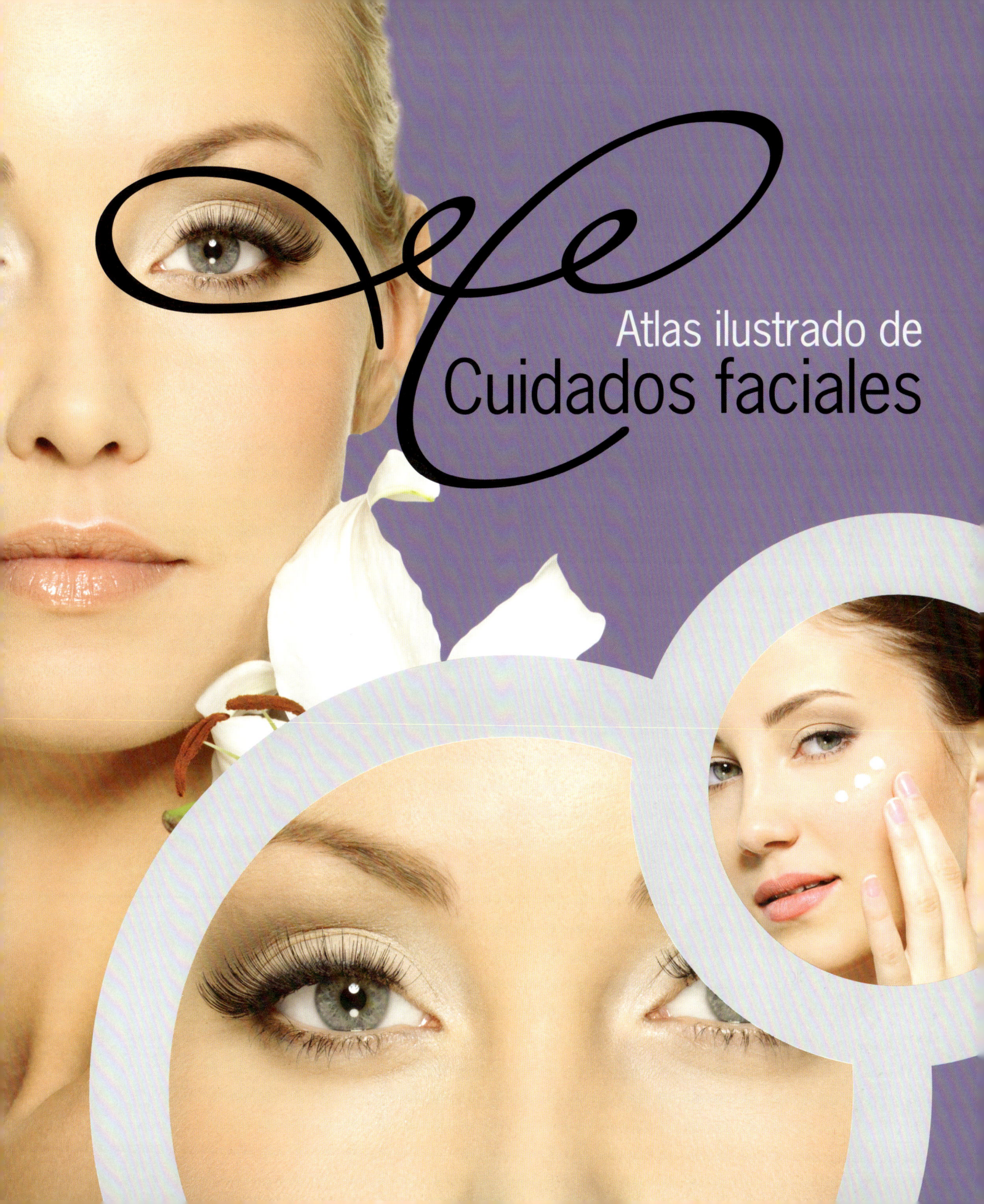
Atlas ilustrado de Cuidados faciales

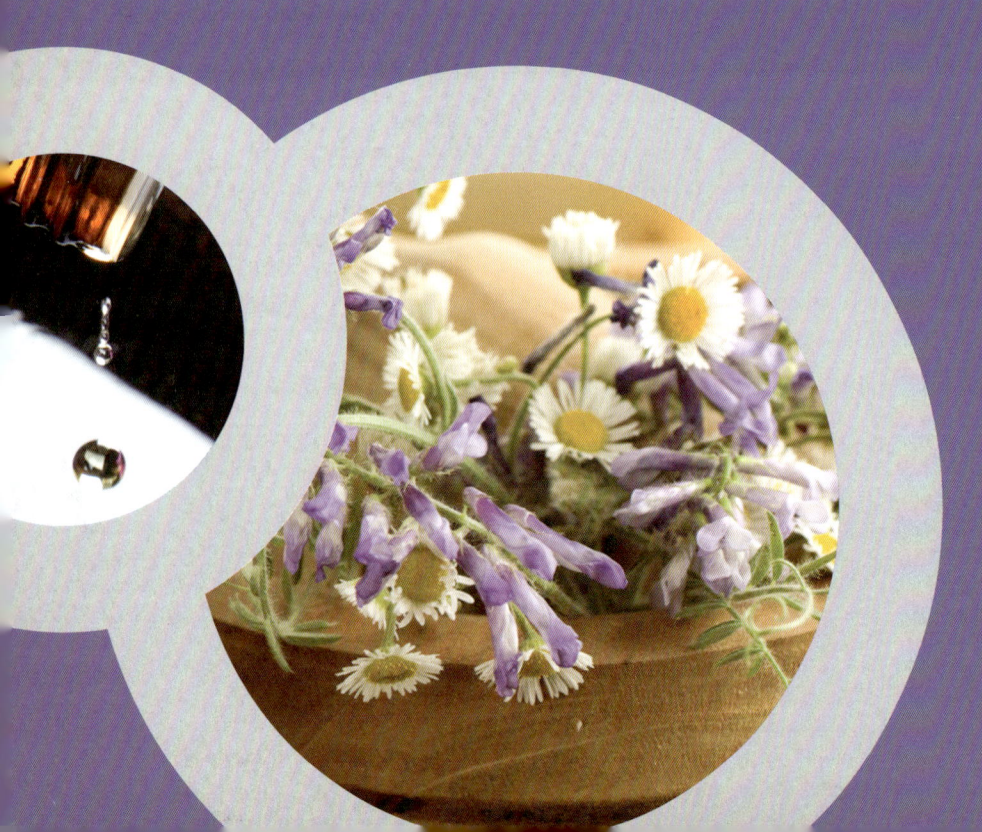

Presentación

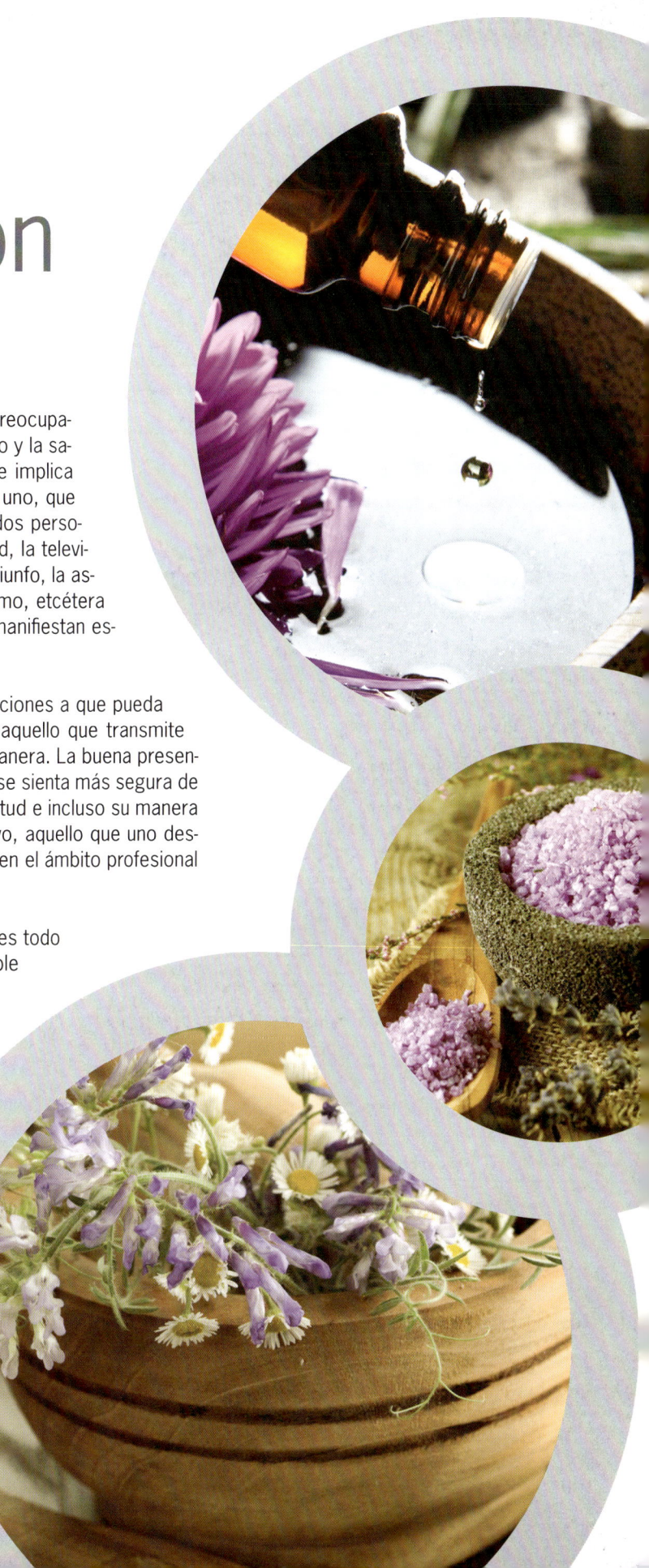

Una de las características más distintivas de la sociedad actual es su preocupación por el cuidado del propio cuerpo. La información sobre el organismo y la salud en general, los cuidados que uno y otra exigen, la autoestima, que implica mayor interés por transmitir una buena imagen, que la gente se fije en uno, que la propia apariencia sea excelente, el hecho de parecerse a determinados personajes que se han convertido en modelos sociales, la moda, la publicidad, la televisión, la relación prevalente de una buena presencia con la belleza y el triunfo, la aspiración de convertirse en un icono para los demás y un largo, larguísimo, etcétera son factores ante los cuales determinados estratos de la sociedad se manifiestan especialmente sensibilizados.

Ante esta realidad, e independientemente de la diversidad de consideraciones a que pueda prestarse, una cosa es cierta: la imagen de uno mismo, su aspecto, aquello que transmite cada cual a los demás ya a primera vista priman hoy en día, y de qué manera. La buena presencia atrae, condiciona, abre puertas. Y ayuda también a que una persona se sienta más segura de sí misma, de sus posibilidades; aumenta su autoestima y cambia su actitud e incluso su manera de ver las cosas. Las líneas del cuerpo, el porte, la estética, el atractivo, aquello que uno destila son factores que interesan mucho y se valoran enormemente, tanto en el ámbito profesional como en los círculos sociales y de amistad.

Con ser importante cuanto acabamos de apuntar, lo que más preocupa es todo aquello que afecta a la salud y al cuidado del organismo, imprescindible para poder disfrutar de una buena calidad de vida, evitar problemas y explotar todo aquello que el cuerpo puede ofrecerle a uno mismo y también a los demás.

La cara es la parte del cuerpo que más se expone, aquella que más observan las personas que nos miran. Por ello el rostro es esencial para la imagen que una persona proyecta de sí misma. La cara es el espejo del alma y también el reflejo de la salud física y del estado en que se encuentra el cuerpo. Refleja los valores estéticos y físicos, el carácter, la manera de ser, el estado de ánimo… También, el buen gusto de la persona, su capacidad de presentarse de manera amable y atractiva a los demás, sus aptitudes para saber explotar lo mejor de sí misma. La cara es un espejo, pero también un reflejo, una expresión, una seña de identidad. La cara es un tipo de lenguaje. Buena prueba de ello es que, muchas veces, mirando a la cara de los demás, sin necesidad de que abran la

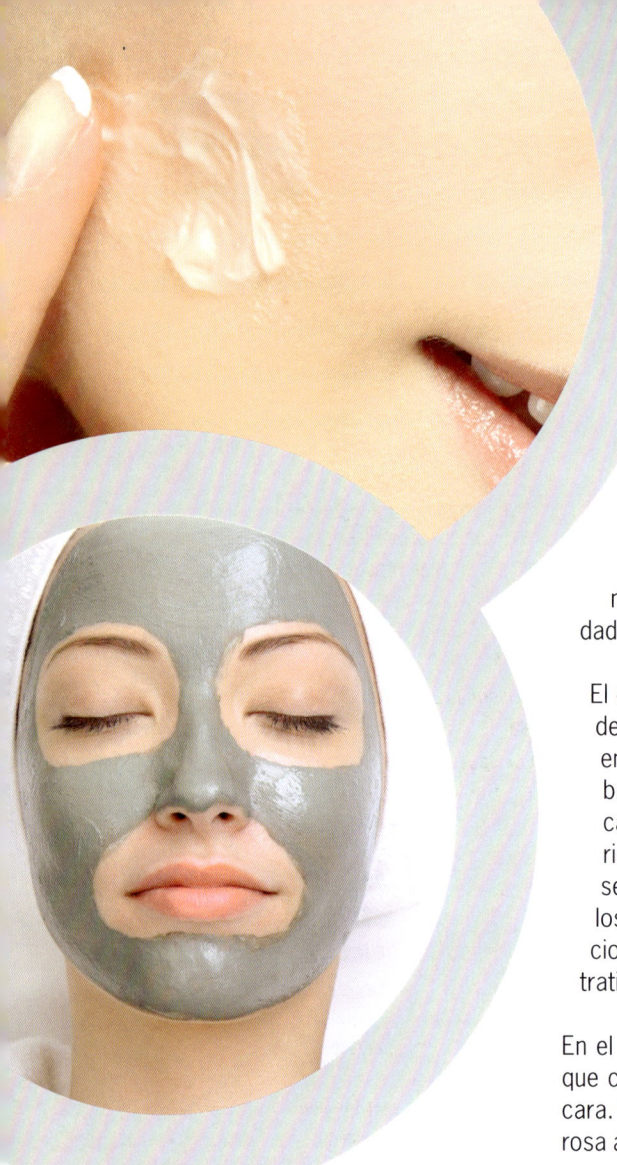

boca, sabemos ya perfectamente lo que piensan, lo que opinan, aquello que nos van contestar, lo que se maneja en su interior.

Pero la cara está expuesta permanentemente, como ninguna otra parte del cuerpo, a la acción del clima y de la contaminación medioambiental: el frío, el calor, la sequedad, la humedad, el aire, la polución corrosiva de las grandes ciudades. Y además, igual que sucede con otras partes del cuerpo, está a merced de factores como la enfermedad, un accidente o traumatismo, la fatiga, el estrés, la tensión, etc. Tanto si se tiene la piel seca como grasa, el rostro es una zona corporal especialmente delicada. Envejece, se deshidrata, se arruga, se irrita, se cuartea. Aunque se trate de una piel joven, puede dañarse irreparablemente. Es una pena observar a veces el rostro de algunas personas, bello por su estructura, formas y facciones, pero con una piel muy dañada, ya sea porque no se ha cuidado ya porque se ha cuidado mal.

El cuidado de la piel de la cara se rige básicamente por los mismos criterios que el cuidado del cuerpo en general: unos hábitos vitales ordenados, una actitud positiva, un tipo de vida en el que predomine la tranquilidad, el sosiego, la calma, el ejercicio físico, una dieta equilibrada, rica en minerales, vitaminas y proteínas, pobre en grasas y sustancias excitantes y carente de sustancias dañinas, como el tabaco y el alcohol. Y si a ello se añade la visita periódica a un centro de estética para someterse al tratamiento de un profesional, se habrán sentado las bases para disfrutar de una piel saludable, alejando el riesgo de que aparezcan los signos prematuros del envejecimiento, cuando no determinadas enfermedades o alteraciones que pueden perjudicar nuestra salud y apariencia. Y en caso de presentarse estos contratiempos, se estará en mejores condiciones de combatirlos.

En el contexto de cuanto se acaba de apuntar, se ha elaborado este libro con la intención de que constituya una ayuda práctica y eficaz para garantizar un estado perfecto de la piel de la cara. Por ello se encontrarán en él informaciones de todo tipo: múltiples tratamientos, una generosa aportación de recetas y remedios prácticos que uno mismo puede aplicarse cómodamente en casa, con atención especial a los ingredientes y componentes naturales, sin contraindicaciones y con absoluta garantía, muchísimas ideas y consejos. Y todo mediante explicaciones claras y fáciles de comprender, y con abundantísima ilustración para facilitar el entendimiento de cuanto se explica.

Como no podía ser de otra manera, este libro ha sido preparado por un equipo de profesionales que llevan años trabajando en el ámbito de la estética y la salud, y tratando todos los días a personas de todo tipo en centros especializados. Sus conocimientos y experiencia son un aval muy valioso y constituyen la mejor garantía de cuanto aquí se expone: al lector o usuario solamente cabe pedirle ganas, un poco de tiempo y constancia.

He aquí, pues, este libro, bello y útil, esperándole. Si usted quiere, desde ya mismo, puede convertirse en uno de sus amigos más fieles, en uno de sus consejeros más sabios y en un aliado cargado de complicidad. Tómelo, léalo, siga aquello que en él se le aconseja. No lo guarde. Utilícelo. Seguro que no se arrepentirá. Le ayudará a tener un cutis permanentemente sano, agradable, atractivo. Su rostro admirará a cuantos lo contemplen y se sentirá orgullosa de ello. No le quepa la menor duda.

Jordi Vigué

Sumario

1 Anatomía y anomalías 9

La piel	10
> ¿Por qué se forman las arrugas?	11
Capas de la piel	13
o Epidermis	13
o Dermis	14
o Hipodermis	16
El color de la piel	17
o La melanina	17
o La hemoglobina	17
> ¿Por qué envejece el cutis?	17
> Factores que aceleran el envejecimiento	18
> Factores que rejuvenecen la piel	18
El cuidado del cutis	19
Beneficios del sol	19
Alteraciones de la piel	20
o Roncha (o habón)	20
o Acné	21
> Tratamiento del acné	21
o Impétigo	21
o Pediculosis	22
o Liquen plano	22
o Herpes	23
> Tratamiento del herpes	23
o Psoriasis	23
o Pénfigo	24
o Sarna	24
o Vitíligo	25
> Tratamiento del vitíligo	25
o Nevo (o nevus, o lunar)	25
o Melanoma	26
> Recomendaciones para prevenir el melanoma	26
o Pápula	26
o Queratosis seborreica	27
o Queratosis actínica	27
> Factores de riesgo	27
o Pústulas	28
o Carcinoma basocelular	28
o Carcinoma epidermoide (o carcinoma de células escamosas)	29
> Tratamiento del carcinoma epidermoide	29
o Comedón	29
o Urticaria	30
o Ampolla (o flictena)	30
o Lupus eritematoso	31
o Quiste cutáneo	31
> Tratamiento de los quistes sebáceos	31
o Fisura	32
o Cicatriz	32
> Etapas de cicatrización	32
o Nodo	32
o Milium	33
> Causas más comunes de enfermedades cutáneas	33
o Costra	33
Fototipos	34
Fototipo I	34
Fototipo II	34
Fototipo III	35
Fototipo IV	35
Fototipo V	35
Fototipo VI	35
> Factor de protección solar	35
Biotipos	36
Endomorfo	36
Mesomorfo	37
Ectomorfo	37
> Claves para una piel saludable	38

2 Cuidados faciales 39

Limpieza y aseo de la piel	40
PH de la piel	40
> EL PH	40
Higiene de la piel	41
> Prácticas elementales de higiene	41
La higiene debe ser constante	41
> Elegir un jabón	42
Ejercicio _ Cómo lavar la cara	43
Jabones	44
> Recomendaciones	45
Ejercicio _ Cómo elaborar un jabón suave en casa	46
Hidratación	48
> Hidratación y protección del cutis	49
> Agua embotellada o de grifo	49
Humectación de la piel	50
> ¿Cómo reconocer una piel deshidratada?	50
> Cosméticos para cada problema de la piel	51
Cremas para la piel	52
> Tipos de piel	52
Ejercicio _ Cómo aplicar una crema	53
o Cremas de día	53
Componentes de las cremas	54
> ¿Preparar las cremas o comprarlas?	56
Ejercicio _ Crema de cacao (TTP)	57
> Consejos para cremas hechas en casa	57
Ejercicio _ Cold cream (TTP)	58
Ejercicio _ Crema equilibrante (PG)	59
Nutrición de la piel	60
> Nutrición del cutis	61
> ¿Comprar o preparar?	61
Las frutas y su aportación vitamínica	62
Ejercicio _ Crema de clara de huevo (TTP)	63
> El huevo y la piel	63
Ejercicio _ Crema de lanonina (TTP)	64
> La regeneración del aceite	64
Ejercicio _ Crema de frutas (TTP)	65
> La miel	65
Tipos de piel	66
Piel normal	66
> Características de la piel normal	67
Piel grasa	67
> Características de la piel grasa	67
Ejercicio _ Cómo elaborar una crema astringente (PG) (PM)	68
Piel seca	70
> Características de la piel seca	70
Ejercicio _ Mascarilla para piel seca	71
Ejercicio _ Mascarilla de miel (PS)	73
Ejercicio _ Mascarilla hidratante (PN)	74
Piel mixta	75
> Características de la piel mixta	75
Piel sensible	75
> Características de la piel sensible	75
Ejercicio _ Suero de leche (TTP)	76
> ¿Cómo aclarar la piel de forma casera?	76
Cómo preparar la piel para tratamientos cosméticos	78
Desmaquillar	78
Ejercicio _ Desmaquillador fortificante	79
Ejercicio _ Desmaquillador a la crema de cacao	79
Exfoliación	80
Ejercicio _ Exfoliante suave (TTP)	80
Ejercicio _ Exfoliante de arcilla (TTP)	81
Ejercicio _ Exfoliante de miel (TTP)	81
Ejercicio _ Exfoliante de uvas (TTP)	81
Ejercicio _ Cómo exfoliar el cutis	82
Ejercicio _ Exfoliante para piel seca	84
Ejercicio _ Exfoliante para piel grasa	86
Ejercicio _ Exfoliante de avena (PG) (PM)	88
Tonificar	89
Hidratar	89
> La avena	89
> Frutoterapia	90
Ejercicio _ Mascarilla hidratante (PS)	92
> Algunas características del aguacate	93

Ejercicio _ Mascarilla rejuvenecedora 94	Ejercicio _ Loción de flores [PS] 135	Ejercicio _ Masaje de efluraje 177
Ejercicio _ Mascarilla hidratante de calabaza o de calabacín [PS] 97	> Recomendaciones a tener en cuenta a la hora de elegir un cosmético 136	**Limpieza facial** 180
Ejercicio _ Leche de almendras [PS] 98	**Masaje facial** 138	Ejercicio _ Ejercicio para desmaquillar 181
Ejercicio _ Leche al huevo [PS] 99	Efectos del masaje facial 139	Ejercicio _ Ejercicio para exfoliar [I] 186
Ejercicio _ Mascarilla hidratante [PS] 100	Técnicas utilizadas 139	Ejercicio _ Ejercicio para exfoliar [II] 190
Ejercicio _ Agua de rosas [PM] [PG] 102	Ejercicio _ Masaje linfático facial 142	Ejercicio _ Vaporización y extracción 194
Ejercicio _ Leche de coco [TTP] 103	> Indicaciones y contraindicaciones del masaje linfático 142	Ejercicio _ Cauterización 197
Ejercicio _ Leche a la naranja [TSS] 103	Ejercicio _ Pasos básicos en todo masaje 145	Ejercicio _ Tonificación 198
Ejercicio _ Leche de pepino [PN] [PG] 104	Ejercicio _ Cuatro pasos previos a todo masaje 146	Ejercicio _ Mascarilla hidratante 200
Ejercicio _ Mascarilla de limón y huevo [PG] 105	Ejercicio _ Ejercicios para pieles flácidas 147	Ejercicio _ Aplicación de crema 203
Ejercicio _ Mascarilla de rosas [PM] 106	Automasaje facial 148	Ejercicio _ Aplicación de protector solar 206
Ejercicio _ Mascarilla de plátano [PS] 108	> El aceite, el mejor aliado del masaje 148	Ejercicio _ Aplicación de mascarilla hidratante 208
Ejercicio _ Mascarilla de mango [PG] 110	Aceite para todos los cutis 149	
> Propiedades del mango 111	∘ Piel seca o envejecida 149	**4 Tratamientos** 213
Fitoterapia 112	∘ Piel normal 150	**Tratamientos antiacné** 214
	∘ Piel grasa 150	Historia 214
3 Belleza y estética 113	Aceites esenciales básicos 151	Factores que favorecen la aparición del acné 215
Útiles y productos básicos 114	∘ Piel envejecida 151	Tipos de lesión 216
Maquillaje 115	Ejercicio _ Masaje completo en quince minutos 152	Tipos de acné 217
Exfoliantes 116	El masaje en zonas con problemas 158	Tratamientos antiacné 219
Desmaquilladores 116	Ejercicio _ Patas de gallo 158	> Combatir el acné 219
Champú 116	Ejercicio _ Reducir papada 159	> Preguntas frecuentes con respecto al acné 220
Perfumes 117	Ejercicio _ Labios arrugados 159	Ejercicio _ Mascarillas naturales antiacné 221
Loción astringente 117	Ejercicio _ Arrugas entre los ojos 160	Ejercicio _ Mascarilla de arcilla 229
Tónico 117	Ejercicio _ Arrugas en la frente 160	Ejercicio _ Mascarilla de patata 231
Cremas hidratantes 118	Ejercicio _ Trabajo para las patas de gallo con rodillo liso 161	> El limón 231
> Recomendaciones 118	Ejercicio _ Mejillas caídas 161	> La patata 233
Cremas limpiadoras 118	Ejercicio _ Trabajo para las líneas orbiculares de la boca con rodillo liso 162	Ejercicio _ Mascarilla de tomate 234
Mascarillas 119	Ejercicio _ Trabajo en la frente con rodillo liso 163	> El tomate 235
Útiles y accesorios 120	Ejercicio _ Trabajos para papada con rodillo liso 164	**Tratamientos según la edad** 236
Cosméticos 122	Ejercicio _ Masaje para las líneas de expresión 166	Tratamientos a los 30 años 237
Tipos de cosméticos 123	Ejercicio _ Vapores con distintas plantas 167	Tratamientos a los 40 años 237
> Cosméticos en la adolescencia 123	Ejercicio _ Agua de la reina de Hungría 167	Ejercicio _ Batido de kiwi 238
Ejercicio _ Leches, aguas de flores y emulsiones de belleza 124	Ejercicio _ Cómo extender crema 168	> La manzana 238
Refrescar el cutis 126	Ejercicio _ Masaje de escote 170	> El kiwi 239
Ejercicio _ Vinagre rosado [PN] [PM] 126	Ejercicio _ Masaje de vibración 172	Ejercicio _ Batido de frambuesa o fresa 240
Ejercicio _ Lociones o tónicos. Cómo se aplican 127	Ejercicio _ Masaje de pellizcado 173	> La frambuesa 241
Ejercicio _ Tónico para piel normal 128	Ejercicio _ Masaje de presión o toqueteo 174	Tratamientos a los 50 años 242
> Benjuí Sumatra 130	Ejercicio _ Masaje de fricción 175	> Tipos de envejecimiento 242
Ejercicio _ Tónico para piel seca 131		Ejercicio _ Hidratación del contorno de ojos 243
Ejercicio _ Tónico para piel mixta 132		Tratamientos realizados por expertos 244
Ejercicio _ Tónico para piel grasa 133		**Aparatología** 246
Ejercicio _ Loción cítrica [PN] [PG] 134		> Recuerde 248
Ejercicio _ Agua de arroz [PG] 135		

[TTP] Todo tipo de piel   [PN] Piel normal   [PG] Piel grasa   [PS] Piel seca   [PM] Piel mixta   [PSS] Piel sensible

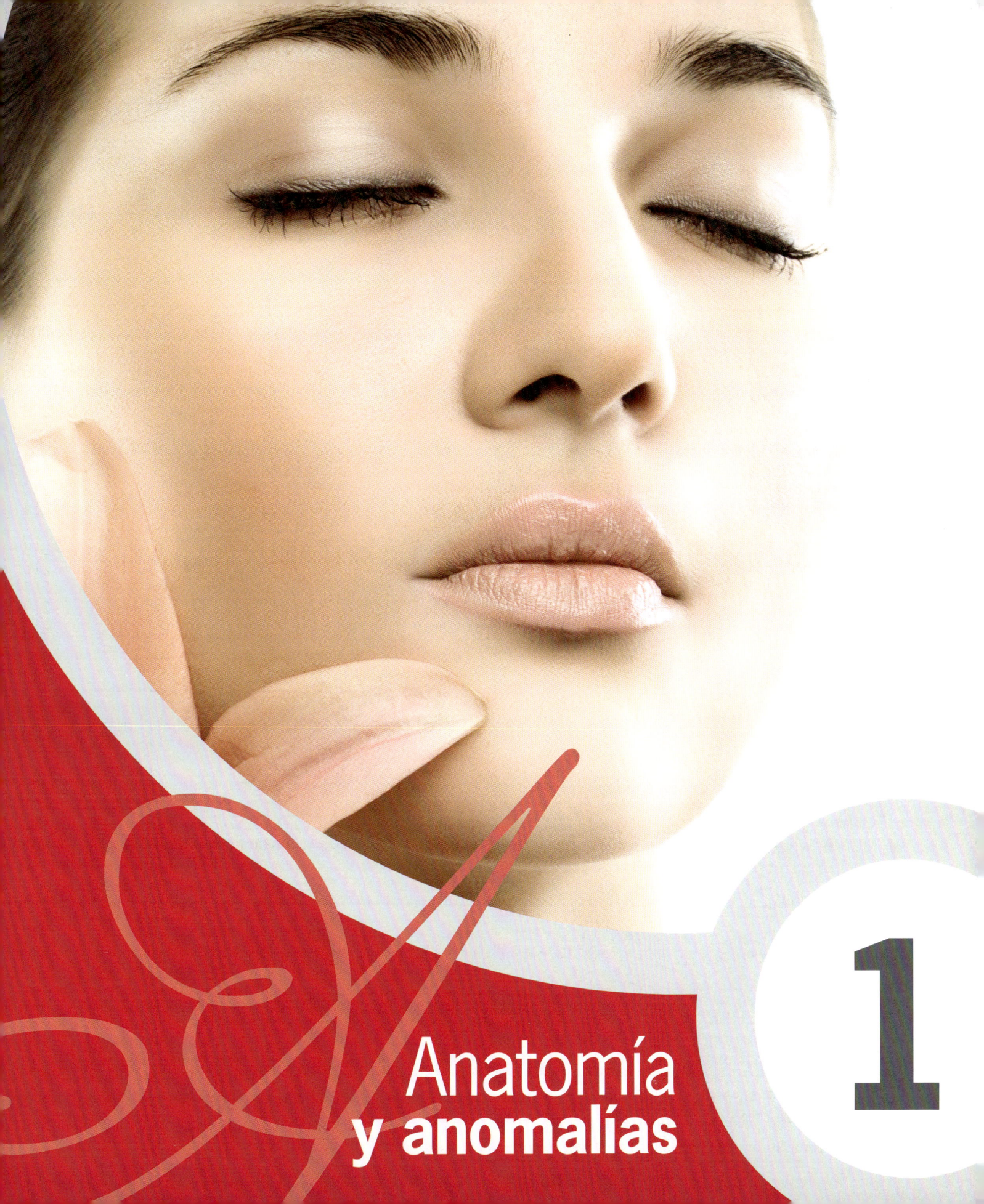
Anatomía y anomalías
1

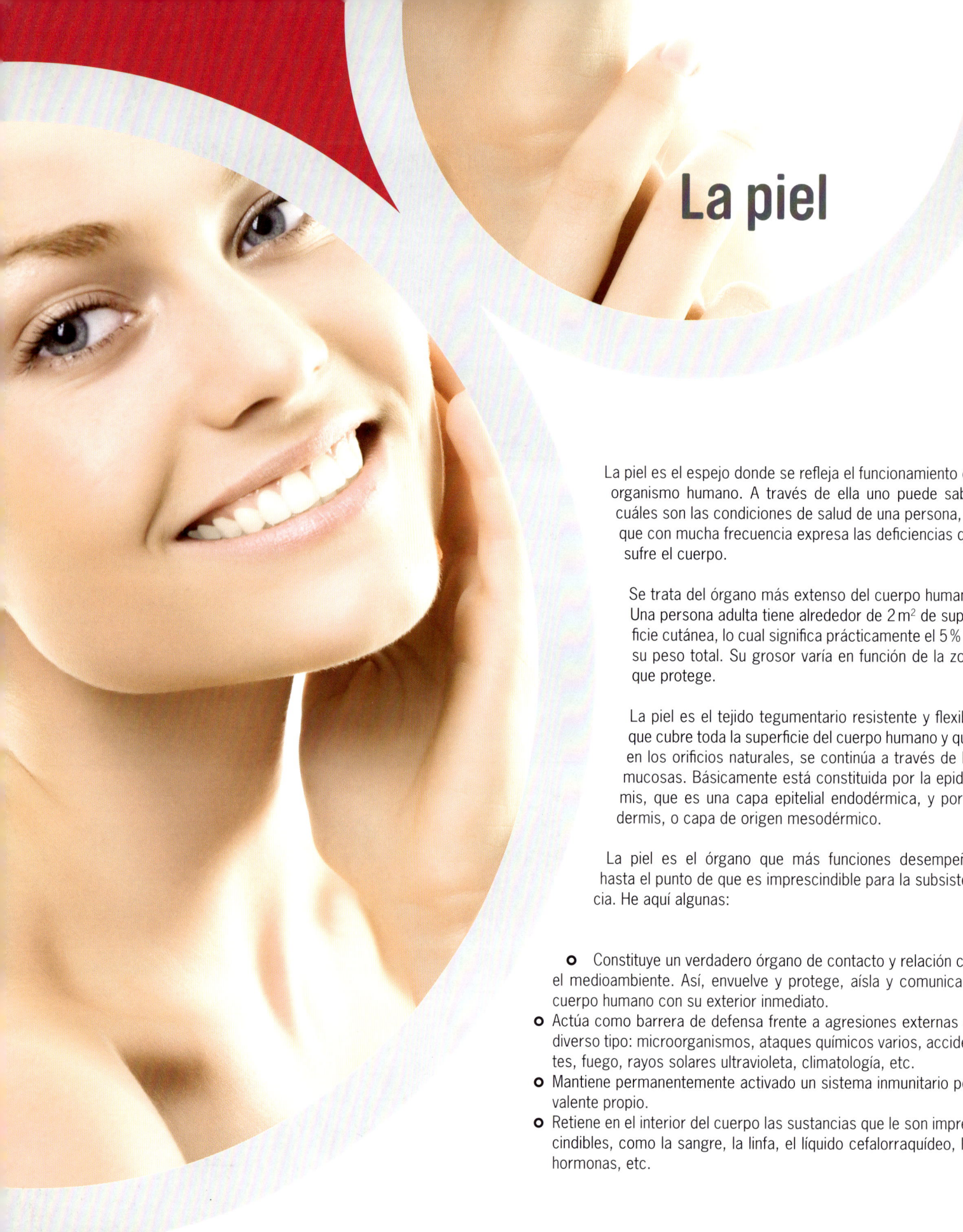

La piel

La piel es el espejo donde se refleja el funcionamiento del organismo humano. A través de ella uno puede saber cuáles son las condiciones de salud de una persona, ya que con mucha frecuencia expresa las deficiencias que sufre el cuerpo.

Se trata del órgano más extenso del cuerpo humano. Una persona adulta tiene alrededor de 2 m^2 de superficie cutánea, lo cual significa prácticamente el 5 % de su peso total. Su grosor varía en función de la zona que protege.

La piel es el tejido tegumentario resistente y flexible que cubre toda la superficie del cuerpo humano y que, en los orificios naturales, se continúa a través de las mucosas. Básicamente está constituida por la epidermis, que es una capa epitelial endodérmica, y por la dermis, o capa de origen mesodérmico.

La piel es el órgano que más funciones desempeña, hasta el punto de que es imprescindible para la subsistencia. He aquí algunas:

- Constituye un verdadero órgano de contacto y relación con el medioambiente. Así, envuelve y protege, aísla y comunica el cuerpo humano con su exterior inmediato.
- Actúa como barrera de defensa frente a agresiones externas de diverso tipo: microorganismos, ataques químicos varios, accidentes, fuego, rayos solares ultravioleta, climatología, etc.
- Mantiene permanentemente activado un sistema inmunitario polivalente propio.
- Retiene en el interior del cuerpo las sustancias que le son imprescindibles, como la sangre, la linfa, el líquido cefalorraquídeo, las hormonas, etc.

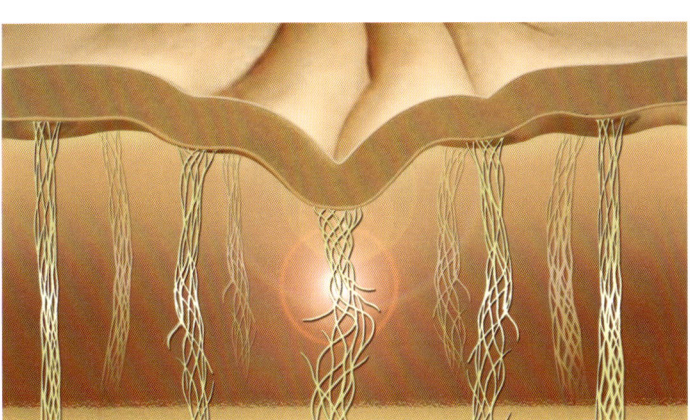

Sección de la piel en la cual aparecen distintas condiciones de los ligamentos que sustentan su tersura.

¿POR QUÉ SE FORMAN LAS ARRUGAS?

- Por alteración de la dermis y la epidermis, el tejido graso subcutáneo se reduce, lo cual es causa de que la piel se reseque.
- Esta sequedad hace que la piel pierda flexibilidad en los estratos superficiales de la epidermis.
- Al adelgazar la epidermis, se produce la ruptura del estrato córneo, dando origen a la arruga.

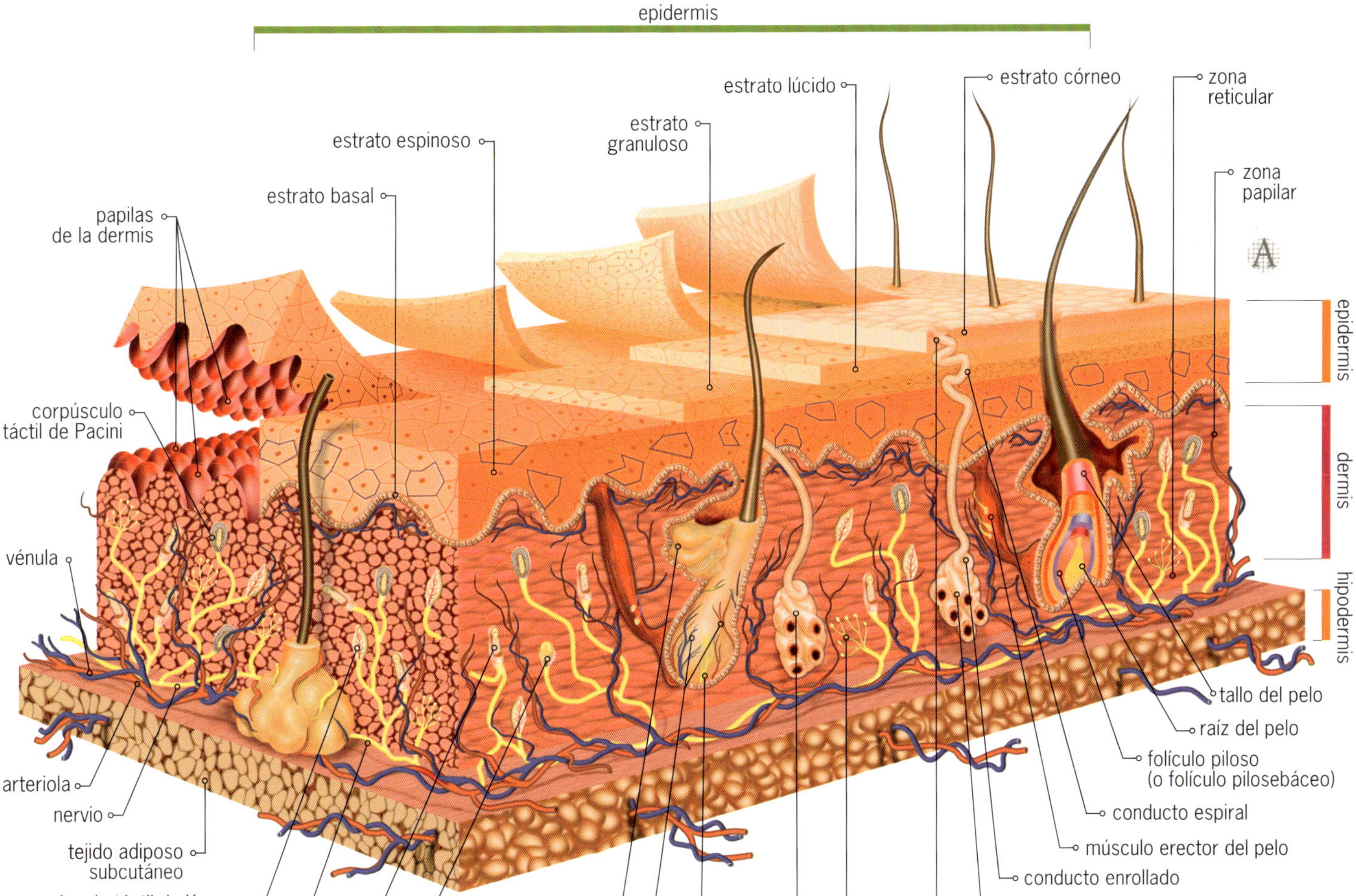

Estructura de la piel.

- Está dotada de un sistema termorregulador, basado en la secreción y evaporación de agua, gracias a la cual puede mantener una temperatura corporal adecuada.
- Transforma la energía solar en vitamina D, imprescindible para la absorción del fósforo y el calcio.
- Mantiene una estrecha homeostasis con los órganos internos corporales. La piel refleja muchos de los síntomas de las patologías o anomalías que sufre el organismo, que se manifiestan en su color, en su textura, en determinados accidentes (granos, erupciones, sarpullidos, etc.) y en los efectos secundarios de determinados traumatismos (hematomas, raspaduras, inflamación, infecciones, etc.).
- Es el principal órgano del sentido del tacto. Cualquiera de sus partes, hasta la más minúscula, contiene terminaciones nerviosas y receptores sensitivos relativos al dolor, la presión, la fricción, etc.
- Aporta, además, información útil y valiosa acerca del medio en que se encuentra (frío, calor, humedad, bochorno, etc.).
- Regula la temperatura del cuerpo por medio de las glándulas sudoríparas y de los vasos capilares de la piel. Cuando hace frío, los capilares se contraen, llega menos cantidad de sangre a la piel y se produce una pequeña pérdida de calor, lo que genera la sensación de frío. Por el contrario, al sentir calor, los capilares sanguíneos se dilatan y las glándulas sudoríparas producen más sudor, lo cual se observa en la superficie de la piel.
- Constituye un medio excelente para conocer determinados estados anímicos o emocionales del ser humano (rostro enrojecido al sentir vergüenza, radiante ante la felicidad, piel de gallina ante el miedo, temblor ante una emoción fuerte, etc.).
- Una de sus funciones es el mantenimiento de la forma del cuerpo. Por ello es un órgano característico e individual, hasta el punto de que se puede considerar la principal seña de identidad física de una persona.

A pesar de que pueda aparecer a primera vista como un órgano simple, baste cuanto antecede para certificar la capital importancia que tiene esta unidad funcional para la vida del ser humano.

CONSEJO

Tener unos buenos hábitos de vida, sobre todo cuidar la alimentación (que debe ser saludable y equilibrada), en combinación con la práctica de un ejercicio físico adecuado a la persona, ayudará a conseguir una piel más sana. Gracias a ello, su aspecto será mucho mejor y, con el paso del tiempo, también ella agradecerá el cuidado con que se la haya tratado.

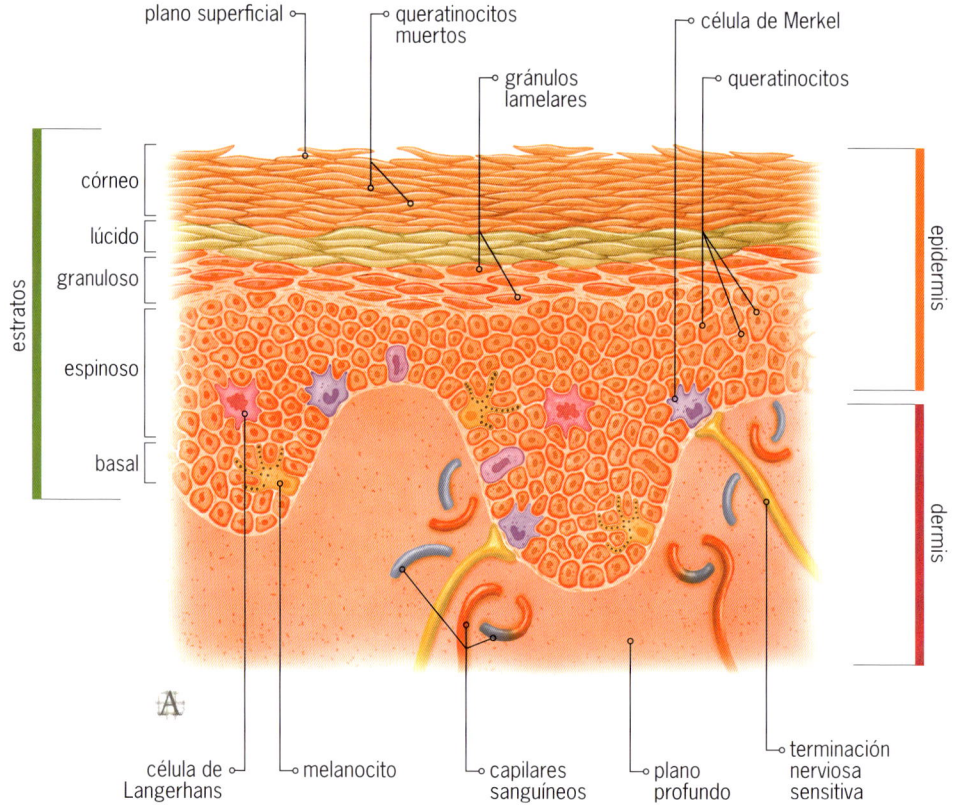

Capas y células de la epidermis.

Capas de la piel

Epidermis

Es la capa más externa y no vascularizada de las tres de que consta la piel. Su grosor varía entre 0,07 y 0,12 mm, excepto en las palmas de las manos y en las plantas de los pies, donde puede oscilar entre 0,8 y 1,4 mm. Se encuentra sobre la dermis y cubre toda la superficie del cuerpo. Está formada por queratinocitos y melanocitos, estos últimos encargados de dar color a la piel. Consta de cinco estratos, que, de más superficial a más profundo, son:

- **Córneo**: Es el más superficial. Está formado por 25-30 capas de células queratinizadas muertas, carentes de núcleo, córneas y aplanadas. Estas células se descaman continuamente, siendo reemplazadas por células de estratos más profundos. Cuando la piel no se cuida debidamente, se siente áspera y seca.

- **Lúcido**. Se encuentra entre los estratos córneo y granuloso. Está integrado por 3-5 capas de queratinocitos, carentes de núcleo o con este muy alterado, muertos, transparentes y muy aplanados, que contienen grandes cantidades de queratina y membranas plasmáticas engrosadas y de contornos mal definidos. Aparece como una banda clara y brillante y se encuentra únicamente en la piel dura: yemas de los dedos, palmas de las manos y plantas de los pies.

- **Granuloso**: Se encuentra entre los estratos lúcido y espinoso. Está formado por 3-5 capas de células epidérmicas aplanadas, provistas de gránulos de queratohialina, sustancia que actúa sobre los tonofilamentos, que empiezan a cornificarse o endurecerse, iniciándose con ello el proceso de queratinización de las células y la formación de gránulos de queratina.

- **Espinoso**: Se encuentra entre los estratos granuloso y basal. Está compuesto por diferentes capas de células poliédricas provistas de espinas finas, que se renuevan continuamente y se unen a otras similares de las células adyacentes y forman puentes intercelulares (fibras plásticas o tonofibrilas). Tiene forma de cubo, irregular, y se va aplanando paulatinamente a medida que sube hacia la capa granulosa, donde realiza su proceso de queratinización y termina.

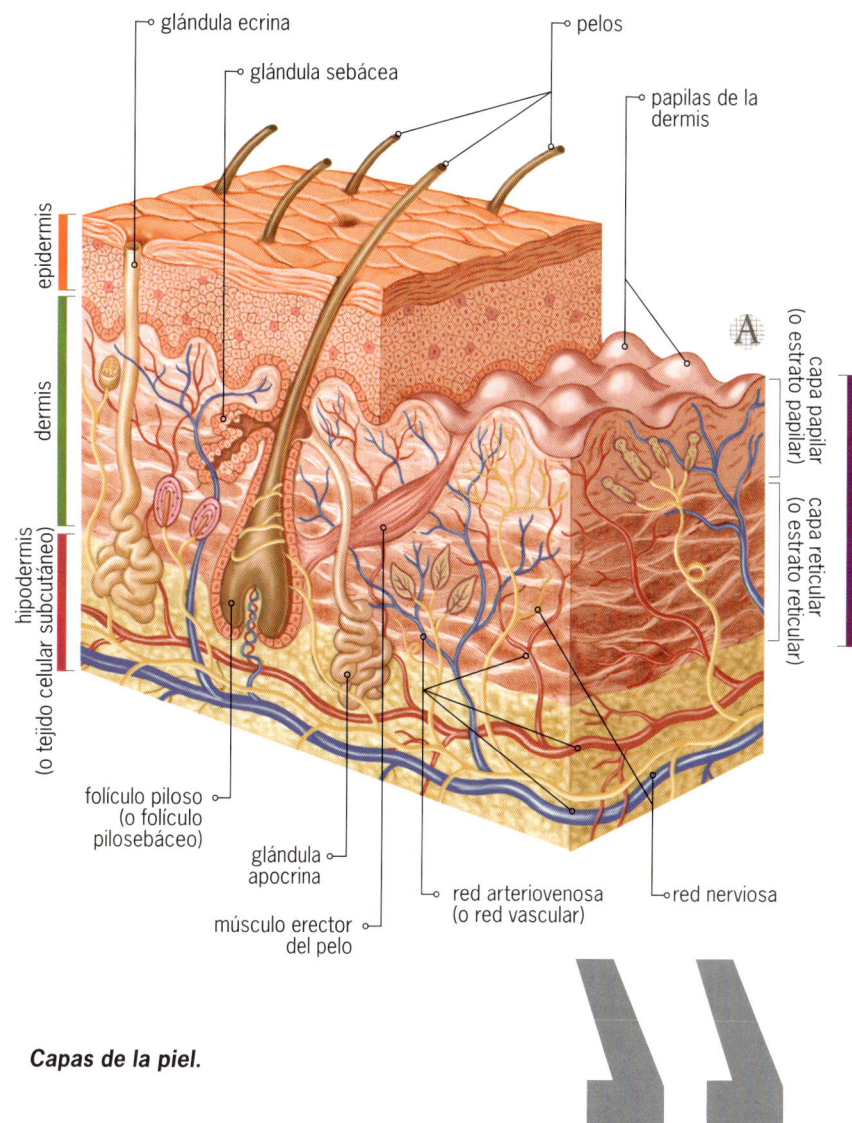

Capas de la piel.

En estas páginas y en las ilustraciones que las acompañan, puede observarse detalladamente la formación de la piel. La epidermis, que es la capa más superficial, está constituida por varias capas de queratinocitos, dispuestas una encima de la otra a la manera de los ladrillos que forman una pared, constituyendo con ello una barrera para casi todo tipo de sustancias y elementos nocivos. La epidermis se regenera cada dos meses y su función es mantener la piel hidratada, así como proteger el cuerpo contra las radiaciones solares.

Al ser la parte más superficial, la epidermis es la capa de la piel que puede verse. Se trata, por lo tanto, de la que expresa el estado de salud y también el aspecto de la persona.

La mayoría de los tratamientos faciales se realizan sobre la epidermis y la dermis. Su cuidado consiste en eliminar las células muertas que en ellas quedan, puesto que son precisamente estas las que dan a la cara el aspecto de envejecimiento poco saludable.

CONSEJO

La dermis es la capa más gruesa de la piel y constituye el verdadero soporte de este órgano. Tiene un espesor aproximado de 4 mm y está dividida en tres zonas: papilar, reticular y profunda. Las capas de las células que la componen forman un sistema de fibras entrelazadas que se contienen en la denominada *sustancia fundamental*. En la dermis se encuentran también los anexos cutáneos: pelos, uñas, glándulas sebáceas y sudoríparas, vasos sanguíneos y terminaciones nerviosas.

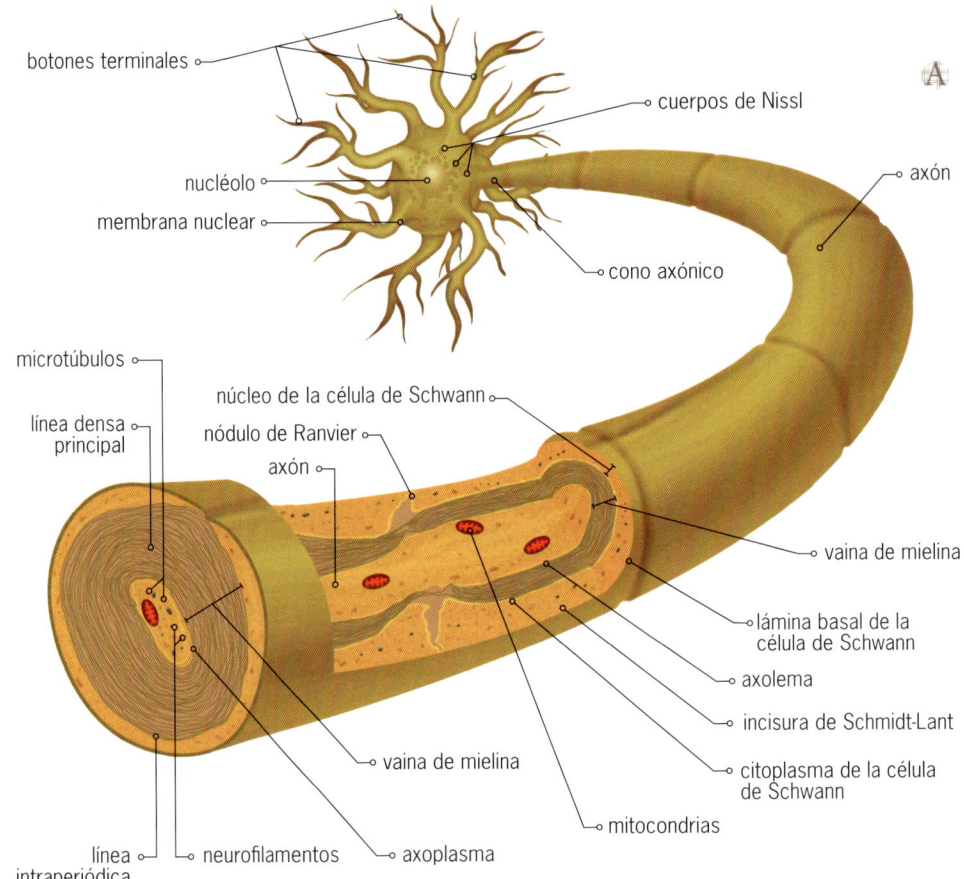

Estructura de una neurona.

- **Basal o germinativo**: Es el estrato más profundo de la epidermis y limita con la dermis, de la cual la separa la membrana basal. Consta de una única capa de células muy basófilas, la mayoría de las cuales son queratinocitos cilíndricos dotados de núcleo ovoide. Un 25 % son melanocitos, y sus prolongaciones se extienden hacia los queratinocitos y pueden alcanzar a las células del estrato espinoso. La cara interna de estas células está erizada por unas digitaciones finas o pequeñas raíces que forman la unión de la epidermis con la dermis. En este estrato es donde nacen las células, que luego irán ascendiendo hacia la superficie de la piel, cumpliendo en cada estrato su fase respectiva.

En la epidermis el organismo elimina miles de células, que son reemplazadas continuamente por otras nuevas. Aproximadamente entre 30.000 y 40.000 células cada día. Esta capa contiene los *melanocitos*, células que se encargan de producir la melanina, a la cual se deben las siguientes especificaciones:

- Es la encargada de dar color a la piel, dependiendo de la raza de la persona y la cantidad de tiempo que se exponga al sol.
- Es la responsable del color del pelo y del iris de los ojos.
- Cuando existe acumulación, la melanina es la que produce las manchas en la piel, pecas, manchas de la edad, etc.
- La producción desmesurada de melanina puede ser causa de cáncer de piel.
- La melanina también protege la piel de la exposición al sol y los rayos ultravioletas.
- La falta de melanina produce albinismo en algunas personas, lo cual les obliga a evitar la exposición directa al sol y a utilizar obligatoriamente una pantalla solar.

Dermis

Capa inferior de la piel, está formada por tejido conectivo resistente y flexible. Se encuentra debajo de la epidermis. Es la capa más importante de la piel y constituye el sustrato del cual se nutren la epidermis y los anexos cutáneos. Está formada por una asociación de proteínas fibrosas y una sustancia matriz, que, por interacción, dotan a la piel de resistencia y elasticidad. También contiene elementos celulares varios y redes vasculares y nerviosas dispuestos en estratos paralelos a la superficie. Entre estos elementos destacan los siguientes:

- **Fibras nerviosas**: Son prolongaciones de las neuronas. Casi siempre son únicas y de longitud variable, arrancan del polo opuesto de las dendritas y conducen los impulsos nerviosos hacia otras células o hacia los órganos efectores. Emiten ramificaciones laterales, a menudo recurrentes, y terminan en una arborización simple y ramificada. Las terminaciones nerviosas de estas ramificaciones son sensitivas y aportan a la piel la capacidad de desempeñar la función de órgano táctil o sensorial, sobre todo cuando se trata de estímulos táctiles ligeros: frío, calor, presión, dolor, etc.

- **Glándulas sebáceas**: Son un anexo del folículo piloso, con el cual constituyen la unidad pilosebácea. Tienen una forma arracimada y vierten su secreción grasienta, el sebo, en el interior del folículo, si bien algunas lo vierten directamente a la epidermis. Su cometido primordial es recubrir y humedecer la piel y salir al exterior de la epidermis, aunque cumplen también una función antibacteriana y antifúngica, gracias a la acidez de su pH.

Glándula sebácea holocrina.

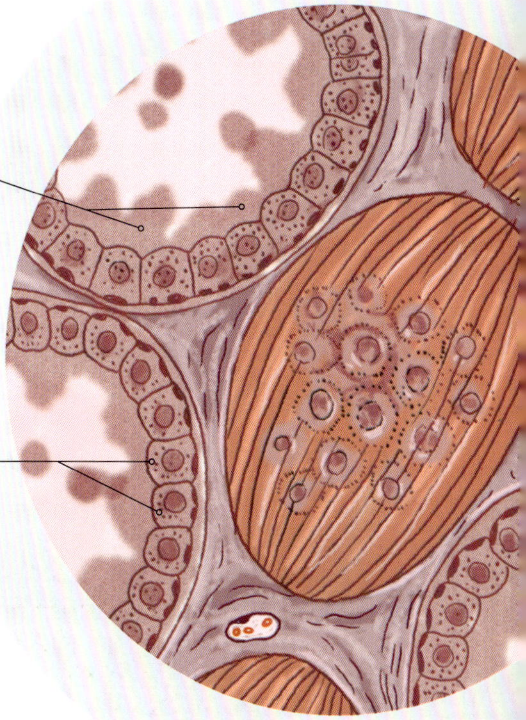

cúpulas citoplásmicas (o cúpulas citoplasmáticas)
Se introducen en la luz celular y son aprisionadas por un mecanismo similar a la exocitosis.

células mioepiteliales
Tienen forma de espiral y se encuentran entre el epitelio glandular y la membrana basal, una junto a la otra.

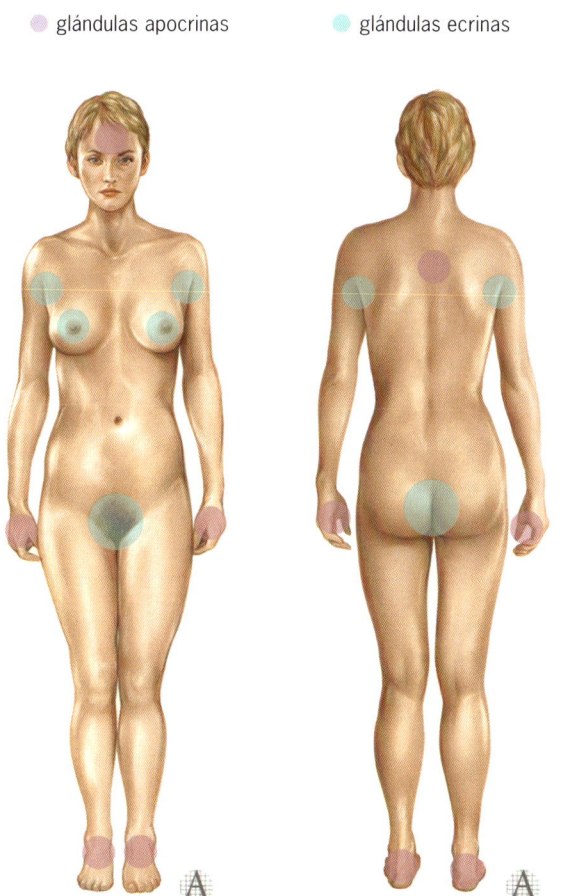

- glándulas apocrinas
- glándulas ecrinas

Distribución corporal de las glándulas sudoríparas.

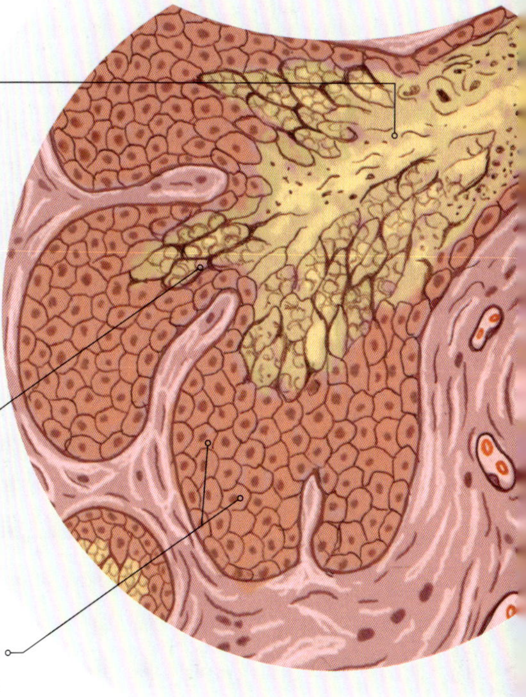

sebo
Sustancia espesa y semilíquida compuesta por grasa y detritos epiteliales de las células del estrato granuloso de la epidermis. Es segregado por las glándulas sebáceas de las regiones pilosas en el área de la raíz del pelo. Además de lubricar el folículo piloso, le aporta impermeabilidad.

vacuolas lipídicas
Son células poliédricas que se tiñen.

células nuevas
Se originan de la actividad mitósica de las células basales. Entran en el interior de la glándula sebácea y crecen hasta formar células poliédricas.

Glándula sudorípara apocrina.

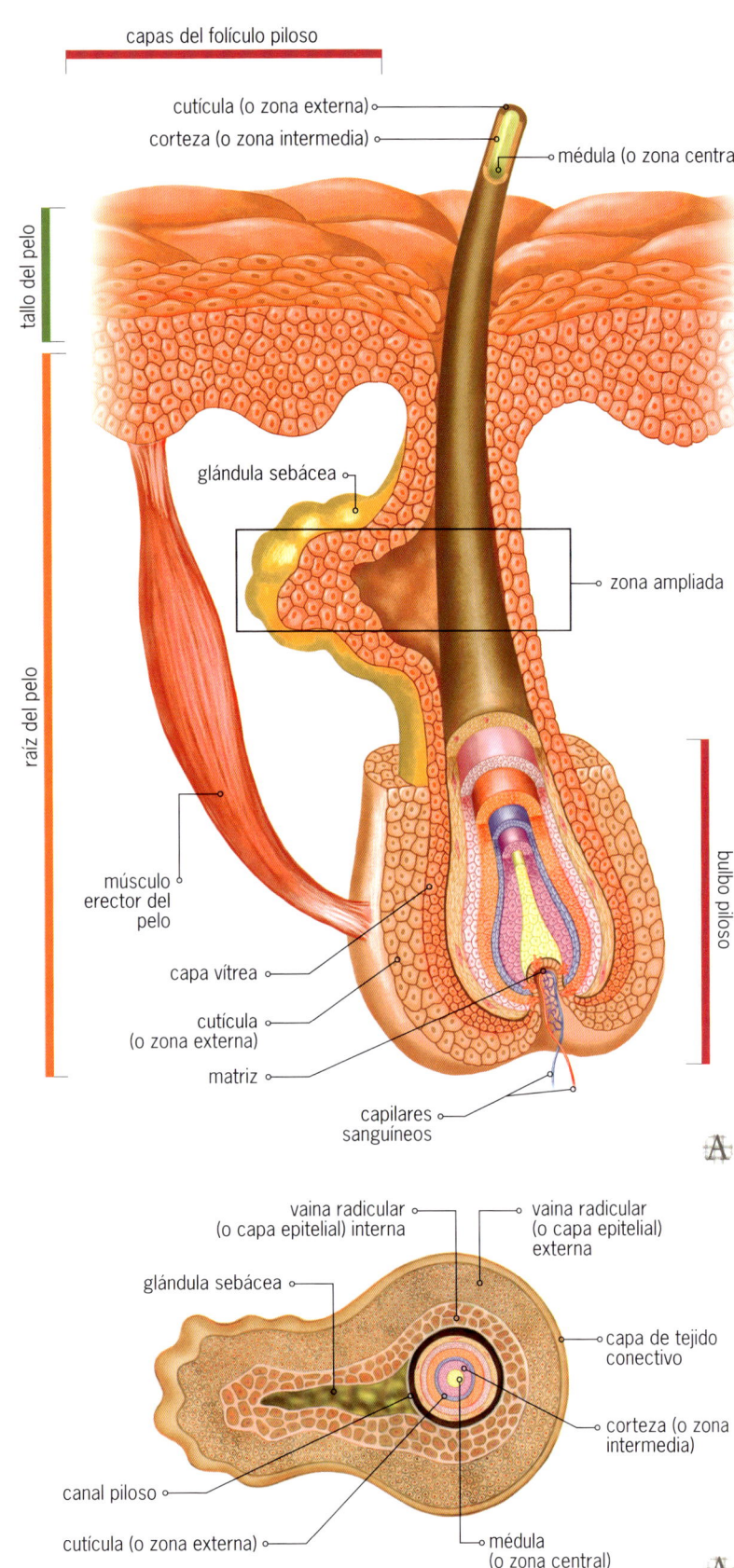

Folículo piloso (o folículo pilosebáceo).

- **Glándulas sudoríparas o sudoríferas:** Estructuras en forma de túbulo apelotonado especializadas en la secreción de sudor. Se encuentran en el seno de la dermis, en el tejido subcutáneo, y vierten su secreción al exterior a través de un conducto que desemboca en la epidermis por medio de los poros. Las hay de dos clases: exocrinas (las glándulas salivales y sudoríparas) y apocrinas (las glándulas mamarias y algunas sudoríparas, cuya actividad empieza en la pubertad, segregan un sudor muy espeso y están sometidas a un control hormonal).

- **Células adiposas:** Cualquiera de las células del tejido conectivo especializadas en la síntesis y almacenamiento de la grasa, que se acumulan en grandes cantidades en el tejido adiposo. Funcionan como un protector acolchado de los órganos, además de producir calor.

- **Folículo piloso (o folículo pilosebáceo):** Estructura tubular terminada en forma de saco, en cuyo interior se encuentran el pelo y las glándulas sebáceas. Estas vierten su secreción, el sebo, en el interior del canal piloso para lubricarlo e hidratarlo. El pelo es una formación epidérmica filamentosa de materia córnea que suele cubrir la piel de los mamíferos para protegerla. Se hunde en la piel atravesando verticalmente la epidermis y la dermis y se ensancha en su base, donde tiene lugar su proceso de formación.

- **Fibras de colágeno y elastina:** Cada una de las fibras que, junto con la sustancia colágena amorfa, constituyen el colágeno, principal componente del tejido conectivo. Con su desecación, sufren una reducción, y se caracterizan por su flexibilidad y notable resistencia a la tracción. También resisten a los agentes proteolíticos y solamente son atacadas por las colagenasas. La elastina es una mucoproteína amarilla, elástica y fibrosa, que constituye el principal componente de las estructuras elásticas del tejido conectivo. Se encuentran ubicadas en la capa más profunda de la dermis y proporcionan elasticidad a la piel, dando el aspecto de juventud a la persona.

Hipodermis

Es la capa más profunda de la piel y se encuentra debajo de la dermis. Contiene tejido conectivo laxo adiposo que actúa como almohadillado de los órganos y las estructuras que se encuentran bajo ella (músculos, huesos, vísceras, etc.). A través de la hipodermis se produce la irrigación y el drenaje sanguíneo y linfático de la piel.

🔴 *El color de la piel*

El color de la piel de cada individuo está determinado por diferentes factores, entre ellos la herencia. Básicamente se debe a dos tipos de pigmentación: la melanina de la epidermis y la hemoglobina de los glóbulos rojos que circulan por los vasos sanguíneos que se encuentran en la dermis.

La melanina

Es un pigmento producido exclusivamente por unas células especializadas denominadas *melanocitos*.

- Ella es la responsable del color moreno de la piel, lo cual determina algunas de las características de cada raza o etnia.
- Los melanocitos son los que elaboran la melanina a partir del aminoácido tirosina.
- Existen dos tipos de melanina: la eumelanina, un pigmento negro o marronáceo, y la fenolanina, que es un pigmento rojo amarillento, propio de las personas pelirrojas. La melanina se acumula en el interior de estas células, en unos órganos minúsculos que se conocen como *melanosomas*.
- Las diferencias de color de la piel entre unos individuos y otros o entre una raza y otra están determinadas por el número, tamaño y disposición de los melanosomas dentro de los melanocitos. Esta disposición está programada genéticamente, pero la cantidad de melanina de la piel depende en buena medida del sol.
- La melanina es un filtro que refleja la radiación solar, impidiendo que penetre en el cuerpo. Ello hace que una de las funciones primordiales de la melanina sea la protección de la piel frente a los rayos solares.
- El hecho de que la piel se broncee cuando está largamente expuesta a la radiación solar es debido a una reacción defensiva para evitar que sus células se dañen.

La hemoglobina

- Es el otro pigmento que contribuye a la coloración de la piel.
- La coloración rojiza de esta se percibe mejor en las zonas del cuerpo donde la capa córnea es más delgada o inexistente, como en las mucosas. Ello hace que, por ejemplo, los labios de la boca o de la vulva presenten un color rojizo.
- Cuando los vasos se dilatan, llega más flujo de sangre a la piel, lo cual provoca que adquiera un tono rojizo. Por el contrario, la contracción de los vasos sanguíneos produce palidez.

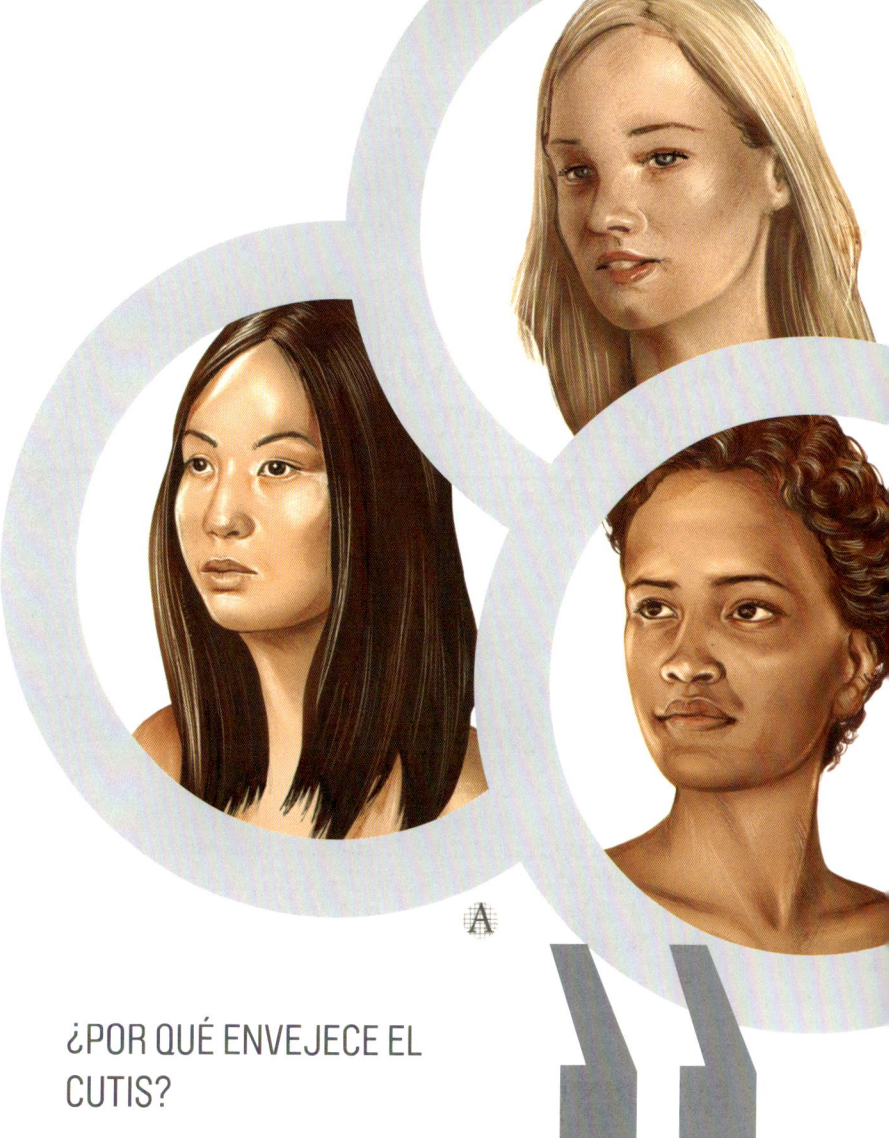

¿POR QUÉ ENVEJECE EL CUTIS?

- El envejecimiento de la piel es un proceso natural que empieza a muy temprana edad, aunque apenas se perciba.
- A medida que pasan los años, las células se regeneran con más lentitud y el colágeno modifica su textura, perdiendo elasticidad.
- La hidratación del cutis también disminuye, lo cual da lugar a un aspecto marchito.
- Cuando el cutis pierde el colágeno de calidad y la hidratación, queda mucho más expuesto a los fenómenos ambientales: climatología y contaminación.
- He aquí algunas épocas importantes para el cutis:
  - Hacia los 25 años hacen su aparición las primeras arrugas de la frente.
  - Hacia los 30 años los párpados empiezan a perder su elasticidad.
  - Hacia los 35 años se empiezan a perfilar las primeras arrugas alrededor de los ojos, lo cual dará lugar a las patas de gallo; también a esta edad, suelen perfilarse algunas líneas en las comisuras de la boca.
- A partir de la cuarentena, la piel pierde ligereza y elasticidad, se vuelve blanda y deshidratada, mientras que las arrugas, que eran apenas perceptibles, empiezan a marcarse.

FACTORES QUE ACELERAN EL ENVEJECIMIENTO

- El alcohol favorece la producción de radicales libres y fatiga el hígado.
- El tabaco deshidrata los tejidos y dificulta la asimilación de vitamina C.
- La mala alimentación queda reflejada en el cutis y precipita su envejecimiento (somos lo que comemos).
- El deporte muy intenso favorece la producción de radicales libres y fatiga el organismo.
- El exceso de exposición al sol acelera la deshidratación y el envejecimiento de los tejidos y puede dar lugar a enfermedades graves de la piel.
- El estrés o la fatiga psíquica provocan un envejecimiento prematuro, igual que la falta de sueño.
- Aunque los factores hereditarios determinan el tipo de piel, aún son más determinantes los malos hábitos —en especial los alimentarios—, que a menudo se adquieren a muy temprana edad.

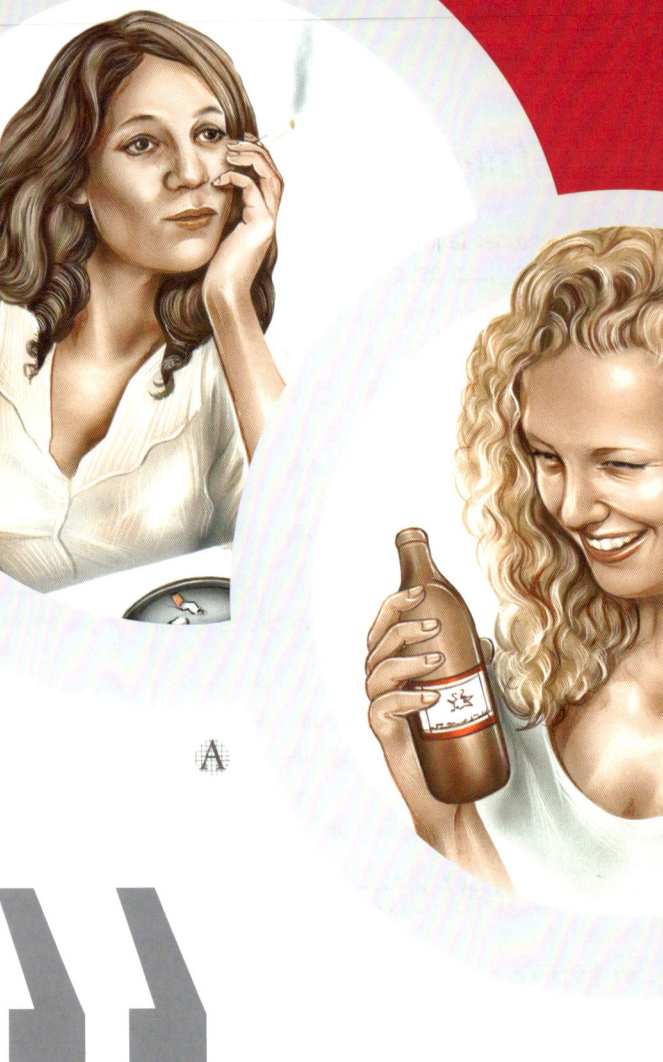

A

FACTORES QUE REJUVENECEN LA PIEL

- Una buena alimentación.
- Comer siempre a las mismas horas. No picar entre horas.
- Sustituir el pan corriente por pan integral.
- Evitar embutidos, golosinas y pastelería industrial.
- No consumir refrescos, bebidas gaseosas, alcohol, ni excitantes.
- No abusar de los productos lácteos.
- Incorporar a la alimentación cereales y granos germinados.
- Sustituir la leche de vaca por la de soja o de almendras.
- Para endulzar el café, el té, el yogur, etc., sustituir el azúcar blanco refinado por el moreno de caña o la miel.
- Comer cada día una buena ración de fruta fresca, preferiblemente entre horas. No guardar más de unos pocos días las frutas y verduras, pierden rápidamente sus vitaminas.
- No beber durante las comidas, porque se diluyen los jugos digestivos. Beber, entre horas, una media de dos litros de agua de manantial al día.
- Cuando se está nervioso o angustiado, mejor saltarse una comida, sustituyéndola por fruta o infusiones.
- Evitar las cenas copiosas. Levantarse de la mesa antes de sentirse excesivamente lleno.
- Mejor consumir verduras frescas que congeladas.
- Los frutos secos: nueces, avellanas, almendras, piñones, etc., son excelentes nutrientes para la piel.
- No cocinar con el microondas.
- Primar las cocciones en las que no es indispensable el aceite, como el vapor, que, además, mantiene el valor nutritivo de los alimentos.
- Para aliñar verduras y ensaladas, el aceite de oliva virgen extra es el más recomendable.
- Practicar un día de ayuno cada quince días proporciona descanso a todos los órganos y facilita la eliminación de toxinas del organismo.

El cuidado del cutis

Para mantener la juventud del cutis o mejorar su aspecto ajado o fatigado, así como para tensar las arrugas, si es que ya han aparecido, es indispensable tener en cuenta los siguientes hábitos:

- Realizar una limpieza diaria minuciosa con los productos indicados.
- Tonificar el cutis con lociones para estimular la circulación de la sangre y recuperar el tono muscular.
- Hidratar cada día la piel al levantarse: es indispensable para hacer frente a las toxinas, la contaminación y la pérdida de agua.
- Nutrir cada día el cutis con la crema o el aceite indicados, aplicándolos mediante un masaje concienzudo a fin de que penetren más profundamente en la piel.
- Una vez por semana, aplicar una mascarilla en el rostro con los ingredientes más indicados para el tipo de cutis de la persona.
- Exfoliar quincenalmente el cutis para liberarlo de las células muertas y las toxinas que se acumulan en él.

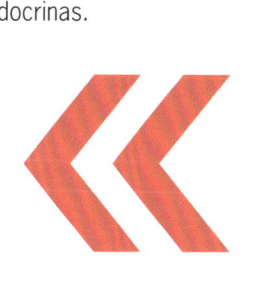

Beneficios del sol

- La piel capta la energía y, cuando se expone al sol, recibe numerosas radiaciones vitales.
- Estimula el sistema nervioso.
- Propicia la elaboración de vitamina D.
- Fija el calcio y el yodo en el organismo.
- Beneficia el sistema muscular y el óseo.
- Regula la tasa de azúcar en la sangre.
- Estimula las glándulas endocrinas.
- Metaboliza el hierro.

CONDICIONES

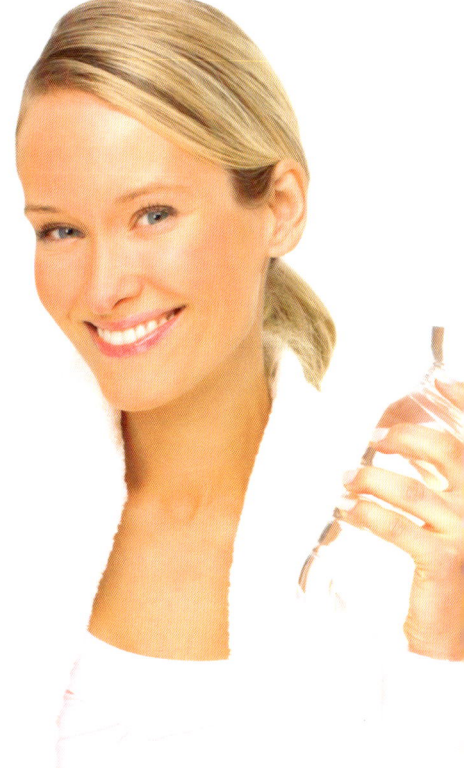

- Hay que exponerse al sol poco a poco. Comenzar por un cuarto de hora y aumentar paulatinamente el tiempo de exposición, sin pasar de una hora y media diarias.

- Aunque la piel esté habituada al sol, no es recomendable tomarlo más de 15 minutos entre las 12 y las 15 horas.

- Durante el tiempo de exposición, es necesario tomar agua para evitar la deshidratación de los tejidos cutáneos.

- En ningún caso hay que tomar el sol sin una protección adecuada para el tipo de cutis de la persona.

- Si, por circunstancias, hay que permanecer un tiempo prolongado al sol, es indispensable cubrirse la cabeza y proteger el rostro. Una gorra con visera puede ser un medio apropiado.

Alteraciones de la piel

La piel está expuesta a sufrir alteraciones de diferente tipo, como arrugas, pérdida del pelo, inflamaciones, úlceras, ampollas, etc. A continuación se enumeran algunas de las patologías dérmicas e intradérmicas por las que puede verse afectada:

Roncha (o habón)

Lesión elemental primaria de la piel, caracterizada por una elevación ligera de la superficie corporal, aplanada y más o menos redonda, blanca en el medio y de color más rojo o más pálido en la periferia, que generalmente se acompaña de prurito. Su aspecto es edematoso.

Está causada por la inflamación de la dermis y la vasodilatación de sus vasos sanguíneos.

Se observa en la urticaria (de hecho corresponde a su lesión peculiar), en las picaduras de insectos, en la anafilaxia y en el edema angioneurótico, en la manifestación de una alergia y, en personas de piel muy sensible, en la irritación de dicha piel.

Aparece, cambia de tamaño y desaparece en pocas horas sin dejar rastro.

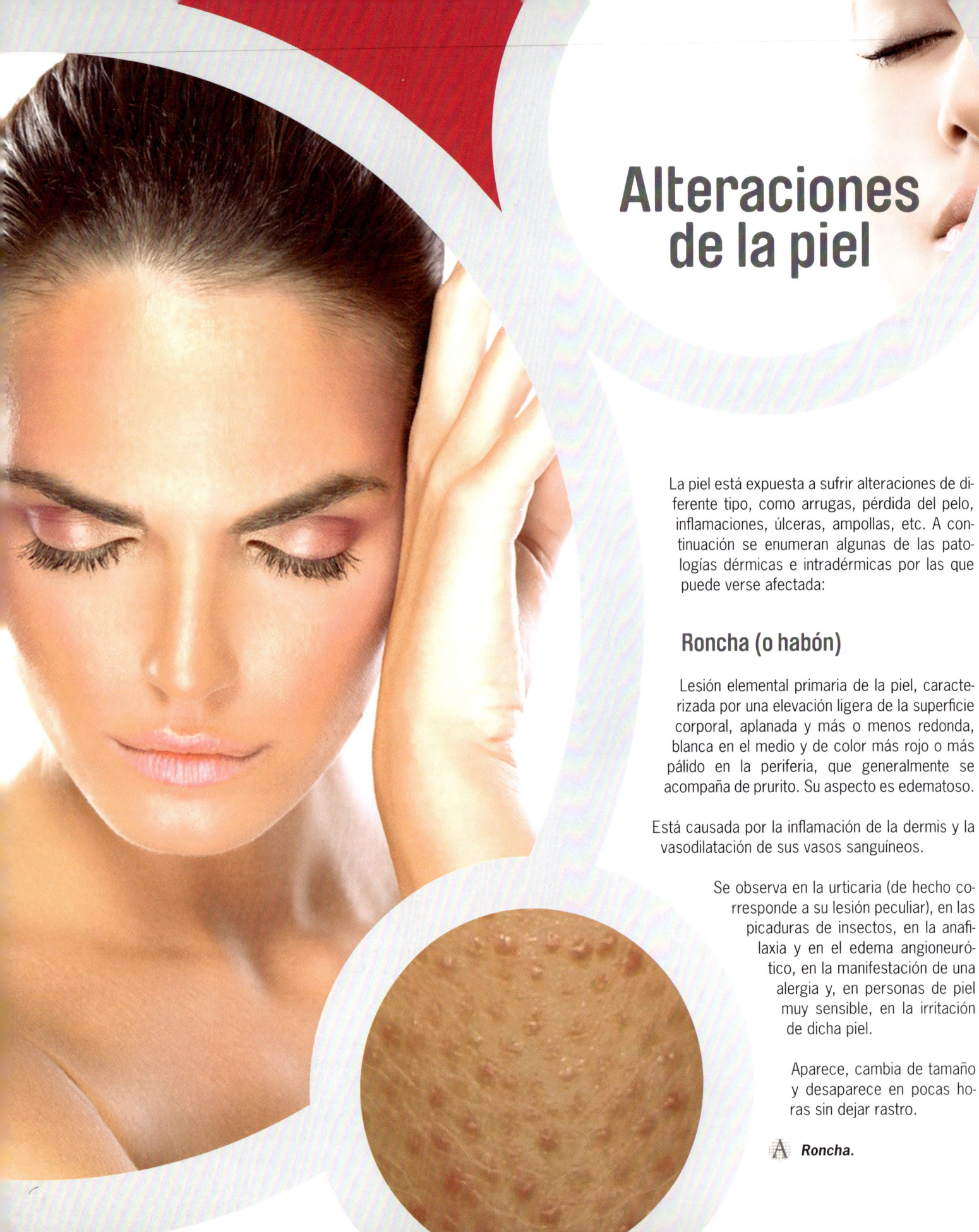

Roncha.

Acné

Erupción cutánea inflamatoria papulopustulosa, que suele aparecer en las proximidades de las unidades pilosebáceas de la cara, el cuello, los hombros y la porción superior de la espalda.

Su etiología es desconocida, pero participa en la descomposición del sebo por acción de las bacterias, dando lugar a la formación de ácidos grasos que irritan el tejido subcutáneo vecino.

Puede ser de varios tipos: conglobada (forma grave que se acompaña de abscesos voluminosos, quistes que contienen material seropurulento, cicatrices pronunciadas o desfiguradoras y formaciones queloideas), vulgar (forma habitual que afecta a los adolescentes y a adultos menores de 30 años, especialmente a los del sexo masculino, y que probablemente sea ocasionada por las hormonas andrógenas y por la acción del *Propionibacterium acnes* sobre el folículo piloso, así como por estrés, factores hereditarios, etc.), clórico o cloroacné (presencia de pápulas o clavos foliculares negruzcos en las superficies expuestas al sol, sobre todo brazos, cara y cuello de trabajadores que están en contacto con productos o sustancias compuestos de cloro: aceites cortantes, pinturas, barnices, lacas, etc.), rosácea (forma crónica asociada a menudo a telangiectasias, con episodios agudos de edema, pápulas y pústulas, especialmente en la nariz, frente y mejillas, y que se caracteriza, a veces, por eritema persistente).

TRATAMIENTO DEL ACNÉ

No existe un tratamiento igualmente válido para todo el mundo. Por ello, es el dermatólogo quien en cada caso deberá aconsejar el más indicado para el paciente en cuestión.
Entre los tratamientos que pueden ayudar a resolver el problema, cabe citar los siguientes:

- Exfoliación de la piel.
- Bactericidas tópicos.
- Antibióticos tópicos.
- Antibióticos por vía oral.
- Descamación química.
- Retinoides externos.
- Retinoides por vía oral.
- Fitoterapia.
- Fotodinámica.
- Cauterización.

CONSEJOS

- Se recomienda lavar todas las noches el rostro utilizando un tónico astringente para retirar el exceso de grasa y después hidratar la piel con una crema adecuada al tipo de piel de la persona.
- Realizar una limpieza facial profunda una vez al mes.

El acné puede combatirse con antibióticos y tratamientos faciales, siempre bajo control médico.

Si no se trata a tiempo, puede dar lugar a la aparición de pústulas muy grandes y ocasionar en determinadas personas lesiones permanentes en la piel, lo cual, sin duda, afectará a su autoestima y dañará irreparablemente su aspecto físico personal.

Impétigo

Piodermitis contagiosa provocada por la inoculación directa de estreptococos del grupo *Staphylococcus aureus* en abrasiones cutáneas superciliares o en una piel alterada.

Afecta a niños de dos a cuatro años más que a los adultos y suele localizarse en las zonas más expuestas al aire, es decir, la cara, en particular las regiones cercanas a la nariz y la boca, y las extremidades.
Se caracteriza por vesículas frágiles y aisladas con un borde eritematoso, que se tornan pustulosas. Al abrirse, liberan un líquido seropurulento, poco viscoso y de color amarillo, que, cuando se seca, forma una costra gruesa. Estas pústulas pueden variar de color del rojo al amarillo.

En ocasiones crecen hacia la periferia y cicatrizan en el centro, formando lesiones anulares, circinadas o circulares.

Se trata de un proceso muy contagioso a través del exudado de las lesiones.

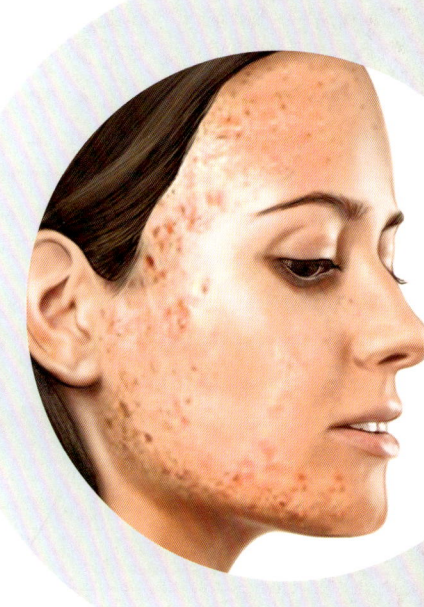

Acné.

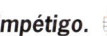

Impétigo.

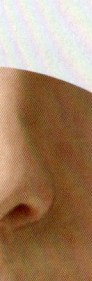

Pediculosis

Infestación por piojos, especialmente de la familia *Pediculae,* y sobre todo por el *Pediculus humanus.* Se habla aquí de la infestación que afecta al cuero cabelludo, al cuerpo o al pubis.

Se caracteriza por cosquilleo, prurito y necesidad persistente de rascarse, sobre todo en la nuca, el tronco y los muslos. Este rascado intenso puede dar lugar a lesiones diversas.

Las picaduras se identifican por puntos hemorrágicos muy pequeños.

Las infestaciones graves presentan excoriaciones generalizadas, fiebre leve y fatiga y, en los casos graves, pueden aparecer pústulas.

Se transmite por contacto directo a través del uso de ropa infestada y, a menudo, por condiciones de hacinamiento o falta de higiene.

El piojo humano de la cabeza suele colonizar los cabellos finos, incluidos los de la barba o las cejas. Sus huevos, denominados *liendres*, alcanzan a verse adheridos a los cabellos, y forman nidos alrededor de las orejas. Este organismo produce la denominada *pediculosis capitis.*

A veces este piojo puede ser causa de varias enfermedades.

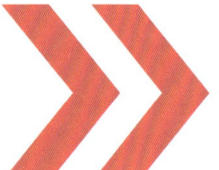

CONSEJOS

- Mantener el cuero cabelludo muy limpio.
- Peinarse con frecuencia con un peine de púas muy tupidas.
- Utilizar champú antipiojos.

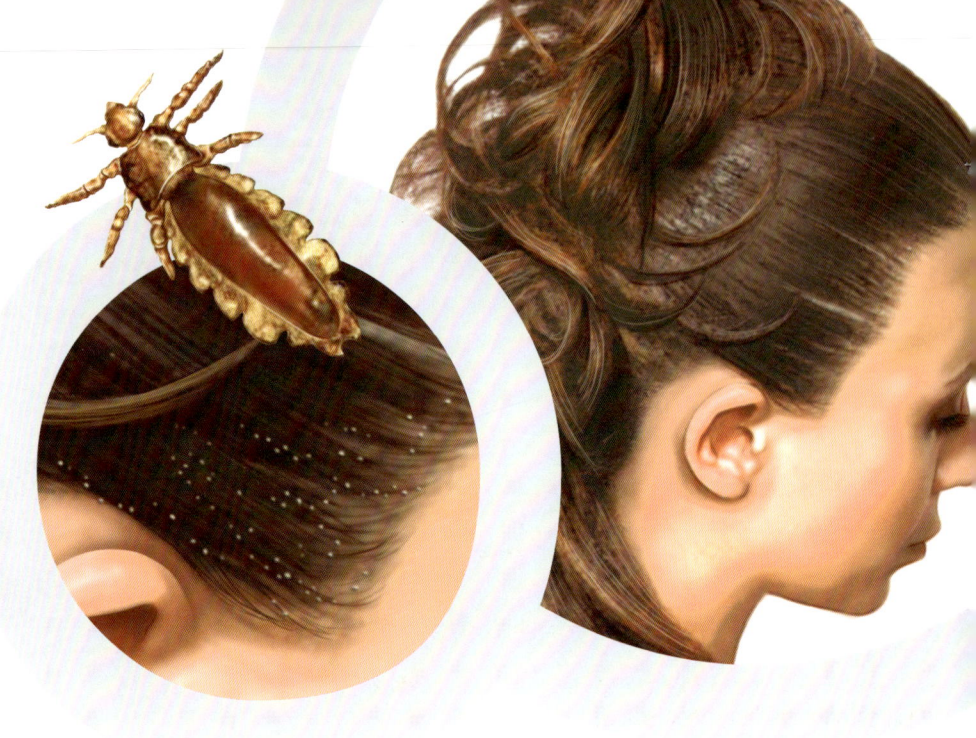

Piojo de pelo, pediculosis y liendres.

Liquen plano

Enfermedad crónica de la piel, no maligna, de causa desconocida, caracterizada por la erupción de pápulas poligonales descamativas o placas pequeñas planas, umbilicales, de color púrpura, con líneas finas grises o puntos blancos en la superficie.

Es una enfermedad pruriginosa inflamatoria que a veces afecta al cuero cabelludo, a la mucosa bucal y genital y a las uñas. No es una enfermedad muy frecuente y puede estar causada por una reacción alérgica, si bien se ignora a ciencia cierta cuál es la causa real.
Casi siempre afecta a personas de mediana edad y es muy rara en niños.

Puede ser aguda y difusa, o crónica y localizada.

Comprende muchos tipos: vesicular, atrófico (puede formar agregados de pequeñas placas de color marfil o violeta, en ocasiones con un borde eritematoso), folicular (puede ocasionar atrofia local o alopecia), erosivo, ulceroso, actínico (variante que se encuentra en zonas tropicales o subtropicales y que afecta sobre todo a áreas cutáneas expuestas al sol y se caracteriza por lesiones papulosas, pigmentadas o no, a veces discrónicas o parecidas al granuloma anular) y eritematoso (poco frecuente, se caracteriza por la presencia de pápulas blandas, no pruriginosas y ligeramente eritematosas o purpúreas).

El brote inicial de la enfermedad puede durar semanas o meses, y reaparecer y/o desaparecer durante años. La mayoría de los casos se resuelven espontáneamente (en uno o dos años), dejando hiperpigmentación y atrofia residuales, pero un 20 % resulta recurrente.

Liquen plano.

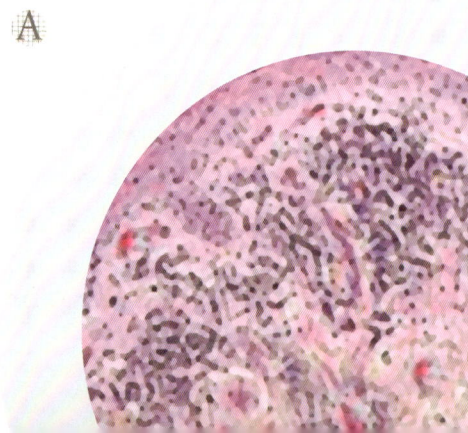

Herpes

Enfermedad inflamatoria de la piel causada por el virus herpes y caracterizada por la formación de grupos arracimados de pequeñas vesículas transparentes que, cuando se secan, forman una costra.

El término ha sido utilizado para designar dermatosis de origen diverso. No obstante, actualmente se reserva para las enfermedades ocasionadas por el virus DNA del grupo *herpes virus*. Cuando se utiliza solo, hace referencia al herpes simple o al herpes zóster.

La estomatitis herpética o herpes bucal, o gingivoestomatitis, es un proceso inflamatorio de la boca originado por la infección de un virus del herpes que afecta a la mucosa bucal y a los labios.

Está causada por el herpes simple y se caracteriza por pequeñas vesículas amarillentas que se rompen y producen úlceras dolorosas rasgadas, cubiertas por una membrana gris y rodeadas de un lecho eritematoso, que se acompañan de fiebre.

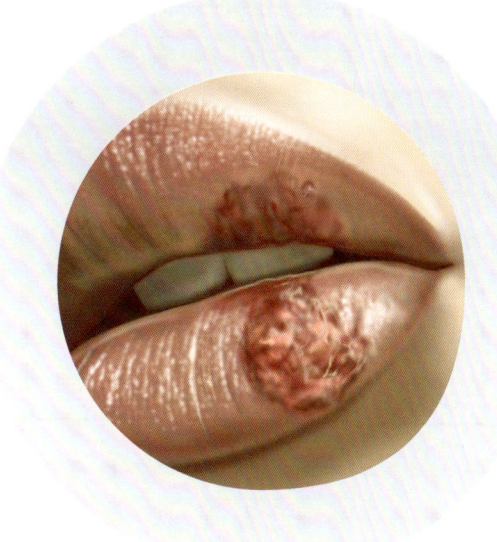

Herpes.

Este tipo de herpes se puede contraer cuando se sufre un cuadro de fiebre por causa de un resfriado, por ejemplo. En este caso, se deben humedecer los labios con vaselina o crema de cacao.

Psoriasis

Alteración dermatológica crónica caracterizada por la presencia de lesiones eritematosas de tamaño diferente, redondeadas y circunscritas, recubiertas por escamas gruesas, secas, plateadas, de bordes bien definidos, secundarias al excesivo desarrollo de las células epiteliales.

Las lesiones pueden localizarse en cualquier parte del cuerpo, aunque son más frecuentes en las superficies de extensión, en las prominencias óseas, en el cuero cabelludo, en los pabellones auriculares, en los genitales y en la región perianal. A veces se acompañan de quemazón y prurito.

La gravedad de esta enfermedad varía: así, puede tratarse de un problema estético mínimo o afectar a toda la superficie corporal.

Aunque se desconocen las causas, el estrés emocional, las lesiones dérmicas, el clima frío o las infecciones pueden favorecer la aparición de psoriasis. Otros desencadenantes pueden ser la toma de determinados medicamentos o una anomalía del sistema inmunológico que afecta al recambio celular de la piel. Si normalmente la piel tarda entre 20 y 40 días en alcanzar la superficie corporal y reemplazar las células muertas, cuando se presenta la psoriasis las células se reproducen más rápidamente, sin que se hayan eliminado previamente las células muertas. Ello origina la acumulación de células y la formación de eritemas.

Aproximadamente una tercera parte de los pacientes tienen una historia familiar de esta enfermedad.

La psoriasis no tiene un tratamiento específico y, por lo tanto, su evolución es impredecible.

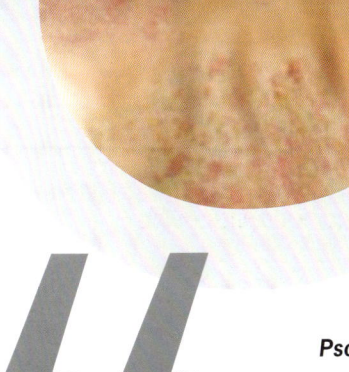

Psoriasis.

RECOMENDACIONES

- Tomar duchas cortas con agua tibia y jabón.
- Aplicarse leches con efecto levemente exfoliante.
- Practicar baños que contengan avena.

TRATAMIENTO DEL HERPES

Además de tomar los medicamentos adecuados prescritos por el dermatólogo, se recomienda tener en cuenta los siguientes consejos:

- Lavar la zona afectada con agua fría.
- En caso de que las heridas se infecten, puede utilizarse agua oxigenada.
- Evitar los roces de la zona afectada.
- Procurar que la zona afectada no contacte con otras personas para evitar el contagio.
- Evitar las situaciones de estrés.
- Al menor síntoma, acudir al dermatólogo.

Pénfigo

Nombre genérico con el que se denomina cualquier patología perteneciente al grupo de enfermedades cutáneas crónicas, recidivantes y, a veces, mortales, caracterizadas clínicamente por el desarrollo de brotes sucesivos de vesículas y ampollas que desaparecen dejando manchas pigmentadas, histológicamente por acantólisis e inmunológicamente por autoanticuerpos séricos dirigidos contra antígenos en las zonas intracelulares de la epidermis aparentemente sana.

Uno de los signos característicos del problema es el que se conoce como *signo de Nikolsky positivo*: cuando se presiona un área como si se tratara de empujar la piel hacia una posición paralela a la superficie, esta se separa de las capas inferiores.

La enfermedad concreta suele indicarse mediante un término determinante, si bien a menudo el nombre *pénfigo* se utiliza para referirse al pénfigo vulgar.

El pénfigo vulgar es la forma más común y grave del pénfigo, que suele aparecer entre los 40 y los 60 años de edad, particularmente en determinados grupos étnicos.

CONSEJO

- Se recomienda mantener en buenas condiciones de higiene las áreas de las casas en las cuales se habita.

- Fumigar una vez al mes colchones, cortinas y armarios.

Se caracteriza por el desarrollo crónico de ampollas de paredes finas, tensas y translúcidas, que se rompen fácilmente. Las lesiones tienen poca tendencia a sanar y, cuando se rompen, sangran fácilmente, dejando placas en carne viva en pieles y mucosas aparentemente normales.

Se inicia focalmente, pero progresa para hacerse generalizado, dejando grandes superficies denudadas con transudación que se encostran fácilmente, y que se agrandan por confluencia.

Es una enfermedad de causa desconocida y evolución grave, si bien se han conseguido resultados positivos con la utilización de corticosteroides e inmunosupresores.

Pénfigo.

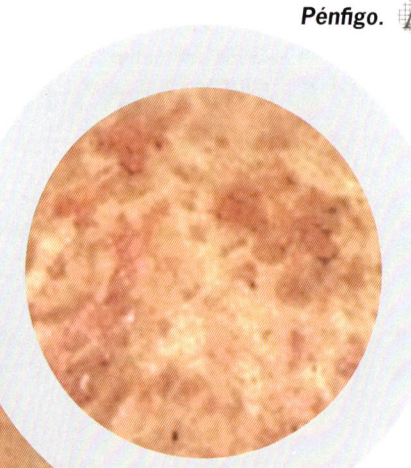

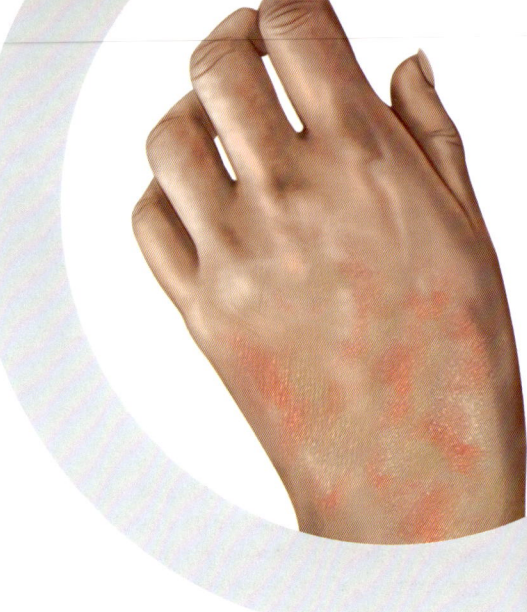

Sarna.

En los casos no tratados puede existir septicemia, caquexia y desequilibrios electrolíticos con posible desenlace mortal.

Sarna

Dermatitis contagiosa ocasionada por el ácaro *Sarcoptes scabiei*. La hembra, con los huevos, excava en la capa superior de la epidermis y crea unos surcos elevados, o cunículos, que después provocan una erupción papular que se acompaña de prurito intenso, sobre todo en la noche. Un picor que se sitúa sobre dichos surcos, en los cuales se aloja la hembra del ectoparásito con sus crías, y que a veces se acompaña de eccema debido a las rascaduras y a la infección bacteriana subsiguiente.

Transcurridos 2-4 meses de la infestación, da comienzo la sensibilización de los ácaros y sus productos, originando una erupción papular pruriginosa.

La sarna se contagia rápidamente por contacto entre personas que viven en la misma casa o que duermen juntas y, menos frecuentemente, por el uso de toallas, ropa de cama o vestidos contaminados. Ello exige ser muy riguroso y cuidadoso con la higiene, procurando adoptar las medidas necesarias para evitar el contagio.

Vitíligo

Alteración cutánea crónica, habitualmente progresiva, constituida por manchas blancas de despigmentación irregulares y de diferentes tamaños, que a veces se disponen simétricamente y que pueden tener un borde hiperpigmentado.

Las áreas de piel expuestas (cara, parte superior del tórax y dorso de las manos) son las más frecuentemente afectadas. Si bien el vitíligo puede afectar a personas de cualquier edad y raza, las que tienen la piel oscura son las más propensas.

Existe una predisposición autosómica dominante a padecer la enfermedad y se cree que en su etiología está implicado un mecanismo autoinmunitario, puesto que se han identificado los anticuerpos contra los melanocitos y el vitíligo suele aparecer asociado a enfermedades autoinmunitarias.

Se trata de una enfermedad benigna de causa desconocida.

El tratamiento con 8-metoxipsoraleno ha de administrarse con mucho cuidado y debe regularse meticulosamente la exposición de la piel al sol. También suelen utilizarse cosméticos con protección solar y resistentes al agua para cubrir las placas.

Nevo (o nevus, o lunar)

Denominación genérica de las manchas malformativas circunscritas a la piel, o a las mucosas (especialmente la bucal), debidas al exceso de pigmentación, al desarrollo exagerado de los vasos sanguíneos o a la hipertrofia de los tejidos epidérmico y conectivo.

Generalmente tienen carácter benigno, si bien son susceptibles de sufrir degeneraciones cancerígenas.

Normalmente son congénitos, pero pueden aparecer tardíamente, en edad adulta. Crecen con la edad, en general de forma lenta, si bien a veces también evolucionan espontáneamente.

Su aspecto puede variar: desde la simple mancha hasta el tumor y desde la falta de relieve hasta formar una eminencia.

El nevo epidérmico es cualquier tumoración o sobrecrecimiento congénito de la piel que carece de melanocitos; está presente generalmente en el nacimiento o aparece durante la primera infancia, y tiene cierta predilección por las superficies de flexión.

Su aspecto, tamaño y distribución varían y generalmente son hiperqueratósicos.

En caso de un nevo maligno, es necesario extirparlo mediante cirugía.

Las lesiones que se localizan en las zonas muy visibles pueden eliminarse mediante crioterapia, dermoabrasión o láser de CO_2, aunque las recidivas secundarias a estos tratamientos suelen ser frecuentes si no se profundiza suficientemente en la destrucción de la lesión, y a veces pueden resultar más antiestéticas que la propia lesión original.

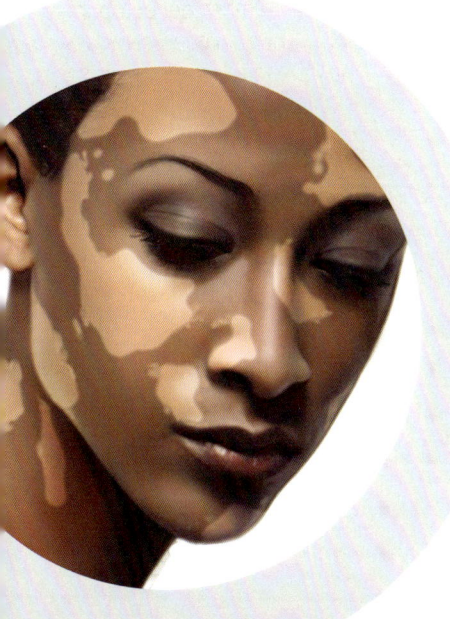

Vitíligo.

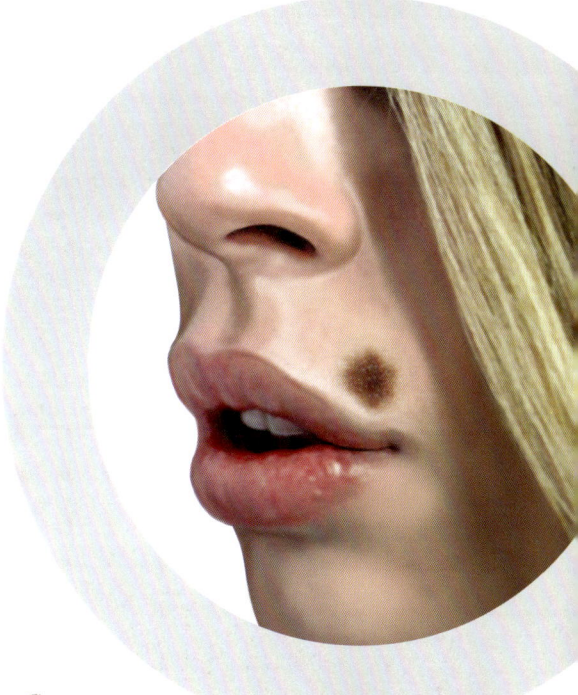

Nevo o lunar.

TRATAMIENTO DEL VITÍLIGO

Actualmente no existe un tratamiento eficaz para combatir la destrucción de los melanocitos que se produce en el vitíligo. He aquí algunos medios que pueden ayudar a controlar la situación:

- Repigmentación mediante la utilización de esteroides o inmunomoduladores. Su resultado es mínimo.
- Utilización de psoralenos combinados con sesiones de rayos UVA. Su eficacia es limitada.
- Utilización de fotoprotectores de un factor superior a 30, por cuanto la ausencia de melanina en las zonas hipopigmentadas aumenta la susceptibilidad a lesiones por radiación solar.
- Para mejorar el aspecto estético, puede aconsejarse despigmentar las zonas sanas residuales.
- En cualquier caso debe ser el dermatólogo quien determine el mejor método a seguir.

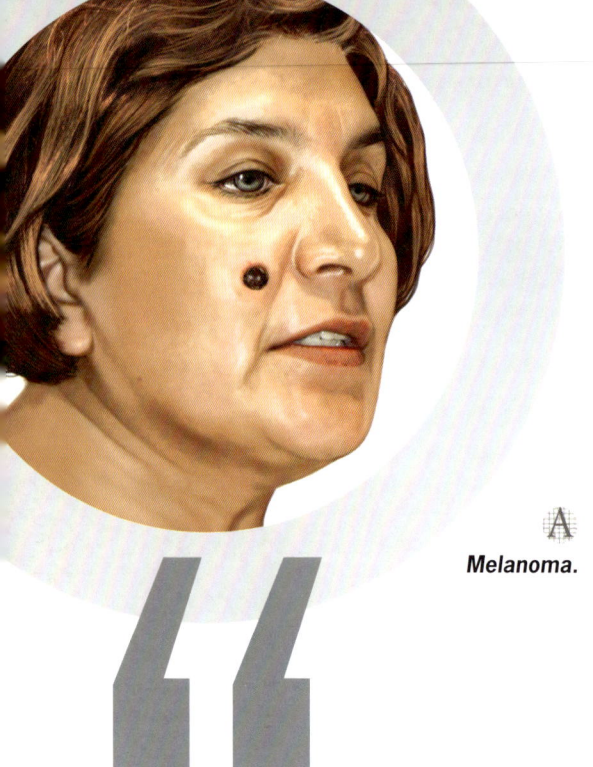

Melanoma

En general se trata de un tumor melanocítico de la piel y de otros órganos. Pero, cuando se habla, sin más, de un melanoma, se hace referencia normalmente a un tumor maligno que aparece espontáneamente o a partir de un lentigo maligno. Está compuesto por células con pigmentación oscura (melanocitos) que aparecen a menudo en un nevo negro o castaño. El tumor, que suele localizarse en la cavidad bucal, el esófago, el conducto anal, la vagina, las leptomeninges o la conjuntiva de los ojos, puede extenderse agresivamente por todo el cuerpo.

El melanoma se diagnostica a través de una biopsia.

Los melanomas pueden ser de cuatro tipos: de extensión superficial, lentigo maligno, lentiginoso de las partes acras y nodular.

La probabilidad de supervivencia a largo plazo depende de la profundidad de la lesión y de si esta está ulcerada (las lesiones más gruesas suelen ser las más peligrosas), del tipo histológico (los melanomas lentiginosos nodulares y acrales son peores que los superficiales diseminados o los melanomas malignos del lentigo), de la edad del paciente (si bien pueden aparecer en todas las edades, los pacientes mayores no responden tan bien como los jóvenes) y del sexo (los hombres suelen tener peor pronóstico que las mujeres).

Las causas de esta enfermedad se encuentran en la exposición excesiva a los rayos ultravioletas del sol. La raza blanca suele ser más propensa que la negra y a algunos pacientes les sobreviene por herencia.

Los melanomas se caracterizan por su asimetría, bordes irregulares y variedad de colores. Generalmente el diámetro suele ser mayor de 6 mm. Los cambios en la apariencia superficial o el tamaño de un nevo a menudo pueden ser indicio de la existencia de un melanoma. Por esto deben ser consultados inmediatamente con el dermatólogo.

Melanoma.

Pápula

Lesión elemental cutánea que consiste en una pequeña protuberancia o espinilla superficial, sólida, redondeada, de tamaño y forma muy variables (cónica, hemisférica, con carillas), circunscrita a la piel y menor de 1 cm de diámetro, como las del liquen plano y del acné no pustuloso. Es de color rosado, rojo o, más raramente, pardusco, y está formada por una infiltración en la capa superficial de la dermis.

Se debe a un engrosamiento localizado de las capas de la piel en el área donde aparece, o a la acumulación de sustancias metabólicas o células inflamatorias en ella.

Puede aparecer en numerosas enfermedades de la piel: sarpullido por calor, psoriasis, xantomatosis, eccema y cáncer de piel. Desaparece al cabo de un cierto tiempo sin dejar cicatriz.

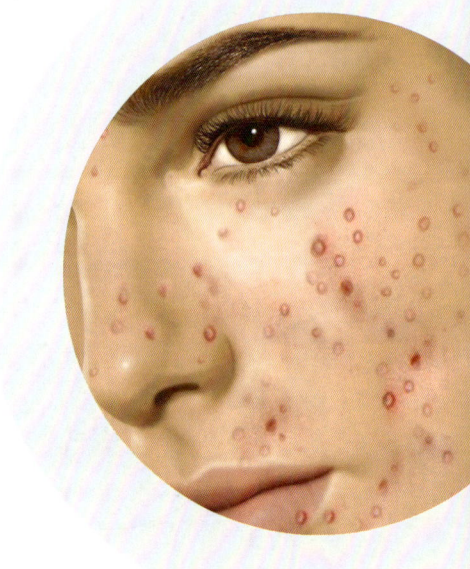

Pápula.

RECOMENDACIONES PARA PREVENIR EL MELANOMA

- Tomar el sol con un protector adecuado.
- Aplicar una crema protectora que corresponda al tipo de piel de la persona por toda la superficie corporal, en cantidad suficiente y procurando que cubra bien.
- En la aplicación del protector solar, seguir las instrucciones de uso que figuran en el envase.
- Ser muy precavido con la elección del filtro solar, tanto si se trata de rayos UVA como de rayos UVB.
- En caso necesario, recurrir a la fotoprotección oral para paliar las carencias y defectos de la protección tópica.

CONSEJO

Para evitar el cáncer de piel es muy importante utilizar una pantalla solar, habida cuenta de que los melanomas tienen su origen en la exposición a los rayos del sol.

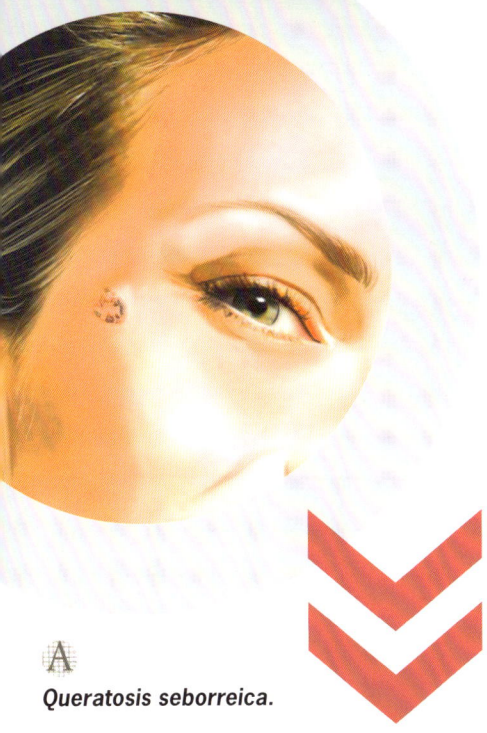

Queratosis seborreica.

CONSEJO

Actualmente la ciencia ha avanzado tanto que muchas de las enfermedades de la piel se pueden curar o, cuando menos, tratar, sin que por ello la vida normal de la persona tenga que verse alterada.

Queratosis seborreica

Se denomina *queratosis* a cualquier enfermedad de la piel con hiperplasia y engrosamiento del epitelio cornificado. La queratosis seborreica es un tumor verrugoso, ligeramente prominente, bien delimitado y benigno, que carece de naturaleza invasora. Puede estar pigmentado.

Consiste en la proliferación de células epidérmicas, sobre todo las de tipo basal, con inclusión de quistes córneos. Está compuesta de células epiteliales inmaduras.

Las lesiones pueden ser de color amarillo, gris o marrón, formadas por queratinocitos maduros, y están cubiertas por una escama firme y adherente, grasosa o aterciopelada en el tronco y en el cuero cabelludo, pero áspera y seca en cara y manos.

La causa de esta enfermedad se desconoce. Las máculas están cubiertas por una costra grisácea y laxa que, al ser retirada, deja una base de pulpa carnosa. Suele ocasionar prurito.

Generalmente aparece a mitad de la vida (es bastante común en individuos adultos), a veces en brotes rápidos, y por lo común se manifiesta con muchas placas blandas y friables de pigmentación ligera o acentuada.

Como sea que la queratosis seborreica no parece constituir una amenaza para la salud, lo mejor es evitar tocar la zona afectada. Sin embargo, si se observa irritación o se experimenta algún cambio, o su existencia molesta estéticamente a la persona, puede acudirse al dermatólogo para que decida su posible extirpación.

Queratosis actínica

Es un engrosamiento localizado en los estratos más externos de la piel, de curso lento. Se trata de una excrecencia verrugosa o queratósica, plana o elevada, áspera, de textura similar al papel de lija, de color rojo o semejante a la piel, con un contorno acusado, producida por un exceso de exposición a los rayos solares.

Suele aparecer en la piel de la cara (cerca de los ojos, nariz, labios y orejas) y en las partes más expuestas al sol, especialmente si se trata de pieles claras. También puede producirse por radiación ionizada.

Tiene la capacidad de convertirse en un cuerno cutáneo y dar origen a un carcinoma espinocelular. De hecho, está considerada una lesión precancerígena y suele degenerar en un carcinoma.

El tratamiento de esta lesión consiste en la escisión quirúrgica, en la aplicación de crioterapia y en la administración de quimioterapia tópica.

Habida cuenta de que un 5% de las queratosis actínicas derivan en cáncer de piel escamocelular, es conveniente hacerlas revisar periódicamente y seguir las instrucciones del dermatólogo para prevenir consecuencias graves.

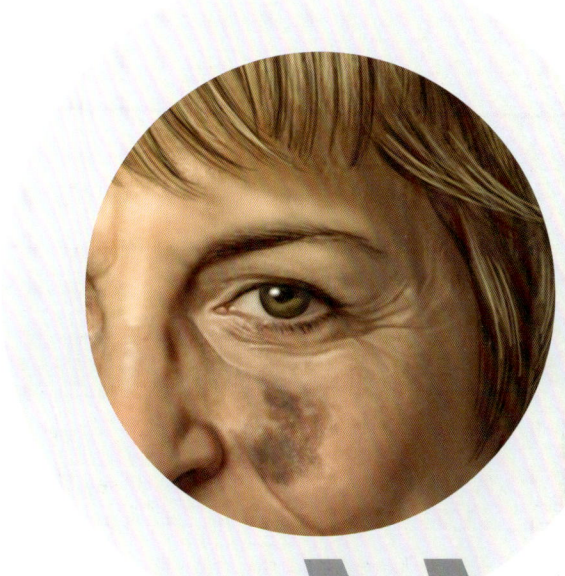

Queratosis actínica.

FACTORES DE RIESGO

- Tener piel clara, ojos azules o verdes, o cabello rojo o rubio.
- Antecedentes de trasplante de riñón u otro órgano sólido (hígado, bazo, etc.).
- Toma de medicamentos inhibidores del sistema inmunitario.
- Quemaduras solares graves y múltiples en los primeros años de vida.
- Edad avanzada.

RECUERDE

- Los tumores o neoplasias pueden eliminarse mediante electrocauterización, raspado y electrodesecación, extirpación del tumor y reparación del tejido intervenido, o congelación para destruir las células.

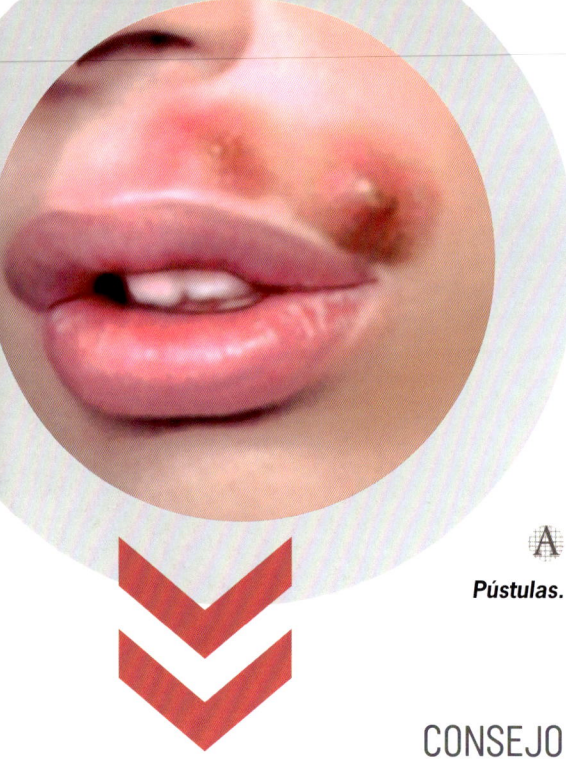

Pústulas.

CONSEJO

Se recomienda una limpieza adecuada de la zona con jabones naturales desprovistos de componentes irritantes. La utilización de estos puede prevenir la formación de pústulas, especialmente las que están producidas por el sudor o el roce de la piel.

Pústulas

Conjunto visible de pus dentro o debajo de la primera capa de la piel, a menudo en un folículo piloso o en un poro sudorífero. Se trata de lesiones que se caracterizan por ser pequeñas, inflamadas, llenas de pus y similares a una ampolla. Generalmente, la pústula forma una pequeña elevación inflamatoria de piel circunscrita y bien delimitada, que contiene en su interior una acumulación de líquido habitualmente purulento de color blanquecino o amarillento. Este líquido contiene leucocitos y, a veces, bacterias o productos provenientes de las células descompuestas.

La pústula suele ser consecuencia de la acumulación de células sanguíneas de acción defensiva como respuesta a una infección.

Pueden ser varias las causas de las pústulas:

- En la pubertad, el acné. El aumento de actividad de las hormonas produce un incremento de la secreción de grasa para proteger y suavizar la piel. Ello ocasiona la obstrucción de los poros, dando lugar a una pequeña elevación inflamada que contiene pus.
- Dermatitis por contacto, sobre todo en zonas donde se producen roces de la piel contra la ropa, con temperaturas altas que propician el sudor.
- Factores genéticos. Si en la familia existen casos de esta patología.
- Extracción de espinillas con los dedos, que puede dar lugar a una infección del área afectada.

Las pústulas se encuentran en muchas afecciones comunes de la piel, entre las cuales se incluyen el acné vulgar, algunas erupciones causadas por fármacos, numerosos exantemas víricos (virus del herpes simple o de la varicela zóster) y la psoriasis pustular.

Generalmente las pústulas desaparecen sin complicaciones. Por lo tanto, no requieren tratamiento, salvo cuando se infectan más allá de lo normal. En este caso pueden llegar a producir infecciones importantes que requerirán un tratamiento a base de antibióticos.

Carcinoma basocelular

Forma más común de cáncer de piel en el ser humano. Deriva de las células basales de la epidermis, su crecimiento es lento y localmente agresivo, si bien raramente se metastatiza.

Puede ser muy peligroso en caso de que se extienda a los estratos más profundos de la piel, donde puede provocar compresión de órganos importantes de la piel de la cara.

Tiene diferentes formas de presentación: superficial o infiltrante, ulcerosa, esclerosante y pigmentada.

Es un tumor que normalmente se encuentra en la piel que ha permanecido expuesta al sol o a rayos ultravioletas, especialmente en la cara.

Se origina a partir de una diferenciación neoplásica de las células basales.

Generalmente se manifiesta como uno o varios nódulos o placas perladas de pequeño tamaño con una depresión central, que se erosiona, forma costra y sangra.

Suele iniciarse como una pápula pequeña y brillante. La lesión se agranda y forma un borde blancuzco alrededor de la depresión central o una úlcera que puede sangrar.

Cuando la lesión alcanza esta fase, generalmente se denomina *úlcera roedora*.

El hecho de que se trate de un cáncer heterogéneo a veces dificulta su diagnóstico. La malignidad del proceso generalmente está localizada y, al propagarse hacia la periferia, deja una marca cicatricial en el centro.

Después de la biopsia, el método de extirpación más adecuado se determina teniendo en cuenta el tamaño, la ubicación y la apariencia de la lesión.

Cuando aparece en el rostro de la persona, esta suele preocuparse más por la estética que por otra cosa. El problema puede resolverse fácilmente mediante cirugía.

Carcinoma basocelular.

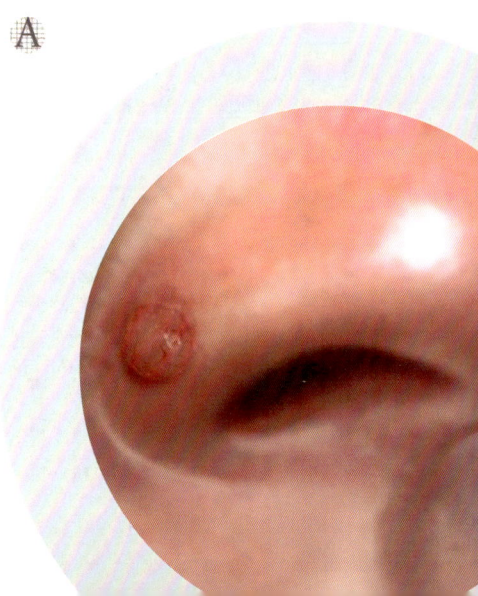

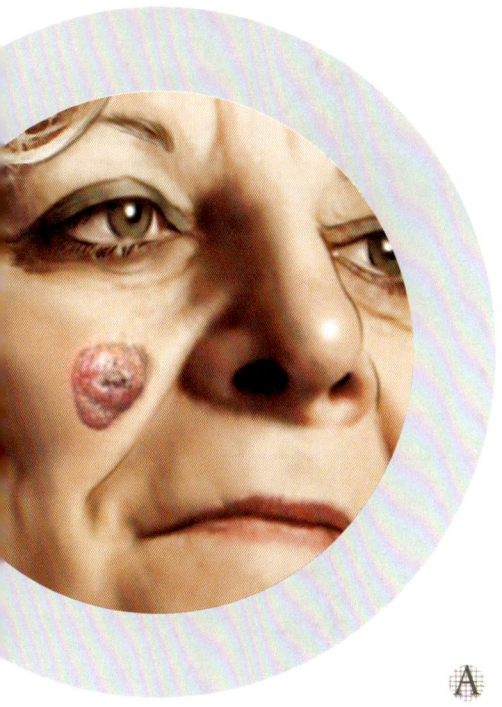
Carcinoma epidermoide.

TRATAMIENTO DEL CARCINOMA EPIDERMOIDE

En la mayoría de los pacientes el tratamiento de esta patología es quirúrgico (escisión simple, electrodesecación y curetaje, criocirugía, cirugía de Mohs, por láser, cirugía de ganglios linfáticos).

Las neoplasias recurrentes tienen un 25-45% de probabilidad de producir metástasis, por lo cual no suele aconsejarse la electrodesecación en neoplasias de poca extensión y profundidad.

Otro posible tratamiento recurre a la radioterapia superficial y a la quimioterapia carboplatina (paraplatín, platinwas).

El interferón se utiliza unicamente en pacientes a los que no se pueden prescribir otros tratamientos.

Seguramente será necesario prestar apoyo psicológico al paciente para que evite la depresión y adquiera confianza en una buena solución de su problema.

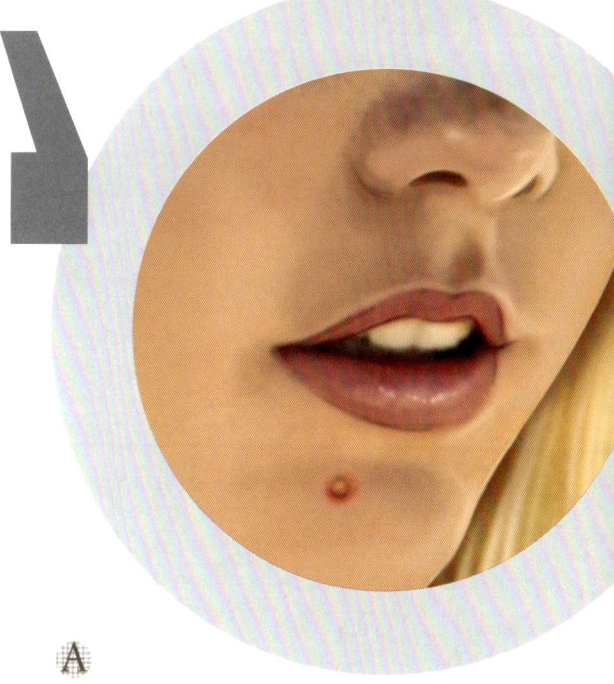
Comedón.

Carcinoma epidermoide
(o carcinoma de células escamosas)

Neoplasia maligna que se desarrolla principalmente a partir de células escamosas (piel, boca, bronquios, esófago, cuello uterino), si bien también puede presentarse en zonas donde existe epitelio glandular o columnar, o en otras zonas con metaplasia escamosa.

También puede empezar como un adenocarcinoma y derivar a carcinoma escamoso, mediante una metaplasia.

Aparece en personas adultas que están expuestas al sol y a los rayos ultravioletas, altera el ADN y genera la aparición de células en forma de escama, acompañadas de eritema, y algunas llegan a formar nódulo.

Se reconoce fácilmente por la presencia de células queratinizadas que forman nidos o por acumulaciones de queratina en forma de perlas.

La lesión cutánea típica es un nódulo firme, rojo, calloso e indoloro.

Tiende a la infiltración local y a la metástasis.

Generalmente el tratamiento debe ser controlado por un oncólogo especialista en cáncer de piel.

Comedón

Lesión cutánea no inflamatoria del acné vulgar y de la dermatitis seborreica. Es una masa pequeña de materia sebácea cutánea (queratina y sebo) que constituye un tapón en el interior del orificio dilatado de un folículo piloso. Se localiza preferentemente en la cara, si bien puede también encontrarse en el pecho y en la espalda, además de otras áreas corporales. Es de color negro por la oxidación del sebo y no por la presencia de suciedad.

Con frecuencia contiene las bacterias *Propionibacterium acnes*, *Staphylococcus aureus* y *Malassezia furfur*.

Los comedones pueden presentar dos formas:

- La cerrada, que consiste en una pápula, llamada *grano* o *espinilla*, cuyo contenido no se puede extraer fácilmente. Cuando se inflaman, estas lesiones forman pústulas y nódulos.
- La abierta, llamada *punto negro*, que raramente se inflama. Tiene una abertura dilatada, por la cual se extraen fácilmente los residuos grasos que contiene.
- La proliferación de comedones se conoce como *acne punctata*.
- Los comedones no se deben reventar debido al riesgo de que una parte de las bacterias que contienen pueda penetrar en las capas profundas de la piel y facilitar la producción de abscesos.
- Los comedones pueden eliminarse utilizando tiritas queratolíticas. Dichas tiritas sueltan el tapón y lo extraen sin causar daño a la persona.

Urticaria

Reacción vascular de la dermis superior, habitualmente transitoria, que consiste en un edema localizado, ocasionado por la dilatación y el aumento de la permeabilidad capilar, con aparición de habones de formas y tamaños variados. Suele desarrollarse en el pecho, la espalda, las extremidades, la cara o el cuero cabelludo.

Se trata de elevaciones edematosas de color blanquecino o rosado, de bordes bien definidos, asociadas a prurito y circundadas por un eritema circular y de extensión variable, que se desarrollan y desaparecen rápidamente.

Está causada por una dilatación capilar sanguínea en la dermis, como consecuencia de la liberación de mediadores vasoactivos (alergia a determinados medicamentos, intoxicación, no aceptación de ciertos alimentos, etc.).

Los diversos tipos de urticaria reciben su nombre en función del estímulo o agente desencadenante y pueden responder a diversas causas: inmunitaria, mediada por complemento (con participación de mecanismos inmunológicos o no inmunológicos), por materiales urticocariógenos, por agentes físicos, por estrés o idiopática.

Puede ser aguda (se desarrolla en pocos días y dura menos de cuatro semanas) o crónica (continua o persistente de forma episódica durante cuatro o más semanas).

La urticaria se puede curar mediante corticoides y antihistamínicos, gracias a los cuales es posible lograr que desaparezca totalmente. Para ello es preciso que el médico inmunólogo o alergólogo realice previamente análisis de sangre para conocer los factores que alteran el sistema inmunitario y la hemoglobina.

Una vez que la enfermedad haya hecho acto de presencia, deben adoptarse algunas medidas:

- Evitar el consumo de carnes rojas, comidas enlatadas o que contengan conservantes.
- Evitar cítricos y comidas sazonadas o que contengan productos químicos.
- Evitar baños o duchas con agua caliente.
- Evitar rozaduras y ropas ajustadas.
- Tomar antihistamínicos, especialmente difenhidramina, pero también loratodina o cetericina. Algunos de estos productos tienen efectos secundarios nocivos, por lo que deben ser administrados exclusivamente por prescripción médica.
- En casos graves, puede ser necesaria una inyección de epinefrina.

Ampolla (o flictena)

Lesión profunda producida por una elevación irregular de la epidermis, de forma ovalada o redondeada, que da lugar a una vesícula de paredes finas localizada en la piel o en las mucosas, que contiene inicialmente un líquido claro, seroso, y que después puede contener sangre y/o pus. Puede variar de tamaño, desde menos de 1 cm de diámetro hasta 10 cm.

A través de la epidermis puede apreciarse el contenido líquido que encierra y que se debe al edema o acumulación de líquidos entre las capas de la piel.

Constituye una lesión cutánea primaria que puede presentarse en varios trastornos: en afecciones de la piel (sobre todo en el pénfigo), en la viruela, a consecuencia de quemaduras o roces, después de una vacuna, etc.

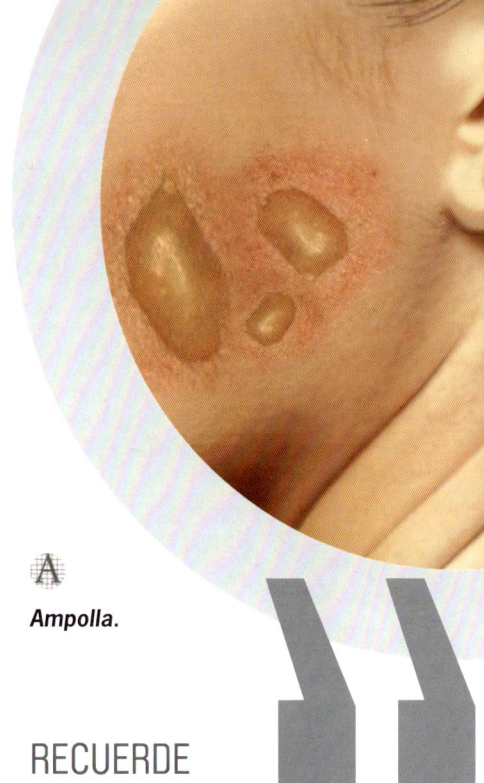

Ampolla.

RECUERDE

La piel es un órgano muy complejo, lo cual explica que muchas de sus anomalías o enfermedades no tengan solución actualmente. Ante estos casos, la prevención y la consulta periódica al dermatólogo deben formar parte de la rutina habitual del individuo.

Generalmente se cura por sí sola, sin tratamiento médico, ya que la piel ensanchada protege bien la herida. De esta manera, el líquido se reabsorbe y la piel de la ampolla se seca.

Las ampollas pueden estar provocadas por diferentes causas:

- Reacción alérgica a medicamentos.
- Dermatitis atópica o eccema.
- Algunas enfermedades autoinmunitarias: pénfigo ampolloso, pénfigo vulgar, etc.
- Otras enfermedades ampollosas: porfiria cutánea tardía, dermatitis herpetiforme, etc.
- Varicela.
- Dermatitis de contacto.
- Herpes simple.
- Herpes zóster.
- Impétigo.

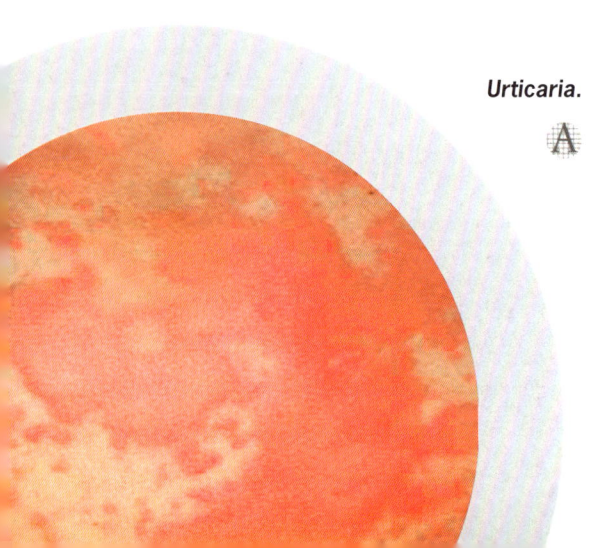

Urticaria.

Lupus eritematoso

Lesión cutánea caracterizada por la presencia de granulomas (lupomas) como una cabeza de alfiler o una lentilla, que confluyen y se extienden formando una placa eritematosa, cuya superficie puede ser lisa, escamosa, ulcerada o costrosa. Las cicatrices son intensamente deformadas.

Es una enfermedad que ataca el tejido conjuntivo y se acompaña de una inflamación y está causada por un daño en el sistema inmunológico y por la formación de anticuerpos en las células de los órganos.

El lupus eritematoso sistémico es una enfermedad inflamatoria autoinmunitaria, más frecuente en el sexo femenino, entre los 20 y los 40 años, que se acompaña de manifestaciones generales tanto al principio como durante su curso clínico y se caracteriza por una afectación, en mayor o menor medida, de múltiples órganos o sistemas.

El lupus eritematoso discoide es una manifestación cutánea crónica de lupus, generalmente localizada, con una distribución típica en alas de mariposa, en la cara, los pabellones auriculares, el cuero cabelludo y la región superior central del tórax, que deja despigmentaciones permanentes y cicatrices atróficas.

La eliminación de las escamas descubre la presencia de orificios foliculares con tapones córneos (queratosis folicular).

En el 90-95% de los casos la enfermedad queda limitada a la piel y solo excepcionalmente deriva a lupus eritematoso sistémico.

El 15% de los afectados de lupus eritematoso sistémico presenta lesiones cutáneas de lupus eritematoso discoide al principio de la enfermedad y casi una cuarta parte las desarrolla en su curso clínico.

Si bien no existe un remedio para el lupus eritematoso, hay que tener en cuenta que el tratamiento sintomático puede ayudar:

- Toma de antiinflamatorios no esteroides para combatir la artritis y la pleuresía.
- Aplicación de cremas con corticosteroides para tratar las erupciones cutáneas.
- Administración de hidroxicloroquina y dosis bajas de corticosteroides para los síntomas cutáneos y artríticos.

Lupus eritematoso.

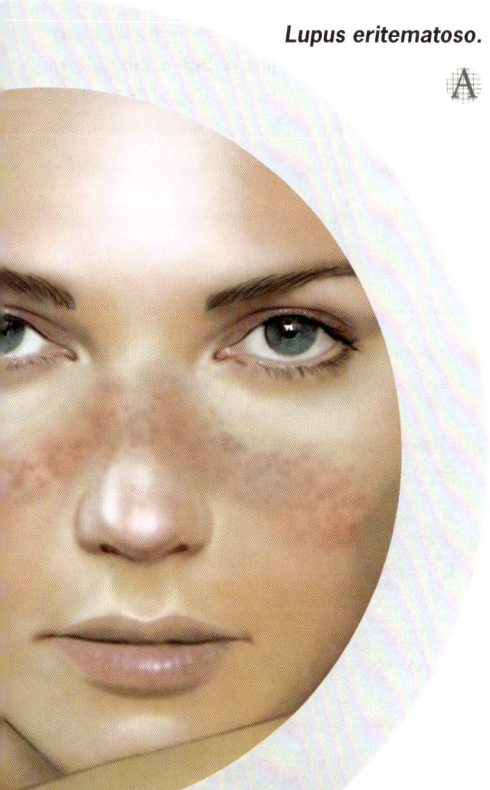

Quiste cutáneo

Producción patológica en forma de bolsa sacular anormal, de tamaño variable, cerrada o situada debajo de la piel y revestida de epitelio, que contiene material fluido o semisólido.

Está causado por la retención de sustancias diversas (secreciones mucosas, sebo, etc.), contenidas en el interior de la bolsa.

Suele estar producida por anomalías del desarrollo, obstrucción de conductos o infección por parásitos.

La mayoría de los quistes son benignos, aunque pueden causar molestias. Se encuentran con mayor frecuencia en los ovarios de las mujeres, donde se manifiestan con diversas molestias, son dolorosos y alteran los ciclos menstruales. Algunos desaparecen con el tiempo y otros se pueden retirar sólo con cirugía.

Muchas formaciones similares carecen de epitelio y en realidad son falsos quistes o pseudoquistes, aunque se los denomine como tales.

Quiste cutáneo.

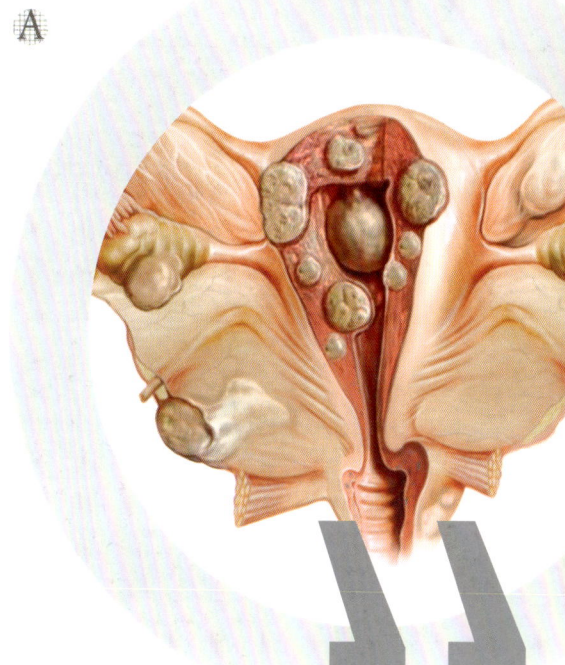

TRATAMIENTO DE LOS QUISTES SEBÁCEOS

- Los quistes sebáceos no son peligrosos y tienden a ser ignorados.
- Se puede colocar una compresa caliente y húmeda sobre el área afectada para ayudar a que el quiste drene y sane.
- En caso de un quiste pequeño e inflamado, el médico puede inyectar un medicamento esteroide para reducir la hinchazón.
- En caso de un quiste inflamado, sensible o grande, el médico puede drenarlo o extirparlo mediante cirugía.

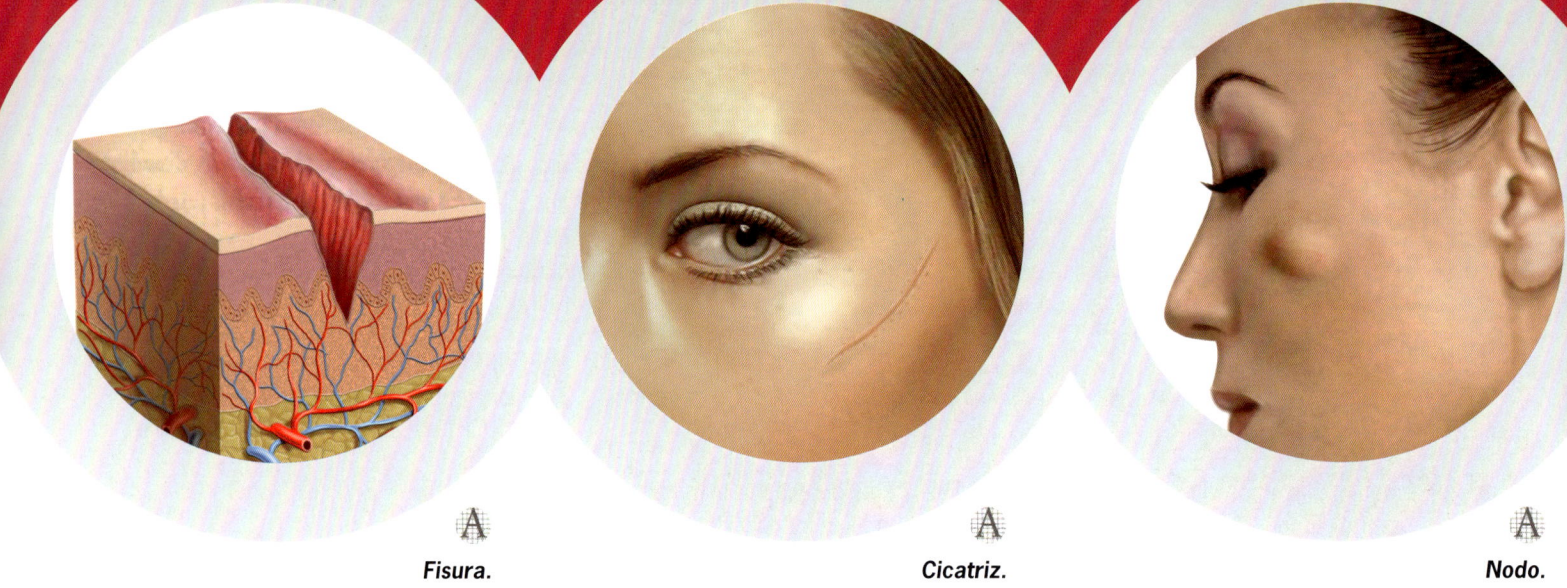

Fisura. *Cicatriz.* *Nodo.*

Fisura

Agrietamiento o hendidura lineal en todo el grosor de la piel.

Algunas fisuras tienen su origen en la sequedad de la piel, caso que afecta particularmente a las personas de edad avanzada.

Ante una fisura deben evitarse las duchas con jabones muy fuertes, puesto que estos, lejos de favorecer la desaparición o facilitar la eliminación de dicha fisura, pueden dar lugar a nuevas complicaciones.

Cicatriz

Tejido de neoformación (fibroso, avascular, pálido, retraído y duro) que se observa tras la fase precoz de reparación de los tejidos, después de la pérdida de sustancias que órganos y tejidos han sufrido. Si bien son típicas de las heridas, también aparecen en otros procesos en los que existe destrucción de tejido.

De coloración pálida y consistencia dura, la cicatriz está formada por un tejido conectivo rico en fibras de colágeno y pobre en células y vasos.

Las cicatrices pueden ser consecuencia de heridas, daños o enfermedad, o de intervenciones quirúrgicas. Al principio de su formación aparecen de color rojo o púrpura, volviéndose después blanquecinas o refractarias a la luz. Su falta de color obedece a la ausencia de pigmentación.

Persisten indefinidamente y, con el paso del tiempo, pueden hacerse incluso más evidentes.

El tejido cicatricial es menos elástico que el normal, por lo cual suele tener un aspecto contraído. Al tender a la retracción, puede ocasionar limitación de movimientos y estenosis de los conductos.

A veces puede englobar fibras nerviosas: es el caso de la cicatriz dolorosa.

Si el tejido de neoformación crece excesivamente, como sucede a menudo después de quemaduras intensas, la cicatriz puede convertirse en hiperplásica o hipertrófica (queloide).

Nodo

Pequeña masa circunscrita, redondeada y dura de tejido normal o patológico. Tiene forma de bulto, protuberancia o tumefacción.

Está originado por una infiltración en la epidermis o la hipodermis, es sólido y de tamaño pequeño.

Muchas veces se hace difícil establecer diferencias entre este término y su diminutivo *nódulo*, siendo ambos utilizados como sinónimos o equivalentes.

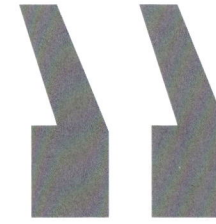

ETAPAS DE CICATRIZACIÓN

1 Inflamatoria. Aumenta la vascularización, la llegada de células inflamatorias y plaquetas, que se acompaña de la formación del tapón y la costra superficial.

2 Proliferativa. Se produce una acumulación de fibrina y colágeno, con lo cual se inicia la regeneración y tensión de la herida. Las mismas fibras se encargarán, hacia el final de esta fase, de tensar los bordes de la herida. Esta tensión suele perjudicar la función posterior de la región u órgano afectado.

3 Remodelación. Suele iniciarse al cabo de un mes de haberse producido la herida y puede prolongarse durante un año o incluso más. En esta fase se produce la absorción del colágeno, limitándose a mantener únicamente las fibras que se encuentran en la línea de la herida y están afectadas por esta.

Milium

Se conoce como *milium* la aparición de puntos o bolitas blancos semejantes a granitos, pero más difíciles de eliminar, que suelen distribuirse en diferentes áreas de la superficie corporal, sobre todo en la cara. Se trata de pequeños depósitos de sebo, o quistes sebáceos, parecidos a las espinillas, si bien son más abultados, que se acumulan bajo la piel, lo cual hace que no tengan salida.

Aunque el milium suele aparecer en los bebés, puede presentarse a cualquier edad.

Su origen es diverso. Normalmente la piel genera sebo y, cuando los poros se cierran, estas secreciones quedan atrapadas en la epidermis, lo cual da lugar al milium. Suele producirse por un exceso de queratina. No produce ningún daño, ni tampoco supone ningún riesgo, si bien resulta poco atractivo.

Entre las causas que pueden propiciar el milium se enumeran una propensión de la piel de la persona, la exposición al sol, la presencia de acné, ser fumador, la falta de exfoliación, la utilización de determinadas cremas de maquillaje que tapan los poros, los factores genéticos, etc.

Entre los medios preventivos se pueden apuntar los siguientes:

- Mantener la cara limpia y exfoliarla frecuentemente para eliminar las células muertas, utilizando ácido glicólico o enzimas.
- Utilizar un protector solar que carezca de aceite.
- Limitar la exposición al sol.
- Aplicar cremas que promuevan la exfoliación de la piel, sobre todo las que contienen vitamina A.
- Como los puntos del milium se encuentran fuertemente adheridos a la dermis, es imposible eliminarlos de la manera que a veces se extraen los puntos negros o barros. Para ello existen diferentes opciones:
  > Uno mismo puede hacerlo mediante una pequeña aguja o lanceta, que se deberá esterilizar previamente con alcohol. Con ella se pincha el punto y se abre un pequeño orificio en la piel, de modo que se dispondrá de una salida, por la cual, ejerciendo una pequeña presión con los dedos, se extraerá el contenido acumulado.
  > En los casos en que el milium se sitúa en la zona de los ojos, donde la piel es fina y delicada, el afectado debe abstenerse de tocarlo para evitar exponerse a graves consecuencias. Por ello será necesario acudir al dermatólogo o a un centro de estética, donde eliminarán los puntitos mediante láser, *peelings* o dermoabrasión.

Costra.

Costra

Capa exterior, dura y solidificada, formada como consecuencia de una afección en la cual se ha producido un exudado o secreción corporal en la superficie cutánea. Forma una estratificación con serosidades, pus y/o sangre.

Generalmente las costras son de color marrón amarillento, marrón oscuro o color miel.

Es frecuente en procesos dermatológicos como el eccema, el impétigo, la seborrea y el favo, y durante la curación de quemaduras y lesiones varias.

Permanece pegada a la piel de forma temporal y al final acaba por despegarse y caer ella sola.

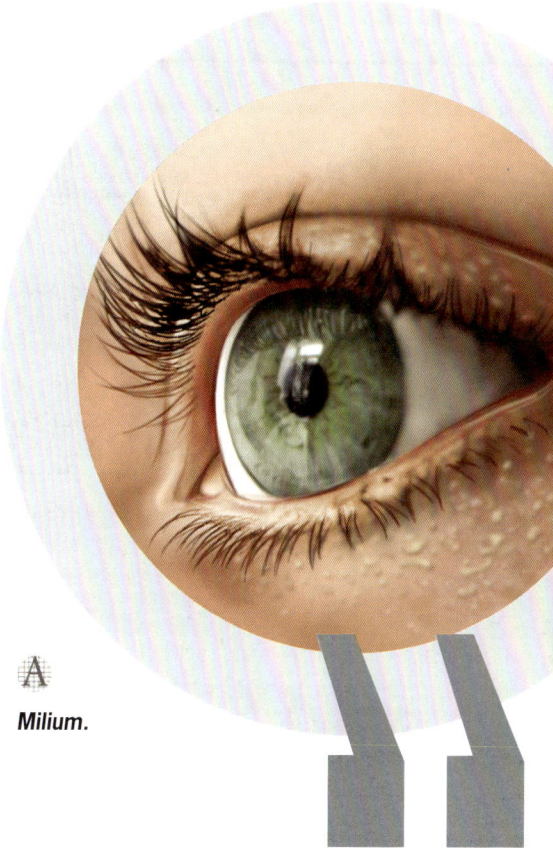

Milium.

CAUSAS MÁS COMUNES DE ENFERMEDADES CUTÁNEAS

- Trastornos nerviosos.
- Herencia genética.
- Edad.
- Desequilibrios hormonales.
- Alimentación.
- Factores físicos: radiaciones solares, viento, frío, calor, humedad…
- Factores químicos: detergentes, cosméticos, medicamentos…
- Factores mecánicos: callosidades, cicatrices, heridas…
- Factores biológicos: piojos, pulgas, ácaros, virus, hongos…

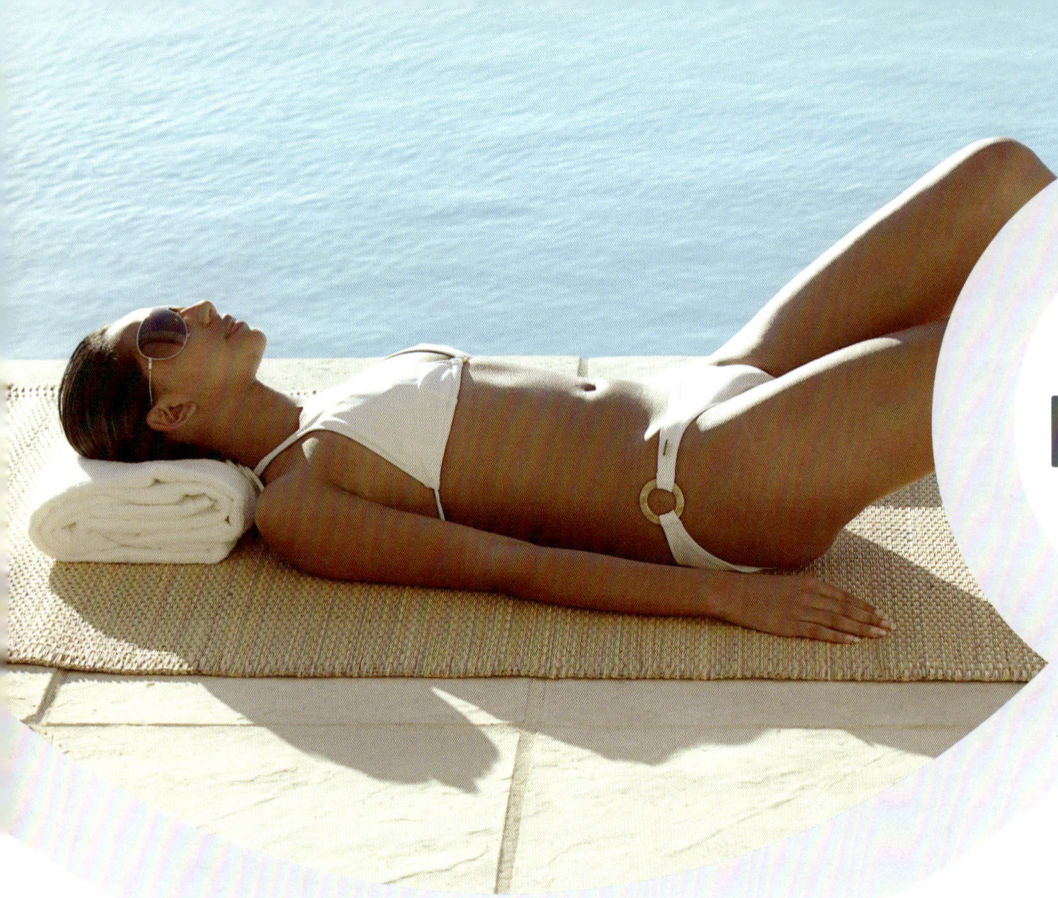

Fototipos

Fototipo I.

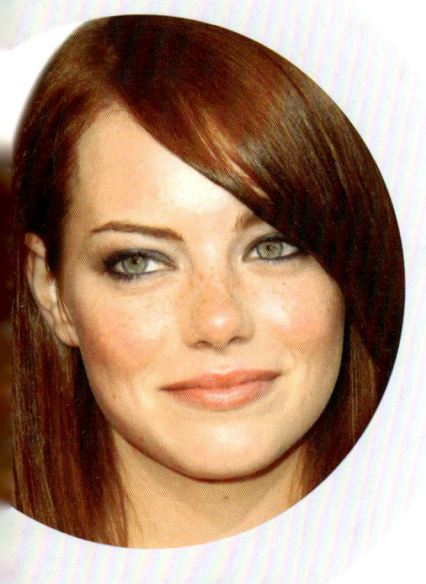

Los fototipos están determinados por un conjunto de características físicas. Se podría decir que el fototipo es la capacidad que tiene una piel para asimilar la radiación solar. Según el tipo de piel y la acción de la radiación ultravioleta, o bronceado, sobre ella, los fototipos se clasifican en: piel blanca, morena y negra.

En función de las quemaduras solares y de la capacidad de bronceado, existen seis fototipos. Es muy importante que cada persona conozca el suyo, al objeto de tomar las medidas preventivas necesarias ante las radiaciones solares. He aquí los fototipos principales:

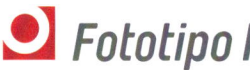
Fototipo I

Corresponde a las personas de piel muy clara, comúnmente con pecas. En el se inscriben la mayoría de los pelirrojos. Su piel casi siempre se quema, no se broncea y suele sufrir reacciones alérgicas al sol. Se descama visiblemente.

Protección diaria recomendada: protector solar de amplio espectro UVA/UVB con SPF por encima de 40.

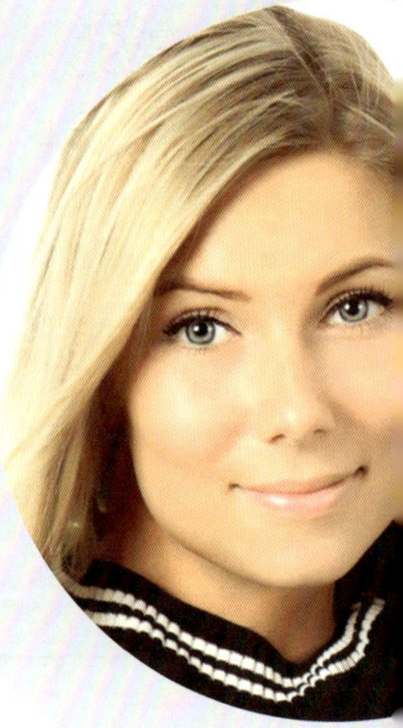

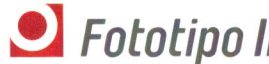
Fototipo II

Fototipo II.

Corresponde a las personas de pieles claras, sensibles y delicadas, que muy habitualmente poseen ojos y cabello claros. Casi siempre se queman, apenas se broncean y se descaman considerablemente.

Protección diaria recomendada: protector solar de amplio espectro UVA/UVB con SPF del 25 al 40.

Fototipo III

Personas con cabello castaño y piel blanca que se quema moderadamente. Enrojece primero y después se broncea.

Protección diaria recomendada: protector solar de amplio espectro UVA/UVB con SPF del 15 al 25.

Fototipo IV

Personas de cabello oscuro y piel morena clara que se quema mínimamente y se broncea con facilidad, y de forma inmediata, después de exponerse al sol.

Protección diaria recomendada: protector solar de amplio espectro UVA/UVB con SPF del 8 al 12.

Fototipo V

Individuos de piel morena que rara vez se quema y se broncea inmediatamente.

Protección diaria recomendada: protector solar de amplio espectro UVA/UVB con SPF del 4 al 12.

Fototipo VI

Corresponde a las personas de pieles oscuras que no se queman y se broncean intensamente.

Protección diaria recomendada: protector solar de amplio espectro UVA/UVB con SPF del 2 al 4.

Utilizados correctamente, los protectores solares reducen la probabilidad y la intensidad de las quemaduras, al bloquear los rayos ultravioletas. Pero no todas las cremas de protección solar emplean la misma fórmula. Por ello sus efectos también varían, en función de su composición y del tipo de piel al cual están destinados.

FACTOR DE PROTECCIÓN SOLAR

Es sólo un indicador del tiempo que una persona puede permanecer bajo los rayos UVB sin quemarse. Sin embargo, existen otros factores, como la hora del día, el lugar y la sensibilidad de cada piel, por lo que, en general, es recomendable limitar la exposición al sol.

Fototipo III.

Fototipo IV.

Fototipo V.

Fototipo VI.

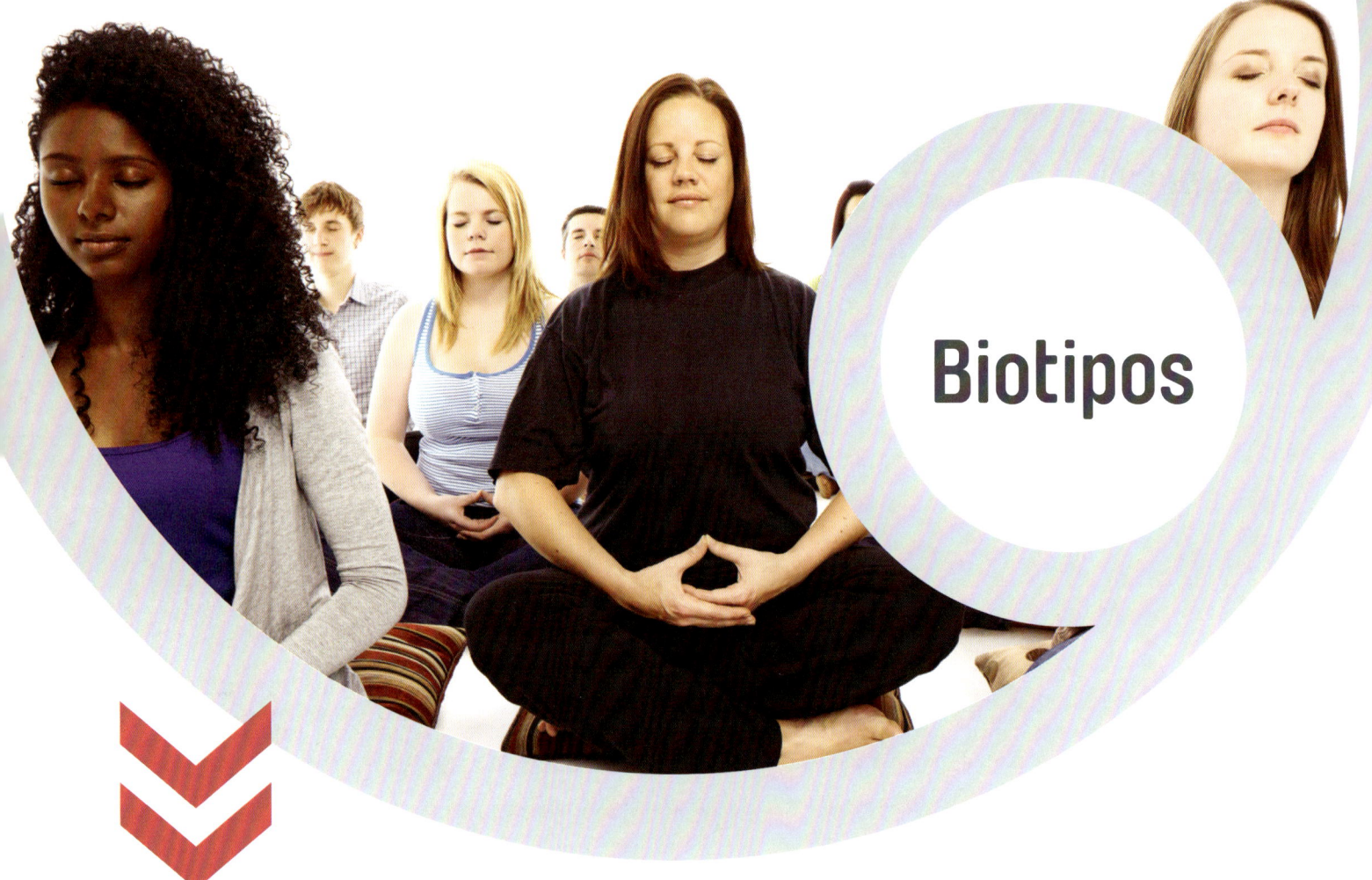

Biotipos

CONSEJOS

- Seguir una dieta alimenticia rica en vitaminas y baja en grasa.
- Realizar todos los días ejercicio físico adecuado a cada persona.
- El ejercicio debe ser moderado, no se trata de prepararse para una medalla olímpica. Uno debe seguir una rutina saludable, ya sea curativa o preventiva.
- La vida sedentaria no es saludable. De ninguna manera debe recomendarse.
- Tener sobrepeso puede ocasionar muchos problemas de salud (cardíacos, de colesterol y triglicéridos, psicológicos, emocionales, etc.) o predisponer a ellos. Por eso lo primero que se les recomienda en la consulta médica a las personas con exceso de peso es adelgazar. Ello ayudará a resolver el problema que puedan sufrir.

Se emplean para clasificar la forma corporal del individuo, que está determinada por la combinación de ciertas características físicas. Los genes condicionan esencialmente el biotipo y, por lo tanto, la forma que tendrá el cuerpo desde el nacimiento hasta la edad adulta. Existen diferentes tipos de biotipos:

Endomorfo

Se caracteriza por huesos grandes, cara redondeada, tronco y cintura anchos y un alto porcentaje de grasa corporal, especialmente en la parte media del cuerpo. En general los endomorfos tienen más problemas que las personas de otros biotipos para controlar su peso, debido a un metabolismo lento. Por esta razón, un endomorfo debería tener cuidado con los alimentos que ingiere. Es recomendable que opte por comidas bajas en calorías que el cuerpo pueda digerir rápidamente. La pérdida de peso posiblemente le será más fácil si un gran porcentaje de su dieta proviene de carbohidratos simples, como frutas y vegetales. Los carbohidratos complejos pueden ser incluidos en porciones pequeñas para mantener las calorías bajas. Las proteínas deberían provenir de fuentes magras (pechuga de pollo o pavo y pescado, por ejemplo).

Mesomorfo

Tiende a ser el mejor biotipo para el control del peso. Tiene una figura normal, atlética, con un metabolismo rápido que le permite mantener la línea si come bien.

Lo bueno es que cabe la posibilidad de entrenar cualquiera de los biotipos para que tenga las características de un mesomorfo. Lograr este objetivo puede significar que sea necesario menos ejercicio para controlar el peso.

Ectomorfo

Se distingue por tener una apariencia delgada. Posee cintura, cadera y hombros angostos. Un ectomorfo tiene un porcentaje de grasa corporal bajo. Para algunos es un biotipo afortunado por su metabolismo superacelerado, sin embargo suele estar por debajo del peso normal y tiene dificultades para ganar músculo.

CONSEJOS

- Para mantener el peso ideal, uno no debe someterse a una dieta alimenticia rigurosa, puesto que ello entraña un riesgo importante para la salud (incluida la de la piel).

- En caso de obesidad o sobrepeso, es necesario tomar conciencia de la existencia del problema y, de acuerdo con las condiciones de la persona, y siempre con asesoramiento médico, decidir el método más adecuado para resolver la cuestión.

- Si existen problemas de peso, debe acudirse a la consulta médica para evitar cualquier contingencia. Siempre es mejor prevenir que curar.

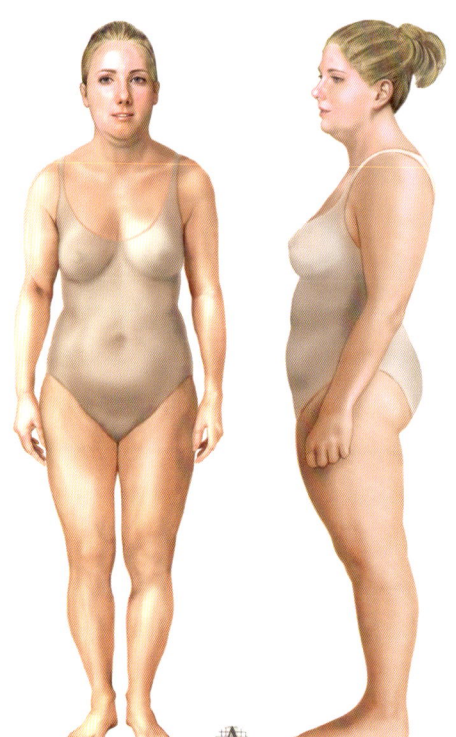

Endomorfo.

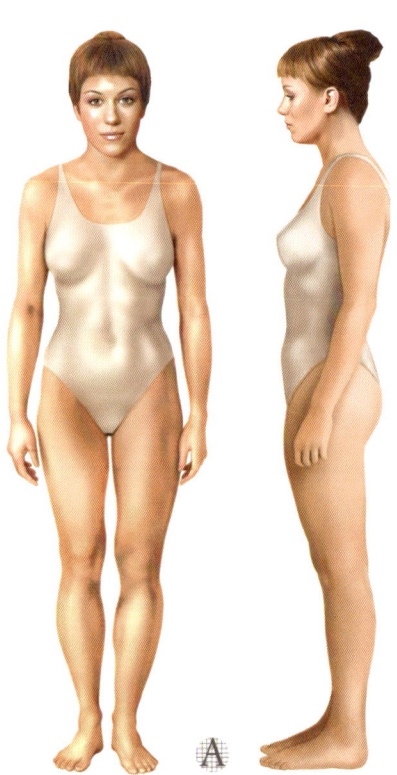

Mesomorfo.

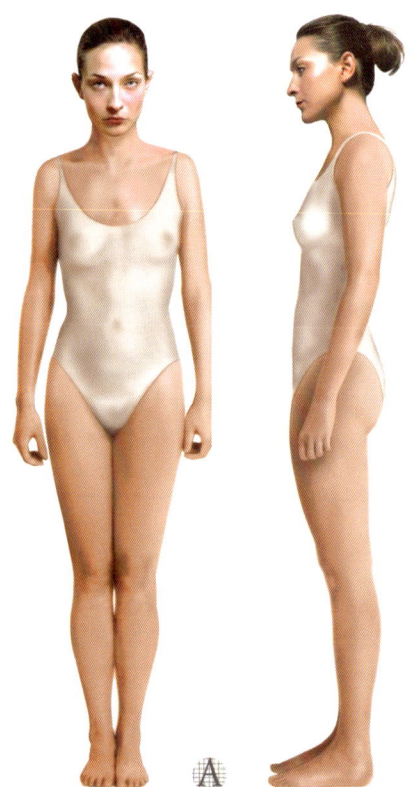

Ectomorfo.

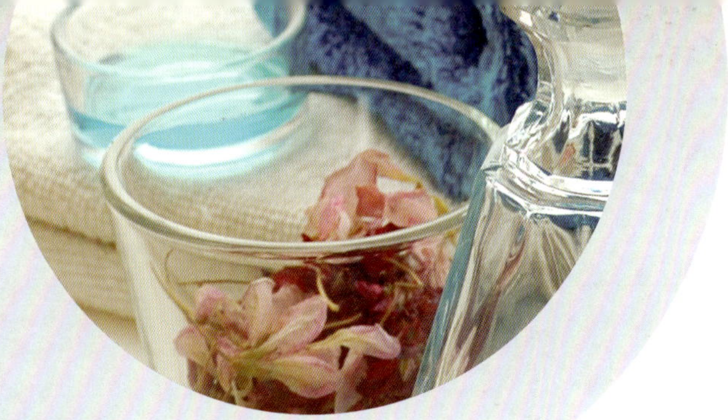

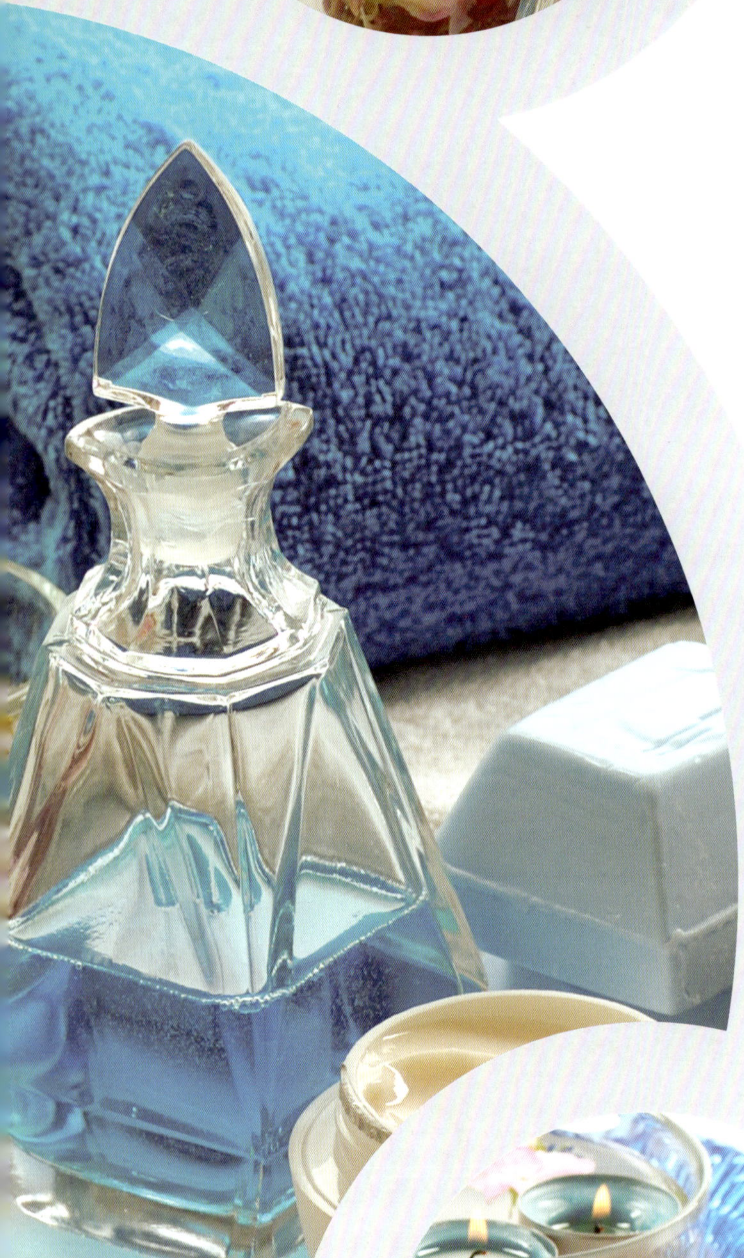

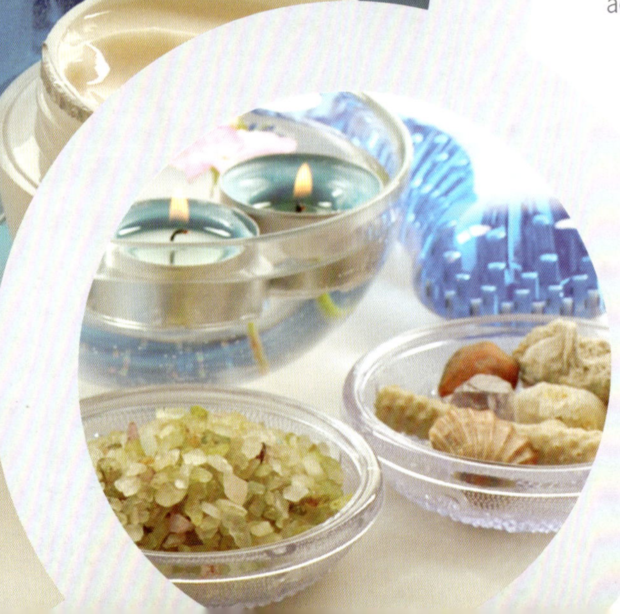

CLAVES
PARA UNA PIEL SALUDABLE

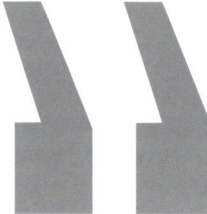

○ La piel es un reflejo del estado interno del organismo, y la dieta desempeña en ello un papel determinante.

○ Hay que ingerir alimentos ricos en fibra: el estreñimiento es una de las causas principales de los problemas cutáneos.

○ Para favorecer la regeneración celular, se debe consumir vitamina C. Esta vitamina, presente en frutas y verduras como las naranjas, las mandarinas, los limones, las fresas, los kiwis y los tomates, interviene además en la síntesis del colágeno, proteína clave en el tejido cutáneo.

○ Las grasas son necesarias para el organismo, aunque hay que limitar el consumo de las de origen animal. Las más recomendables son las monoinsaturadas y poliinsaturadas, que se encuentran, por ejemplo, en los aceites de oliva y de girasol. Estos aceites, además, son ricos en vitamina E (también las nueces y las almendras, por ejemplo), antioxidante natural que contrarresta el envejecimiento.

○ El consumo de frutas y verduras ricas en beta carotenos (las de color rojo, naranja y amarillo, y los vegetales verdes oscuros: zanahoria, calabaza, espinacas, cerezas, mango, papaya...), que estimulan la formación de melanina en el organismo, favorece el bronceado y contribuye a mantener la piel sana. El beta caroteno es, además, un importante antioxidante. En todo caso, al exponerse al sol hay que elegir un protector solar acorde a cada tipo de piel.

○ El tabaco y el exceso de alcohol tienen un efecto negativo sobre la apariencia de la piel.

○ El estrés es un enemigo natural del organismo e influye negativamente en muchos de los problemas cutáneos. Un adecuado control emocional contribuye a una piel más sana.

○ No debe descuidarse la higiene personal: la limpieza diaria de la piel elimina las toxinas que segrega y las impurezas generadas por la contaminación, y arrastra las células muertas que en ella se acumulan.

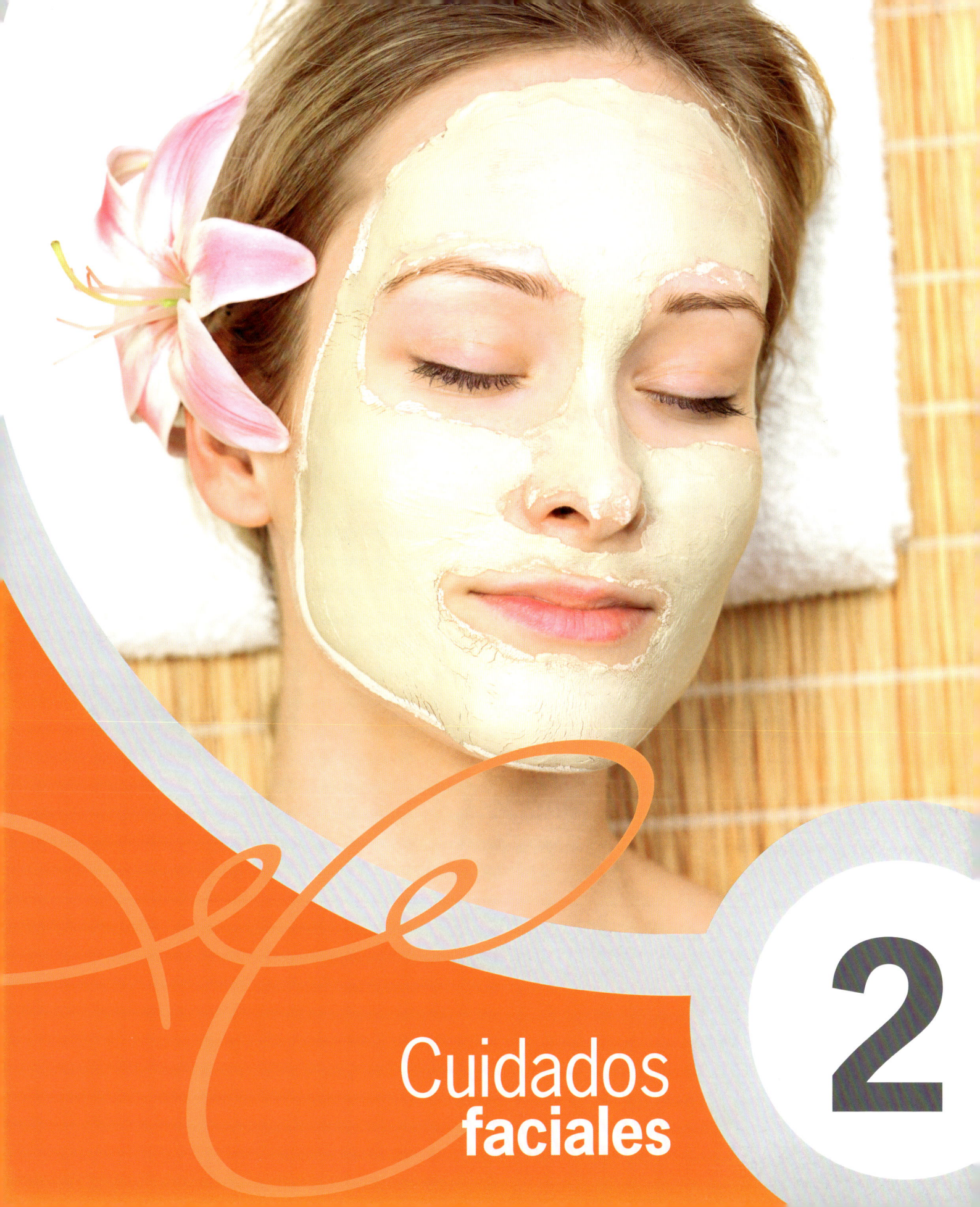

Cuidados faciales

2

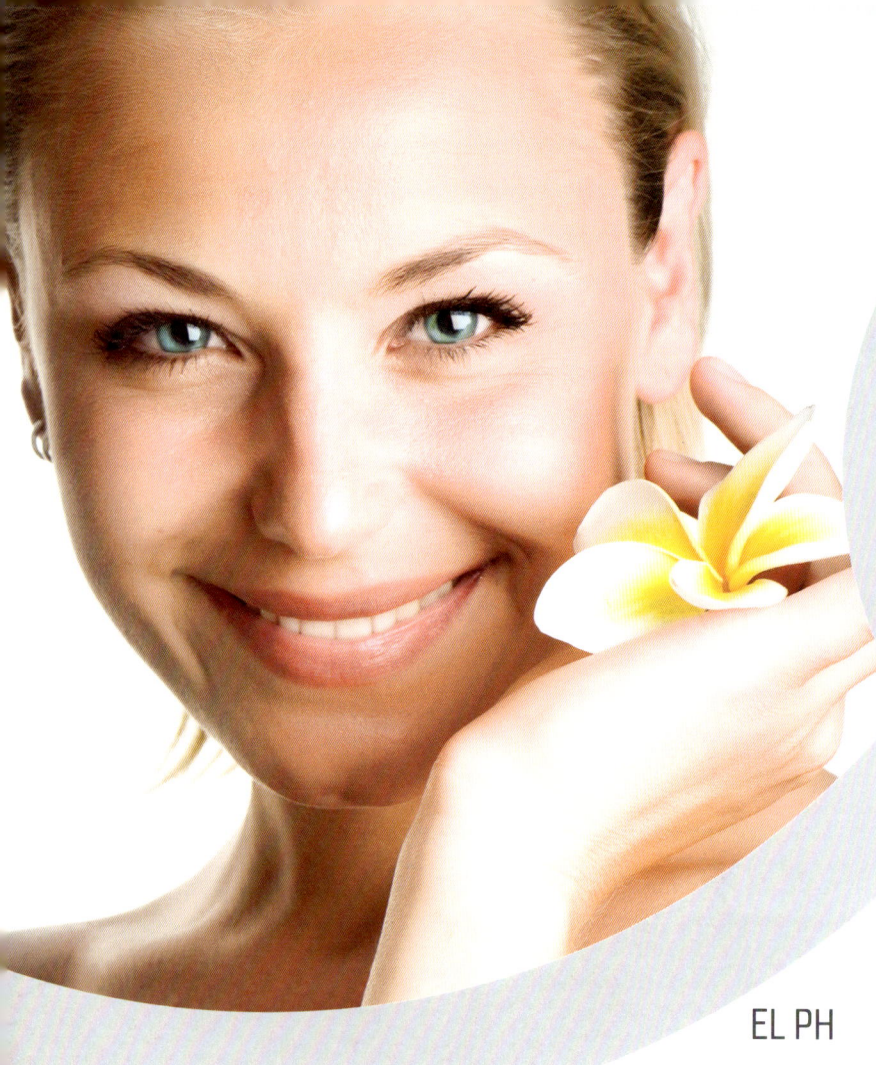

Limpieza y aseo de la piel

EL PH

- El pH de la piel del ser humano varía entre 4,5 y 5,9.
- Después de lavarse, la piel tarda de una a dos horas en recuperar su pH normal.
- El pH medio de las mujeres es de 5, y el de los hombres, de 4,85. La diferencia es mínima.
- No en todas las áreas del cuerpo se encuentra el mismo pH. Así, por ejemplo, en las axilas y en las zonas que hay entre dedo y dedo el pH es menos ácido.
- El pH también varía con la edad. Al nacer, en la adolescencia y en la vejez el pH es alcalino.

PH de la piel

Se denomina *pH de la piel* al porcentaje de hidrógeno que esta contiene. A través del pH se puede saber el grado de acidez de la piel. Así, por ejemplo, el pH del agua es 7. Ello quiere decir que las sustancias con un pH menor de 7 son ácidas, y aquellas con un pH mayor de 7, alcalinas. Como se mencionó anteriormente, la epidermis y la dermis contienen una capa que es la hipodermis y que se llama también *manto de ácido* por tener un pH ligeramente ácido. La hipodermis se encarga de la lubricación de la piel y la protege de agentes irritantes.

Cuando se produce un desequilibrio en la hipodermis y su pH se vuelve alcalino, aparece la dermatitis, ya que, al subir su acidez, la piel se encuentra desprotegida y expuesta a las bacterias externas.

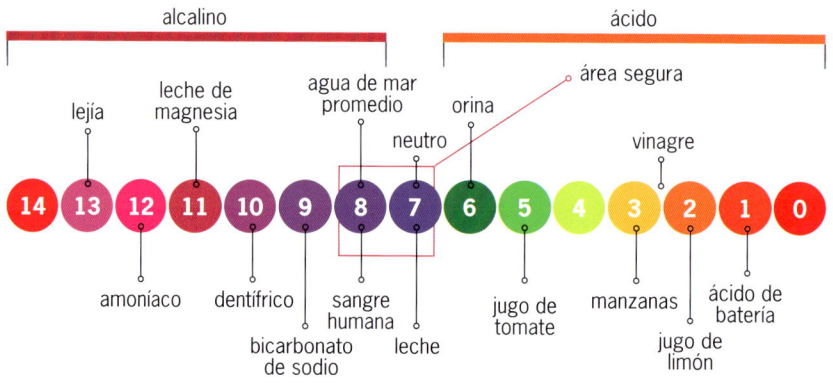

Escala del pH.

Higiene de la piel

Así como es importante el cuidado de la piel, también lo es cuidar la higiene personal. Ya se ha apuntado que la piel es la barrera que impide el paso de gérmenes al organismo y a la vez contribuye a la regulación de la temperatura corporal mediante la producción de sudor por las glándulas sudoríparas. Otras glándulas, las sebáceas, producen una materia grasa que impermeabiliza y lubrica la piel.

Estos productos de secreción, unidos a los restos de descamación de la piel, el polvo y la suciedad exterior, llegan a pudrirse, produciendo un olor muy desagradable, y además se convierten en terreno favorable para el desarrollo de gérmenes y la aparición de enfermedades. La ducha diaria con agua y jabón, especialmente cuando hace calor o uno está muy sudoroso, o después de realizar trabajos duros o en ambientes sucios, ayuda a eliminar todas estas secreciones.

La higiene debe ser constante

La higiene del rostro requiere unos cuidados diferentes a los del resto del cuerpo. Como consideración previa, debe tenerse en cuenta la edad y el tipo de piel. En la adolescencia es cuando existe mayor producción de grasa en el rostro, debido al cambio hormonal que experimenta el cuerpo en esta fase de la vida. En esta edad se recomienda lavarse la cara por lo menos dos veces al día con agua tibia y un jabón suave.

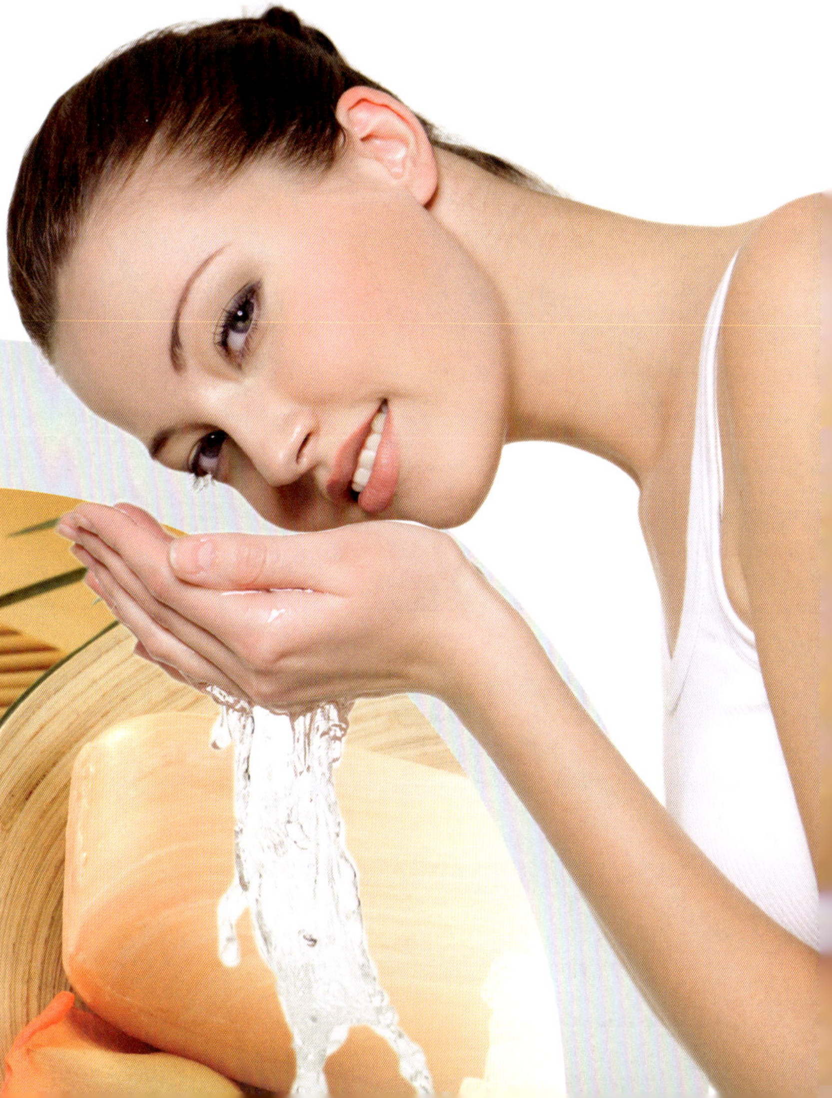

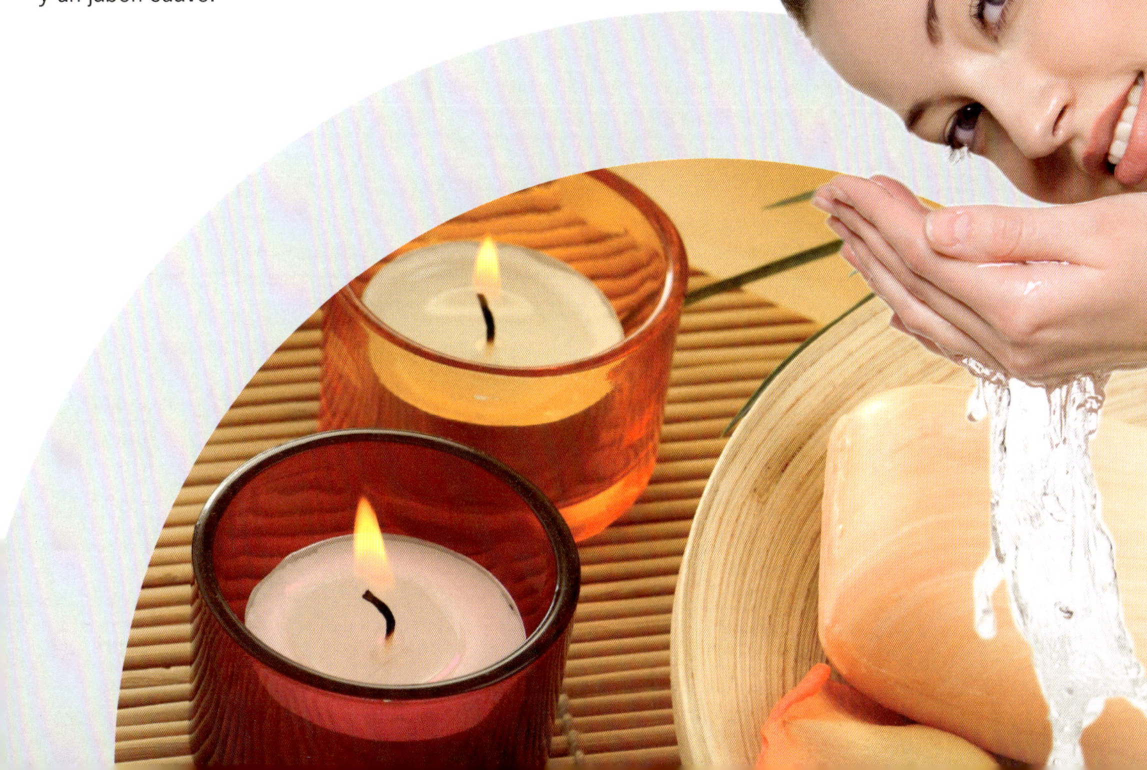

PRÁCTICAS ELEMENTALES DE HIGIENE

- Bañarse o ducharse todos los días.
- Lavarse o enjuagarse la cara como mínimo dos veces al día.
- Cepillarse y limpiarse los dientes.
- Usar enjuagues bucales o lavarse con bicarbonato, en caso de no disponer de un enjuague bucal.
- Beber suficiente cantidad de agua (unos dos litros al día) para mantener limpios los órganos internos. Esto ayudará además a mantener la piel fresca.
- Depilarse regularmente las axilas y las piernas.
- Eliminar el vello de la cara a medida que aparezca. Puede ser necesaria una crema o pasta para depilar en caso de que sea muy abundante.
- Usar poco o ningún perfume.

CONSEJOS

- Una buena higiene de la cara incluye la limpieza de la boca.
- Mantener los dientes limpios facilita una mejor digestión de los alimentos.
- Una adecuada digestión repercutirá positivamente en el aspecto de la piel.

Existen cuatro pasos claves que se deben tener en cuenta para mantener la piel limpia tanto superficial como profundamente:

- Limpieza de la piel. Como primer paso, se debe retirar el maquillaje del cutis, utilizando un algodón humedecido con desmaquillador, aceite o leche limpiadora, y pasándolo por todo el rostro las veces que sean necesarias en dirección ascendente. Después se utilizará una crema limpiadora o leche: se humedece un algodón y se pasa por la frente, la nariz y el mentón, por ambas mejillas y el cuello. Para la limpieza corporal, igual que para la limpieza facial, se recomienda utilizar jabón suave. Es fácil encontrar en el mercado productos con componentes especialmente pensados para determinados tipos de piel, las áreas más delicadas del cuerpo y las diferentes edades del usuario.

- Tonificación de la piel. La piel se puede tonificar con la ayuda de mascarillas que ayudan a tensionarla. Es posible elaborarlas en casa con diferentes elementos: clara de huevo, avena, tomate, etc. Ni que decir tiene que, antes de utilizar una mascarilla, se debe tener muy en cuenta el tipo de piel que una tiene.

- Nutrición de la piel. La piel se debe nutrir desde el momento en que se ingiere algún alimento. De los alimentos que uno consume depende la lozanía de su piel y también su aspecto. Por eso es necesario cuidar al máximo la alimentación y beber mucha agua todos los días.

- Hidratación. Esta es una regla de oro para que la piel exprese lo bien que una está y se siente por dentro, ya que no es sino un reflejo del organismo de la persona.

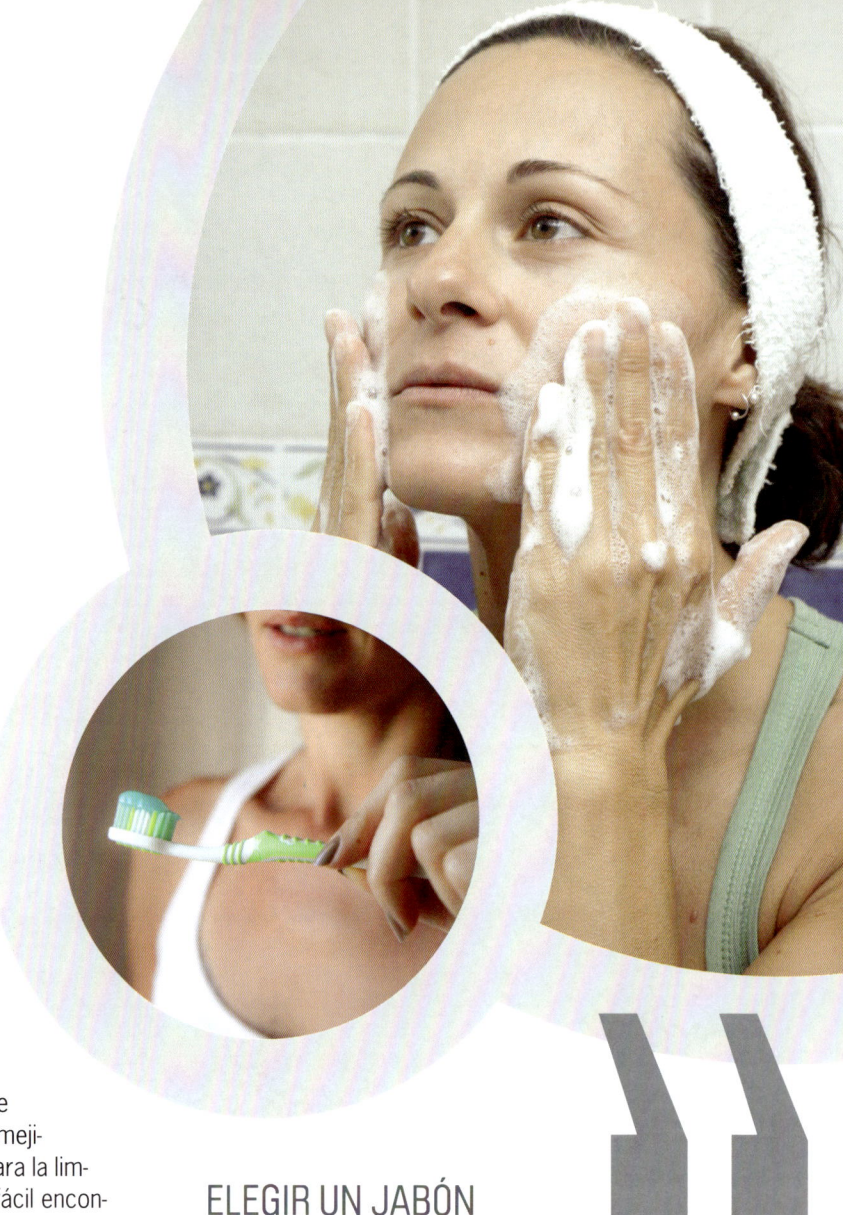

ELEGIR UN JABÓN

- Que un jabón haga bastante espuma no quiere decir necesariamente que sea mejor que otro que no la haga o que no haga tanta.
- En el mercado se encuentra una gran variedad de jabones, tanto en tamaño como en calidad.
- Al comprar un jabón, deben tenerse siempre en cuenta las características de la piel de la persona que lo va a utilizar.
- Ni el tamaño ni la forma son factores a tener en cuenta para juzgar la calidad de un jabón.
- Algunas empresas, para incrementar sus ventas, utilizan jabones de colores y de formas atractivas, pero ello nada tiene que ver con que sean más adecuados para la piel.
- Al adquirir un jabón, es importante enterarse de sus componentes. Lejos de ser beneficiosos, algunos jabones pueden incluso ser perjudiciales.

Cómo lavar la cara

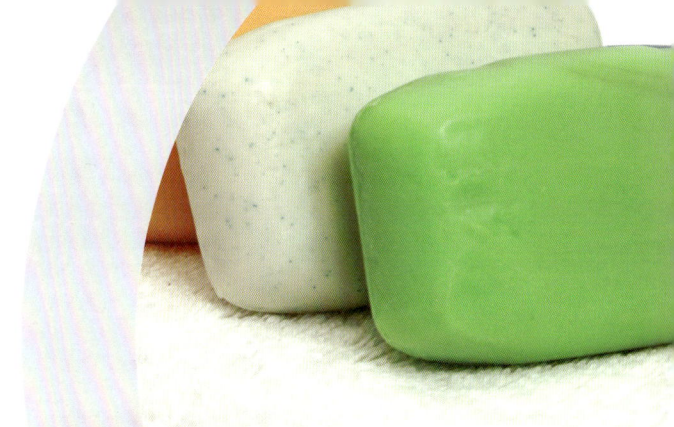

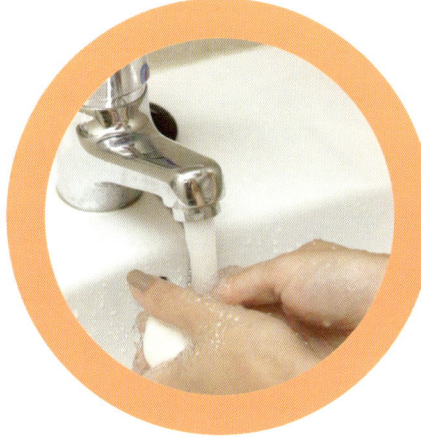
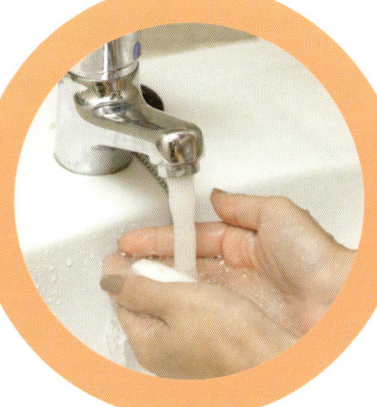
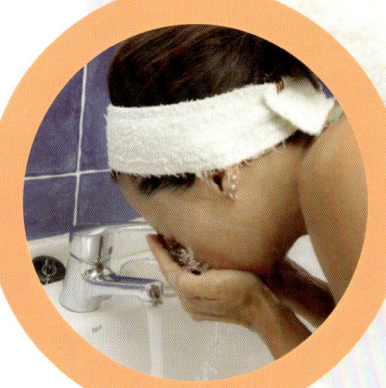

1 Se necesita jabón y agua tibia.

2 Se coge una cantidad normal de jabón con las manos.

3 Se lava el rostro a conciencia; ningún área debe quedar sin lavar.

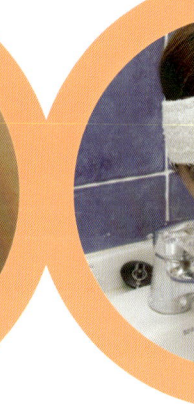
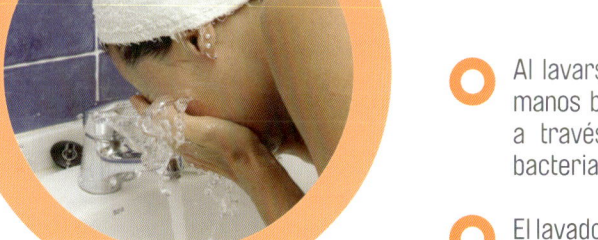

4 Se enjuaga bien...

5 ... procurando que no queden restos de jabón.

CONSEJOS

- Al lavarse la cara, es necesario tener las manos bien limpias. No debe olvidarse que a través de ellas se pueden transmitir bacterias dañinas para el organismo.

- El lavado de las manos debe incluir también el de los antebrazos.

- En la medida de lo posible, es recomendable lavarse la cara con agua tibia. El agua fría puede resecar la piel.

- Si se desea, se puede realizar un ligero masaje cuando se esté enjuagando el rostro, a fin de estimular el flujo sanguíneo.

- Se recomienda limpiar el rostro por la mañana y por las noches. La piel lo agradecerá presentando una apariencia saludable.

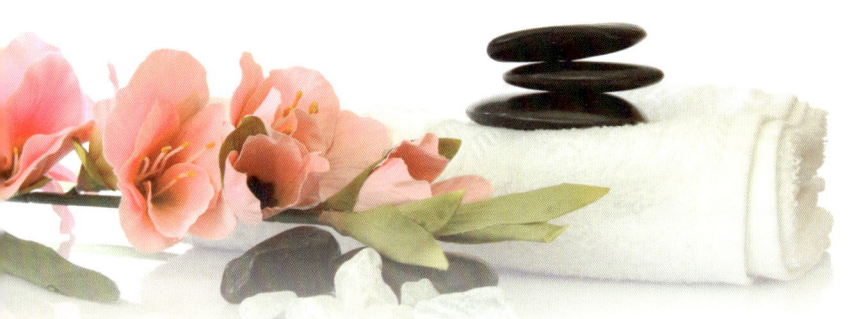

Ejercicio

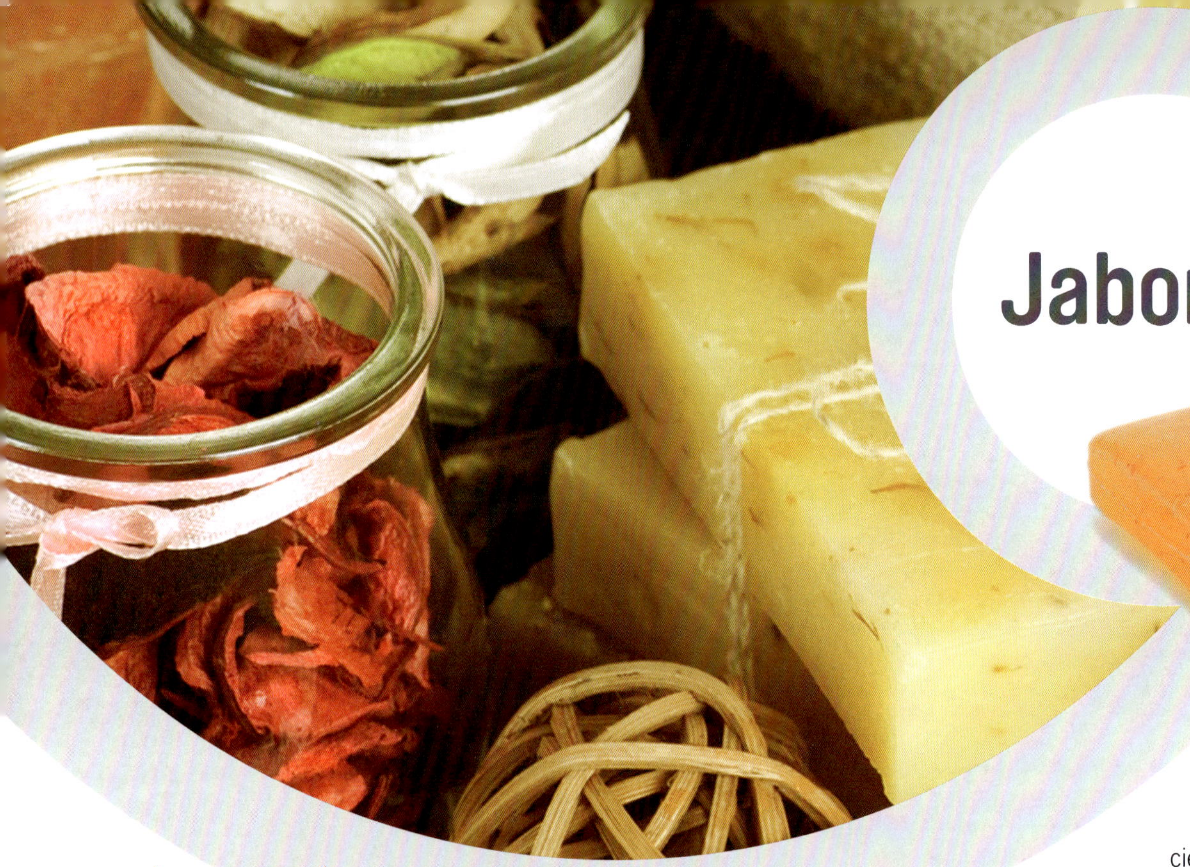

Jabones

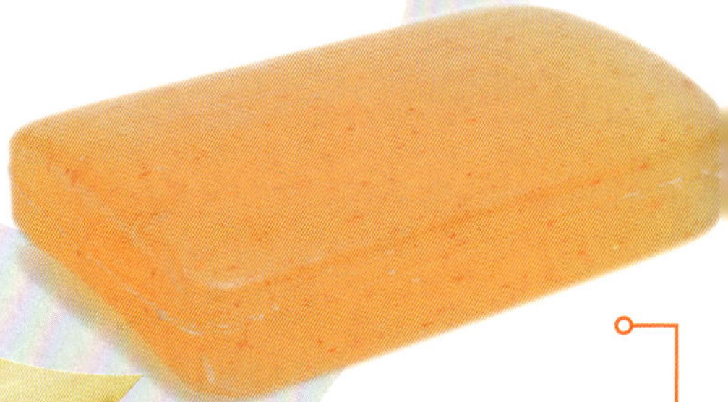

Jabones dermatológicos

Sus componentes son muy suaves, ya que se elaboran con extractos de plantas. Ayudan al cierre de poros y alivian las pieles que se encuentran irritadas por algún problema, como dermatitis, son inhibidores de la producción de espinillas y además evitan que la piel se pele.

La mayoría de los jabones se obtienen de la grasa animal, puesto que de esta manera tienen una vida más larga y son más económicos. Pero este tipo de jabones pueden llegar a secar la piel y/o irritarla. Los jabones también tienen componentes como el potasio y el sodio.

A la hora de elegir un jabón para la piel, se aconseja optar por uno neutro, puesto que, como indica su nombre, se encargará de mantener el equilibrio del pH sin alterarlo.

A continuación se analizan algunos de los jabones que se encuentran en el mercado:

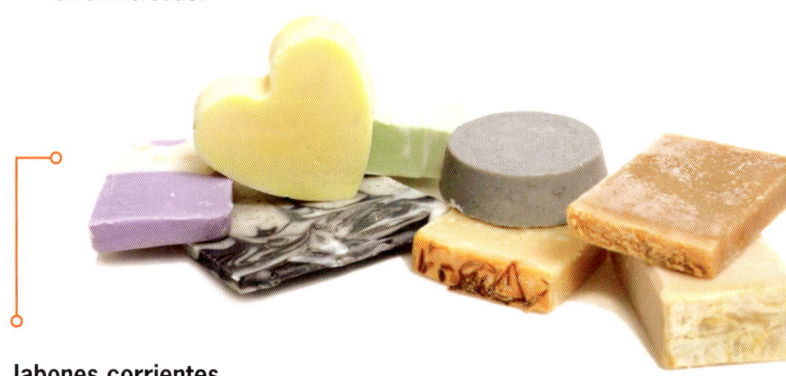

Jabones corrientes
Se caracterizan por ser sólidos, espumosos y elaborados con grasa animal, sodio y potasio. Están indicados para todo tipo de pieles.

CONSEJOS

- No se debe priorizar la fragancia y el color del jabón, dejando de lado sus propiedades terapéuticas y/o dermatológicas.

- Existe un jabón para cada tipo de piel.

- Los jabones se encuentran en diferentes formas, fragancias, colores y tamaños, lo cual no quiere decir que, por esta sola característica, uno sea mejor que otro.

- No es necesario utilizar un jabón diferente y especial para cada parte del cuerpo, ni tan siquiera para las zonas íntimas. Un jabón neutro apropiado bastará para la higiene corporal. Esto no quiere decir que deban olvidarse los tratamientos específicos para pieles que presenten anomalías.

Jabones hidratantes
Contienen aceites de plantas, crema o grasas extraídas de frutos secos como las almendras.

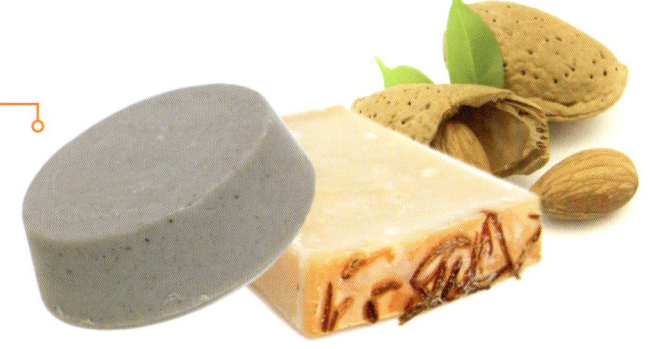

Jabones de glicerina
Al ser de componentes neutros, son recomendables para las pieles grasas, ya que la glicerina puede secar la piel. Pueden permanecer más tiempo en la piel que un jabón ordinario.

Jabones medicinales
Estos jabones son frecuentemente aconsejados por los médicos para diversas alteraciones de la piel, como micosis cutáneas, psoriasis y limpiezas extensas.

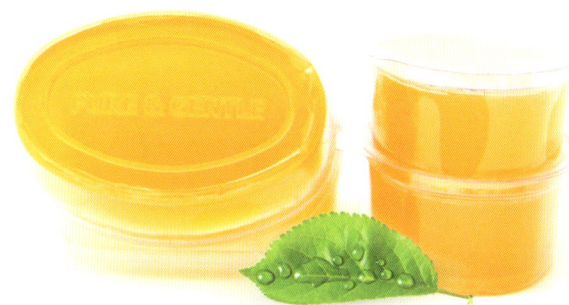

Jabones con aroma
Son los más usados. Contienen aromas florales o frutales que no deben ser utilizados por personas de pieles sensibles. Según el extracto que contengan, pueden llegar a ser relajantes.

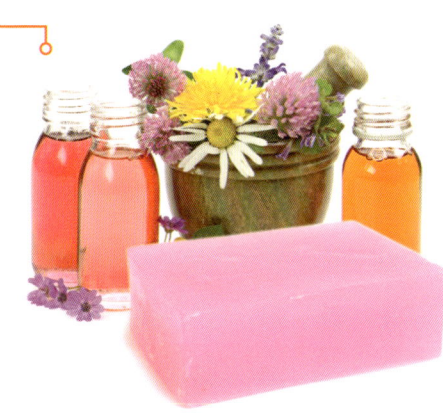

RECOMENDACIONES

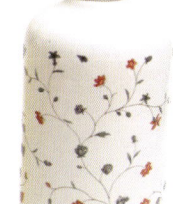
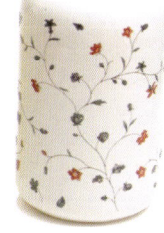

Jabones líquidos
Su aspecto es como el de una loción limpiadora. No todos los jabones líquidos son de buena calidad.

- Todas las personas nacen con un aroma muy característico, que se pierde por el uso abusivo de colonias y jabones perfumados.
- Al adquirir un jabón es muy importante saber el tipo de piel que tiene la persona que lo va a utilizar.
- Cuando se adquiera un producto, en lo posible debe procurarse que sea de buena calidad y elaborado con componentes naturales.
- Es importante conocer los componentes del jabón que se va a comprar, alguno de ellos puede no ser adecuado para nuestro tipo de piel.
- El jabón es sinónimo de limpieza, lo cual quiere decir que su uso genera bienestar para la piel y el organismo en general.
- Se recomienda no utilizar jabones corporales para limpiar el rostro, ya que resecan la piel y alteran el pH.
- En el mercado se pueden adquirir jabones líquidos específicos para cada tipo de piel y que limpian profundamente el rostro de la persona.

Jabones suaves
Están indicados para pieles sensibles, ya que están compuestos por ingredientes naturales.

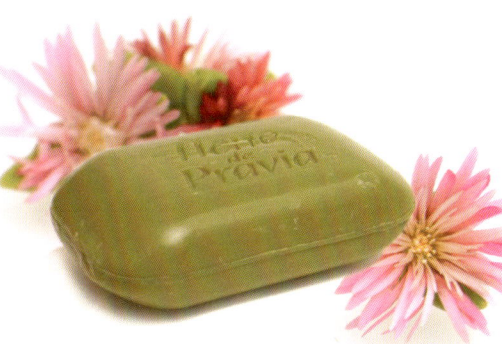

Cómo elaborar un jabón suave en casa

Se necesita:

- Moldes de silicona.
- Recipiente metálico.
- Recipiente de vidrio.
- Cuchara.
- Glicerina.
- Astillas de canela.
- Aceite de oliva.
- Flores decorativas.
- Pincel.

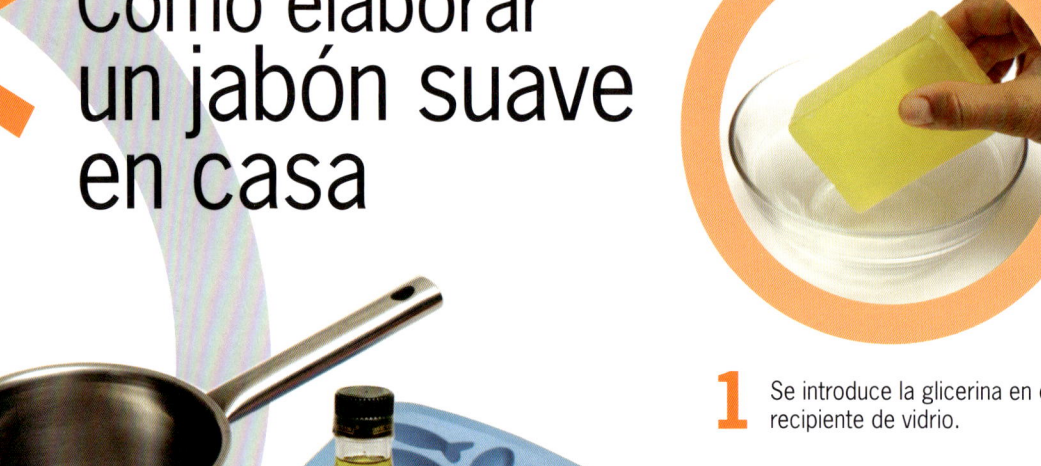

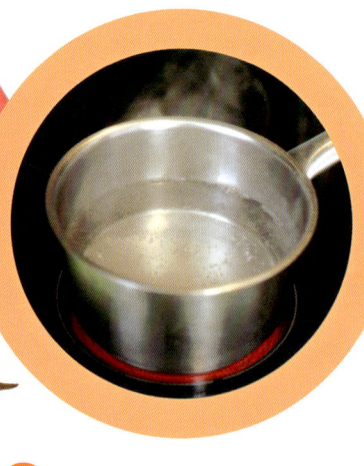

1 Se introduce la glicerina en el recipiente de vidrio.

2 Se pone a hervir el recipiente metálico con agua.

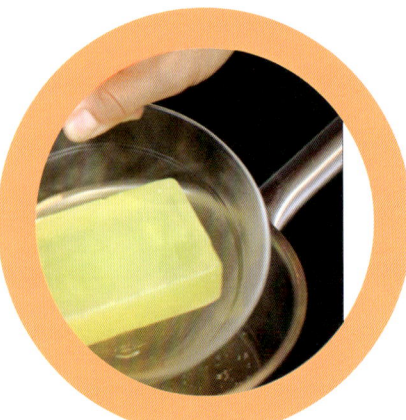

3 Se lleva la glicerina al baño maría.

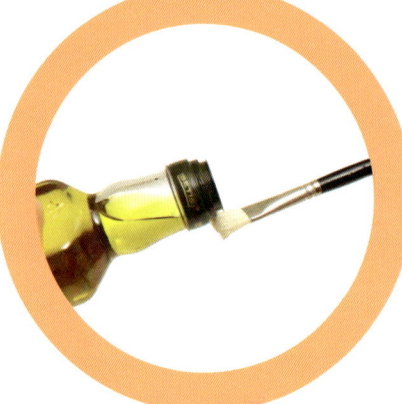

4 Se moja el pincel con un poco de aceite de oliva.

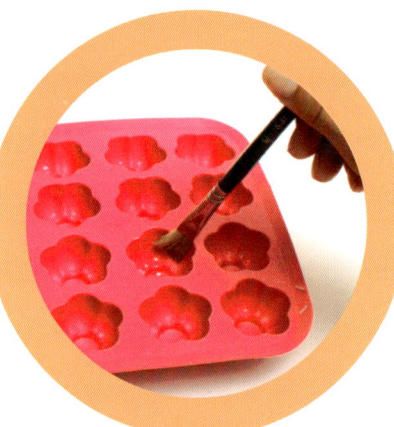

5 Con el pincel impregnado de aceite se pintan los moldes para evitar que el jabón se pegue.

Ejercicio

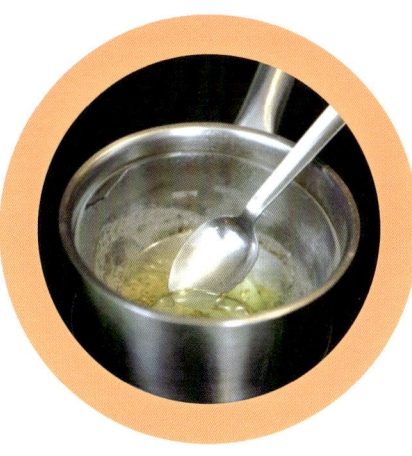

6 Con la cuchara se mezcla la glicerina con el agua.

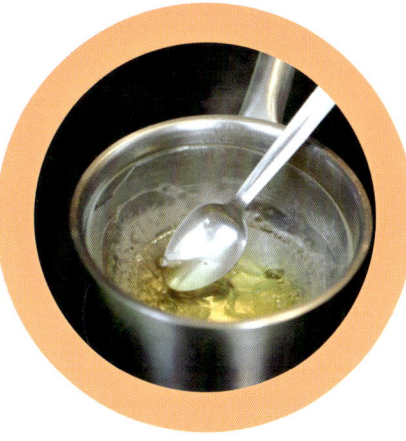

7 Cuando la glicerina está totalmente disuelta en el agua, se retira el recipiente del fuego.

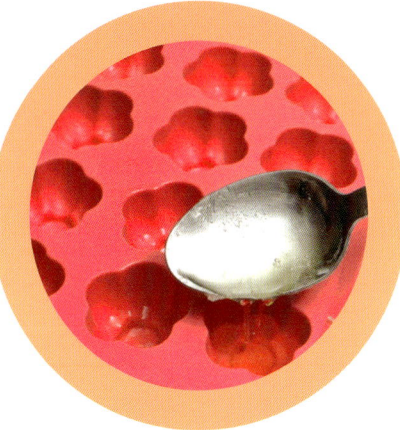

8 Se llenan los moldes con la cuchara.

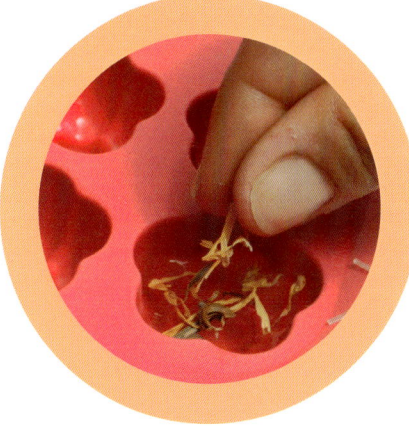

9 Se añaden los pétalos, las semillas o las astillas de canela en los moldes para decorar.

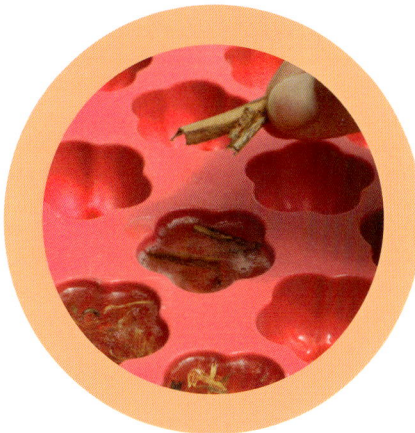

10 En este caso se ha optado por las astillas de canela.

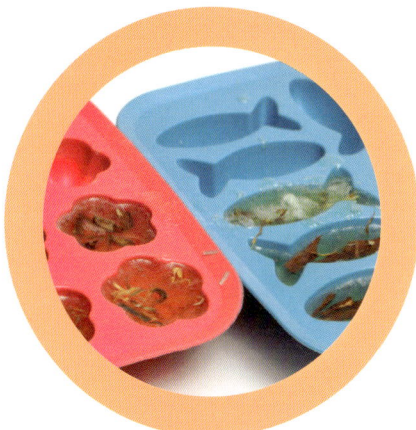

11 Pueden utilizarse diferentes moldes para obtener pastillas de jabón de diferentes formas.

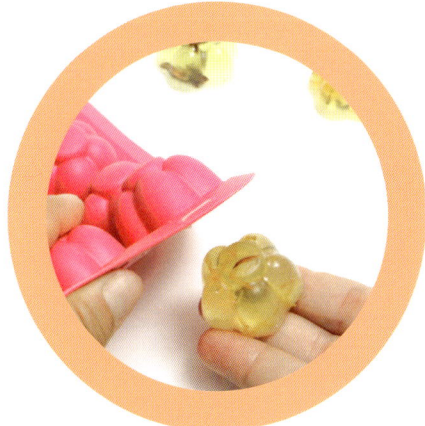

12 Una vez que se haya solidificado el jabón, se retira del molde.

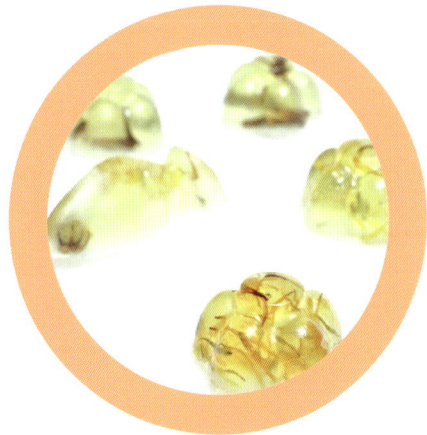

13 El resultado son unas pastillas de jabón en forma de pescaditos y otras en forma de flor.

CONSEJO

Para decorar los jabones, se puede utilizar una amplia variedad de semillas, cáscaras de frutas, pétalos de flor, etc.

Ejercicio

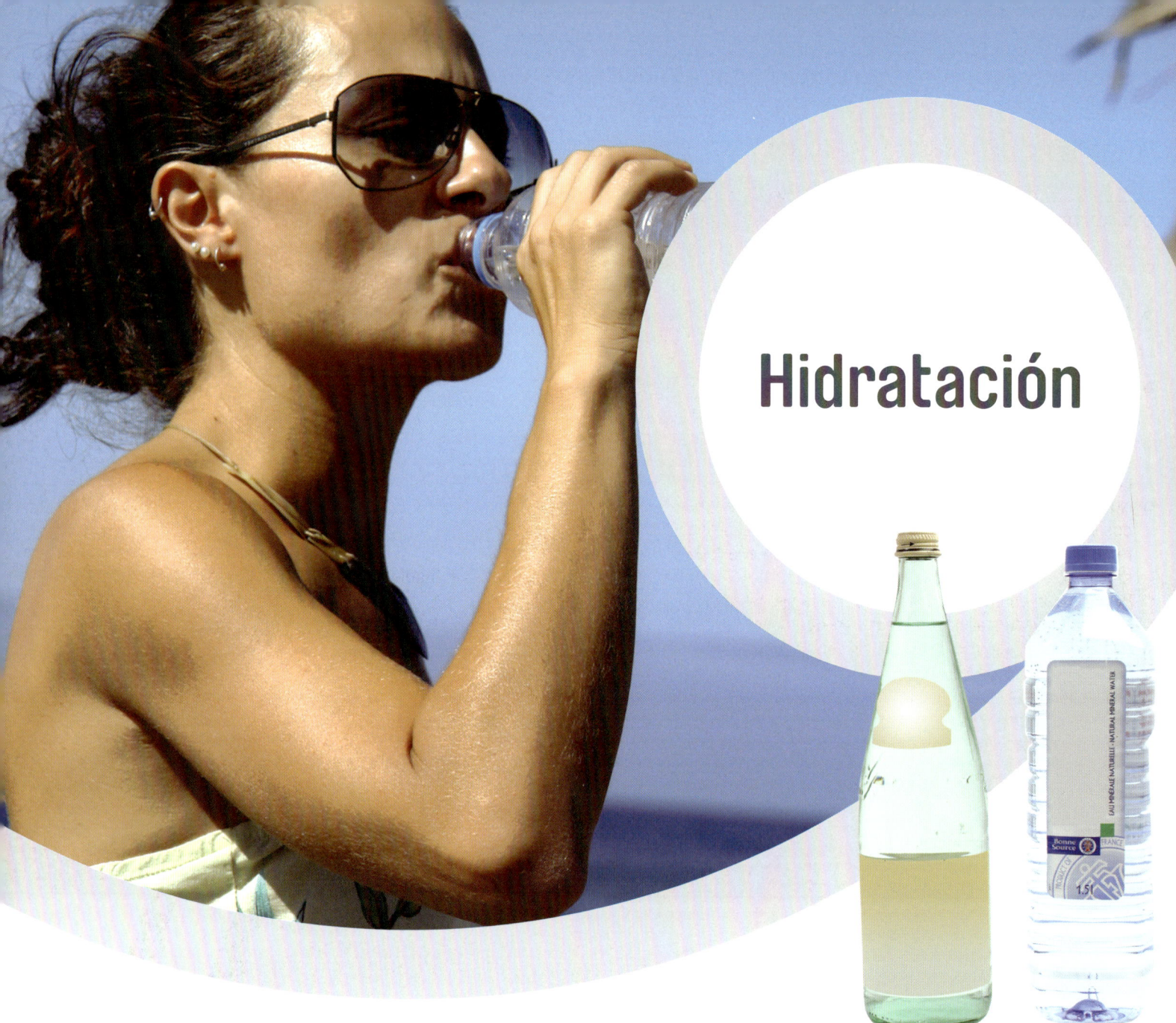

Hidratación

El cuerpo humano está constituido por un 80% de agua. Una hidratación adecuada permite al organismo un mejor funcionamiento, ya que el líquido actúa como parte del alimento que se necesita para generar energía y así poder subsistir.

La correcta hidratación del cuerpo atañe a todas las personas y no solo a quienes practican un deporte u otra actividad física particularmente exigente. Todos necesitamos recuperar las energías que constantemente se pierden durante la rutina diaria.

El consumo del líquido es imprescindible, y varía de acuerdo con la edad, el sexo y las condiciones ambientales en las que se encuentre la persona: calor, frío, lugares con aire acondicionado o calefacción. Beber agua no sólo restablece el organismo tras llevar a cabo actividades físicas, sino que también mantiene sano el cuerpo, libre de problemas gástricos o de estreñimiento, y favorece el equilibrio de la temperatura corporal.

A medida que pasan los años, el cuerpo del individuo va perdiendo un porcentaje de agua, lo cual hace que sea más proclive a generar arrugas. Por eso el consumo diario de agua es muy importante no sólo por motivos de salud, sino también estéticos.

Deben tenerse en cuenta algunas recomendaciones:

- El consumo de líquido es el medio más efectivo para mantener la piel hidratada. De poco sirven las cremas si uno no se hidrata interiormente.
- La cantidad de agua recomendable que se debe tomar diariamente es de dos litros.
- Aunque inicialmente consumir esta cantidad de agua pueda resultar engorroso, la experiencia demuestra que, con un poco de voluntad, no resulta difícil adquirir esta costumbre.
- Si, para favorecer la adquisición de este hábito, nos parece más sencillo tomar agua con un poco de sabor, se puede recurrir a dejarla enfriar con unas cortezas de limón, rodajas de pepino, bayas de enebro u otras raíces o plantas aromáticas que sean del agrado de la persona.
- No es lo mismo tomar dos litros de cualquier líquido que dos litros de agua. En general, se acostumbra a recurrir a refrescos, café, té o cerveza, que no favorecen el estado de la piel.
- Rehidratar el cuerpo con agua hace que la piel retenga la humedad, ayuda a eliminar toxinas y, al dar mayor flexibilidad al tejido, hace más difícil la aparición de arrugas.
- Beber agua en cantidad aumenta el nivel de energía y disminuye la fatiga.
- También pueden alternarse las tomas de agua con el consumo de algunas piezas de fruta, ya que la mayoría contiene casi un 90% de agua.
- Otra costumbre recomendable es pulverizar el rostro con agua varias veces al día, sobre todo cuando el tiempo es cálido o muy seco; tan sólo hace falta llenar un pulverizador.

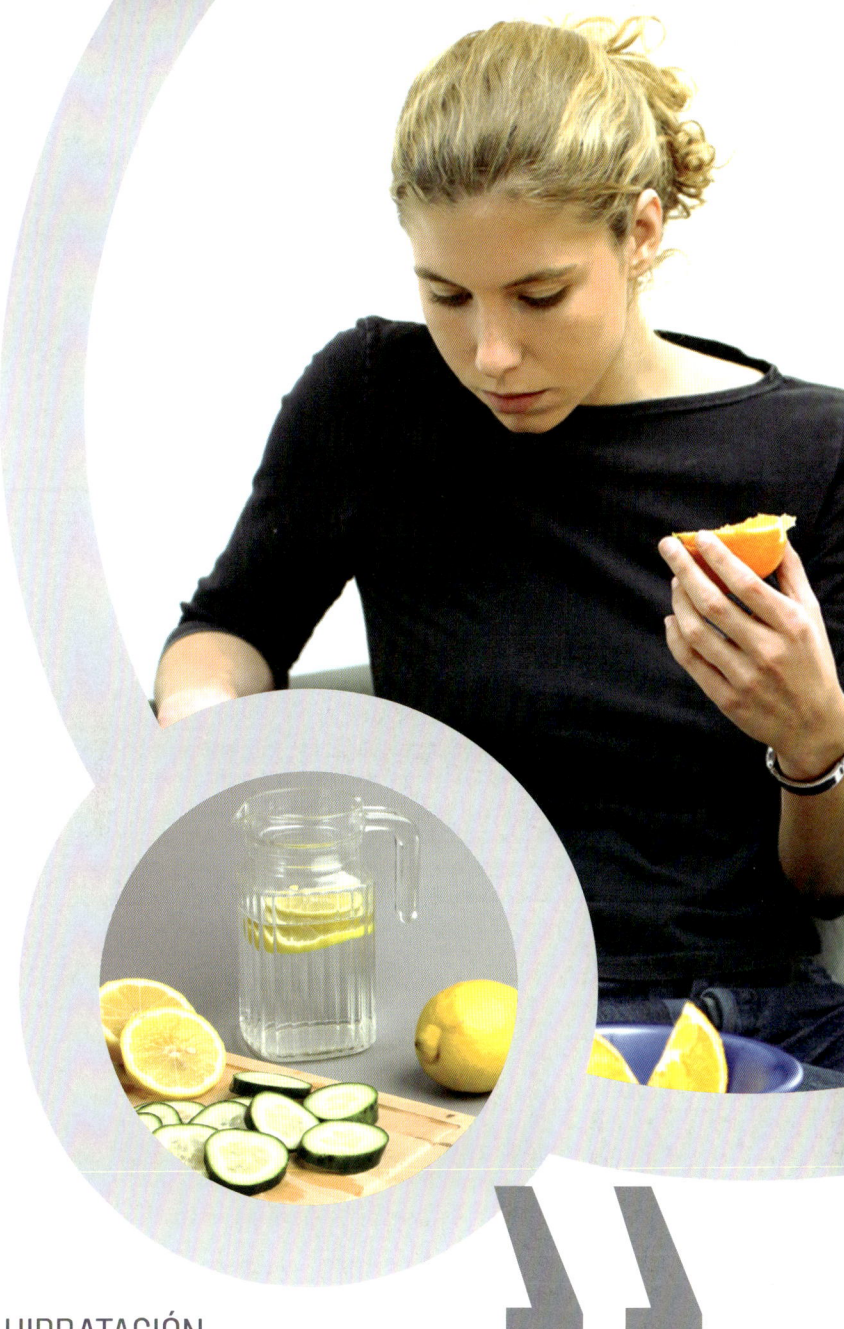

AGUA EMBOTELLADA O DE GRIFO

- Existen buenas razones para preferir el agua embotellada a la del grifo, especialmente cuando se trata de beberla. En determinadas zonas, el agua corriente contiene elementos contaminantes.
- El agua de mesa puede ser de manantial o mineral y, aunque las dos son adecuadas, la mineral ofrece más garantías.
- Otra posibilidad es utilizar un filtro de agua.

HIDRATACIÓN Y PROTECCIÓN DEL CUTIS

- El paso del tiempo deshidrata la piel.
- Al igual que las plantas, la cara necesita de un elemento para florecer: el agua.
- La deshidratación forma parte del proceso de envejecimiento; con la edad, la piel se hace más fina y deja escapar humedad.
- Con el paso del tiempo, también se suda menos y la piel produce menos grasa, por lo cual el cutis no dispone de estas películas de protección.
- Si bien es cierto que una crema de día protege el cutis contra los daños que ocasiona el medio ambiente, la verdadera hidratación debe hacerse interiormente, consumiendo diariamente la cantidad de agua que el cuerpo necesita.

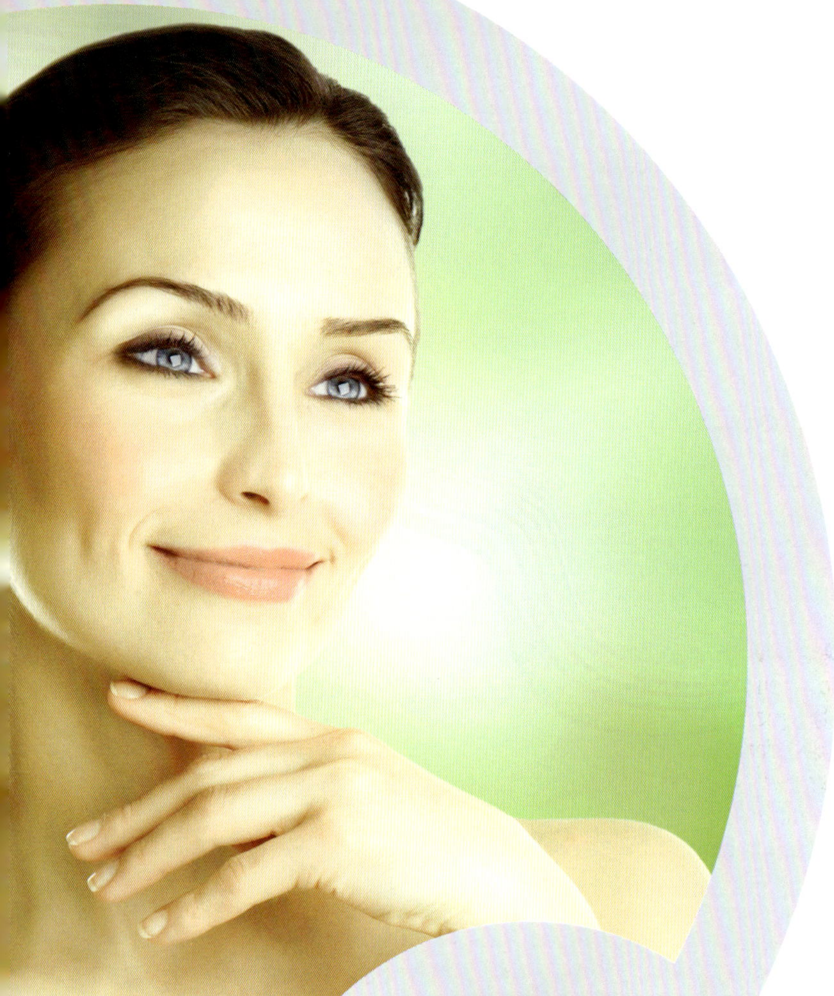

Humectación de la piel

La piel segrega constantemente grasas. Estas grasas crean una capa protectora que impide que la humedad se escape; sin embargo, hay factores que deterioran este proceso, como una dieta rigurosa o la exposición a contaminantes ambientales, el sol y el viento, así como determinadas enfermedades que predisponen a la deshidratación.

A fin de que la piel luzca radiante, es necesario que goce de buena salud, para lo cual es fundamental la presencia de agua. Por ello conviene diferenciar los conceptos de hidratación y humectación. El primer término hace referencia a la cantidad de líquido que aporta la sangre a la piel, junto con el oxígeno y los nutrientes, en tanto que el segundo remite a la humedad que la epidermis toma del medio exterior, al utilizar distintos preparados a base de agua y productos químicos.

Una ayuda para prevenir anomalías dermatológicas es disponer de cremas humectantes que realicen las funciones protectoras de la piel, puesto que la cubren y protegen, retrasando la merma de agua, o atraen la humedad y la mantienen.

Es necesario recordar que la piel genera grasa de manera natural a través de las glándulas sebáceas, con la cual se mantiene lubricada y libre de infecciones. Pero la cantidad de esta sustancia varía de una persona a otra. De ello va a depender el tipo de producto que deberá utilizarse para humectar la epidermis.

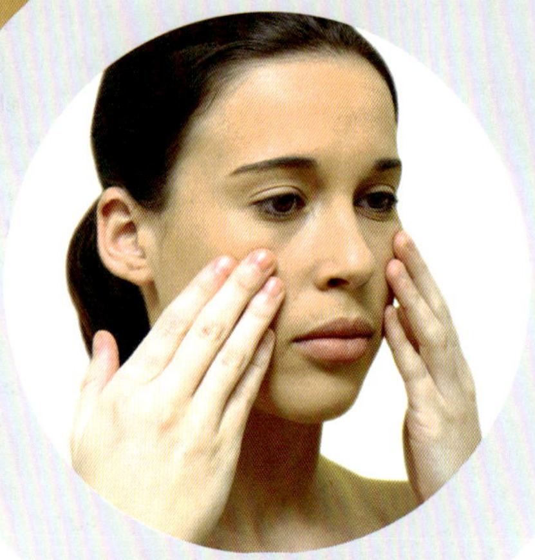

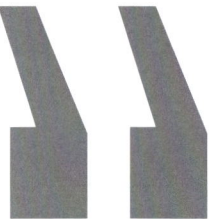

¿CÓMO RECONOCER UNA PIEL DESHIDRATADA?

- Cuando es la piel seca la que está deshidratada, su apariencia es mate y presenta manchas.

- Cuando es la piel grasa la que está deshidratada, brilla, presenta manchas rojas y descamaciones, mientras que los poros están muy abiertos.

- Para reconocer si la piel necesita hidratación, es suficiente con pasar los dedos por encima del rostro; si se perciben arrugas finas, significa que hay que hidratar inmediatamente.

- Aplicarse una mascarilla hidratante una vez a la semana ayuda a mantener la humedad de la piel.

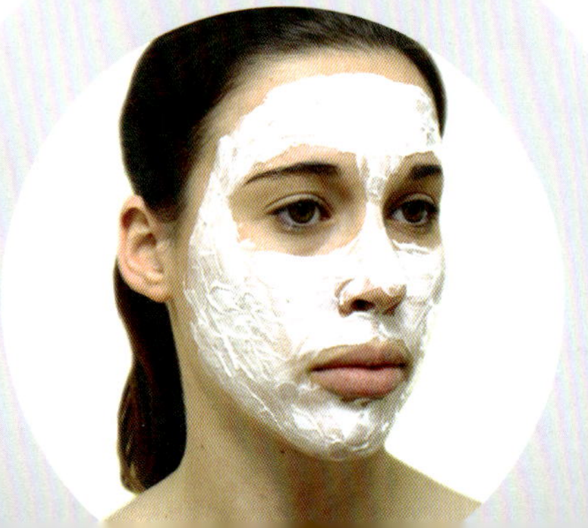

COSMÉTICOS PARA CADA PROBLEMA DE LA PIEL

La industria cosmética no sólo ha desarrollado cremas que hidratan y mantienen en buen estado los diferentes tipos de piel, y que ayudan a hacer frente a los cambios bruscos a los que se expone, sino que también incluye entre sus productos aquellos que contribuyen al tratamiento de afecciones.

Las empresas que se dedican a fabricar productos dermatológicos han mejorado sus resultados espectacularmente, buscando devolver a la piel castigada su luminosidad y juventud. Aquí se detallan las características de algunos productos específicos que tratan problemas ocasionados por el clima, determinadas enfermedades, etc.

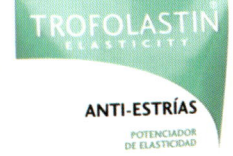

Antiestrías
Previenen la aparición de estrías y mejoran la textura de la piel que se ha visto afectada por estas, debido a que aportan nutrientes que humectan, regeneran tejidos y proporcionan elasticidad.

Reafirmantes
Son un complemento ideal de rutinas de ejercicio, ya que mientras la actividad física endurece los músculos, las cremas actúan fortaleciendo las fibras elásticas de la piel.

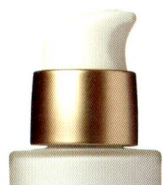

Antienvejecimiento
Humectan en profundidad, evitan que el tabaco, la contaminación y/o los rayos solares aceleren el envejecimiento y eliminan las células muertas.

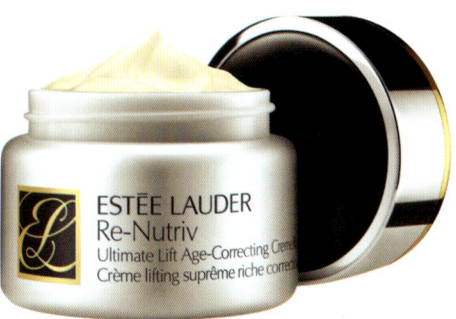

Tratamientos para las arrugas
Este tipo de productos no sólo se encuentran en cremas, sino que también los hay en suero. Estos son más efectivos que aquellas, ya que tienen una mayor concentración de sus componentes.

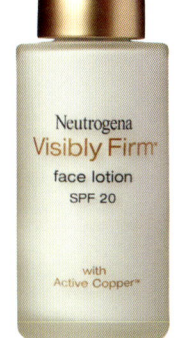

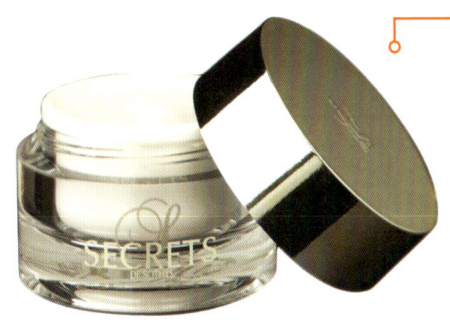

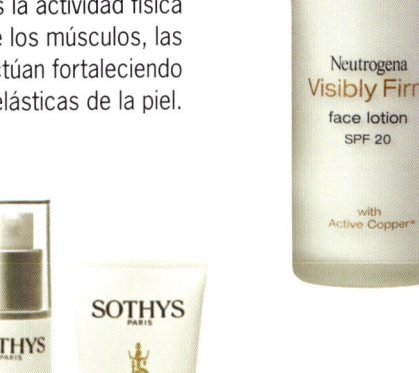

Antimanchas
Reducen la formación de melanina (sustancia que da color a la epidermis), causante del oscurecimiento en diversas zonas de la piel.

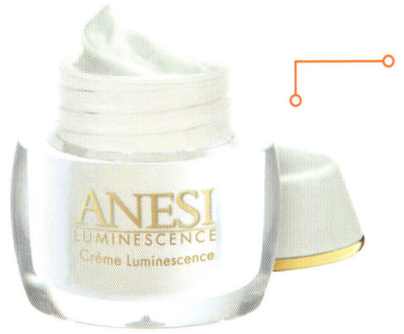

Reestructuradores de piel
Los reestructuradores se encargan de disimular las arrugas, si bien no las eliminan. Su función es rellenar la falla que se produce al romperse las fibras elásticas. En función de la marca y de las especificaciones del cosmético, este tendrá mayor o menor concentración, lo cual influirá directamente en los efectos que con él se obtengan.

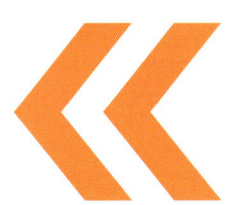

CONSEJO
No debe olvidarse que los sueros o los productos que se utilizan para el contorno ocular son específicos y de uso exclusivo para las líneas que se forman alrededor de los ojos.

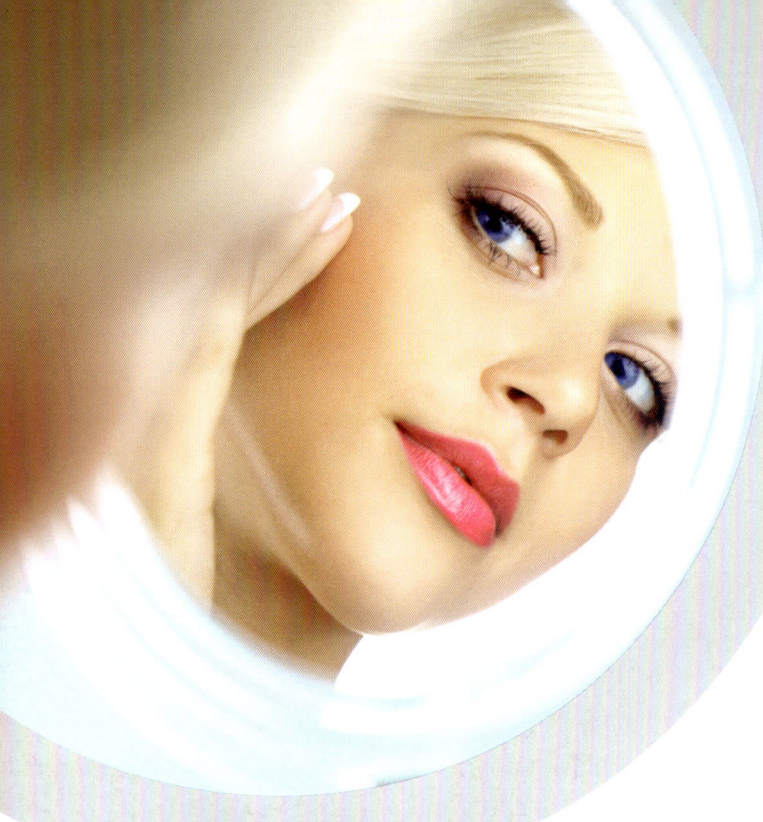

Cremas para la piel

Si bien es cierto que la cara es el área más proclive a sufrir daños, esto no es motivo para dejar en el olvido el cuidado del resto del cuerpo, pues, aunque aparentemente la ropa protege de las agresiones ambientales, es imposible que la piel no presente deterioro.

Cabe recordar al respecto, por ejemplo, que los rayos ultravioleta son capaces de traspasar los tejidos textiles y lastimar las células; o que, al nadar, la epidermis puede entrar en contacto con agua salada, o clorada, condiciones que pueden resecar la piel.

También es necesario apuntar que la utilización de jabones inapropiados implica la posibilidad de sufrir irritación y pérdida de humedad.

TIPOS DE PIEL

Si bien son imprescindibles la higiene y el cuidado diarios de la piel, con la aplicación de barras dermolimpiadoras, geles o aceites de ducha, el empleo complementario de cremas adecuadas a cada tipo de piel consigue un mayor beneficio. A este respecto, es necesario saber el tipo de piel de cada persona para acertar en la elección de los productos. He aquí una breve clasificación de los tipos de piel que existen:

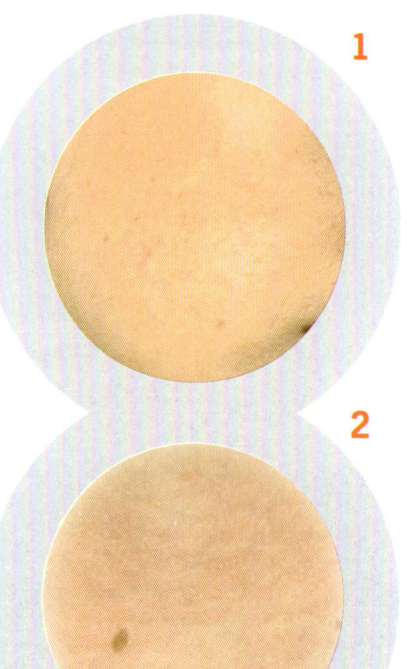

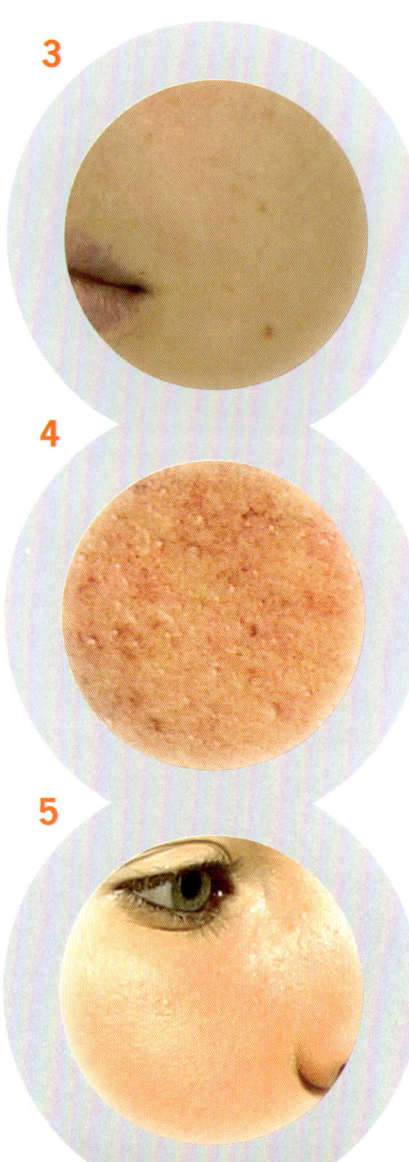

1. **Normal**. Presenta apariencia tersa, textura suave y, en raras ocasiones, ligeros signos de resequedad.
2. **Sensible**. Tiende a resecarse e irritarse ante el más mínimo estímulo externo (sol, contaminación y productos cosméticos).
3. **Seca**. Se caracteriza por tener los poros cerrados, carecer de brillo, mostrar escamas en algunas zonas y presentar sensación de tirantez después del aseo.
4. **Grasa**. Presenta poros totalmente abiertos, tono rojizo en ciertas zonas, brillo excesivo, así como barros y espinillas (con frecuencia en rostro, espalda, pecho y brazos).
5. **Mixta**. Sus poros llegan a estar dilatados y aparece brillante en algunas áreas corporales, especialmente en el rostro (frente, nariz y barba). En el resto del cuerpo generalmente la piel es normal.

Cómo aplicar una crema

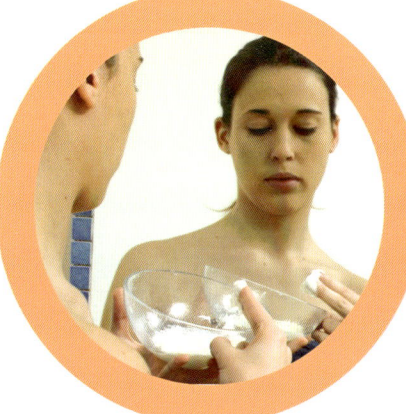
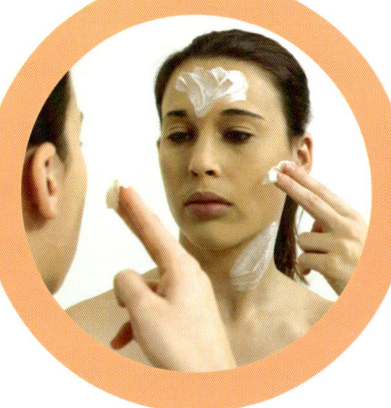
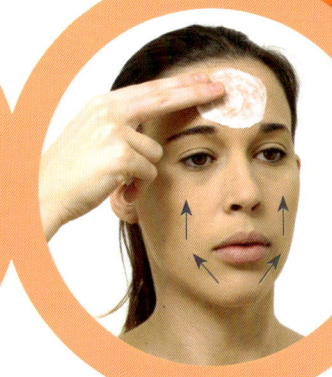
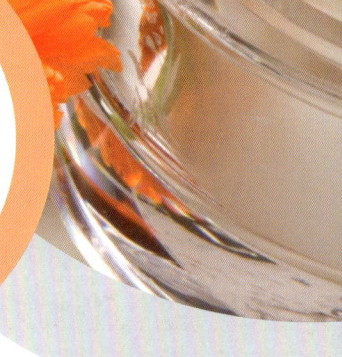

1 Después de una limpieza rigurosa y antes del maquillaje, se aplica la crema de día. Igual que sucede en otros tratamientos, se mantienen la cara y el cuello al descubierto.

2 Se aplica la crema por toques, es decir, en pequeñas porciones, sobre los puntos clave: frente, nariz, pómulos, barbilla y cuello.

3 Se extiende la crema en círculos, de dentro hacia fuera.

Cremas de día

- Tienen una doble función: proteger e hidratar el cutis.
- Las cremas de día mantienen el nivel de agua de la piel —conservan su humedad—, sin el cual el cutis se reseca e inicia un proceso de envejecimiento prematuro.
- Otra razón para proteger el cutis con una crema de día es que hay que resguardarlo de las agresiones del medio ambiente. A los fenómenos naturales como el frío o el viento se suma la contaminación producida por la polución de las ciudades y de determinadas industrias, que deposita una capa de suciedad ácida sobre la piel.
- Las pieles finas y delicadas son mucho más sensibles a los cambios climatológicos, por lo cual es indispensable protegerlas.
- Las cremas de día también preservan el cutis de la acción del maquillaje y de los polvos de belleza, al formar una película que mantiene a salvo la piel.

CONSEJOS

- Si se aplica la crema respetando el sentido de las flechas representadas en el paso 3, se estimulará a la vez la circulación sanguínea.

- Es recomendable tomarse un tiempo, unos tres minutos de masaje, para que la crema penetre profundamente. Con ello, de paso, se ayudará a relajar la piel y a rebajar la tensión.

- En los preparados naturales, ocupan un lugar importante los aceites esenciales, porque contienen elementos que penetran muy profundamente en la piel. Estos aceites pueden adquirirse en las tiendas de productos naturales.

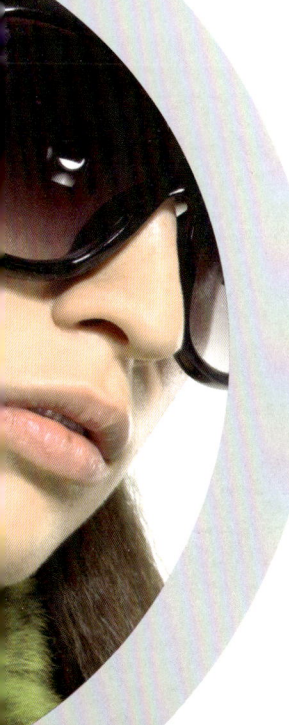

Ejercicio

53

Componentes de las cremas

Entre los ingredientes más comunes de las cremas faciales y corporales destacan los humectantes, sustancias libres de grasa cuya función primordial es ayudar a conservar un adecuado nivel de agua. Existen infinidad de compuestos que también consiguen maravillas para la piel. Los más importantes se mencionan a continuación:

o **Aceite de aguacate**. Humecta, revitaliza tejidos, retrasa el envejecimiento y ayuda a regenerar la elasticidad.

o **Aceite de nuez de macadamia**. Su composición es similar a la de las secreciones sebáceas humanas y sus ácidos grasos esenciales le confieren una función protectora.

o **Ácido cítrico**. Aclara manchas y pecas, tiene una acción astringente y estabiliza la acidez de la piel.

o **Ácidos grasos.** Proporcionan elasticidad al cutis.

o **Ácido hialurónico**. Tiene una acción hidratante, regenera la piel, restaura su elasticidad y protege de las agresiones externas.

o **Ácidos láctico y frutales**. Incrementan la calidad de la piel, atenúan las manchas ocasionadas por el sol y el envejecimiento, suavizan los pliegues, mejoran la elasticidad y la firmeza y remueven la capa superficial de la piel (capa córnea).

o **Agentes reengrasantes**. Compensan las pérdidas de grasa inducidas por la higiene habitual.

o **Alantoína**. Acelera la regeneración celular y también posee efectos calmantes y sedantes.

o **Alfahidroxiácidos**. Ayudan a eliminar células muertas y, de esta manera, contribuyen a regenerar la piel.

o **Aloe vera (sábila)**. Posee propiedades hidratantes y suavizantes, expulsa bacterias y depósitos de grasa que tapan los poros, regenera las células y previene el envejecimiento prematuro.

o **Aminoácidos**. Elementos más pequeños de las proteínas, que estabilizan el manto ácido de la piel (este sirve de barrera contra gérmenes, bacterias y contaminación) y la hidratan.

o **Arbutina**. Sustancia despigmentante que evita la formación de melanina y la consecuente aparición de manchas.

o **B-Glucán**. Estimula el mecanismo de autohidratación de la piel.

o **Bisabolol**. Previene la inflamación, relaja la epidermis y proporciona suavidad.

o **Butilenglicol**. Se utiliza como hidratante cutáneo.

o **Carnosina**. Protege contra los efectos nocivos del humo del tabaco y de la contaminación ambiental.

o **Centella asiática**. Su función más importante es reafirmar la estructura que sujeta el colágeno y la elastina de la piel,

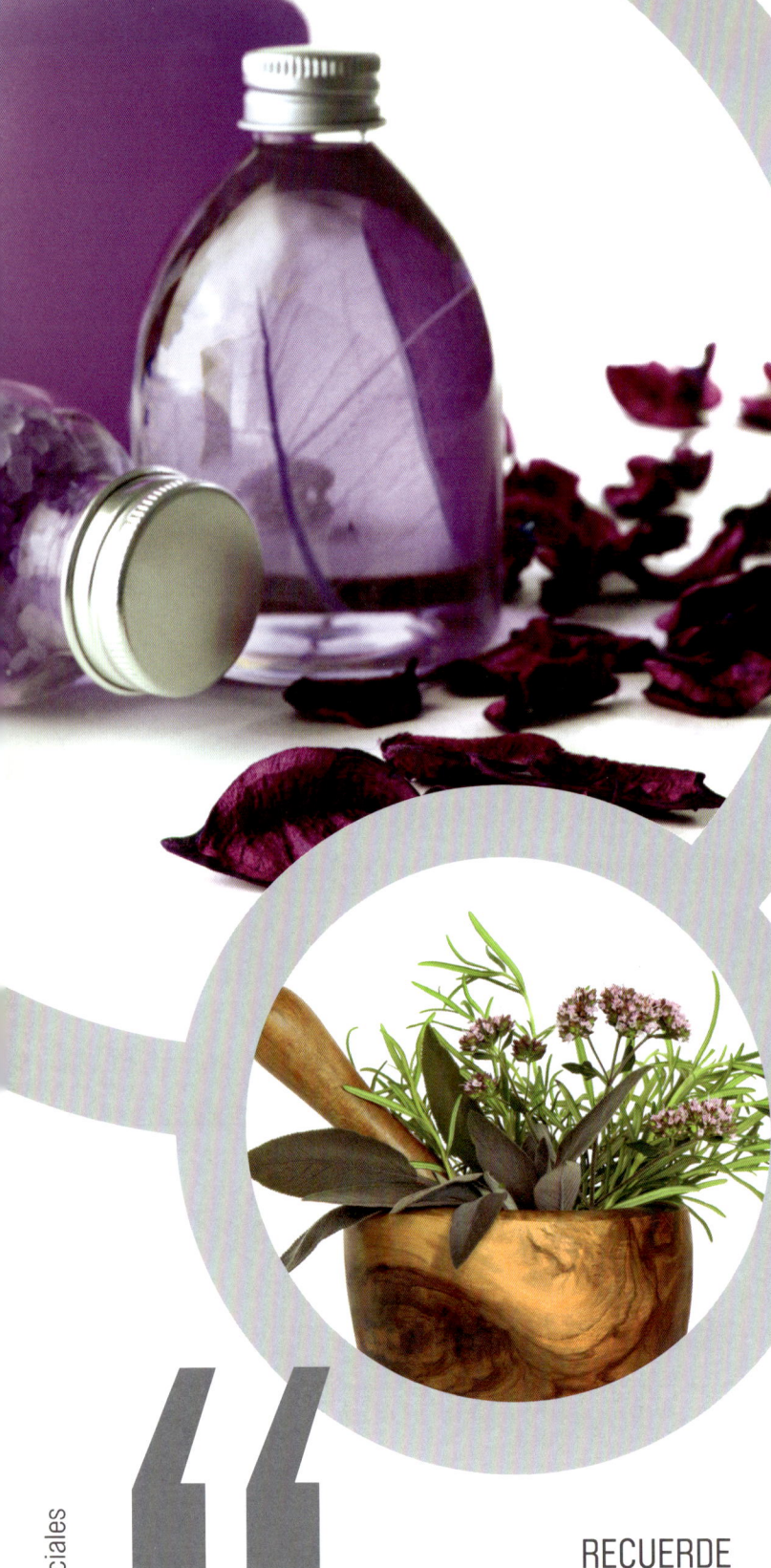

RECUERDE

Los productos para el rostro que contienen cítricos son antioxidantes y ayudan a restaurar la piel, mientras que los que contienen vitamina E hidratan y los que contienen vitamina A son reestructurantes.

cuyo debilitamiento favorece la aparición de celulitis.
- **Cera de abeja**. Tiene propiedades emolientes, cicatrizantes y antiinflamatorias.
- **Ceramidas**. Incrementan el nivel de humedad de la piel.
- **Clorhidrato de aluminio**. Disminuye la producción de sudor.
- **Coenzima Q10**. Participa en la formación de fibras de colágeno y los llamados *mucopolisacáridos* (encargados de mantener la piel tersa y elástica), disminuye la profundidad de las arrugas y protege contra la acción negativa de los rayos solares.
- **Colágeno**. Garantiza la flexibilidad y el tono de la epidermis.
- **Conservadores**. Se incluyen para evitar que la contaminación microbiana altere los productos cosméticos.
- **Detergentes**. Proporcionan una acción limpiadora.
- **Dexpantenol**. Estimula la cicatrización de heridas, acelerando la formación celular, posee propiedades hidratantes y antiinflamatorias, así como la capacidad de fijar el agua y almacenarla.
- **Elastina**. Otorga flexibilidad a la piel y resistencia frente al sol.
- **Extracto de alga verd**e. Remineraliza la epidermis y es antiirritante.
- **Farnesol**. Tiene una acción antibacteriana.
- **Filtros solares**. Son un escudo protector frente a la actividad dañina de los rayos solares.
- **Fragancia**. Enmascara los olores propios de los productos para limpieza y cuidado de la piel.
- **Glicerina**. Mantiene la piel hidratada.
- **Hamamélide de Virginia**. Ejerce una acción calmante sobre la epidermis.
- **Hidroquinona**. Atenúa las manchas de la piel.
- **Liposomas**. Protegen de los contaminantes ambientales y previenen la formación de arrugas y líneas de expresión.
- **Jalea real**. Evita el envejecimiento prematuro.
- **Manteca de *shea***. Posee un efecto emoliente.
- **Nanósferas**. Partículas esféricas que aportan sustancias nutritivas a las células, como colágeno, elastina o vitaminas.
- **Palmitato de retinol**. Regenera las células.
- **Polidocanol**. Alivia la comezón.
- **Retinol**. Combate las arrugas, mejora la textura de la piel y trata el acné y las manchas.
- **Sulfato de zinc**. Es un desinfectante suave.
- **Urea**. Alivia la sequedad cutánea, calma la comezón y tiene un efecto antibacteriano.
- **Vitamina A**. Previene la formación de arrugas y contrarresta los efectos dañinos del sol.
- **Vitamina B_1**. Disminuye las ojeras y la inflamación de los párpados y retrasa el envejecimiento prematuro.
- **Vitamina B_2**. Reduce la secreción de grasa en el rostro, con lo cual se previene la aparición de barros, espinillas y puntos negros.
- **Vitamina B_3**. Fortalece las fibras capilares, protege el colágeno y los vasos sanguíneos, hidrata la piel y bloquea los efectos dañinos que pueden producir los rayos solares.
- **Vitamina B_5**. Regenera y humecta la epidermis.
- **Vitamina B_6**. Equilibra la producción de sebo en la piel grasa y previene el brote de barros y espinillas.
- **Vitamina B_8**. Suaviza la epidermis y protege de la seborrea (producción excesiva de sebo en el cuero cabelludo).
- **Vitamina C**. Devuelve la luminosidad a la piel, mejora su elasticidad, afina su textura, desvanece manchas cutáneas y uniforma su tono.
- **Vitamina E**. Contrarresta el envejecimiento de la epidermis.
- **Vitamina F**. Ayuda a restablecer la barrera protectora natural de la piel.
- **Vitamina H**. Estimula la producción natural de ácidos grasos, contribuyendo a dar esplendor al rostro.
- **Vitamina K**. Mejora el aspecto de pieles que presentan zonas enrojecidas.

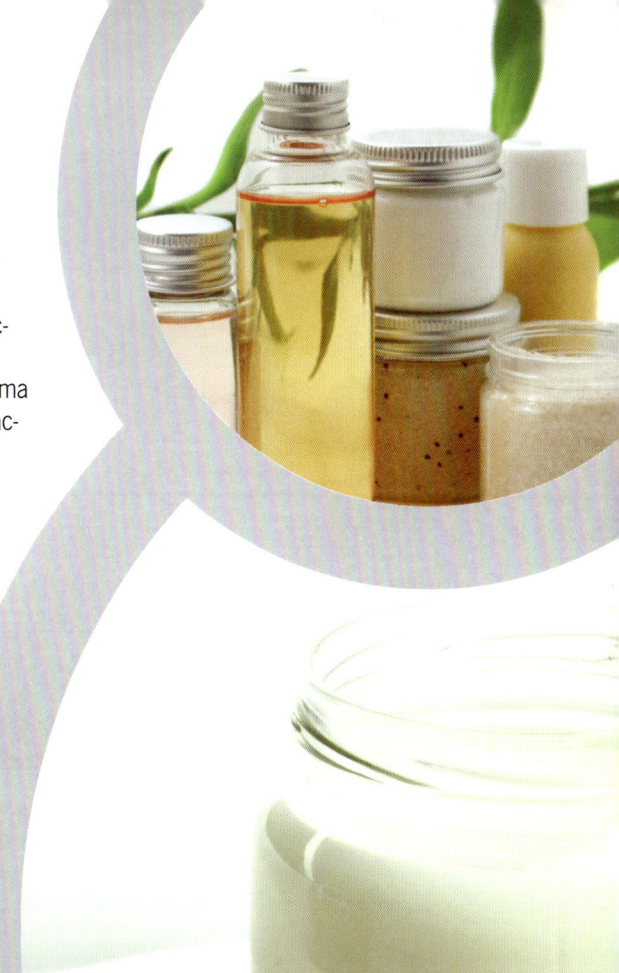

¿PREPARAR LAS CREMAS O COMPRARLAS?

A diferencia de las leches limpiadoras y los tónicos, la preparación de las cremas es más compleja. En cualquier caso, tanto si las prepara una misma como si se compran, lo importante es que cubran la necesidad vital de la piel: la hidratación.

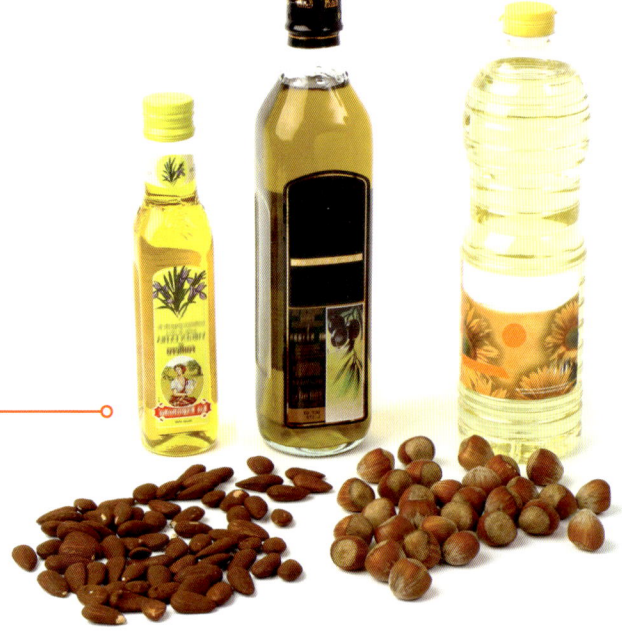

Tanto los aceites esenciales como los vegetales penetran en el cutis y le transmiten sus propiedades.

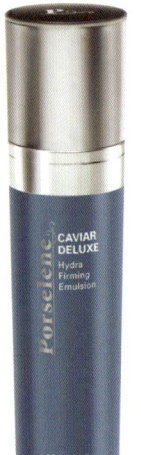

Lo primero es leer las instrucciones de las etiquetas y comprobar si entre los ingredientes se incluyen los que más convienen a nuestra piel.

Los aceites vegetales que contienen vitamina E son muy indicados porque regeneran la piel.

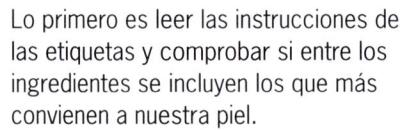

La vitamina C tiende a aclarar el cutis y a eliminar las manchas.

Lo primero es leer las instrucciones de las etiquetas y comprobar si entre los ingredientes se incluyen los que más convienen a nuestra piel.

Un buen recurso es enriquecer la crema que se utiliza habitualmente con algunas cápsulas de vitamina E.

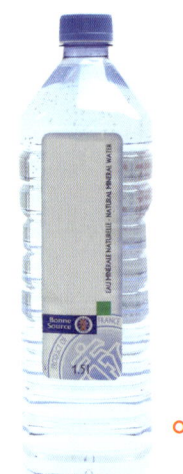

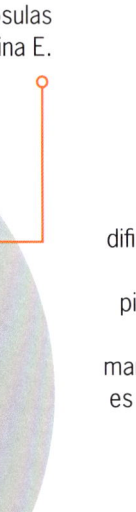

No se debe olvidar que las cremas tienen dificultades para penetrar profundamente en la piel; por esta razón, una excelente manera de mantener la piel hidratada es consumir dos litros de agua cada día.

Crema de cacao
Para todo tipo de piel

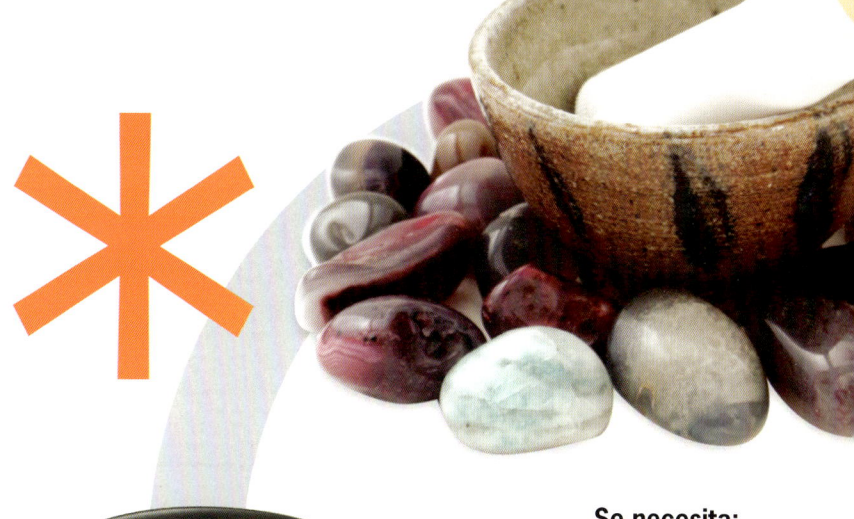

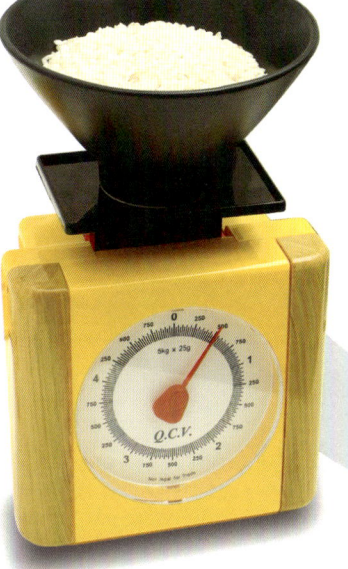

Se necesita:

- 100 g de manteca de cacao.
- 70 g de aceite de jojoba.
- 100 g de agua de manantial o agua de rosas.
- 5 gotas de aceite esencial.

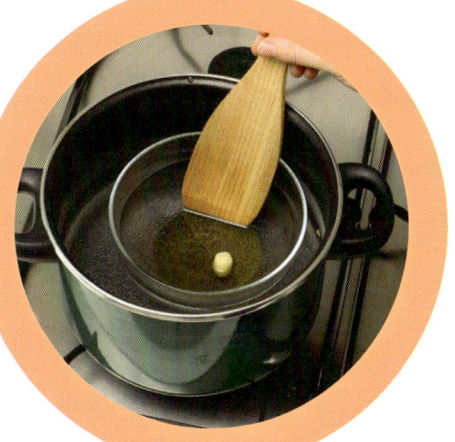

1

Se funde la manteca de cacao al baño maría.

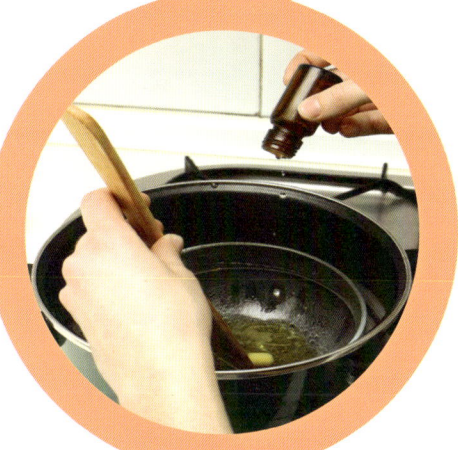

2

Una vez se ha fundido, se le añade el aceite sin dejar de remover.

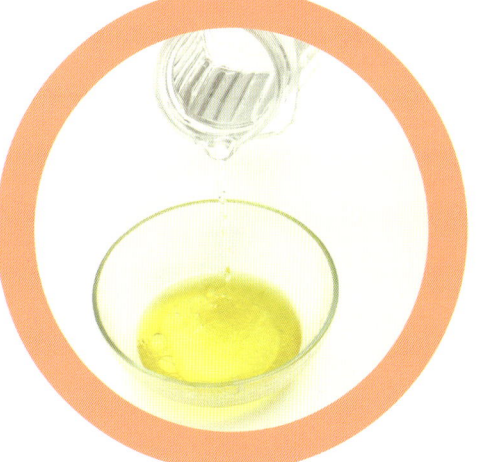

3

Luego se saca del fuego para agregarle el agua y las gotas de aceite esencial.

CONSEJOS PARA CREMAS HECHAS EN CASA

- Para preparar las cremas hará falta una báscula de cocina.
- A la hora de adquirir una báscula de cocina, es preciso asegurarse de que está perfectamente calibrada.
- Como la mayor parte de los ingredientes necesarios para preparar una crema son líquidos, hace falta pesar primero el recipiente que los va a contener.
- Una vez se haya tomado nota de su peso, se añade el ingrediente que se especifica en la receta y se calcula su peso a partir del peso del recipiente.
- Si, por ejemplo, el recipiente pesaba 300 g y la cantidad del líquido que se necesita es de 100 g, el peso de la báscula debe ser de 400 g.

Ejercicio

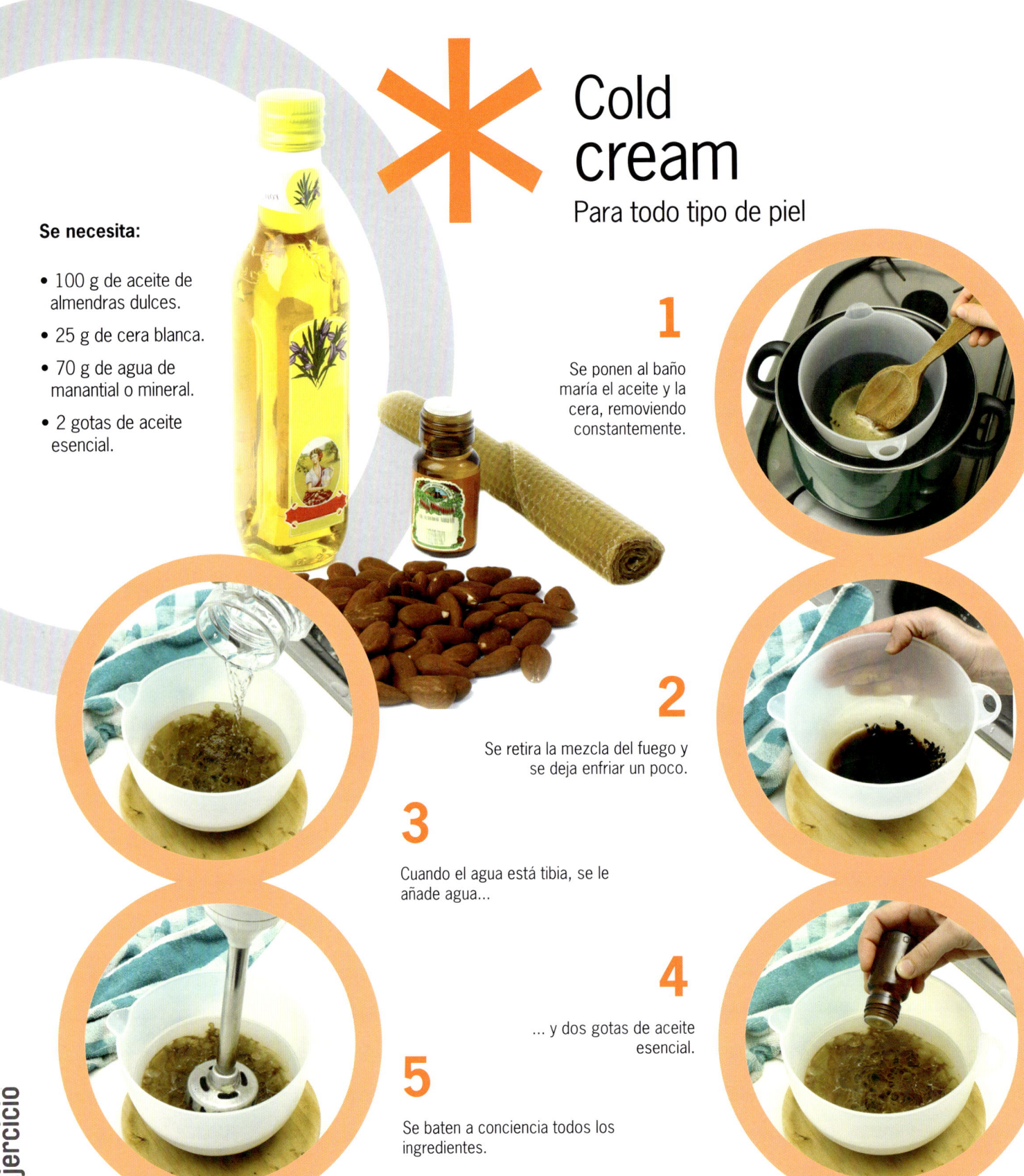

Cold cream
Para todo tipo de piel

Se necesita:

- 100 g de aceite de almendras dulces.
- 25 g de cera blanca.
- 70 g de agua de manantial o mineral.
- 2 gotas de aceite esencial.

1 Se ponen al baño maría el aceite y la cera, removiendo constantemente.

2 Se retira la mezcla del fuego y se deja enfriar un poco.

3 Cuando el agua está tibia, se le añade agua...

4 ...y dos gotas de aceite esencial.

5 Se baten a conciencia todos los ingredientes.

Ejercicio

Crema equilibrante
Para piel grasa

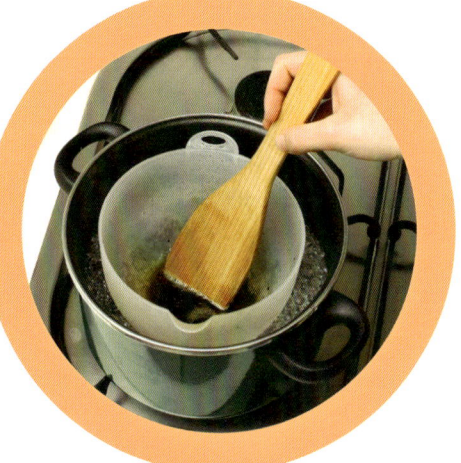

1 Se funden al baño maría la cera y el aceite.

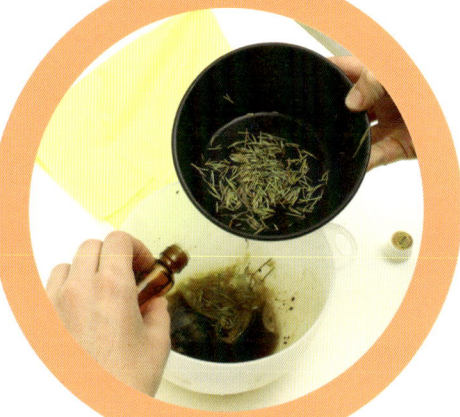

2 Una vez se aparta la mezcla del fuego, se le añaden la infusión y los aceites esenciales.

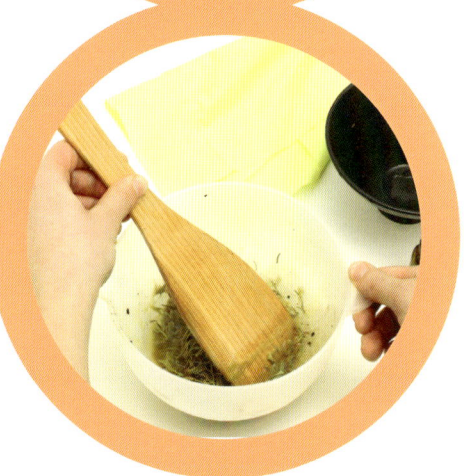

3 A continuación, se remueve enérgicamente.

Se necesita:

- 30 g de cera blanca.
- 120 g de aceite de avellanas.
- 40 g de infusión de romero.
- 5 gotas de aceite esencial de romero.
- 5 gotas de aceite esencial de laurel.

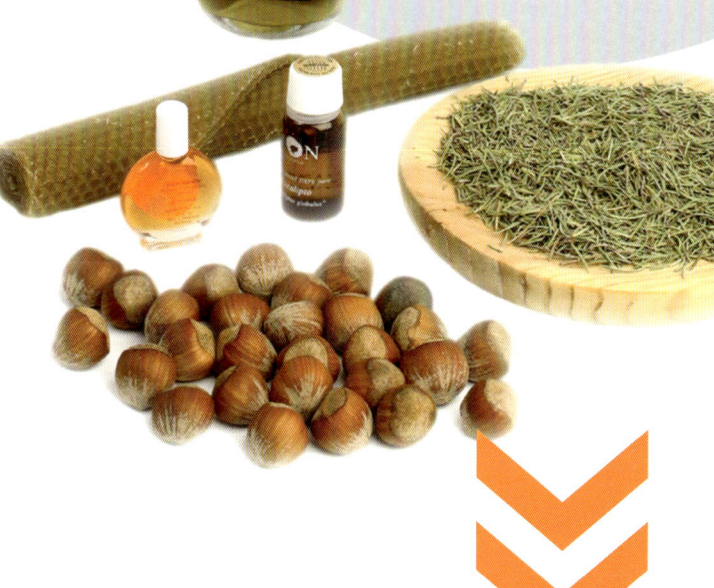

CONSEJO

Recuerde que, ya que son varios los aceites esenciales que existen, se debe optar por el que mejor se adapte a nuestro cutis.

Ejercicio

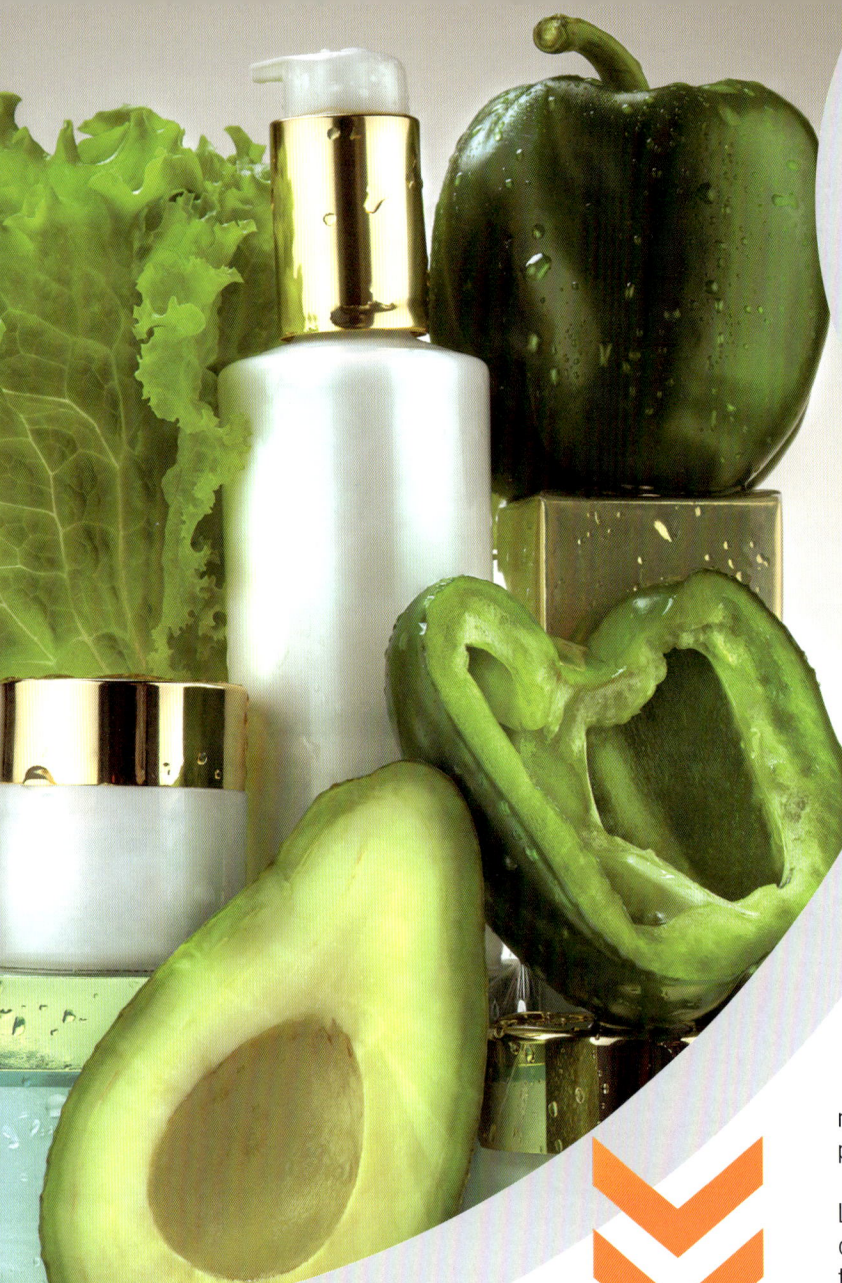

Nutrición de la piel

La piel está expuesta constantemente a cambios ambientales y a las radiaciones ultravioleta producidas por el sol. Para mantener la piel limpia y sana y hacer frente a estas agresiones, se requiere una buena limpieza diaria, que debe incluir el baño y el cuidado del cutis. Pero también son de gran ayuda los elementos hidratantes y nutritivos que compensen la pérdida de minerales y oligoelementos. Se debe consumir una cantidad importante de fluidos en frutas y verduras. Las frutas frescas y las verduras tienen un 85-95 % de agua, y el agua que contienen está estructurada, lo que significa que se acompaña de moléculas diseñadas para ayudar a que penetre en las células de forma rápida y sencilla.

Los alimentos más ricos en fibras ayudan a retener el agua del cuerpo y a eliminar las toxinas, y son una fuente esencial para mantener una piel sana. Los cereales integrales contienen compuestos utilizados para hacer que la piel se reafirme mediante el colágeno y la elastina; las judías y las legumbres en general aportan antioxidantes, y las nueces y las semillas con alto contenido de grasas saludables sirven para mantener la piel flexible. Una nutrición equilibrada es fundamental para disfrutar de una buena salud. Se puede mirar la pirámide de los alimentos, y optar por aquellos más aptos para conseguir una nutrición sana y bien equilibrada.

La fibra proviene de alimentos de origen vegetal. Generalmente los vegetales y las frutas tienen una combinación de fibra soluble e insoluble, pero contienen más de una que de la otra.

Los alimentos ricos en fibra soluble son: judías y lentejas, avena, cebada y frutas como los cítricos y las manzanas.

Una buena nutrición es la base esencial para el crecimiento, mantenimiento y reparación de los tejidos corporales.

CONSEJOS

- Siga una dieta equilibrada que incluya todos los grupos alimenticios: proteínas, carbohidratos (hidratos de carbono) y grasas.
- Asegúrese de consumir por lo menos cinco porciones diarias de frutas y verduras.
- Incluya fibra en su dieta. Generalmente se recomiendan de 20 a 35 g cada día. Existen dos tipos de fibra: soluble e insoluble. El cuerpo humano necesita de ambas.

NUTRICIÓN DEL CUTIS

- La nutrición del cutis es indispensable para prevenir el envejecimiento o aminorar sus efectos.

- Las cremas nutritivas y los aceites suelen aplicarse antes de dormir, porque no se absorben totalmente de inmediato y porque requieren de un tiempo para actuar y producir sus efectos.

- Durante la noche, al abrigo de la luz, la contaminación y la intemperie, la piel se relaja y dispone de unas horas para recuperarse.

- Tanto si la elección recae en una crema como en un aceite, estos deben aportar al cutis unos principios nutritivos específicos, reforzar el tono de los tejidos, hidratar, equilibrar y regenerar la piel.

- Antes de la aplicación de una crema o un aceite, debe realizarse una limpieza profunda del cutis.

- Ante todo, es indispensable que la piel esté limpia de toxinas, células muertas y maquillaje para que los nutrientes puedan penetrar en ella.

- Las cremas y los aceites multiplican su efectividad si se aplican al rostro mediante un masaje.

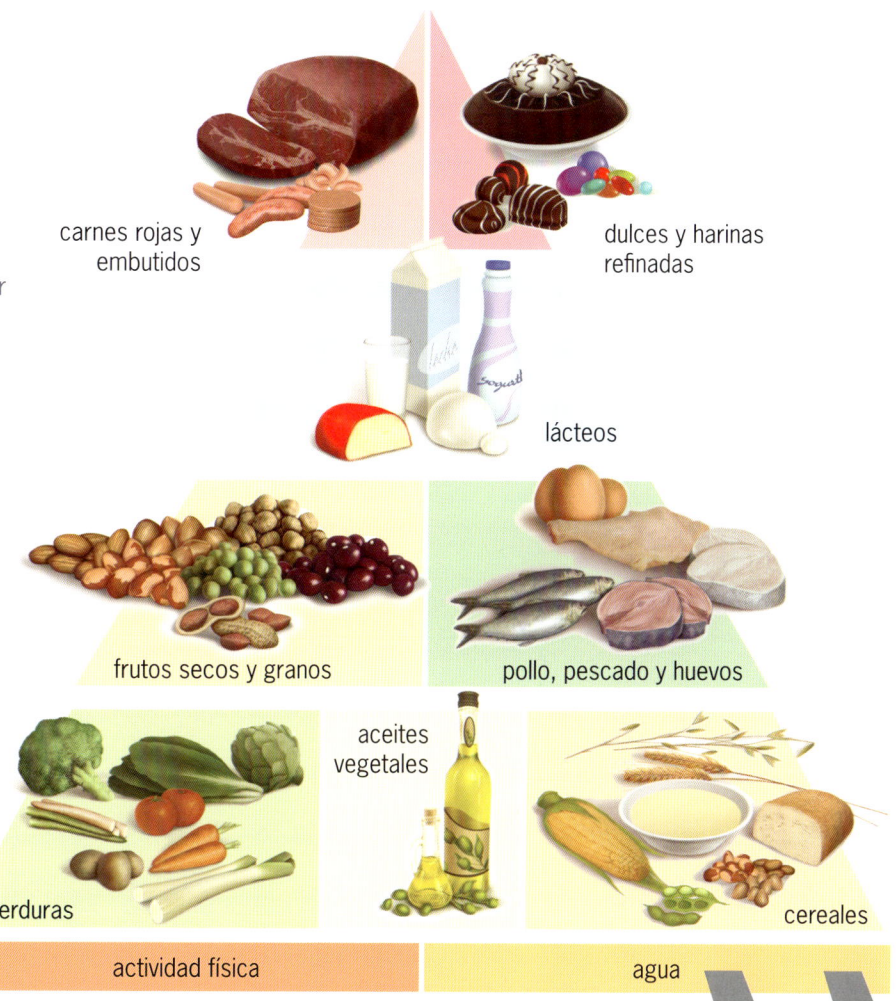

Pirámide de los alimentos.

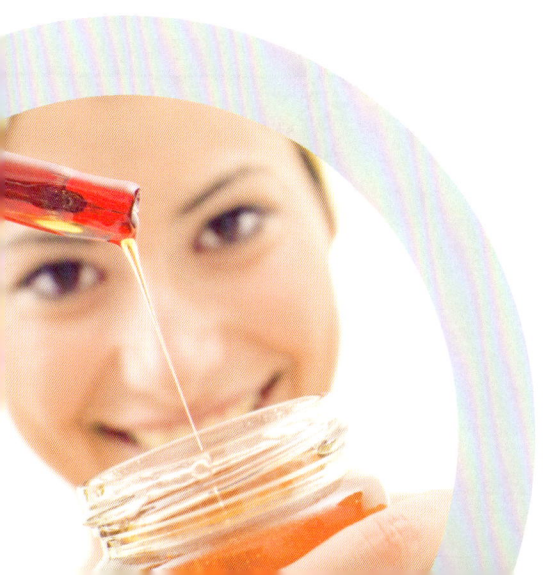

¿COMPRAR O PREPARAR?

- Las cremas comerciales nutritivas y antiarrugas de alta calidad son caras, porque sus ingredientes también lo son. El hecho de que su precio sea medio o bajo, aunque no necesariamente decisivo, debe alertar sobre la proporción de ingredientes naturales y efectivos, aunque figuren en la etiqueta.

- Sean o no sean costosas, todas las cremas necesitan de conservantes, sin los cuales se echarían a perder sus ingredientes y propiedades. Este es un buen argumento para inclinarse por la preparación casera.

- A diferencia de las cremas hidratantes, tanto las cremas de noche como los aceites nutritivos son muy fáciles de preparar.

- Aunque el cutis no absorba totalmente las cremas o los aceites, en los productos de noche dispone de mucho tiempo para hacerlo. Muy distinto es el caso de las cremas hidratantes, que, al utilizarse durante el día y a menudo debajo del maquillaje, necesitan tener una textura muy ligera que a veces es difícil de conseguir en los preparados hechos en casa.

Las frutas y su aportación vitamínica

- Además de los productos de belleza universales, la fruta provee a la piel de vitaminas, minerales y enzimas, la revitaliza, refresca y descongestiona.
- Por sus cualidades nutritivas, las frutas son un ingrediente especialmente indicado para las cremas de noche.
- De acuerdo con sus propiedades, se deberá elegir la fruta más indicada para cubrir las necesidades de nuestro cutis.

Albaricoque
Tonifica y nutre la piel.

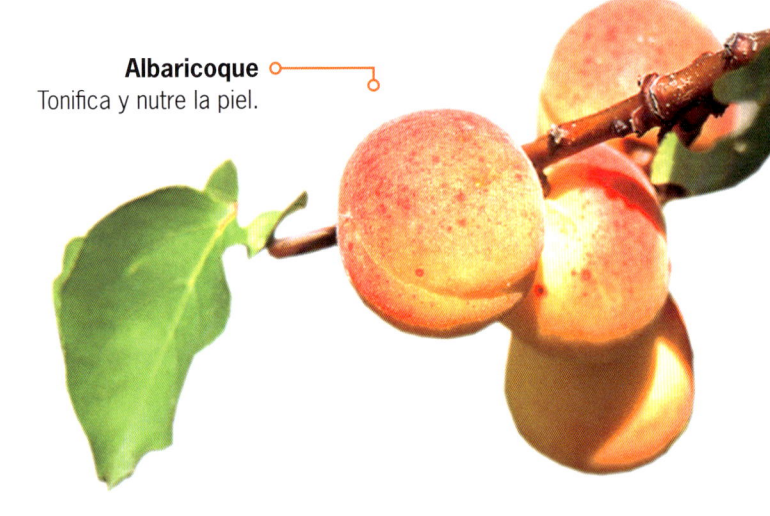

Piña
Es hidratante y equilibra las pieles grasas.

Melocotón
Es eficaz para las pieles secas o cansadas.

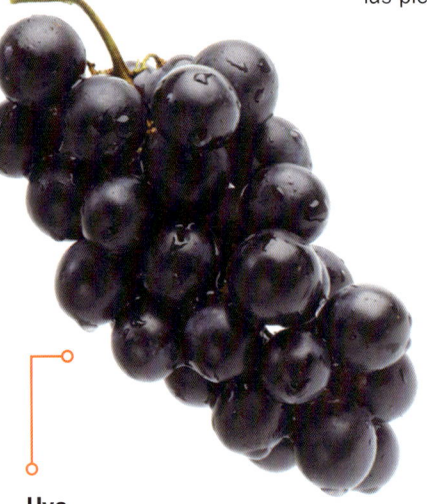

Uva
Tonifica y rejuvenece.

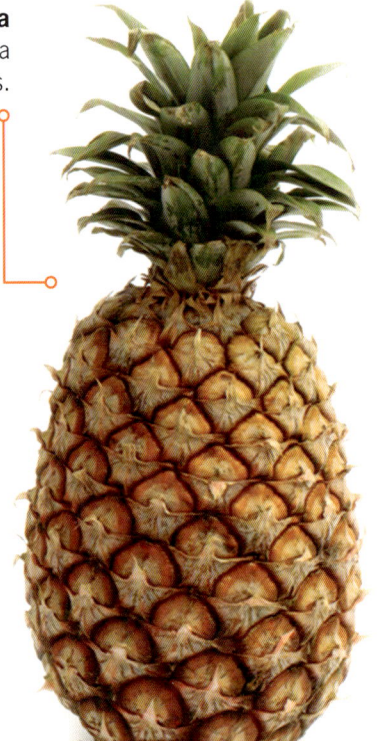

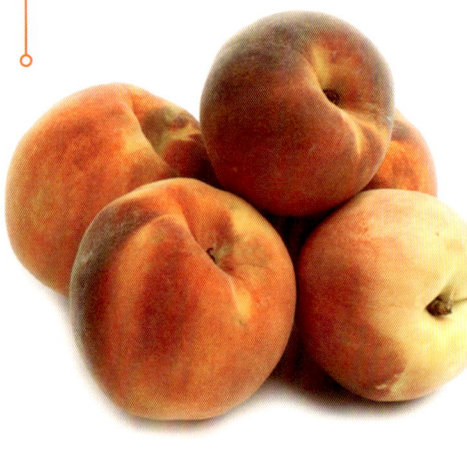

Naranja
Elimina paulatinamente los puntos negros y previene las arrugas.

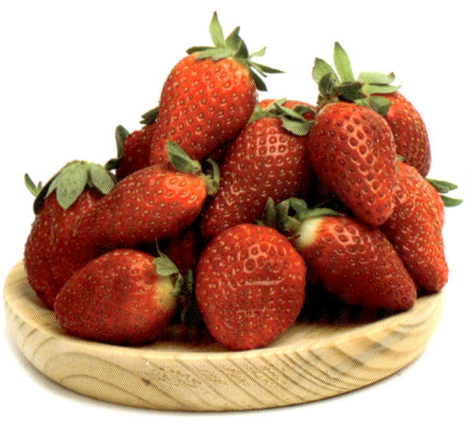

Fresa
Es astringente y tonificante. Conserva la juventud de la epidermis.

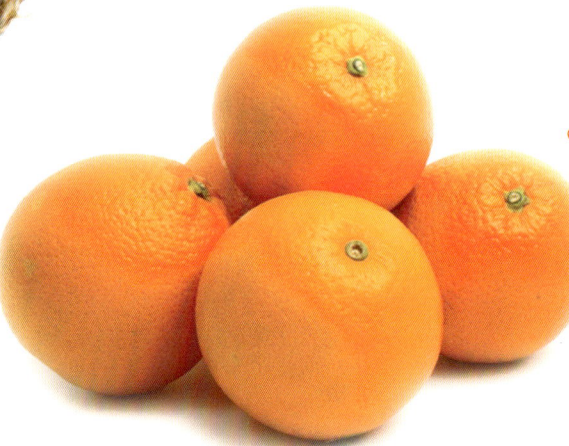

Crema de clara de huevo

Para todo tipo de piel

Se necesita:
- 1 clara de huevo.
- 2 cucharadas de miel.
- 4 gotas de aceite de almendras.

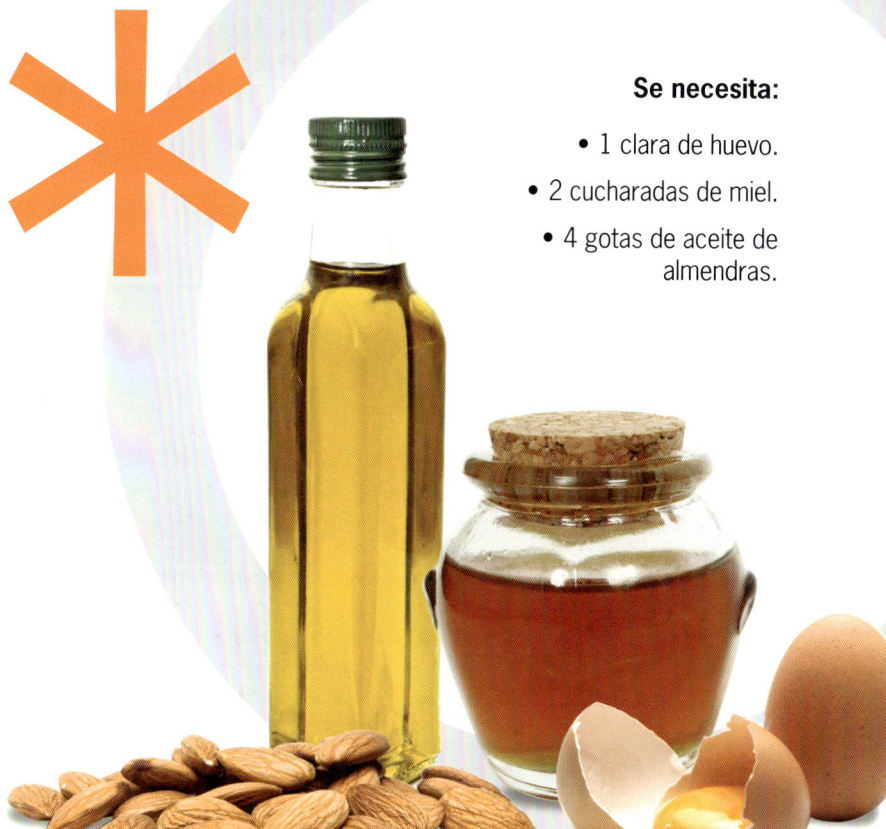

EL HUEVO Y LA PIEL

Los huevos se emplean en numerosas recetas caseras de belleza por sus grandes virtudes:

- La clara es particularmente rica en proteína. Ayuda a humectar la piel y reafirma temporalmente el rostro. Además, minimiza el tamaño de los poros.
- La yema es muy rica en nutrientes: contiene fósforo, cinc y selenio, y vitaminas A, B (entre ellas B7, B12 y ácido fólico) y D. Por todo ello, resulta muy efectiva para tratar la piel seca y maltratada. Además, es rica en lecitina, que ayuda a suavizar el cutis.

CONSEJO

Recuerde que, ya que son varios los aceites esenciales que existen, debe optar por el que mejor se adapte a su cutis.

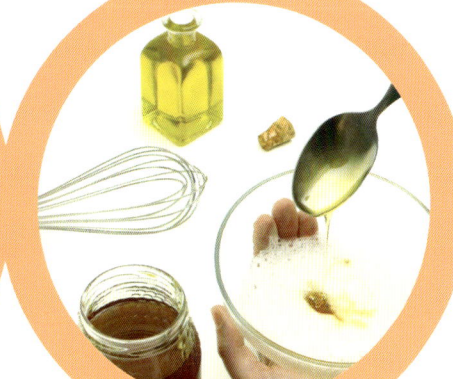

1 Se bate la clara de huevo.

2 Se le añaden las dos cucharadas de miel y el aceite de almendras.

Ejercicio

Crema de lanonina

Para todo tipo de piel

Se necesita:

- 30 g de lanolina.
- 40 g de manteca de cacao.
- 1 cucharada de aceite de germen de trigo.
- 50 g de aceite de jojoba.
- 8 gotas de un aceite esencial, a nuestra elección.

LA REGENERACIÓN DEL ACEITE

- Los aceites cumplen la misma función que las cremas de noche, pero logran penetrar más profundamente en la piel.
- Las soluciones con aceite son más sencillas de preparar en casa que las cremas.
- Siempre se puede encontrar un aceite que se adapte a nuestro tipo de cutis. Una selección de los principales aceites y sus cualidades puede verse en el capítulo sobre el masaje facial.

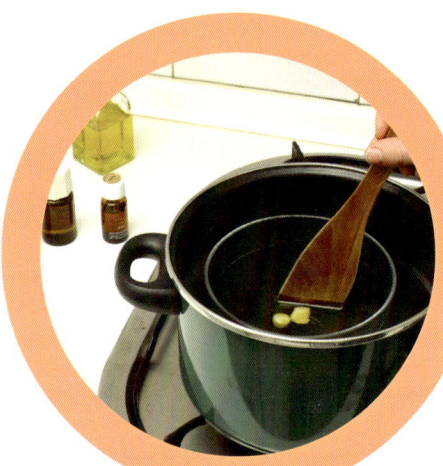

1 Se funden al baño maría la manteca de cacao y la lanolina.

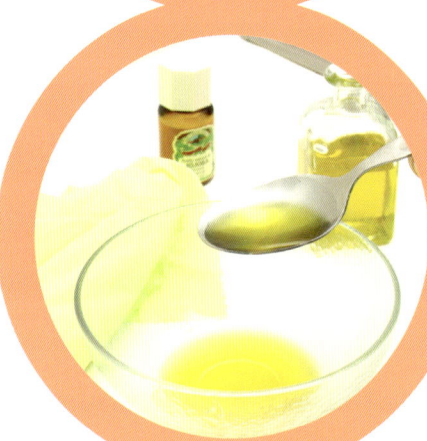

2 Se saca el recipiente del fuego y se añaden a la mezcla el aceite de germen de trigo y el aceite de jojoba.

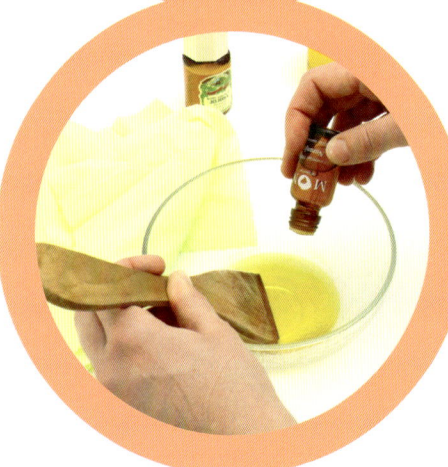

3 Se echan las ocho gotas del aceite esencial elegido y se remueve concienzudamente.

Crema de frutas

Para todo tipo de piel

LA MIEL

La miel siempre ha sido considerada un alimento con propiedades sorprendentes para la salud. Y la piel no escapa a sus virtudes casi milagrosas, que se ponen de manifiesto tanto en cremas como en jabones o mascarillas:

- Es un estupendo limpiador de la piel por su contenido en ceras, azúcares y minerales.

- Contribuye a mejorar la piel seca y maltratada por sus excelentes propiedades humectantes.

- Ayuda a nutrir el cutis, ya que es rica en sales minerales como el potasio o el fósforo y en vitaminas del grupo B, y tiene propiedades antioxidantes.

- Tiene propiedades antisépticas y antibacterianas.

Se necesita:

- 3 cucharadas de zumo de la fruta que se considere más apropiada.
- 3 cucharadas de miel.
- 3 cucharadas de harina de arroz.
- 3 cucharadas de agua de rosas o de agua de manantial.

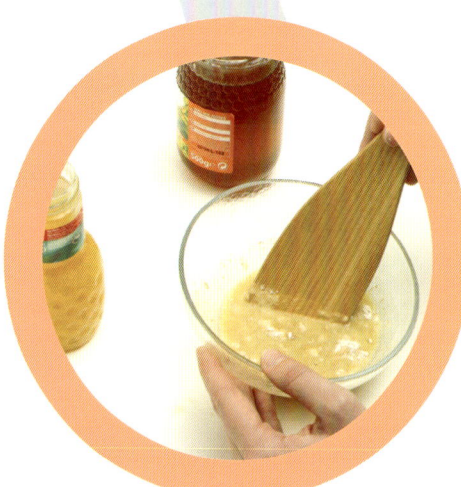

Se juntan todos los ingredientes en un bol y se mezclan con energía.

CONSEJOS

- Por su contenido en fruta, no puede guardarse en el frigorífico más de tres días; por lo tanto es preciso prepararla en pequeñas cantidades.

- Esta crema debe aplicarse fría.

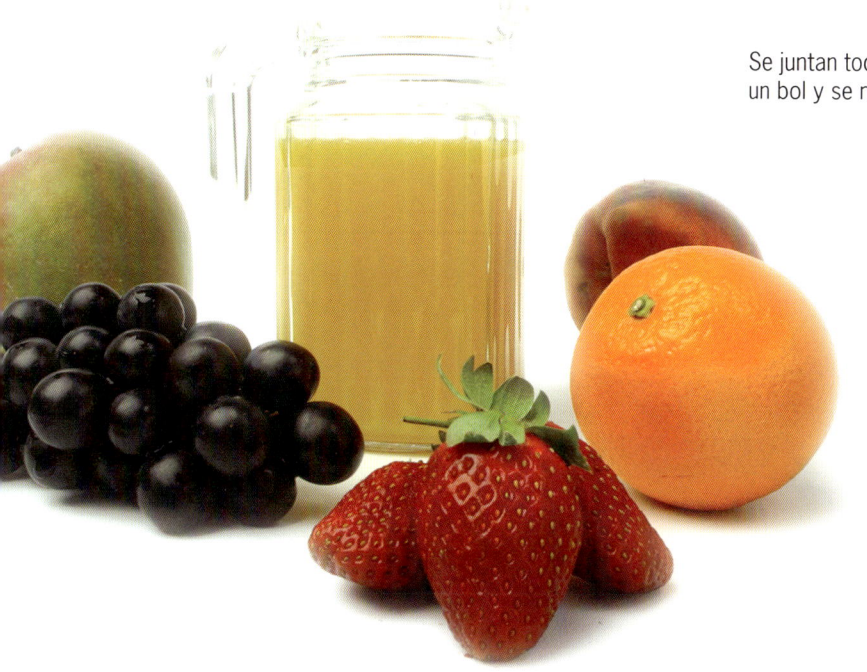

Ejercicio

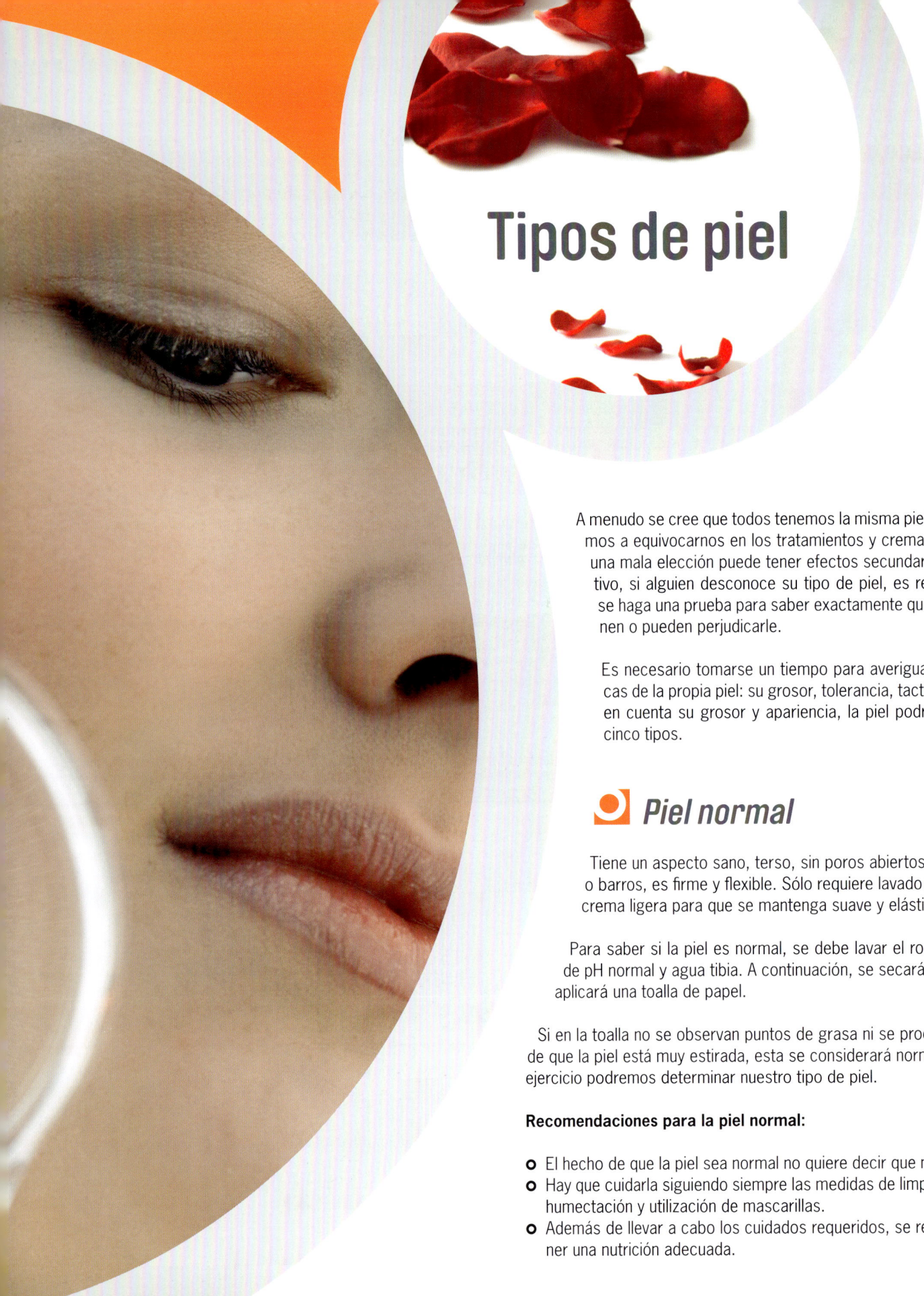

Tipos de piel

A menudo se cree que todos tenemos la misma piel, y por ello tendemos a equivocarnos en los tratamientos y cremas, sin pensar que una mala elección puede tener efectos secundarios. Por este motivo, si alguien desconoce su tipo de piel, es recomendable que se haga una prueba para saber exactamente qué cosas le convienen o pueden perjudicarle.

Es necesario tomarse un tiempo para averiguar las características de la propia piel: su grosor, tolerancia, tacto, color. Teniendo en cuenta su grosor y apariencia, la piel podría clasificarse en cinco tipos.

Piel normal

Tiene un aspecto sano, terso, sin poros abiertos ni puntos negros o barros, es firme y flexible. Sólo requiere lavado y la aplicación de crema ligera para que se mantenga suave y elástica.

Para saber si la piel es normal, se debe lavar el rostro con un jabón de pH normal y agua tibia. A continuación, se secará suavemente y se aplicará una toalla de papel.

Si en la toalla no se observan puntos de grasa ni se produce la sensación de que la piel está muy estirada, esta se considerará normal. Con este fácil ejercicio podremos determinar nuestro tipo de piel.

Recomendaciones para la piel normal:

o El hecho de que la piel sea normal no quiere decir que no se deba cuidar.
o Hay que cuidarla siguiendo siempre las medidas de limpieza, tonificación, humectación y utilización de mascarillas.
o Además de llevar a cabo los cuidados requeridos, se recomienda mantener una nutrición adecuada.

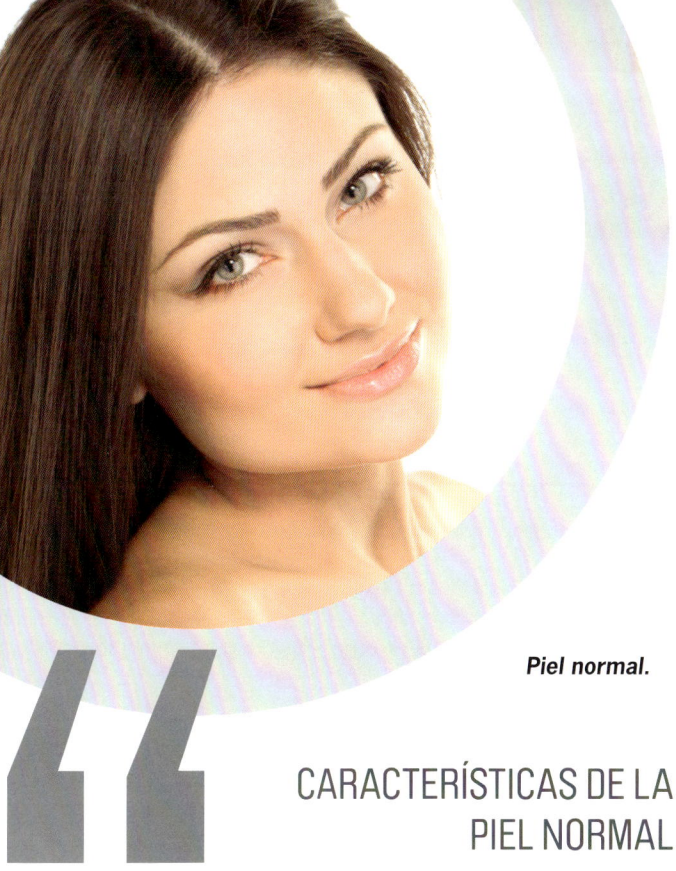

Piel normal.

CARACTERÍSTICAS DE LA PIEL NORMAL

- Es de color rosado uniforme.
- Al tocarla, se percibe al tacto un efecto de terciopelo, especialmente en las pieles jóvenes.
- Es muy delgada, de escaso grosor.
- No presenta líneas de expresión, es flexible.
- Sus poros están cerrados y son diminutos.
- A simple vista, no se evidencia la presencia de manchas.
- No presenta brillo ni se observa aparición de grasa.
- Se broncea de manera controlada.
- Es resistente a los cambios de clima.

Piel grasa

Luce con brillo, es gruesa, con poros abiertos y llega a presentar puntos negros, barros y espinillas. Necesita una limpieza con productos específicos, tónicos, lociones astringentes y geles humectantes.

Habitualmente este tipo de piel se presenta en mujeres menores de cuarenta años, ya que, según va envejeciendo, la piel se vuelve más seca.

La piel grasa seborreica se encuentra especialmente en individuos de Latinoamérica. Es una piel grasa seca y se debe generalmente al uso inadecuado de productos cosméticos. El empleo excesivo de productos para controlar el nivel de grasa acaba por cerrar los poros y desequilibrar las glándulas sebáceas, dejando que la grasa se acumule y la piel se endurezca, dificultando con ello la salida y produciendo quistes sebáceos.

Recomendaciones para la piel grasa:

- Es necesario lavar la piel varias veces al día.
- Los productos de limpieza para este tipo de piel deben carecer de base aceitosa.
- Los baños de vapor ayudan al control de la grasa.
- Se deben utilizar humectantes suaves.
- Es importante una alimentación sana, con jugos naturales abundantes.
- Hay que abstenerse de productos como margarina, mantequilla, chocolates, dulces en almíbar y todo tipo de pasteles.
- Tomar lecitina (una cucharada pequeña diaria) y levadura de cerveza (dos cucharadas diarias). Este suplemento mejora considerablemente el efecto graso del cutis.

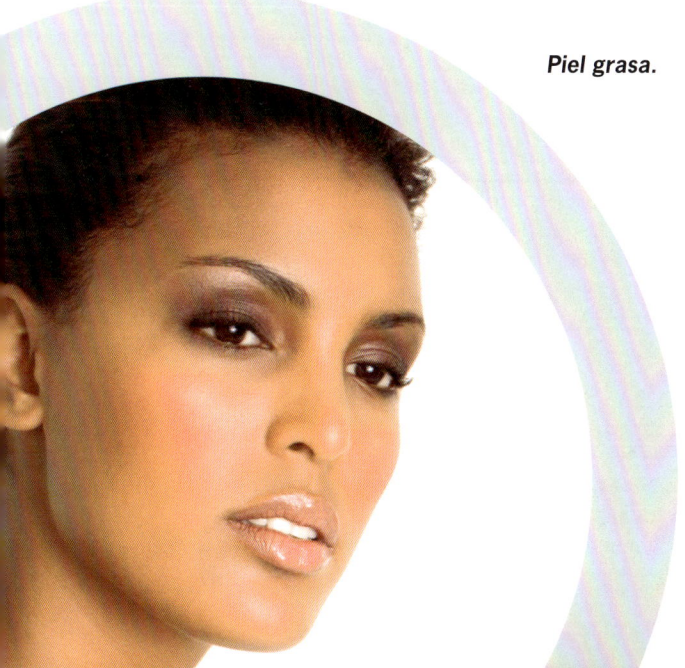

Piel grasa.

CARACTERÍSTICAS DE LA PIEL GRASA

- El tamaño de los poros puede variar, debido a una mayor o menor actividad de las glándulas sebáceas en comparación con otras pieles.
- Se presenta en personas menores de 40 años con más frecuencia.
- Tiene aspecto untuoso.
- Poros dilatados y presencia de acné.
- Cutis grueso y brillante.

Cómo elaborar una crema astringente
Para pieles mixtas o grasas

Se necesita:

- Hojas de menta.
- Avena.
- Agua.
- Cazo.
- Recipiente.
- Cuchara.

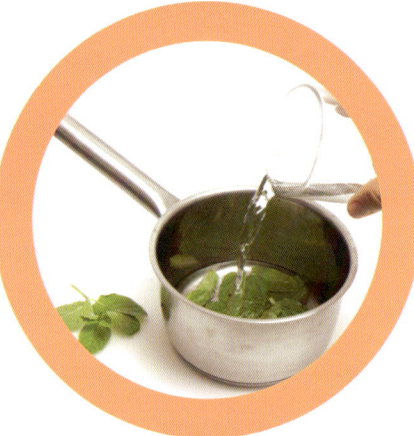

1 Se disponen en un recipiente metálico unas hojas de menta y dos vasos de agua.

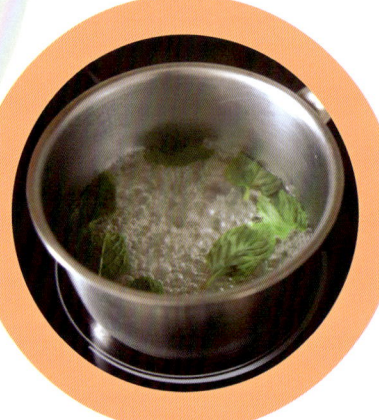

2 Se pone al fuego hasta que hierva durante unos minutos.

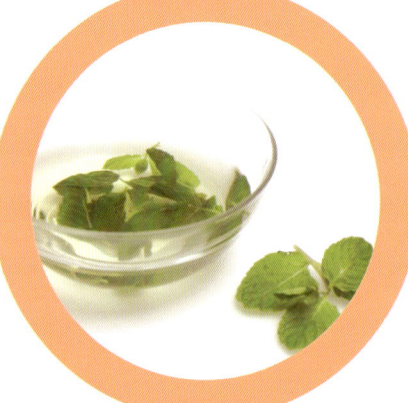

3 Una vez hervida, se retira la infusión de menta del fuego y se deja reposar.

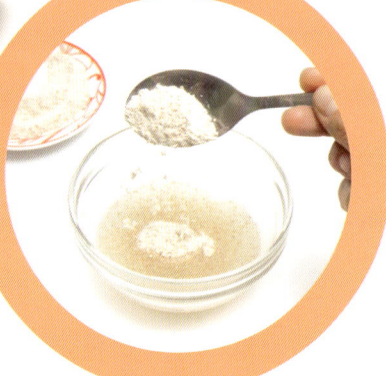

4 Se añaden cinco cucharadas de avena.

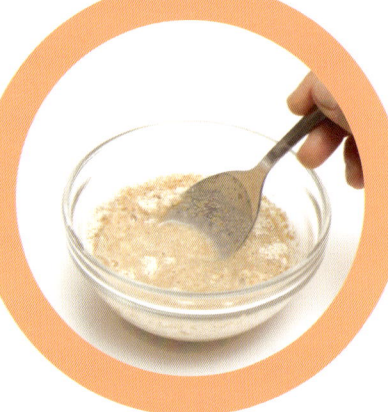

5 Se mezcla todo hasta obtener una pasta espesa.

CONSEJO

Cuando se utilizan hierbas para la elaboración de mascarillas, cremas, etc., es necesario que estén frescas. Ello hará que se puedan aprovechar al máximo sus propiedades.

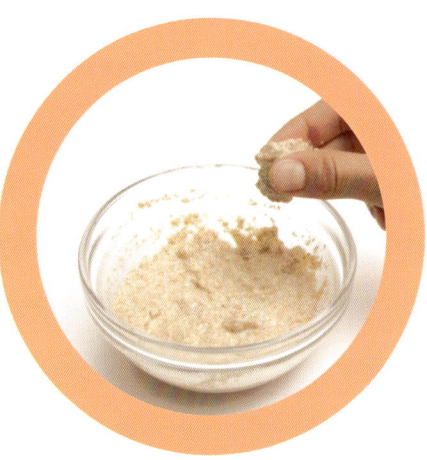

6 Se rectifica la textura para conseguir que sea de fácil aplicación.

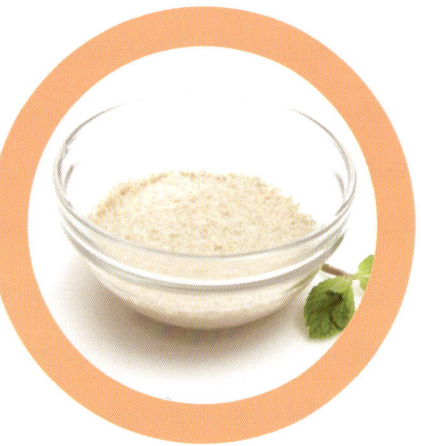

7 Se deja reposar durante unos cinco minutos.

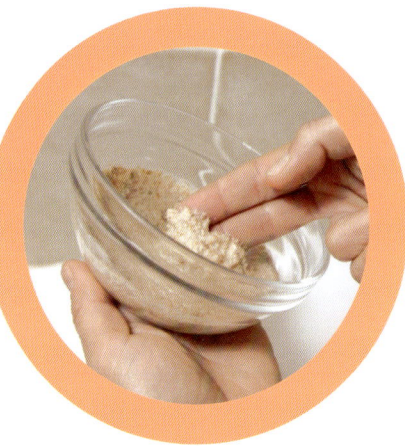

8 Con los dedos se aplica sobre la cara...

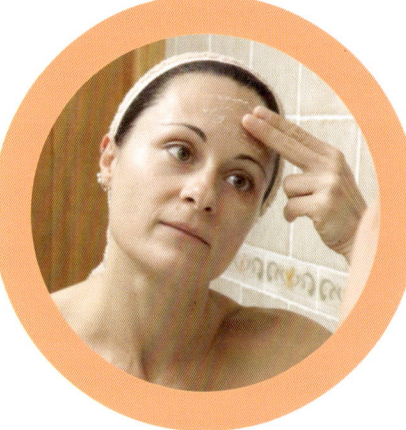

9 ... empezando por la frente. Mientras se aplica, se realiza un pequeño masaje.

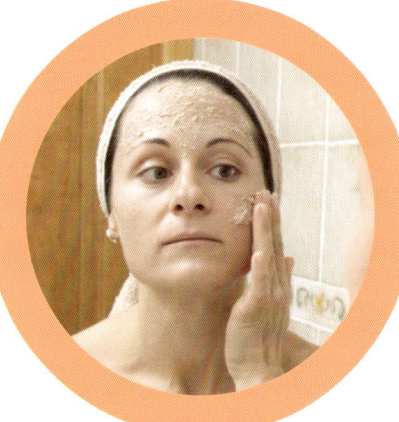

10 Se continúa hacia los pómulos...

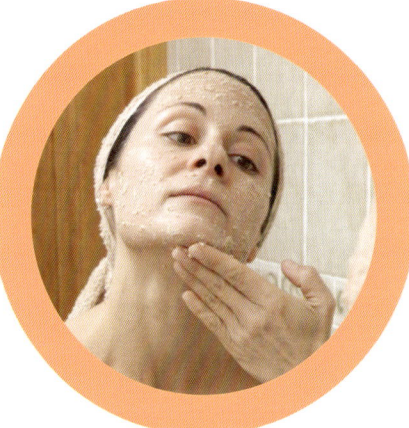

11 ... y se termina en el contorno de los labios y en el escote.

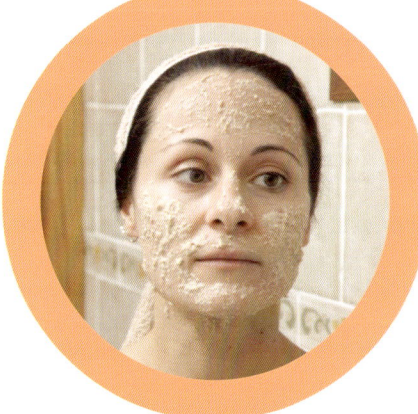

12 Después, se deja que actúe durante unos 20 minutos.

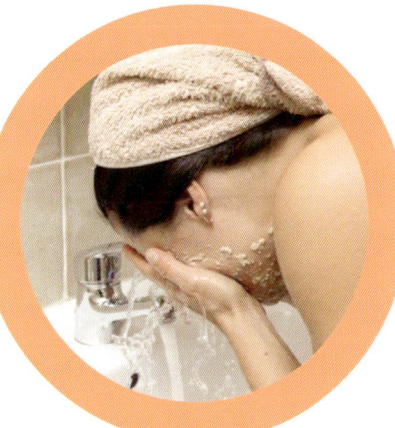

13 Se retira con abundante agua.

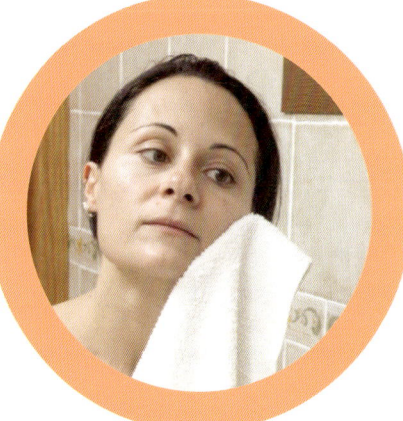

14 Se seca suavemente con una toalla.

Ejercicio

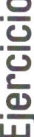

Piel seca

Es rugosa, se siente tirante, áspera, se irrita fácilmente y presenta descamación visible. Después del lavado, se recomienda la aplicación de cremas y leches extrahumectantes para evitar la sensación de piel «acartonada», además de mantenerla protegida.

Recomendaciones para la piel seca:

- Se deben utilizar una crema limpiadora suave y una crema humectante.
- La utilización de una crema solar ayudará a que la piel disponga de una barrera protectora contra los rayos del sol.
- Exfoliar una vez por semana la piel ayudará a combatir bacterias y células muertas. Algunas razones por las cuales la piel se irrita fácilmente pueden ser el exceso de agua caliente, los cambios de clima o utilizar productos muy agresivos e irritantes para la piel.
- Para un óptimo cuidado, se deberán aplicar cremas después de cada baño. Es muy importante utilizar cremas sin olor.
- Tomar agua ayuda a hidratar la piel.
- Será mejor que los jabones para la piel no estén perfumados.
- Comer o tomar linaza o cápsulas de aceite de bacalao mejorará considerablemente el estado de la piel.

Piel seca.

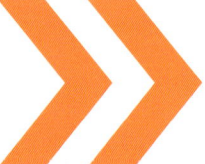

CONSEJOS

- La piel seca se irrita muy fácilmente cuando aparecen cambios bruscos de temperatura.
- Las personas que frecuentan la piscina contribuyen a que su piel se reseque, puesto que el cloro con el que se trata el agua suele maltratarla notablemente.
- No es recomendable utilizar agua muy caliente para la limpieza del rostro, puesto que ello contribuye también a resecar la piel.
- Hay que asegurarse de que la crema que se aplica al rostro sea beneficiosa para nuestro tipo de piel. Debe verificarse que ninguno de sus componentes pueda ser perjudicial.

CARACTERÍSTICAS DE LA PIEL SECA

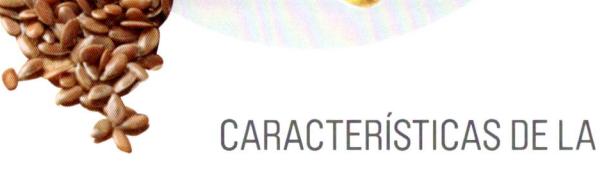

- Es una piel fina y algo áspera.
- Se descama con facilidad y necesita una buena protección.
- Sus poros son prácticamente imperceptibles.
- Su calidad depende mucho de los agentes externos a los que esté expuesta: frío intenso, calor seco, sol, constante cambio de jabones.
- Es una piel delicada, que se irrita fácilmente, y además el cambio de clima altera su pH. Si el cuidado no es óptimo, las secuelas podrían comportar una vejez prematura.
- La piel seca se puede deber también a factores como el envejecimiento, la temperatura ambiental y algunas veces a enfermedades.

Mascarilla para piel seca

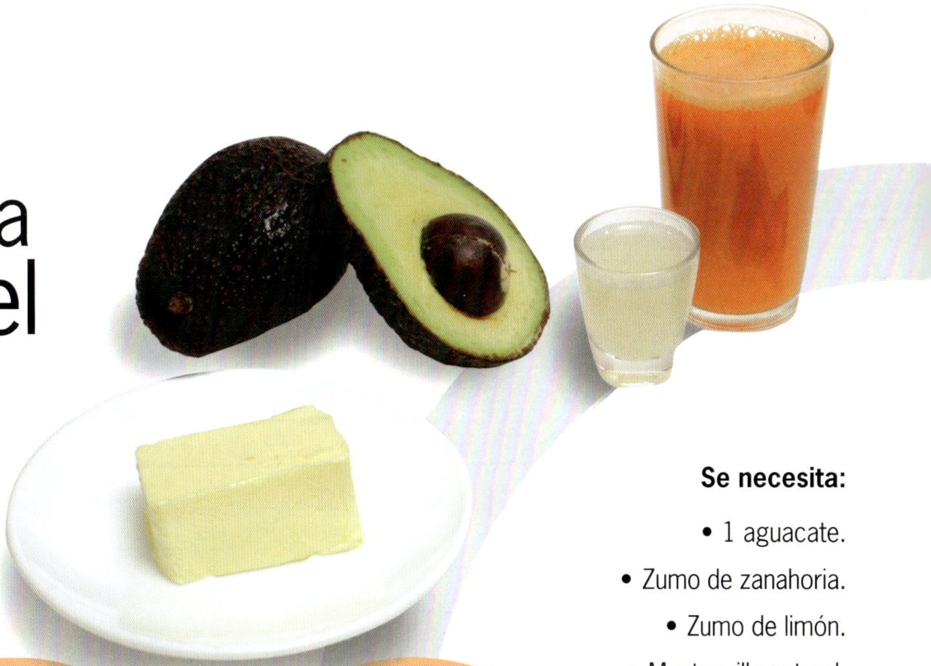

Se necesita:

- 1 aguacate.
- Zumo de zanahoria.
- Zumo de limón.
- Mantequilla natural.
- Cuchara.
- Recipiente de vidrio.

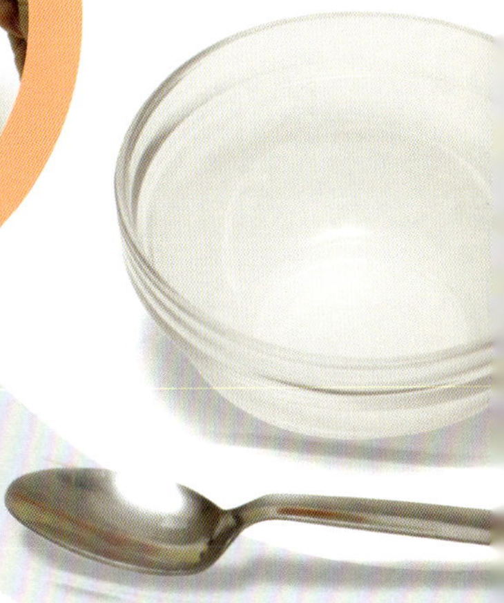

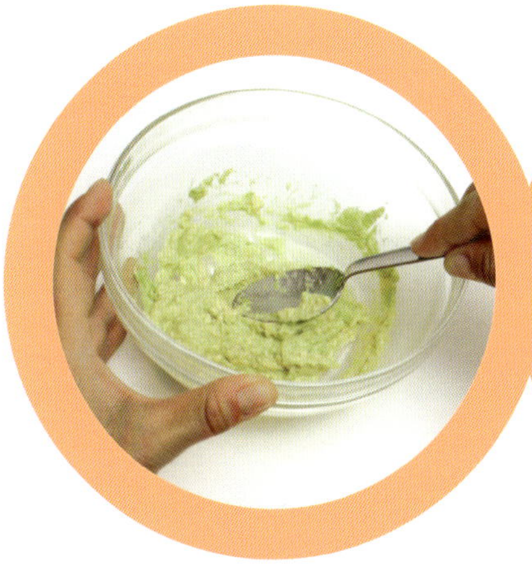

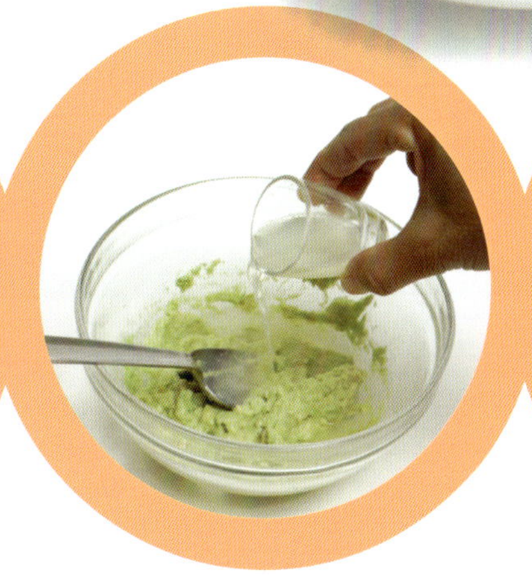

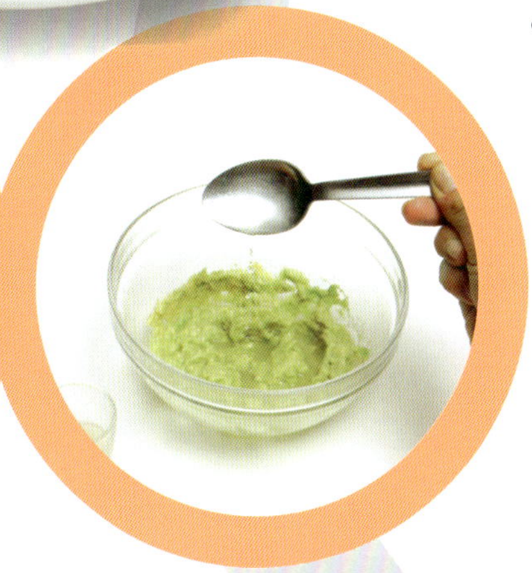

1 Se machaca el aguacate con la ayuda de una cuchara.

2 Una vez machacado, se añade al aguacate el zumo de limón.

3 Se mezcla todo con la cuchara, verificando que la textura no quede grumosa.

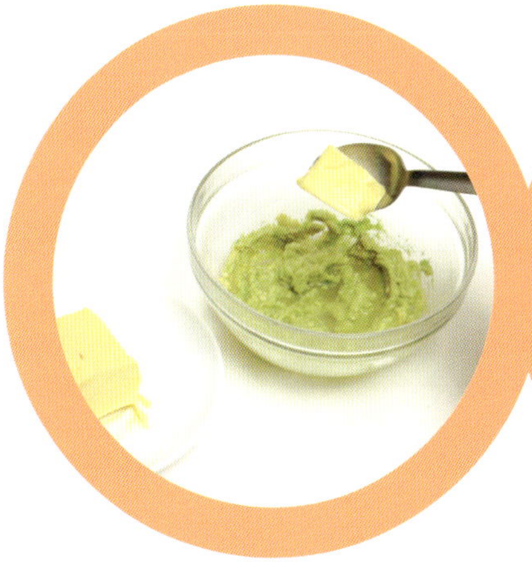

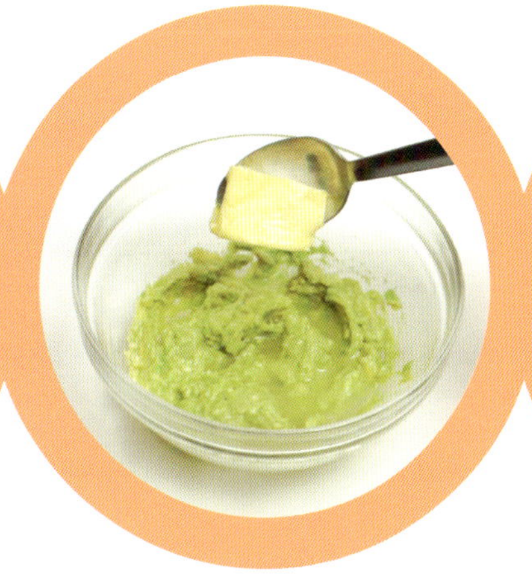

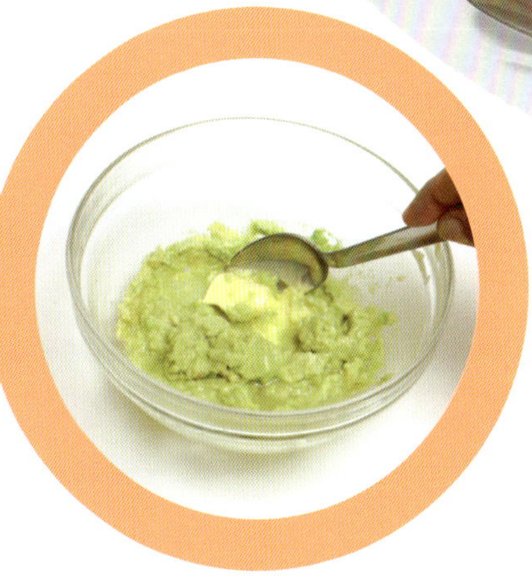

4 Se coge una cucharada de mantequilla…

5 …y se añade a la mezcla.

6 Se remueve con la cuchara hasta que la mantequilla quede totalmente diluida.

Ejercicio

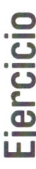

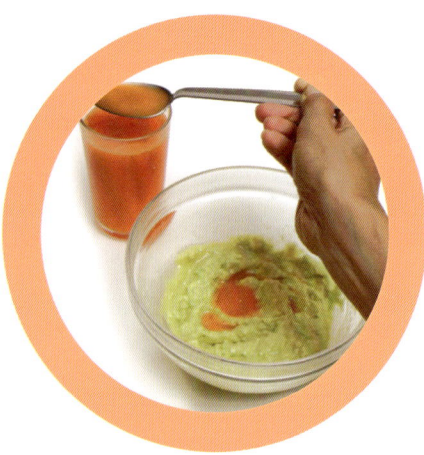

7 Se incorpora a la mezcla el zumo de zanahoria.

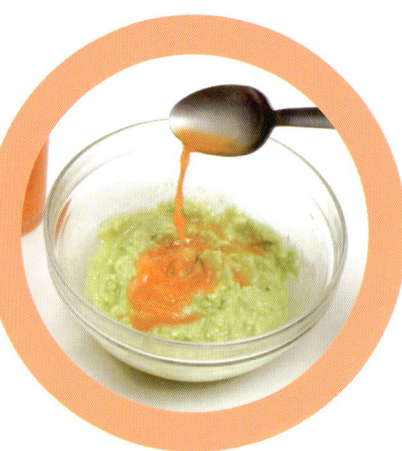

8 En caso necesario, para que la mezcla resulte más fluida, se le añade otra cantidad de zumo de zanahoria.

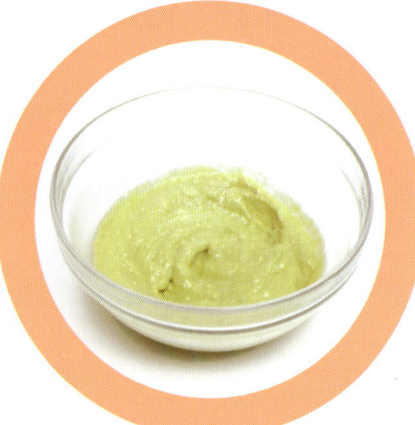

9 Esta es la textura que tiene que presentar la mascarilla. Para obtener una mejor textura, se deja reposar unos cinco minutos.

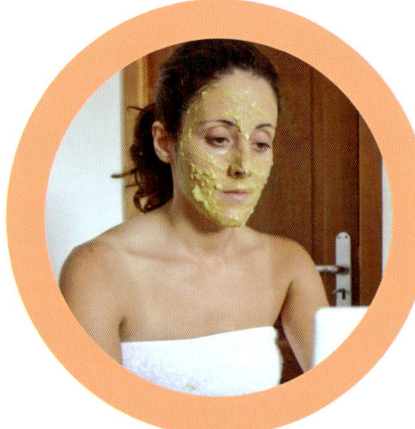

10 Una vez aplicada la mascarilla, se puede seguir con las ocupaciones domésticas mientras va haciendo su efecto, pero evitando movimientos en el rostro.

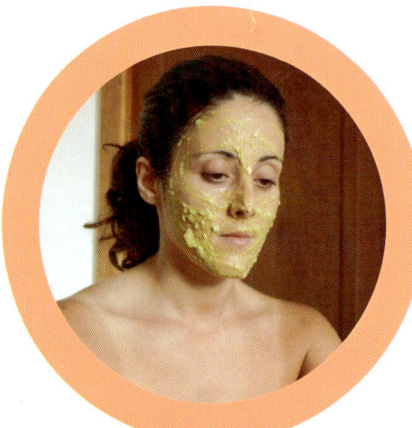

11 La mascarilla debe mantenerse no menos de 20 minutos para que actúe.

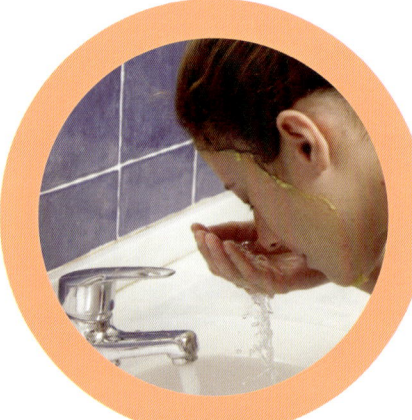

12 Una vez transcurrido este tiempo, se retira con agua tibia.

CONSEJOS

- Las mascarillas tienen siempre unos efectos maravillosos. Con la ventaja, además, de que sus ingredientes se encuentran fácilmente en el mercado.

- Para conseguir unos buenos resultados, se aconseja aplicar la mascarilla una vez por semana. Los efectos beneficiosos no tardarán en percibirse.

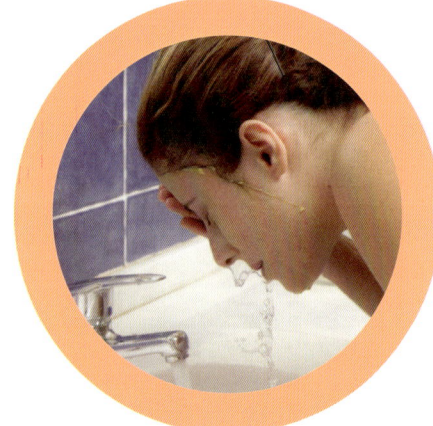

13 Para terminar, se lava la cara con agua tibia y jabón para eliminar cualquier resto.

Mascarilla de miel

Para piel seca

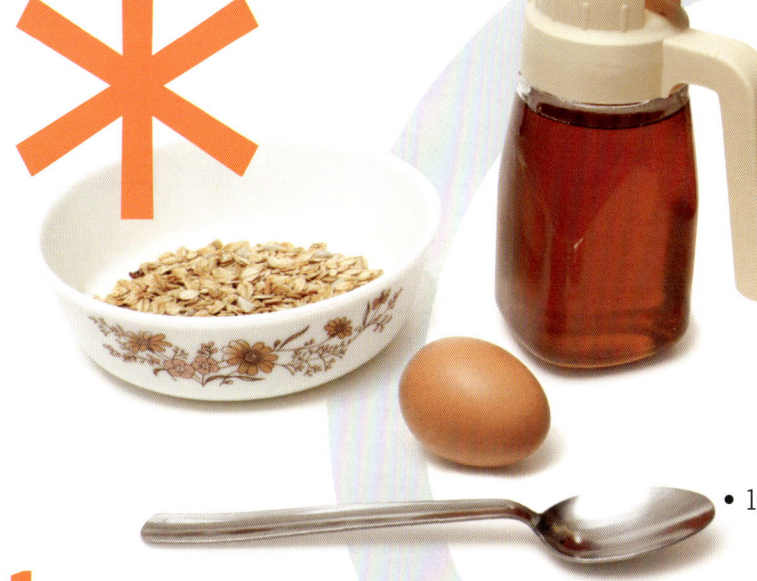

Se necesita:

- 2 cucharadas de miel.
- 1 clara de huevo.
- 2 cucharadas de avena.
- Recipiente.
- Cuchara.

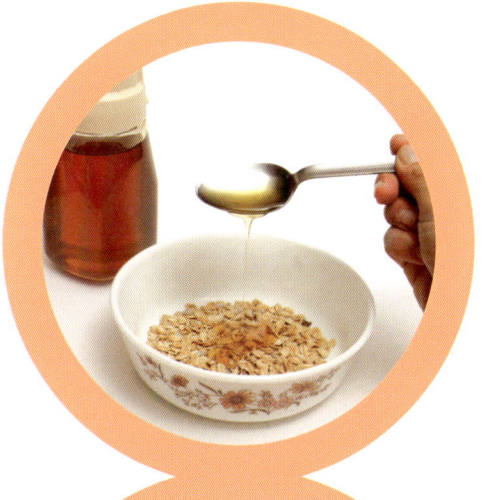

1

En un recipiente se coloca la avena y se le añade la miel.

2

Se añade la clara de huevo.

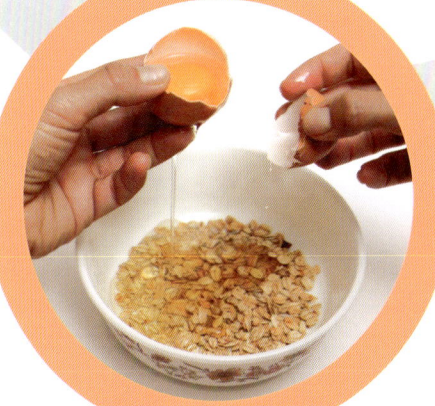

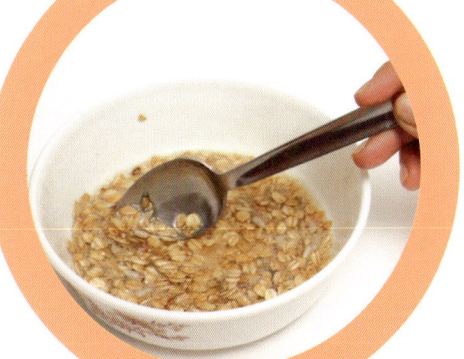

3

Se remueve hasta obtener una mezcla homogénea.

4

Se aplica sobre el rostro, dejando que actúe durante unos 20 minutos.

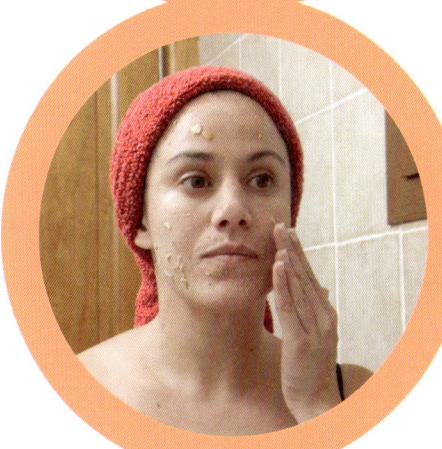

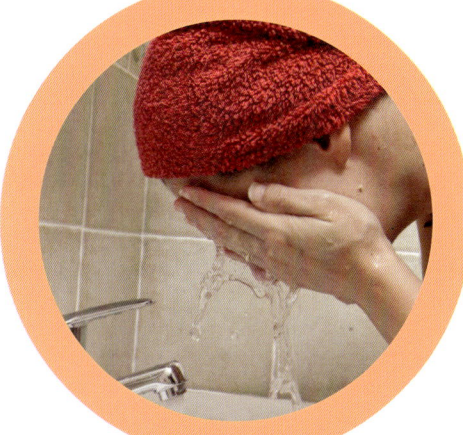

5

Se retira con abundante agua tibia.

Ejercicio

Mascarilla hidratante
Para piel normal

Se necesita:

- Agua.
- Miel.
- 1 huevo.
- Recipiente de vidrio.
- Cuchara.
- Cazo.

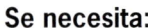

1 En una olla se mezclan tres cucharadas de agua con una de miel.

2 Se añade una yema de huevo.

3 Se coloca a fuego lento y se deja unos minutos hasta conseguir que se mezclen todos los ingredientes.

4 Sin aumentar el fuego, se remueve hasta conseguir una textura compacta.

5 Se pasa la mezcla a un recipiente de vidrio y se deja enfriar.

6 Se aplica en el rostro con un algodón y se deja actuar.

7 Transcurridos 20 minutos, se retira la mascarilla con agua tibia.

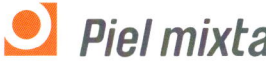 Piel mixta

Es aquella en la que existen zonas que segregan una gran cantidad de grasa, junto con otras que aparecen secas. Deben utilizarse productos de limpieza y humectantes indicados para este tipo de piel, ya que tienen la propiedad de absorber sebo e hidratar las zonas resecas.

Recomendaciones para la piel mixta:

- Es necesario utilizar cremas hidratantes únicamente en las zonas secas para devolver al rostro el agua perdida.
- Utilizar diariamente protector solar.
- Utilizar tonificantes en la zona grasa para evitar la formación de sebo.
- Realizar una limpieza facial, evitando la utilización de jabones para prevenir el aumento de sequedad.

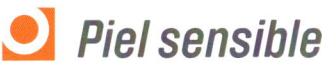 Piel sensible

Piel muy reactiva debido a una insuficiente protección cutánea, problemas microcirculatorios e hiperactividad alérgica. Es muy frágil y propensa al enrojecimiento. Cabe destacar que sufre continuos cambios debido a la edad y como consecuencia de las condiciones ambientales.

Recomendaciones para la piel sensible:

- Mantener una dieta sana y rica en vitamina C, que se encuentra básicamente en cítricos y frutas rojas.
- Evitar el alcohol, comidas muy sazonadas o con exceso de picante, puesto que tienen un efecto vasodilatador en el organismo.
- Para la limpieza del cutis, utilizar jabones o productos que no tengan detergentes. Una vez limpia la piel, se vaporizará con agua termal.
- Deben evitarse los productos que incluyan en su composición sustancias con efecto exfoliante, porque tienden a irritar la débil capa córnea de la piel. En su lugar, se debe optar por cosméticos que contengan sustancias muy hidratantes, que posean sustancias estimulantes del colágeno, antioxidantes, regeneradoras y descongestivas o calmantes.

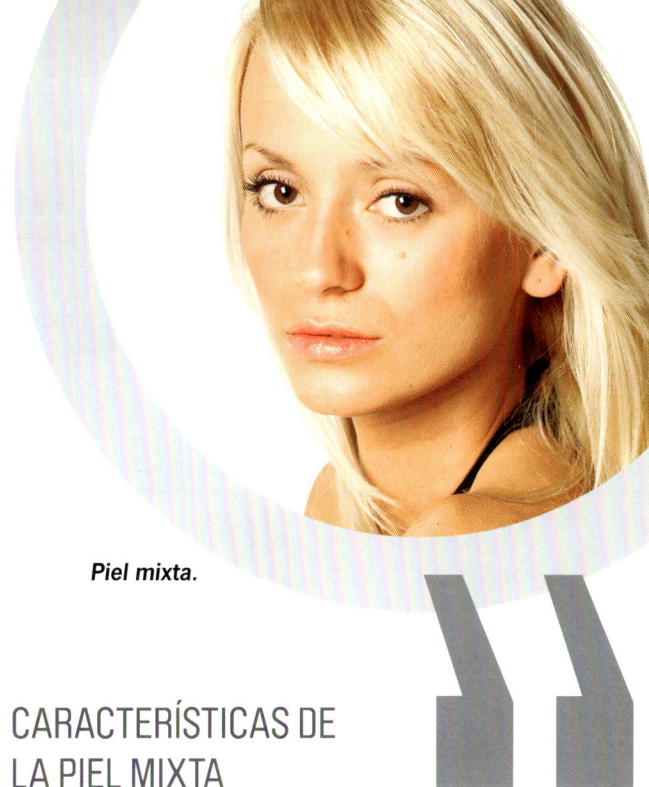

Piel mixta.

CARACTERÍSTICAS DE LA PIEL MIXTA

- Las áreas donde más fácilmente se acumula la grasa son el mentón, la nariz y la frente. El resto del cutis, las mejillas, el contorno de ojos y el cuello presentan mayor sequedad.
- En la zona grasa es donde suelen aparecer los puntos negros, los poros dilatados y el sebo. Por el contrario, en la zona seca la piel es más fina, no suele aparecer acné y los poros se encuentran prácticamente cerrados.
- Sin embargo en esta última zona se hacen visibles prematuramente las arrugas y la falta de hidratación provoca el envejecimiento de la piel.

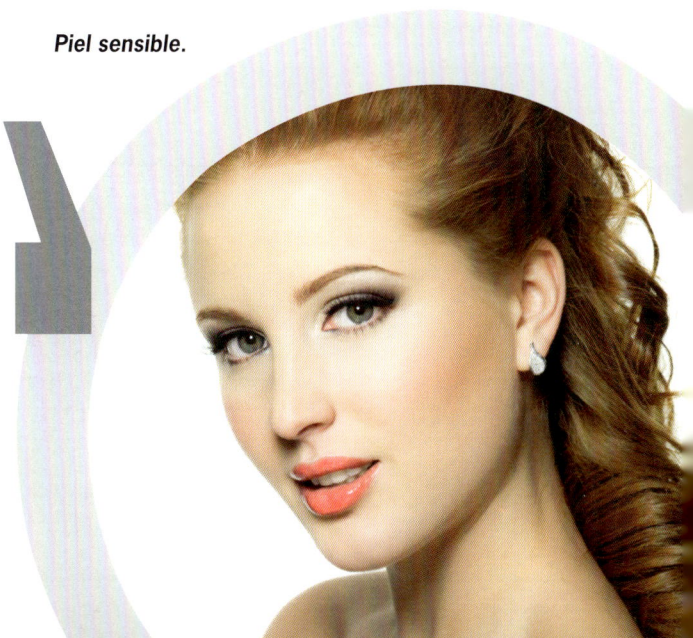

Piel sensible.

CARACTERÍSTICAS DE LA PIEL SENSIBLE

- Esta piel presenta un aspecto terso y más bien luminoso.
- Con el paso de los años, manifiesta problemas de hipersensibilidad.
- Su barrera cutánea es débil y permeable, lo que permite que los agentes irritantes externos penetren más fácilmente y que se produzca una mayor pérdida de agua por evaporación: ello lleva a que estas pieles sean propensas a la deshidratación y la sequedad.

Suero de leche ✱
Para todo tipo de piel

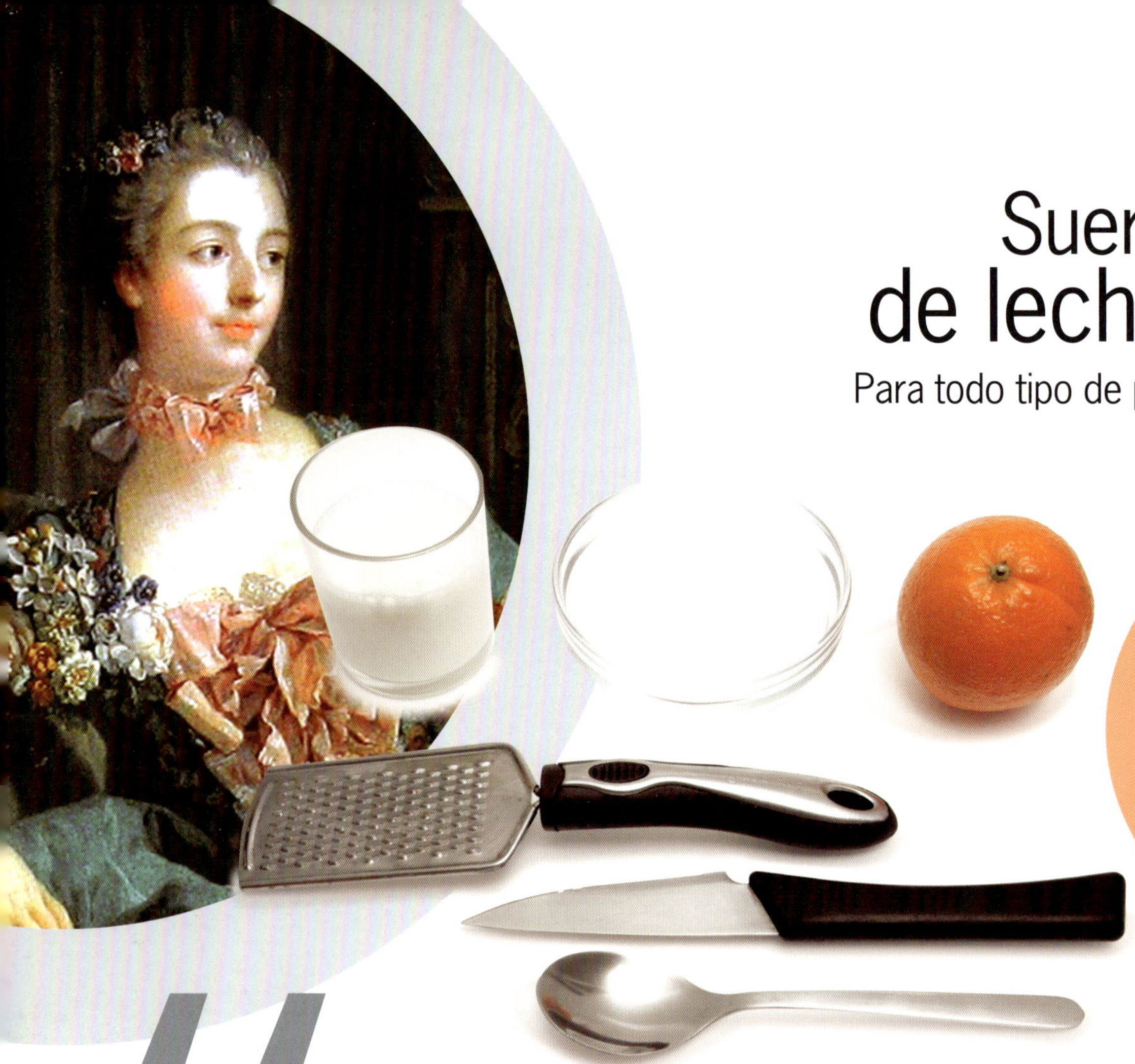

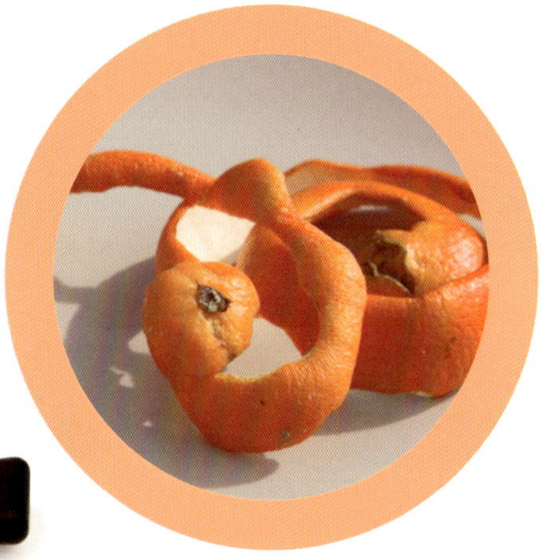

1 Se secan al sol unas cáscaras de naranja.

¿CÓMO ACLARAR LA PIEL DE FORMA CASERA?

En los siglos XVII y XVIII, era costumbre que las mujeres exhibieran una piel blanca, puesto que el bronceado estaba muy mal considerado, por cuanto era una característica propia de la gente humilde que trabajaba en el campo, a pleno sol y a la intemperie. Ello explica que surgieran productos, fórmulas y métodos domésticos (baños acompañados de leche, ponerse harina u otros polvos, etc.) para conseguir que la piel apareciera blanca.

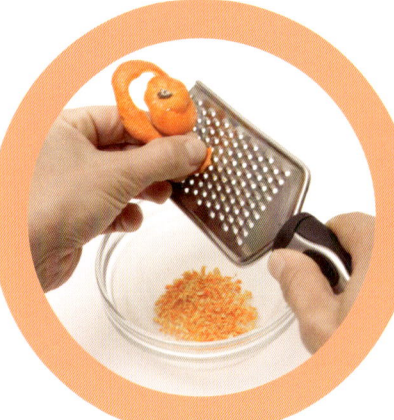

2 Una vez secas, se convierten en polvo con la ayuda de un rallador.

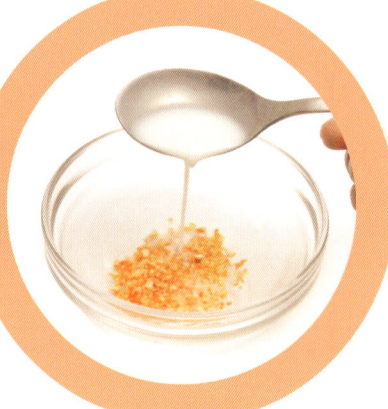

3 Se mezcla el polvo con un poco de leche. Se debe calcular que la cantidad de polvo sea proporcionada a la cantidad de leche, al objeto de obtener una mezcla ligera, fácil de aplicar.

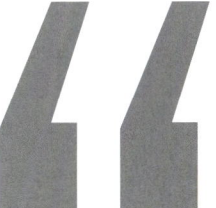

Se debe aplicar todas las noches utilizando para ello un algodón.

Se puede encontrar en el mercado, pero también en casa puede elaborarse un suero de leche natural.

Si se tiene como costumbre bañarse en la bañera, se pueden añadir al agua diferentes tipos de plantas. Entre ellas, las aromáticas están especialmente indicadas como relajantes y refrescantes.

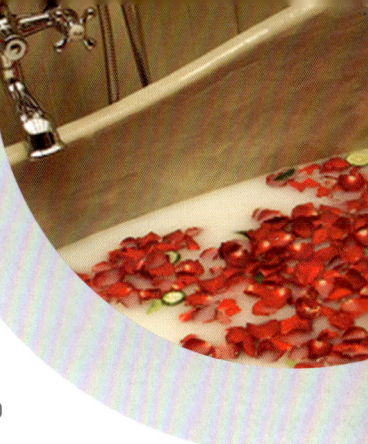

Se necesita:

- Cáscaras de naranja.
- Leche.
- Rallador.
- Recipiente de vidrio.
- Cuchara.

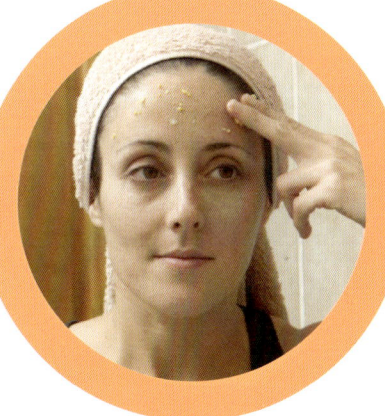

4 Con los dedos se aplica la mezcla en la cara. Se empieza por la frente.

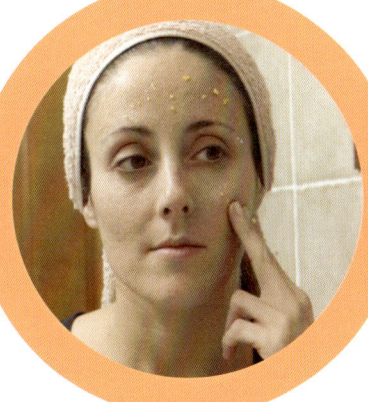

5 Se continúa por los pómulos.

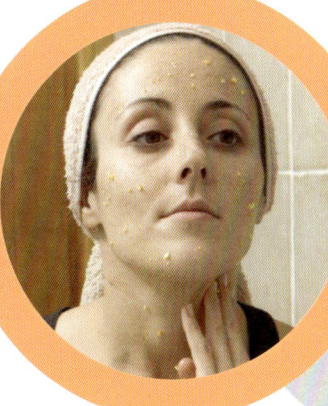

6 Se termina en el mentón y en el escote.

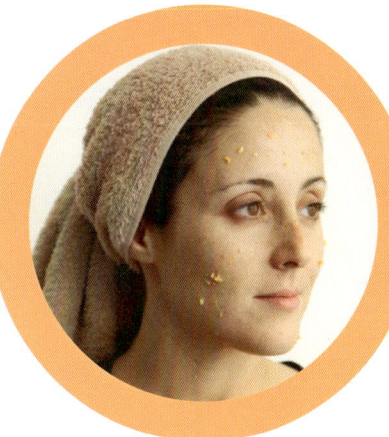

7 Se deja que la mascarilla actúe durante unos 30 minutos.

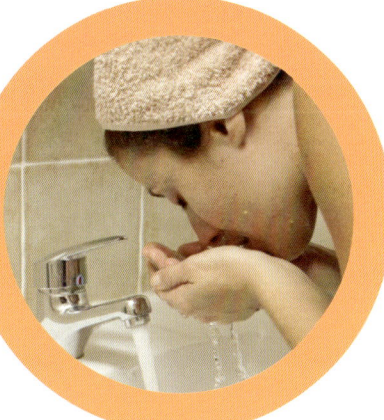

8 Se retira la mascarilla con agua tibia.

CONSEJO

Para obtener mejores resultados, se limpia el rostro antes de aplicar esta mascarilla.

Ejercicio

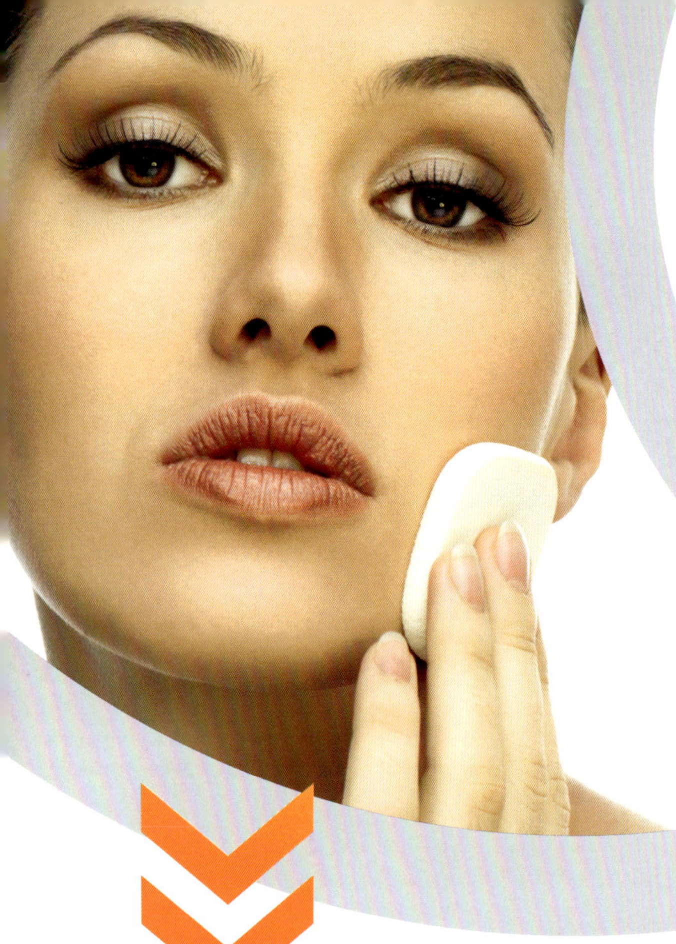

Cómo preparar la piel para tratamientos cosméticos

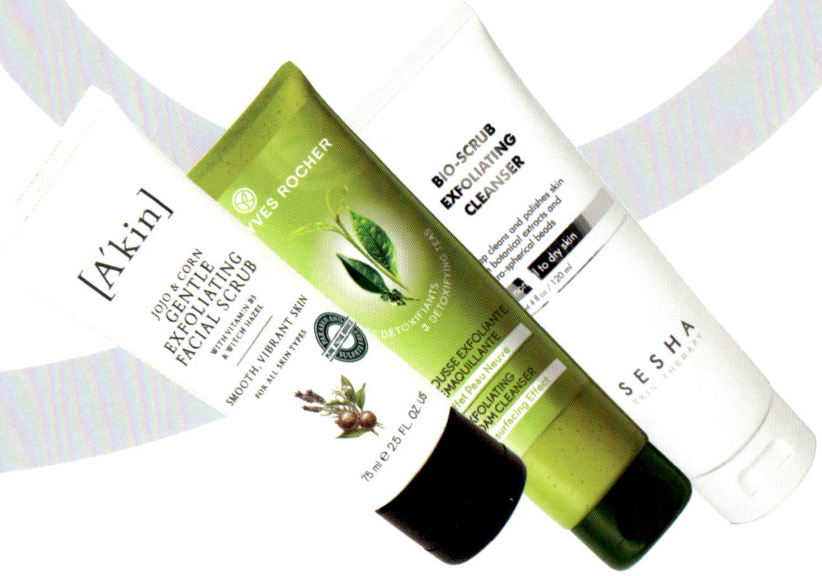

CONSEJOS

- No se debe desmaquillar la piel con un jabón corriente, ya que este la maltratará y la resecará.

- Se pueden utilizar leches para desmaquillar y aguas desmaquillantes, puesto que estas proporcionan dos beneficios básicos: tonifican y al mismo tiempo limpian la piel. Existen leches adecuadas para todo tipo de piel.

- Los geles desmaquillantes limpian profundamente la piel dejándola muy suave y tersa. Dichos geles están especialmente recomendados para pieles mixtas o grasas.

- *Mousses* desmaquillantes. Se encuentran en el mercado: para limpiar las pieles grasas y con acné.

- Toallitas. Resultan muy prácticas para desmaquillar, ya que son desechables y fácilmente manejables.

- Se recomienda exfoliar la piel, ya que de este modo se consigue eliminar la acumulación de células muertas, permitiendo que dicha piel se renueve y rejuvenezca. Ello también propicia un mejor resultado a la hora de aplicar los productos que sirven para embellecerla.

Antes de realizar un tratamiento cosmético, es necesario preparar la piel con el fin de obtener un buen resultado y no exponerla a procedimientos bruscos que, con el tiempo, puedan comportar consecuencias negativas.

Para preparar la piel, se deben establecer cuatro fases importantes:

Desmaquillar

Es muy importante desmaquillar la piel por la mañana y por la noche, ya que esto permite no sólo eliminar el maquillaje, sino también retirar las impurezas a las que se expone nuestro rostro en contacto con el medioambiente; si se hace dos veces al día, se facilita que la piel se mantenga limpia y libre de elementos que puedan evitar que se oxigene correctamente y/o de suciedad que pueda dañarla.

Cuando no se realiza una buena limpieza, la piel se ve afectada, taponándose los poros e impidiendo que respire. Ello conlleva la aparición de granitos y una apariencia opaca y cansada.

Desmaquillador fortificante

Ayuda a mantener los poros con una buena apariencia, ya que su acción tonificante da a la piel una mejor textura.

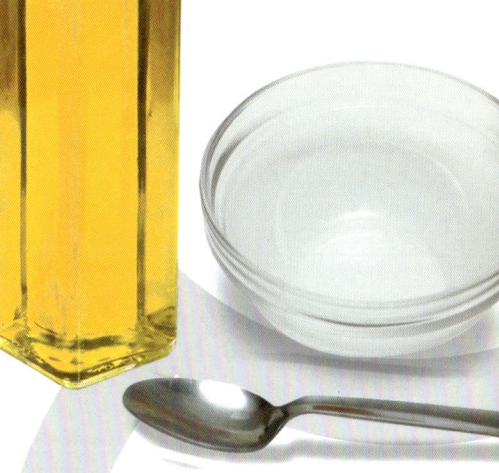

Se necesita:

- 2 cucharadas de aceite de almendras.
- 2 cucharadas de aceite de ricino.

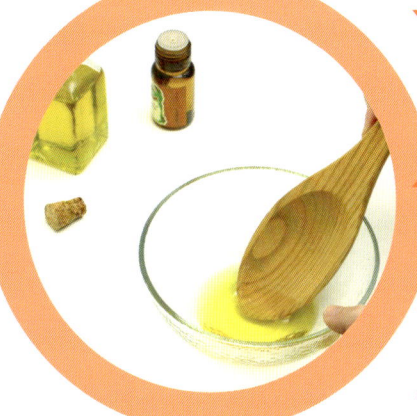

Se mezclan en un bol los dos aceites con una espátula.

CONSEJOS

- Esta mezcla se puede guardar perfectamente para otras aplicaciones.
- Tanto el aceite de almendras dulces como el de ricino son muy adecuados para la higiene de los ojos, porque regeneran la piel frágil del contorno y cuidan, al mismo tiempo, las pestañas.

Desmaquillador a la crema de cacao

Protege y limpia en profundidad la piel del contorno de los ojos. Es un producto muy suave y protector de la piel más fina y delicada.

Se necesita:

- 2 cucharaditas de manteca de cacao.
- 2 cucharaditas de aceite de soja.
- 3 cucharaditas de vaselina.
- 1/2 taza de agua.

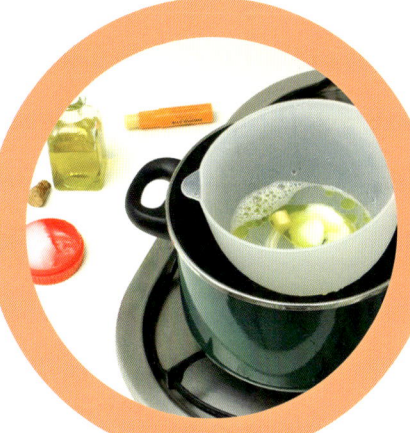

1 Se calientan todos los ingredientes al baño maría. Cuando la mezcla empieza a hervir, se saca del fuego.

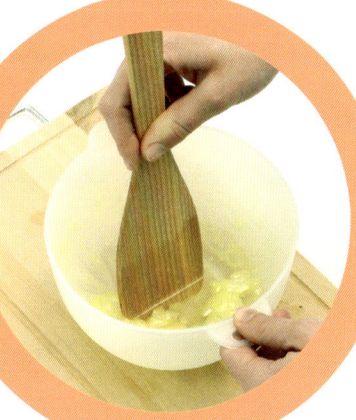

2 Debe removerse hasta que se enfríe antes de iniciar la aplicación.

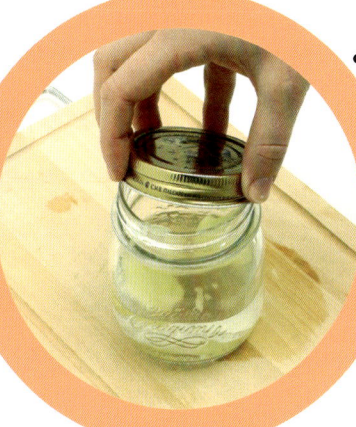

3 Para evitar que se dañe, esta crema debe guardarse en un frasco con cierre hermético.

Ejercicio

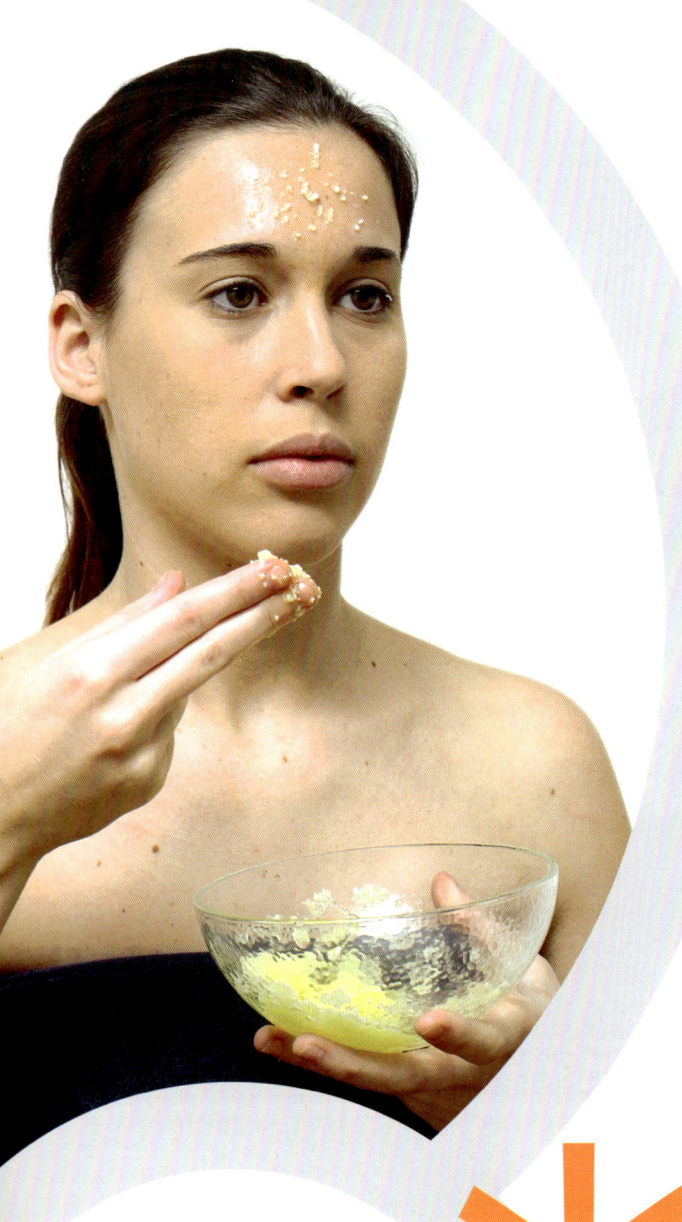

Exfoliación

- Exfoliar consiste en liberar el cutis de las células muertas y desincrustar la suciedad que lleva adherida.
- La exfoliación desintoxica el cutis y activa la circulación sanguínea.
- Al eliminar las células muertas, se acelera el proceso de regeneración de la piel.
- La exfoliación deja el cutis suave, satinado, liso y traslúcido.
- Las células muertas impiden en parte la buena oxigenación de la piel, así como la penetración de las cremas o aceites que se le apliquen. Por eso es recomendable exfoliar el cutis una vez cada quince días; en todo caso, una mayor o menor asiduidad dependerá de la delicadeza de la piel. Si el cutis es fino y propenso a las irritaciones, será mejor que la exfoliación se haga cada mes.
- Con la exfoliación el cutis se aclara, las espinillas van desapareciendo, los poros abiertos disminuyen y los granitos y las manchas mejoran su apariencia.
- Antes de proceder a la exfoliación, es recomendable preparar el cutis con un baño de vapor.

CONSEJOS

- Se recomienda utilizar productos que contengan componentes específicos para piel delicada, de lo contrario podría alterarse su pH y ocasionar en ella daños irreparables.
- Los productos naturales aportan y garantizan una apariencia saludable a la piel.

Exfoliante suave
Para pieles delicadas

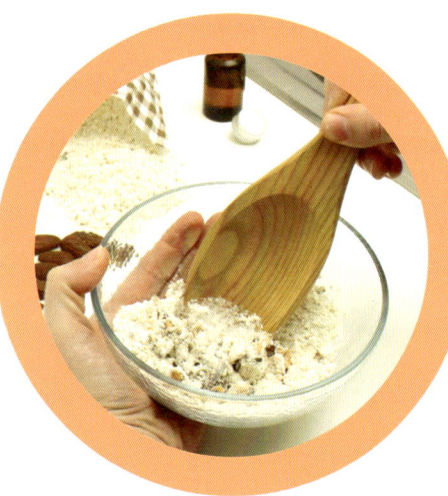

Se necesita:

- 2 cucharaditas de polvo de almendras.
- 3 cucharaditas de harina de trigo.
- 1 chorrito de agua de azahar (puede sustituirse por agua de manantial).
- 2 gotas del aceite esencial a elegir.

Se reúnen todos los ingredientes, menos el agua de azahar, en un recipiente y se mezclan enérgicamente. Se añade, cucharadita a cucharadita, el agua de azahar que sea necesaria para que se forme una pasta homogénea.

Exfoliante de arcilla
Para todo tipo de piel

Se necesita:

- 3 cucharaditas de arcilla verde.
- 2 cucharaditas de salvado.
- 10 fresones machacados o 1/2 melocotón triturado.
- 3 gotas de aceite esencial, a elegir según la preferencia.

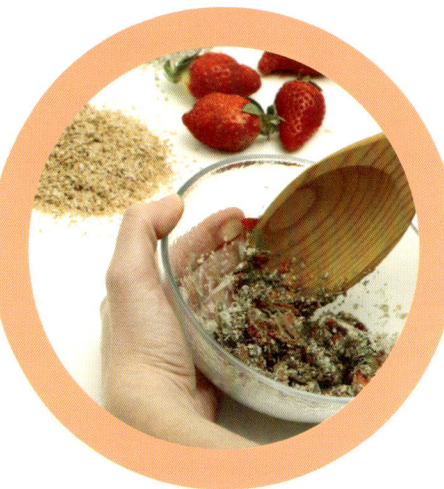

Se reúnen todos los ingredientes en un recipiente y se mezclan enérgicamente hasta formar una pasta homogénea.

Exfoliante de miel
Para todo tipo de piel

Se necesita:

- 3 cucharaditas de puré de plátano.
- 2 cucharaditas de miel.
- 3 cucharaditas de puré de avellanas.
- 4 cucharaditas de copos de avena.
- 1 chorrito de agua de rosas o de infusión de manzanilla.

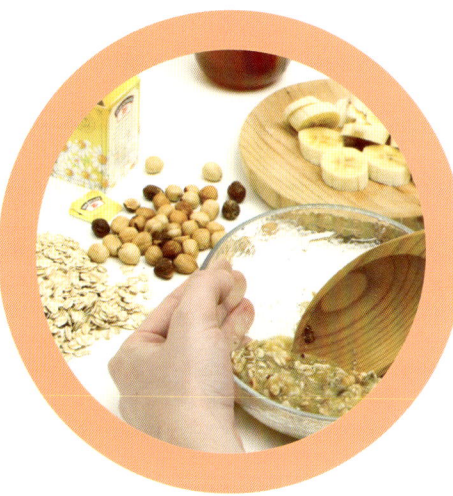

Se reúnen todos los ingredientes, menos el agua de rosas o la infusión, en un recipiente y se mezclan enérgicamente. Se añade, cucharadita a cucharadita, el agua de rosas o la infusión que haga falta para que se forme una pasta homogénea.

Exfoliante de uvas
Para todo tipo de piel

Se necesita:

- 3 cucharaditas de sal fina.
- 2 cucharadas de zumo de uvas.
- Yogur griego en cantidad suficiente para que forme una pasta con los otros ingredientes.

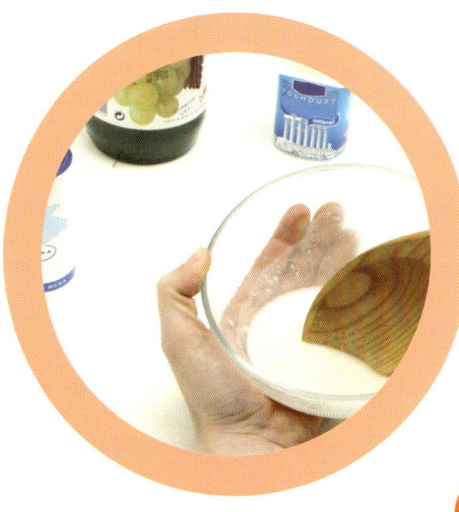

Se reúnen todos los ingredientes en un recipiente y se mezclan enérgicamente hasta formar una pasta homogénea.

Ejercicio

Cómo exfoliar el cutis

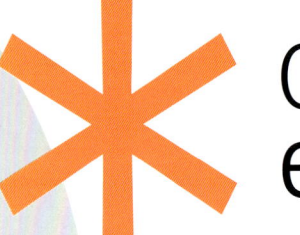

Para obtener todos los beneficios de una exfoliación, es necesario seguir fielmente y paso a paso las instrucciones de aplicación.

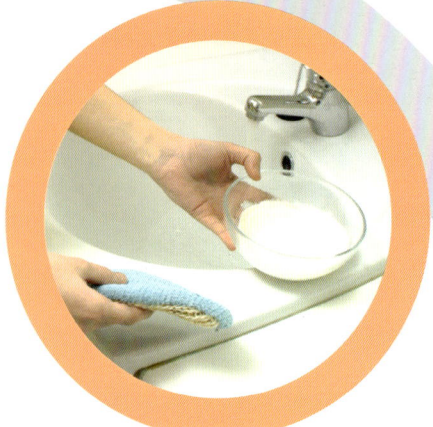

1 Sólo hacen falta tres elementos: una manopla, un preparado exfoliante –a elegir de entre las recetas que se facilitan más adelante– y abundante agua.

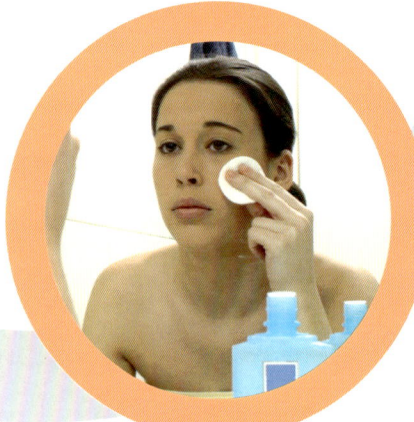

2 Se limpia bien el cutis con una leche limpiadora, o con un producto adecuado al tipo de piel de la persona.

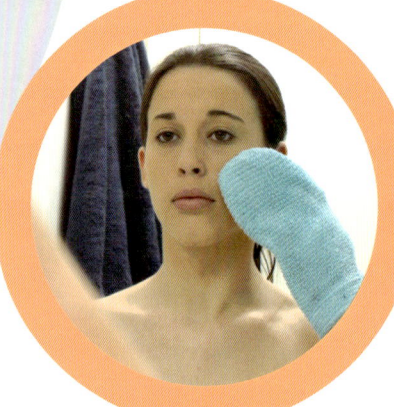

4 Se aplica la manopla por todo el rostro. Después, se vuelve a mojar y se frotan nuevamente el cutis y el cuello para abrir los poros.

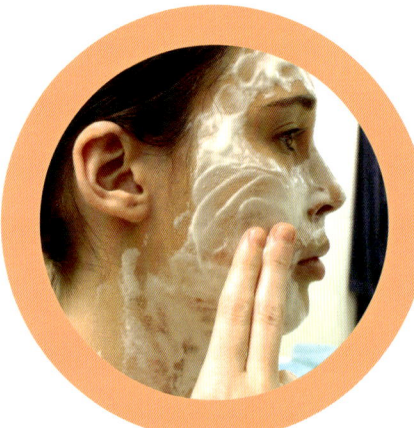

6 La exfoliación se hace por medio de pequeños masajes circulares, de derecha a izquierda, con las yemas de los dedos índice y corazón, comenzando por la frente, siguiendo por las mejillas y la barbilla. Los masajes en círculo se repiten por toda el área hasta que la pasta va cayendo y desaparece.

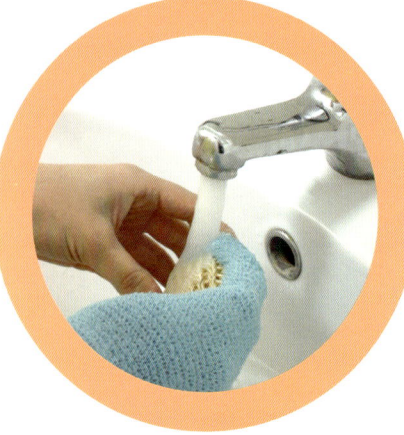

3 Se empapa la manopla con agua caliente.

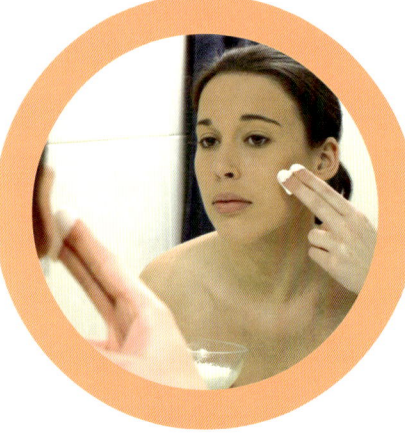

5 Se toma un poco de pasta con los dedos y se aplica tanto en la cara como en el cuello, respetando el sentido del masaje.

CONSEJO

Si antes de la exfoliación se ha sometido el cutis a un baño de vapor, no será necesario aplicarse la manopla empapada con agua caliente.

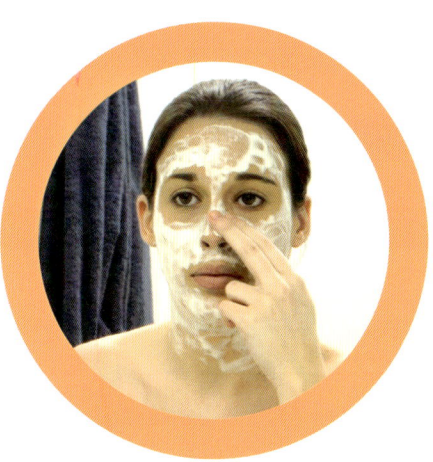

7 Para exfoliar la nariz, los masajes deben ser verticales, de abajo arriba.

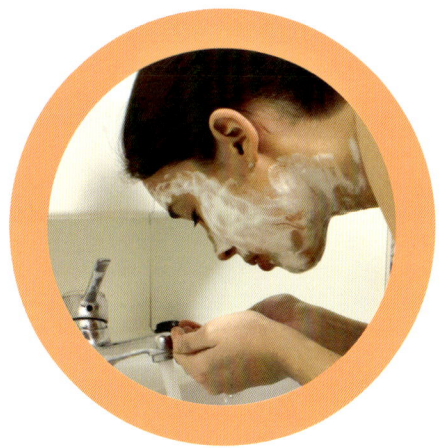

10 Los restos de la pasta exfoliadora se eliminan con abundante agua.

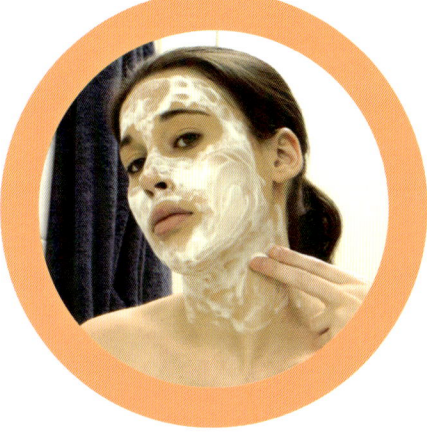

8 El cuello debe masajearse también de abajo arriba tantas veces como sea necesario hasta eliminar la pasta.

CONSEJO

Después de haberse aplicado un preparado exfoliante, no es conveniente exponer la cara al sol durante unas horas.

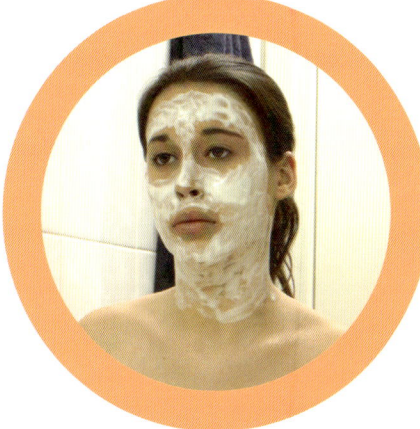

9 Una vez se han cubierto todas las áreas, hay que esperar 25 minutos, hasta que el rostro se seque suficientemente.

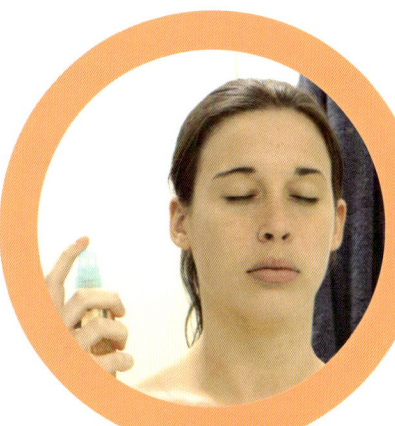
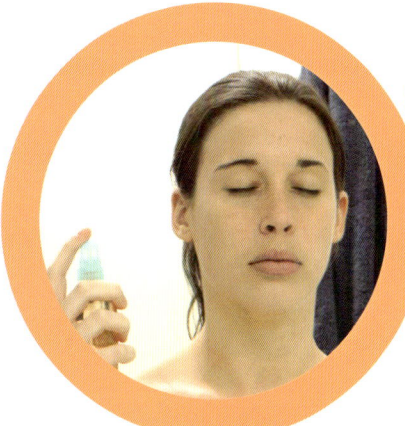

11 Vaporizar el rostro con una loción ayuda a relajar el cutis, muy sensible después de la exfoliación. En caso de no disponer de vaporizador, se puede emplear una esponjita empapada en la loción o el tónico; se aplicará con toques rápidos y continuados.

Exfoliante para piel seca

Se necesita:

- 5 fresas maduras.
- 2 cucharaditas de yogur natural.
- 2 cucharaditas de copos de avena.
- 2 cucharas.
- Cuchillo.
- Recipiente de vidrio.
- Batidora.

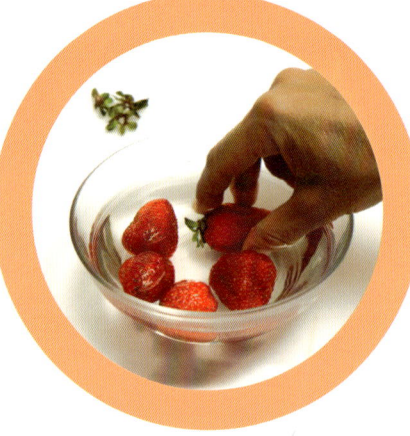

1 Se lavan las fresas.

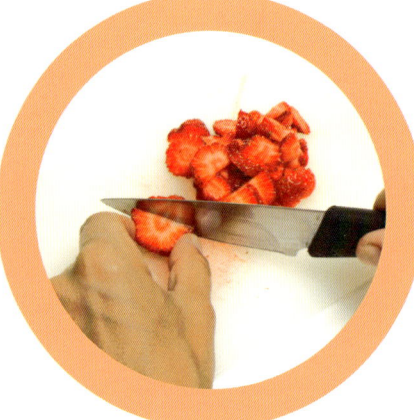

2 Se cortan en trozos pequeños.

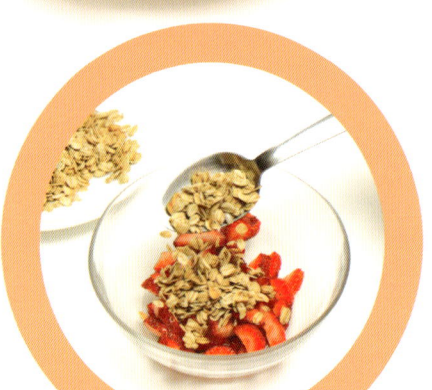

3 Se añaden dos cucharadas de copos de avena.

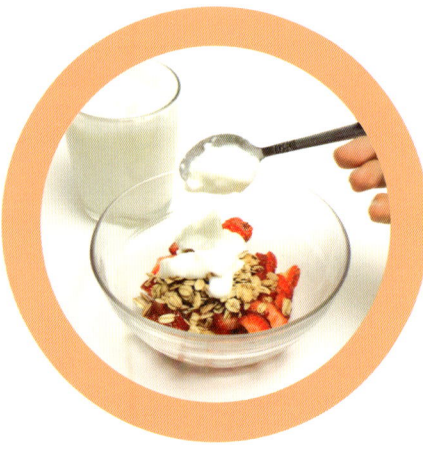

4 Se añaden dos cucharadas de yogur.

Ejercicio

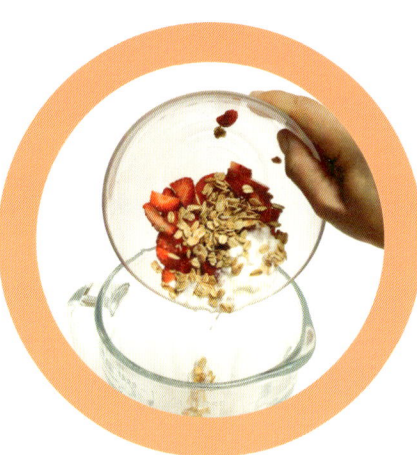

5 Se lleva todo a la batidora.

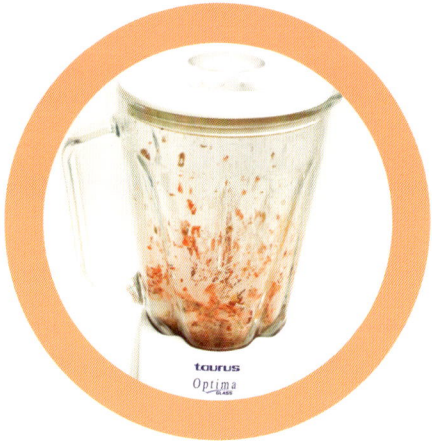

6 Se tritura y se mezcla todo bien hasta obtener una pasta uniforme y espesa.

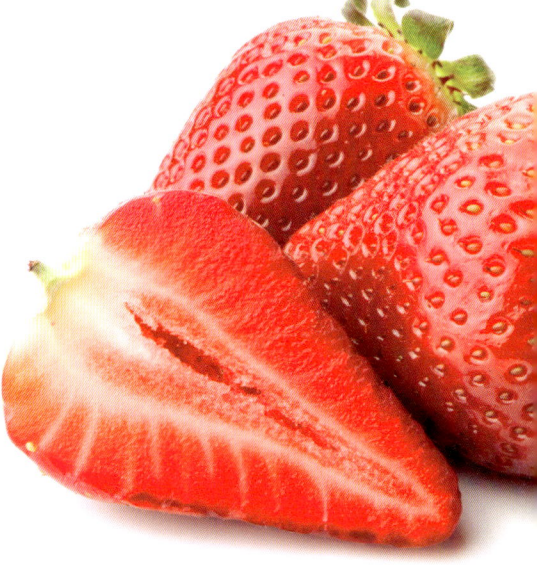

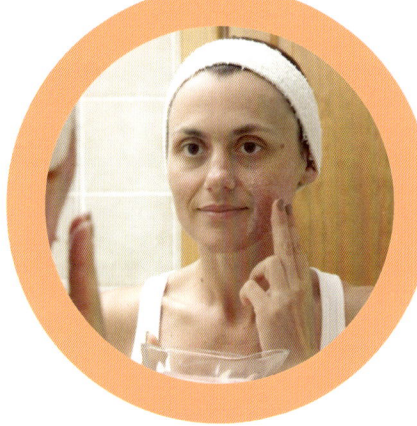

7 Se introduce en el frigorífico durante unos cinco minutos.

8 Se aplica con movimientos suaves circulares.

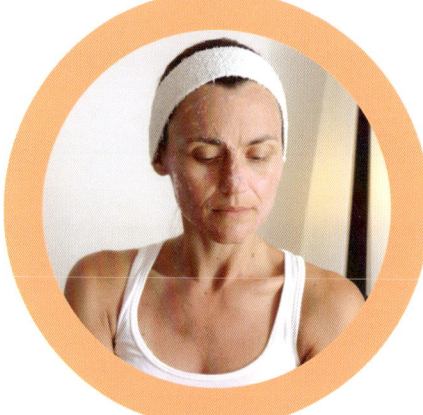

9 Se deja que la mascarilla actúe durante unos 20 minutos.

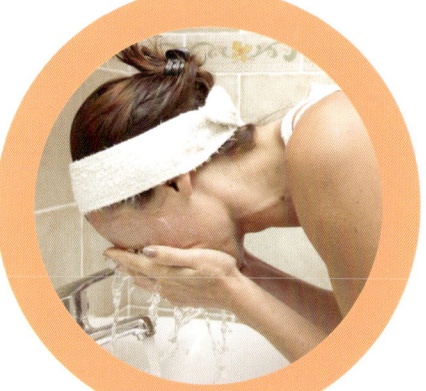

10 Se limpia el rostro con agua tibia. En caso necesario, se aplicará una crema limpiadora para obtener una limpieza más profunda.

CONSEJO

El consumo de fresas también ayuda a mejorar el aspecto de la piel. Además, por sus vitaminas y propiedades, es beneficioso para la salud en general.

Ejercicio

Exfoliante para piel grasa

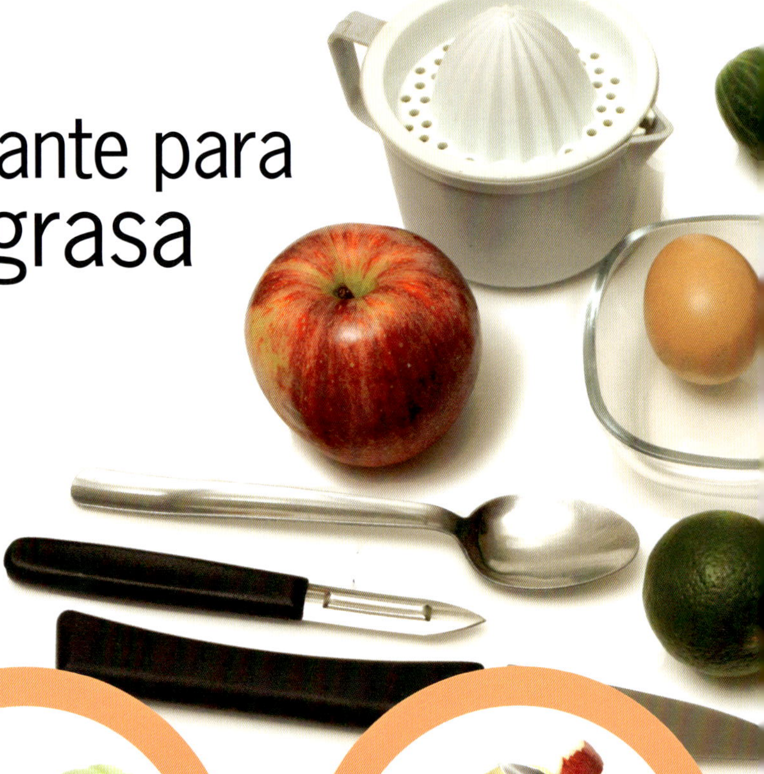

Se necesita:

- 1 pepino.
- 1 manzana.
- 1 clara de huevo.
- 2 cucharaditas de zumo de limón.
- Pelador.
- Cuchillo.
- Exprimidora.
- Batidora.
- Recipiente de vidrio.

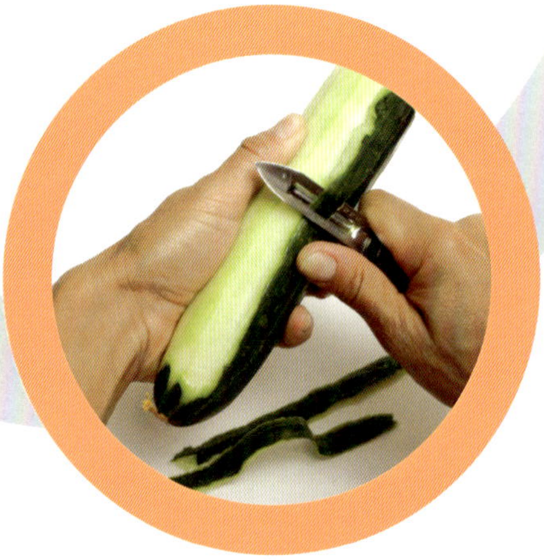

1 Se pela el pepino.

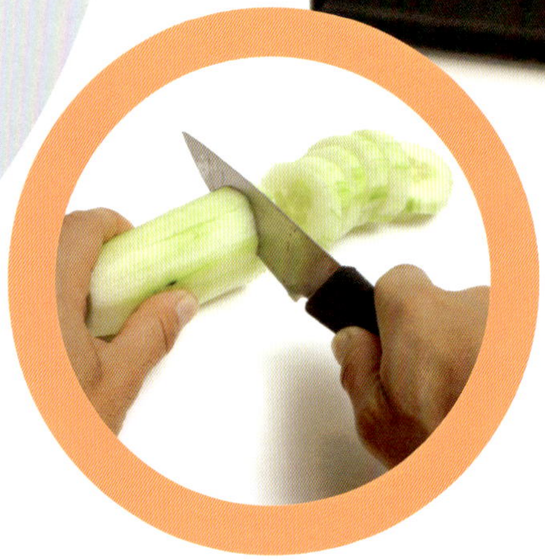

2 Se corta en rodajas pequeñas.

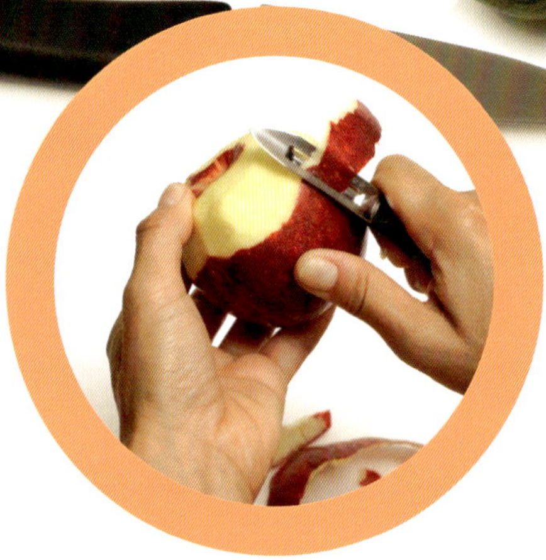

3 Se pela la manzana.

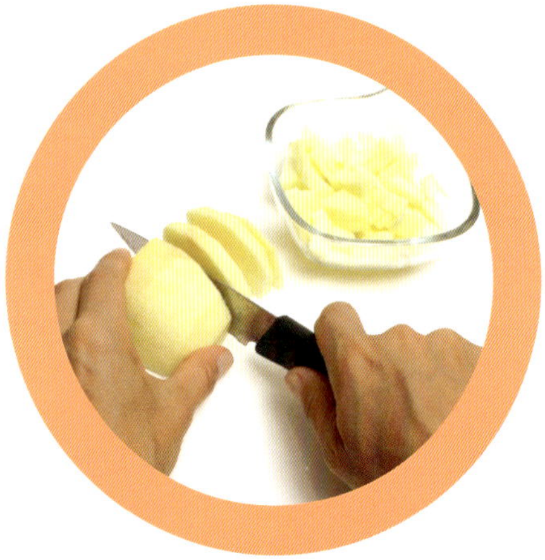

4 Se corta en trozos.

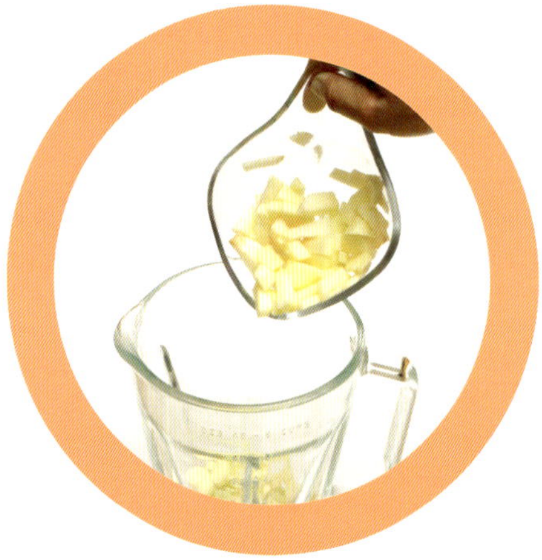

5 Se lleva todo a la batidora.

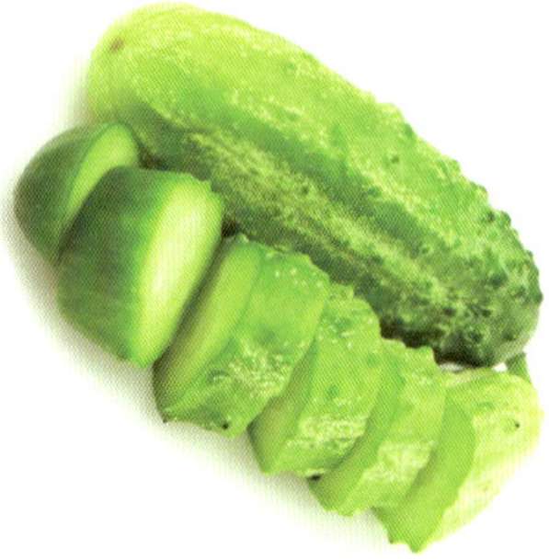

CONSEJO

El pepino tiene grandes virtudes. Su consumo contribuye eficazmente a limpiar el organismo.

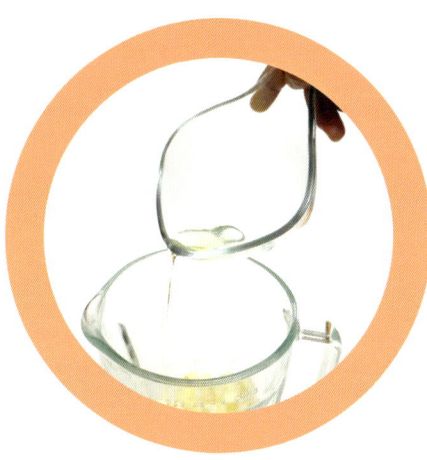

6 Se le añade la clara del huevo...

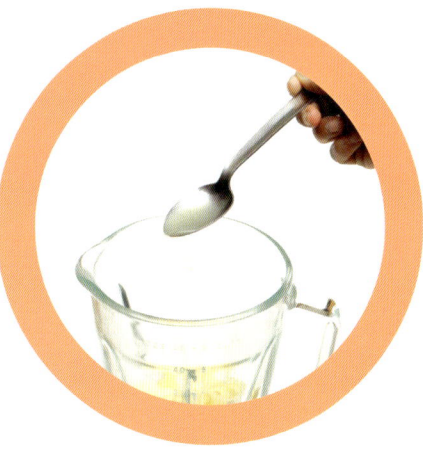

7 ... y el zumo de limón.

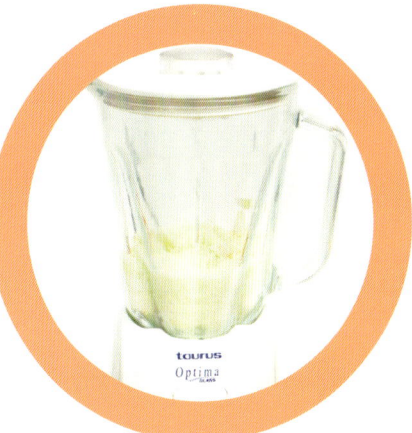

8 Se mezcla todo y se tritura en la batidora hasta obtener una mezcla homogénea.

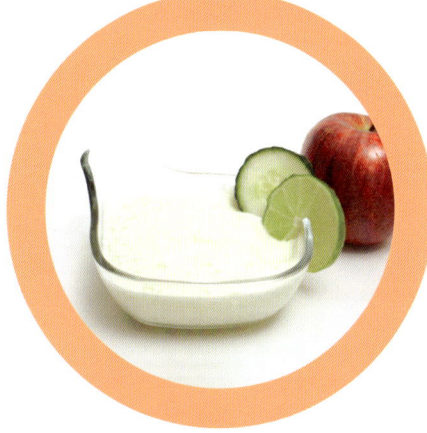

9 Se introduce en la nevera durante unos cinco minutos y se retira.

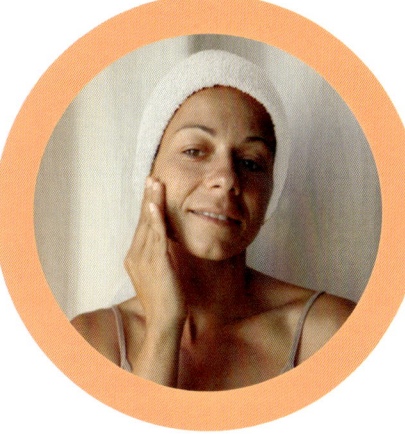

10 Se aplica en el rostro con los dedos...

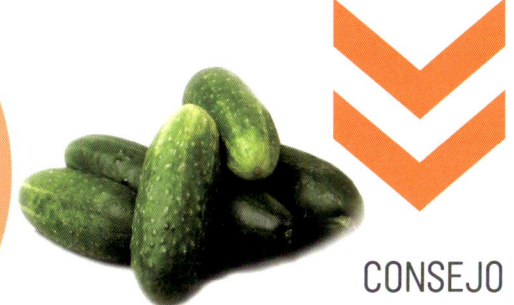

CONSEJO

Además de purificar el organismo, el consumo de pepino contribuye a mejorar el tono de la piel.

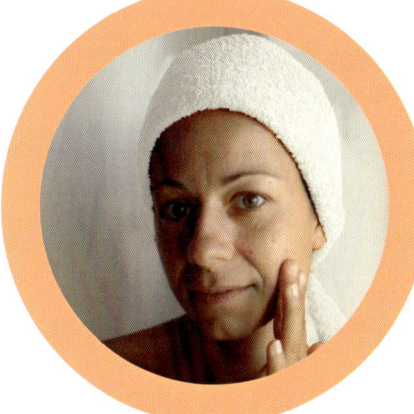

11 ... realizando un leve masaje circular.

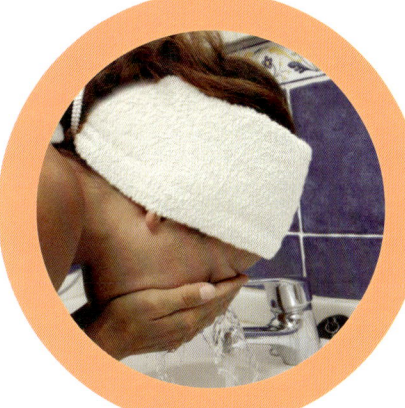

12 Finalmente se lava el rostro con agua tibia...

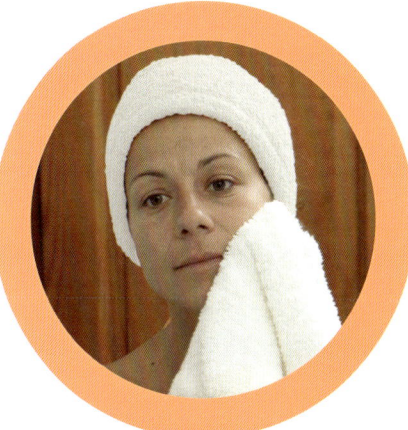

13 ... y se seca suavemente con una toalla.

Exfoliante de avena

Para pieles mixtas y grasas

Está especialmente indicado para mejorar los granitos, desinfectar el cutis y eliminar las espinillas e impurezas que tan a menudo aparecen en el rostro.

Se necesita:

- 2 cucharadas de harina de avena.
- 1 cucharada de almendra molida.
- Ralladura de medio limón.
- Agua de manantial.

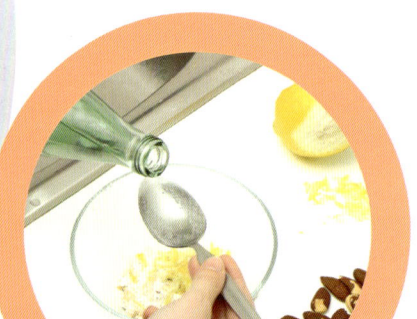

1 Se mezclan los ingredientes y se remueven. A continuación, se les añade una pequeña cantidad de agua, la necesaria para formar una pasta con el espesor que se desee.

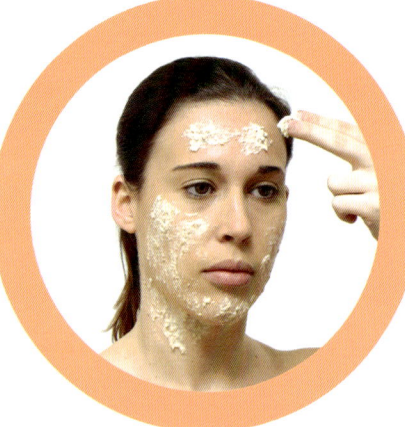

2 Se extiende el exfoliante por el rostro y el cuello con una paletina. Si no se dispone de esta, puede aplicarse directamente con los dedos, pero tratando de cubrir bien la piel.

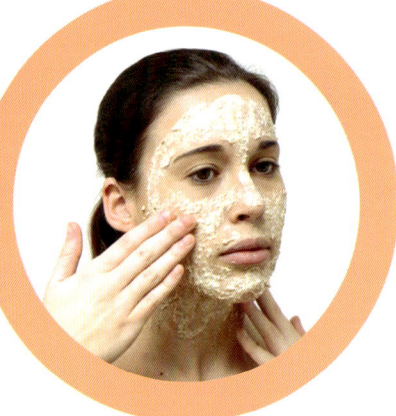

3 Con las palmas de las dos manos se llevan a cabo movimientos ascendentes, de abajo arriba, por la cara y el cuello. Este masaje debe realizarse rápidamente y con cierta energía.

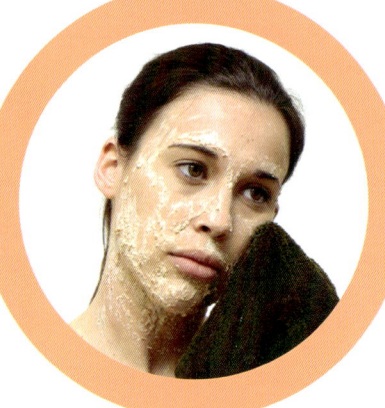

4 Después del masaje, se deja actuar el exfoliante durante cinco minutos. A continuación, se empapa una toalla con agua caliente y se aplica en una parte del rostro. Luego se vuelve a empapar y se aplica en otra, y así sucesivamente.

CONSEJO

Este exfoliante debe aplicarse de manera distinta a la de las demás recetas.

Tonificar

- Para tonificar la piel del rostro se pueden utilizar diferentes medios.
- Uno de ellos es el consumo mínimo de dos litros de agua cada día, con lo cual se ayudará a restaurar el funcionamiento del organismo: lo tonificará y al mismo tiempo lo hidratará, aportando elasticidad a la piel.
- Otro es colocar hielo sobre el rostro, cubierto con un paño para evitar que toque directamente y lastime la piel. Tiene efectos tonificantes.
- También es recomendable dejar que caiga agua en chorro sobre el rostro, lo cual producirá un leve masaje y tonificará la piel. Se puede hacer todas la mañanas en la ducha.
- Otra manera de tonificar el cutis es realizar ejercicios con las manos, dando golpes suaves en el rostro con las yemas de los dedos y haciendo estiramientos de forma ascendente.
- Pronunciar las vocales de forma clara y algo exagerada ayuda también a ejercitar la piel del rostro.

 ## Hidratar

Uno de los tratamientos más importantes, y que no se debe olvidar, es la hidratación de la piel. Como se mencionó anteriormente, una debe conocer su tipo de piel y, de acuerdo con ello, emplear el tipo de crema que más le convenga. En este caso, deberá escoger una crema que contenga los nutrientes necesarios para mantener el equilibrio y humedad de la piel, como colágeno, vitamina E, elastina y protector solar.

Las mascarillas hidratantes caseras, elaboradas con yogur, aguacate, almendras, etc., ayudan también a hidratar el rostro.

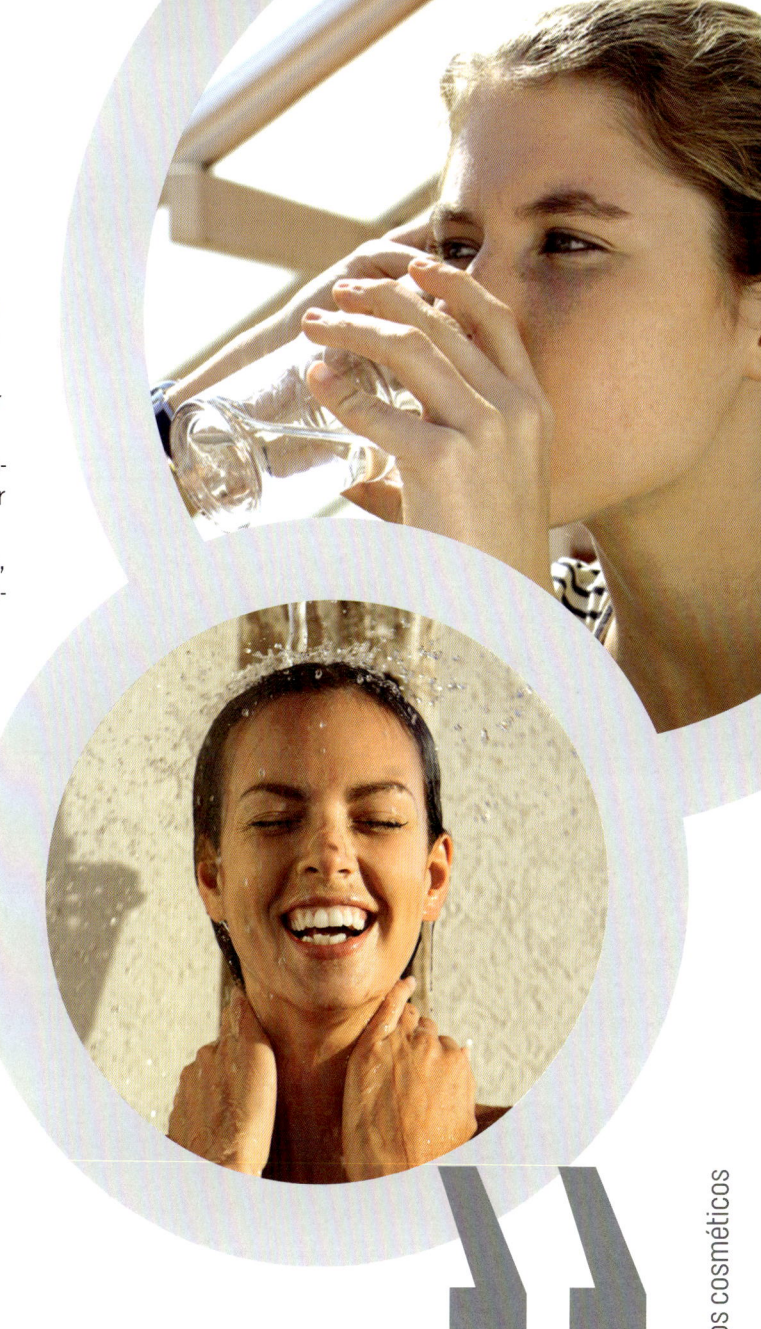

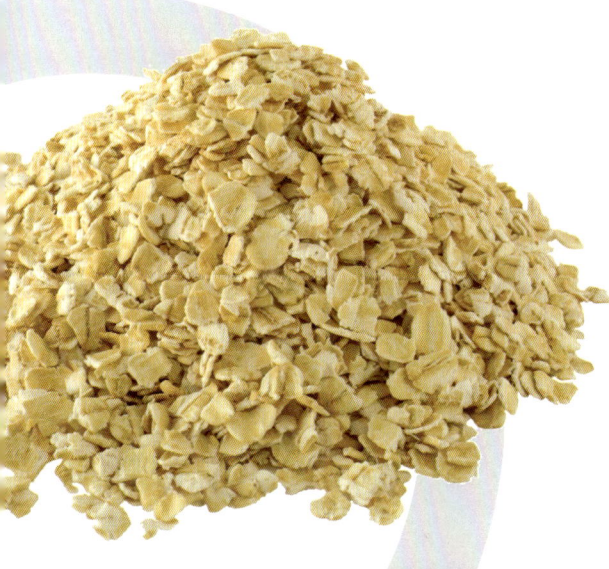

LA AVENA

- La avena tiene un sinnúmero de propiedades beneficiosas, tanto para la piel como para el organismo. Es diurética y está muy indicada para los tratamientos de adelgazamiento, ya que reduce la ansiedad de comer. También ayuda en las enfermedades del sistema respiratorio y actúa como expectorante de las vías respiratorias.
- Hay quien afirma que ayuda a la fertilidad, aumentando en el hombre la producción y la calidad del esperma, que en la época romana las mujeres utilizaban como cosmético.
- Es un afrodisíaco natural: aumenta la energía de las personas que trabajan duro y que, por lo tanto, necesitan reforzar su apetito sexual.
- Limpia la flora intestinal por su alto contenido en fibra, mejorando el tránsito de alimentos por el intestino.

FRUTOTERAPIA

Es una técnica terapéutica basada en las sustancias que contienen las frutas (minerales, proteínas, vitaminas, sales minerales, oligoelementos, etc.). Estas facilitan el metabolismos de los azúcares, las proteínas y los lípidos, ayudando a los órganos que se encuentren afectados.

Una mala mezcla de frutas puede provocar reacciones químicas perjudiciales para el organismo.

Atendiendo a su sabor, las frutas se clasifican en diferentes tipos.

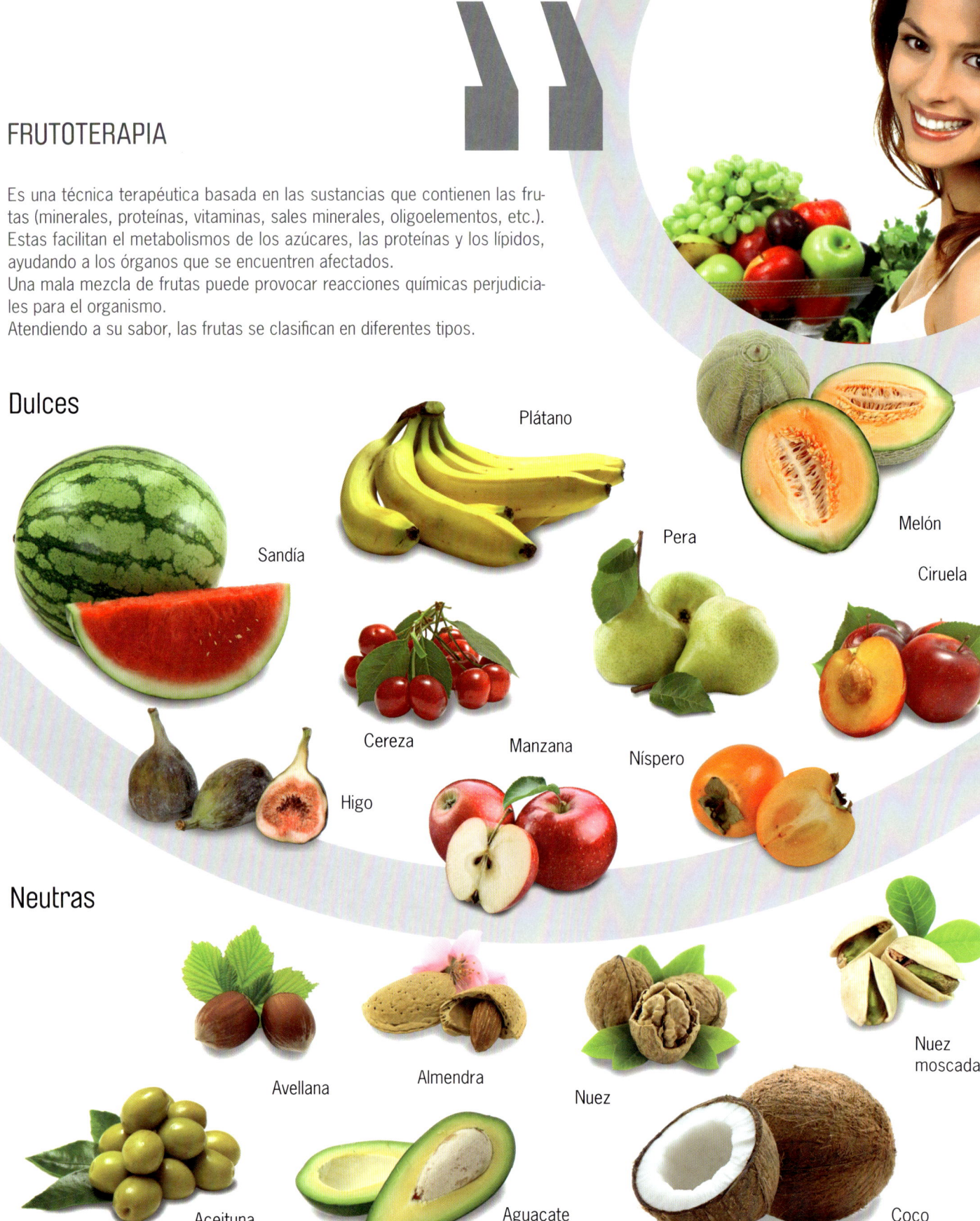

Dulces

- Sandía
- Plátano
- Pera
- Melón
- Ciruela
- Cereza
- Manzana
- Níspero
- Higo

Neutras

- Avellana
- Almendra
- Nuez
- Nuez moscada
- Aceituna
- Aguacate
- Coco

Ácidas

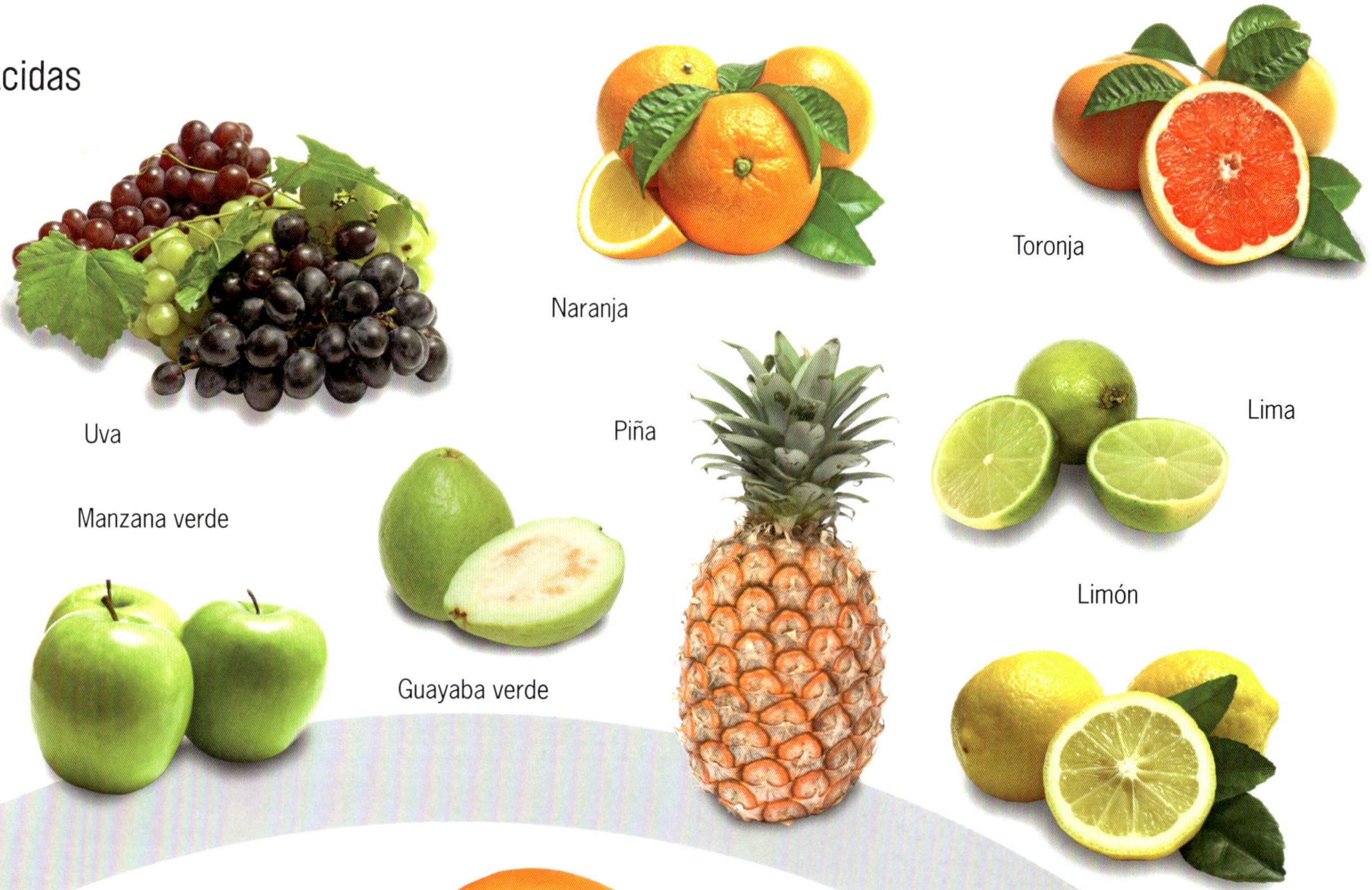

Uva

Naranja

Toronja

Manzana verde

Guayaba verde

Piña

Lima

Limón

Semiácidas

Kiwi

Mango

Mandarina

Melocotón

Marañón

Frambuesa

Fresa

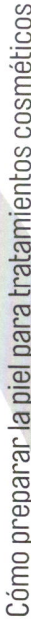

Cómo preparar la piel para tratamientos cosméticos

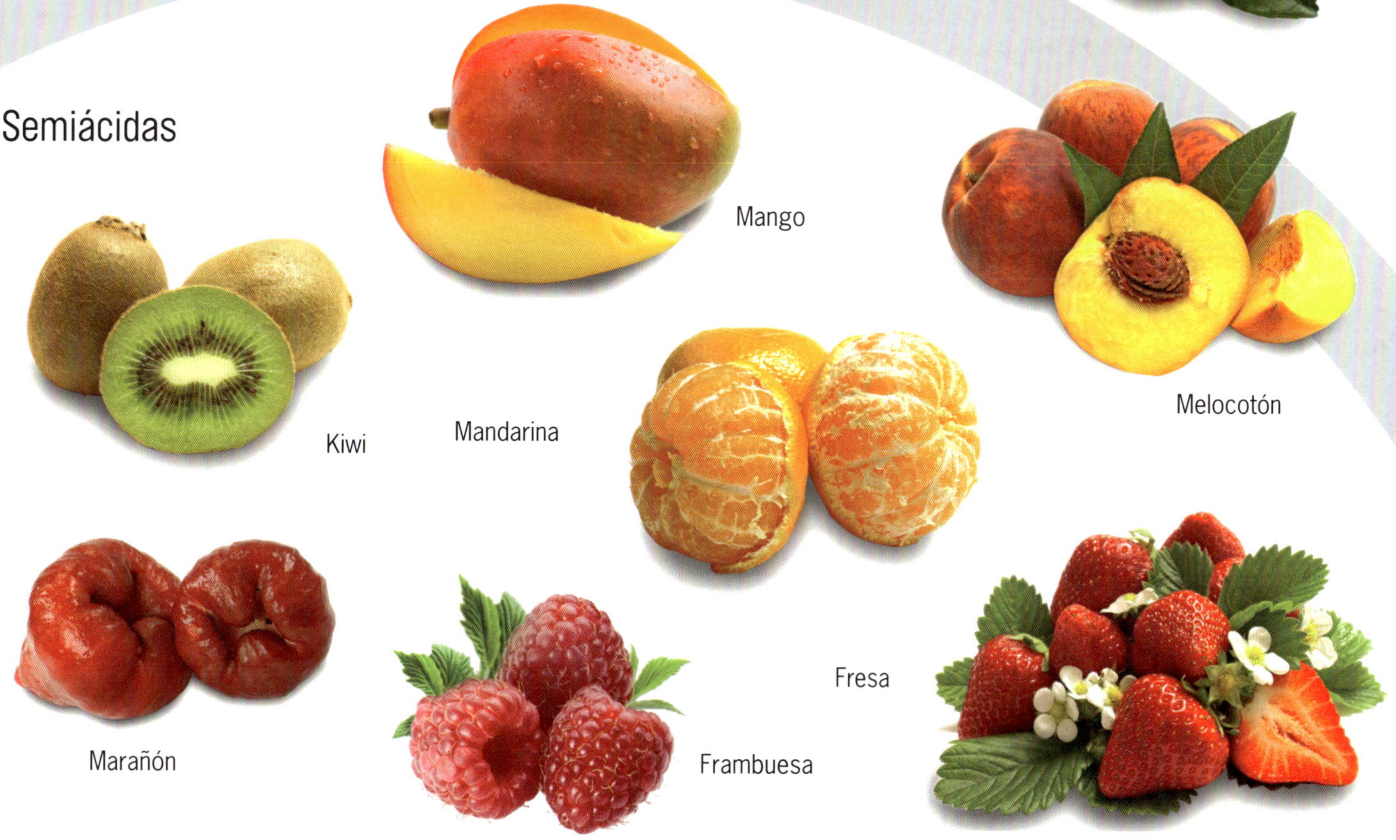

✲ Mascarilla hidratante
Para piel seca

Se necesita:

- 1/2 aguacate.
- Almendras.
- 1 yogur natural.
- Cuchara.
- Recipiente de vidrio.

El aguacate y las almendras contienen aceites muy hidratantes para la piel. Al mezclar el aguacate con las almendras y el yogur, se aumenta también la capacidad hidratante de esta mascarilla. Con medio aguacate será suficiente para conseguir la cantidad necesaria.

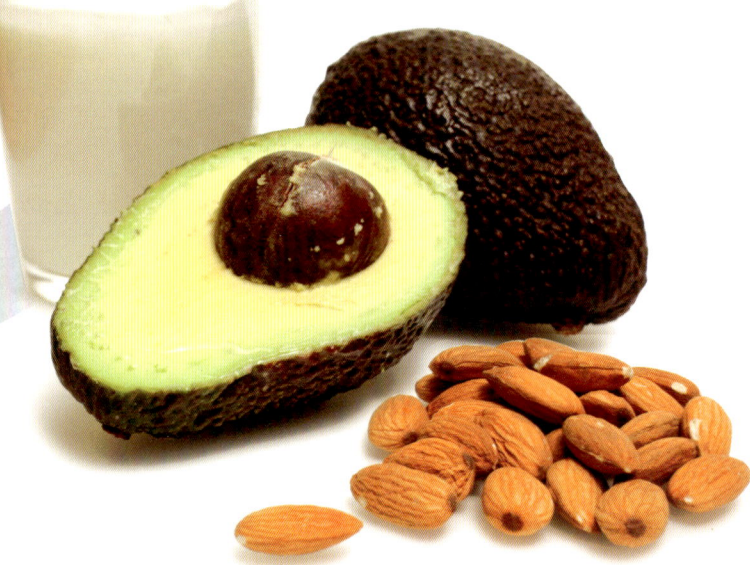

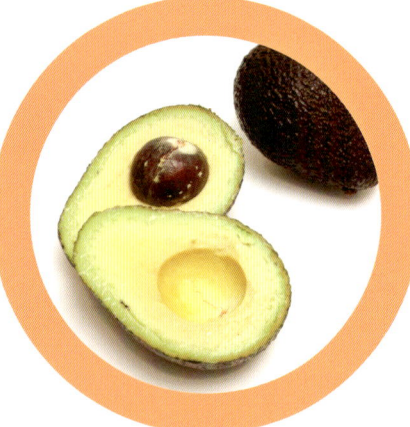

1 Se retira la semilla del aguacate...

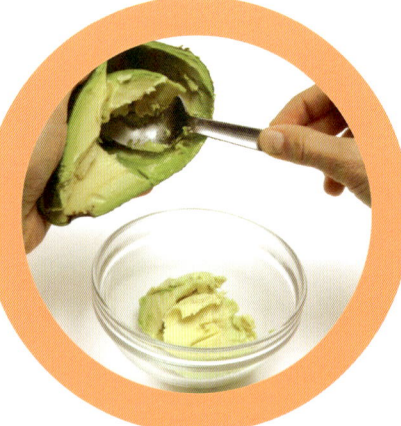

2 ...y se corta en trocitos.

CONSEJO

Cuando se compre aguacate, ya sea para consumo o para elaborar una mascarilla, se debe procurar que se encuentre en su punto de maduración adecuado para aprovechar al máximo sus propiedades.

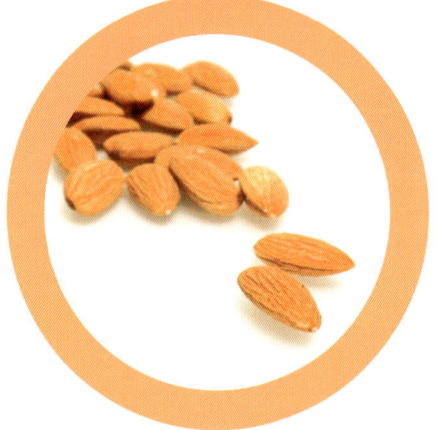

3 Se reúne una cantidad generosa de almendras y se trituran.

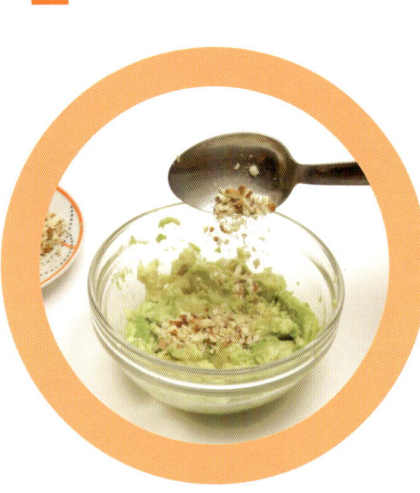

4 Se juntan con los trozos de aguacate y se mezclan.

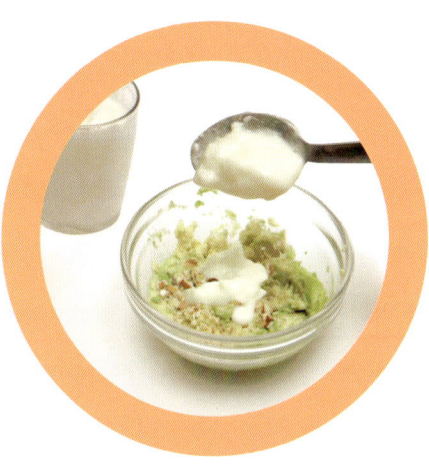

5 Se agrega el yogur y se revuelve: ya está elaborada la mascarilla.

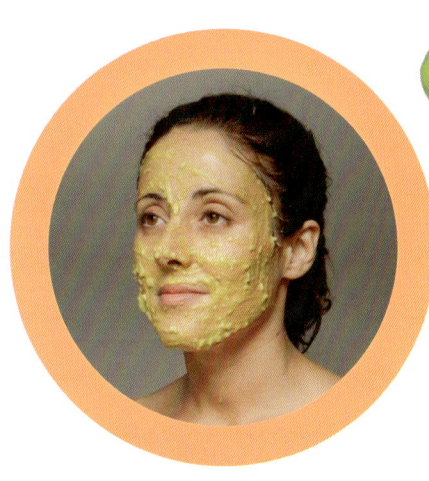

6 Se aplica la mascarilla en todo el rostro y, si se desea, también en el cuello.

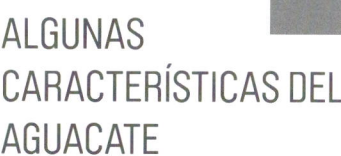

ALGUNAS CARACTERÍSTICAS DEL AGUACATE

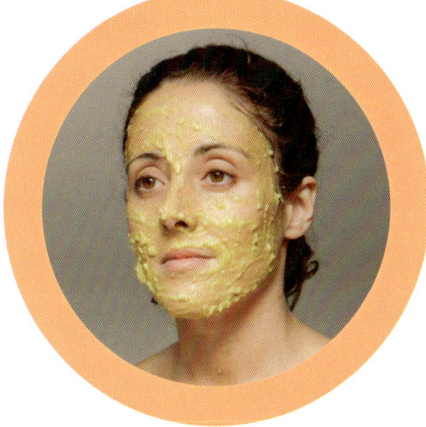

7 Se deja que la mascarilla actúe durante unos 20 minutos.

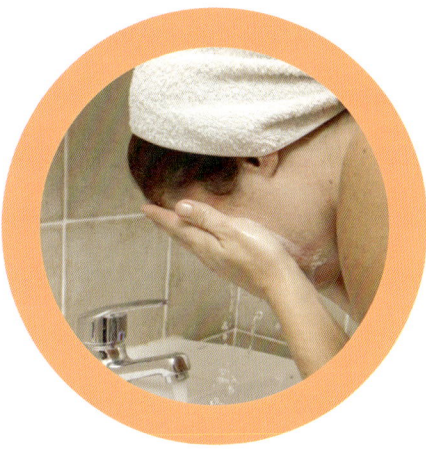

8 Después se limpia la cara con agua tibia y jabón…

Propiedades
- Contiene vitamina B3, B2, B1, E, A, D y también vitamina C, aunque en una cantidad mínima.
- Equilibra el azúcar de la sangre.
- Es antioxidante, lo cual quiere decir que mantiene la piel en buen estado.
- Ayuda a combatir el cáncer.

Utilidades
El aguacate tiene diferentes utilidades, muchas de ellas específicas o típicas de una región determinada:
- Ensalada.
- Guacamole.
- Sopa.
- Mascarillas.
- Para obtener un beneficio medicinal.

CONSEJO

Esta mascarilla no se recomienda para pieles grasas, puesto que con ello aumentará todavía más la grasa de la piel del rostro.

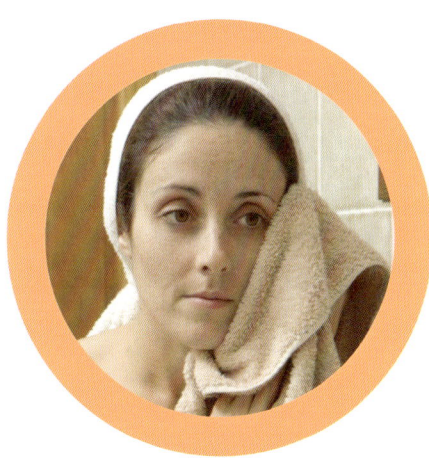

9 … y se seca bien con una toalla.

Clases de aguacate
En el mercado se pueden encontrar más de 500 clases de aguacate, en función del tipo de clima en el que se cultiva. A continuación se enumeran algunas de estas clases:
- Fuerte.
- Bacon.
- Gwen.
- Pinkerton.
- Itass.
- Zulano.
- Reed.

Mascarilla rejuvenecedora

Se necesita:

- 1 pepino.
- Yogur.
- Miel.
- 2 huevos.
- Germen de trigo.
- Cuchillo.
- Cuchara.
- Taza.
- Batidora.
- Recipiente de vidrio.

Por sus propiedades favorables, el yogur es un elemento recomendable para una mascarilla facial. Esta mascarilla rejuvenecedora puede dar excelentes resultados tanto por la presencia de germen de trigo como por el resto de sus ingredientes, que generalmente se tienen en casa.

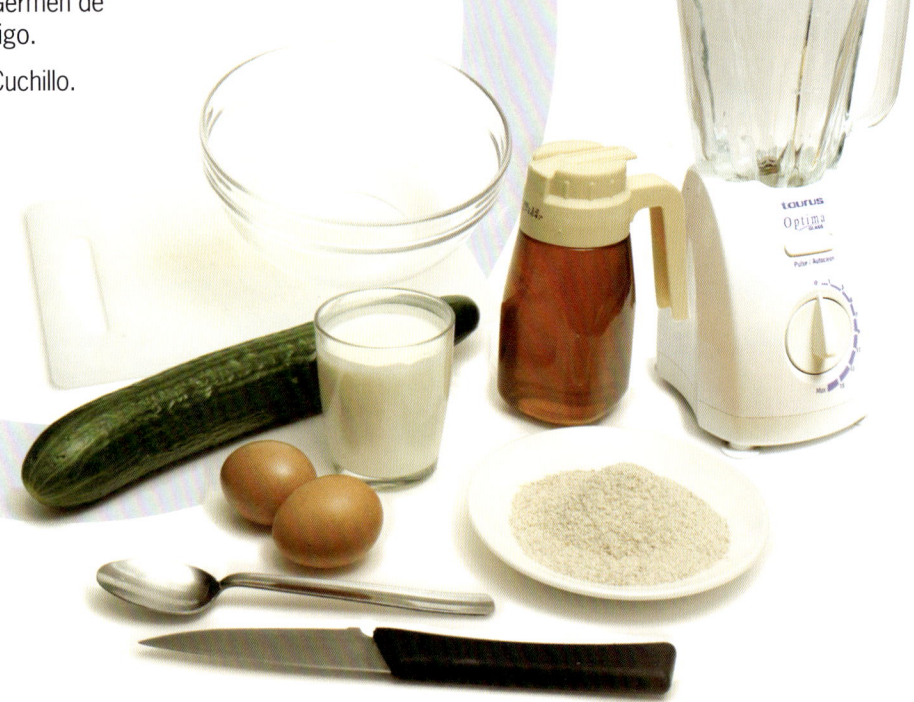

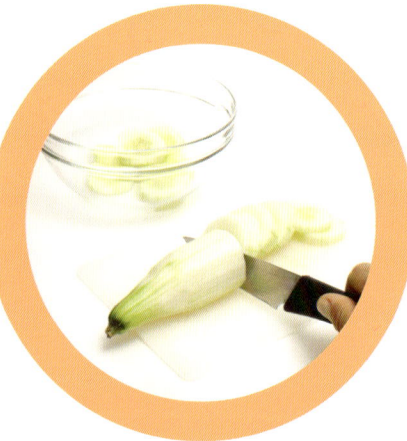

1 Se pela el pepino y se corta en trozos que se depositan en un recipiente.

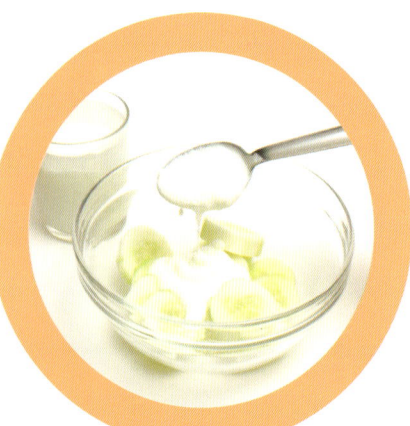

2 Se añaden dos cucharadas de yogur natural.

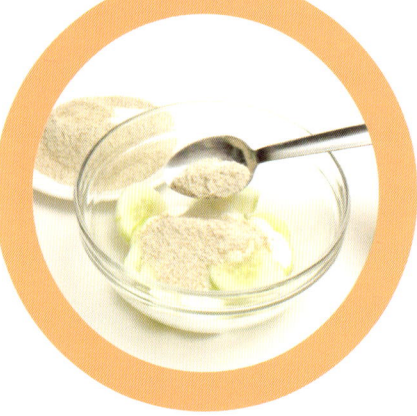

3 Se añaden dos cucharadas de germen de trigo.

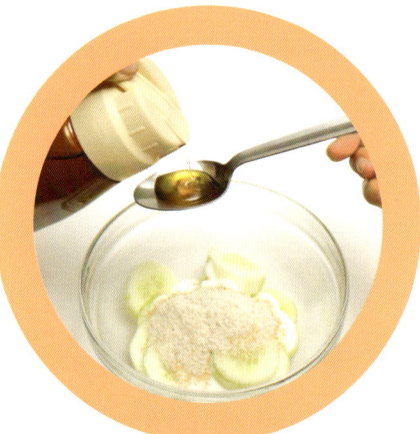

4 Se añaden dos cucharadas de miel.

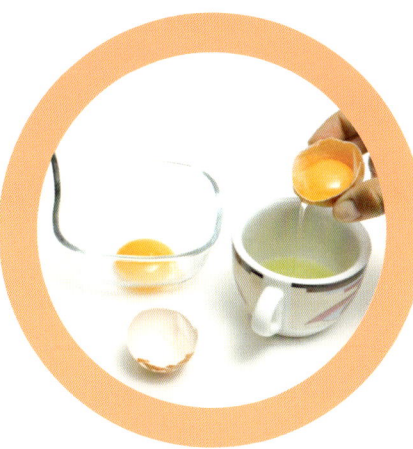

5 Se separan las yemas de los dos huevos…

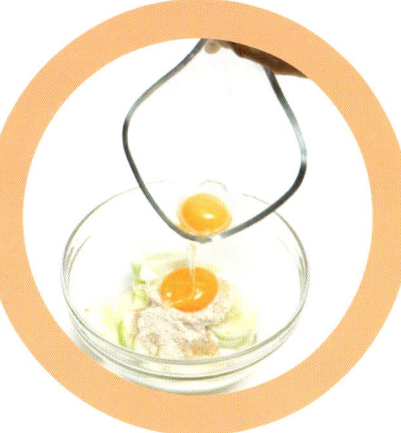

6 … y se añaden al recipiente.

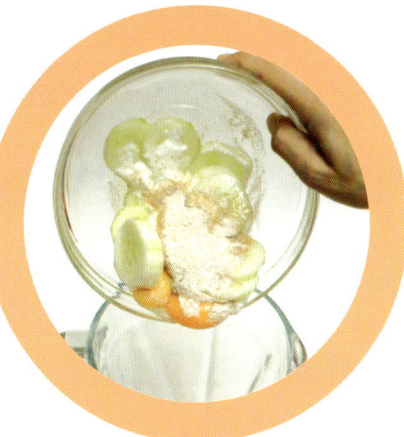

7 Se depositan todos los elementos del recipiente en la batidora.

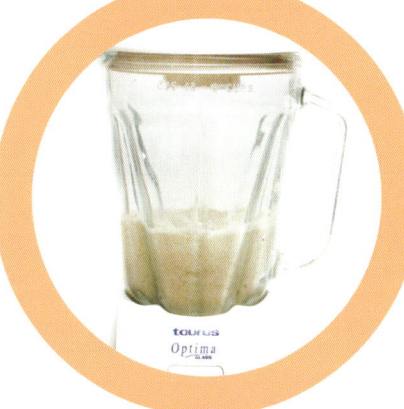

8 Se bate todo durante unos minutos hasta conseguir formar una pasta cremosa.

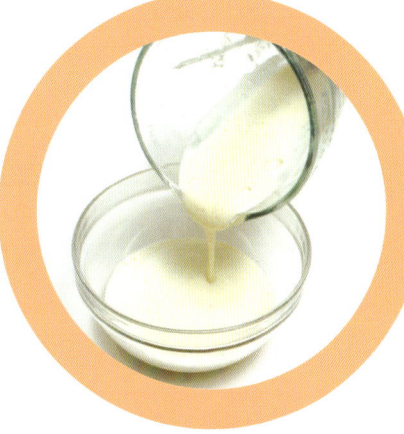

9 Se lleva el contenido de la batidora a uno de los recipientes de vidrio.

CONSEJO

El huevo, además de ser tensor, tiene propiedades hidratantes para la piel del rostro.

CONSEJO

No sólo deben aplicarse determinados productos cosméticos a la piel. Esta aplicación debe ir acompañada necesariamente de una dieta alimenticia bien equilibrada que ayude a contrarrestar los signos y problemas de envejecimiento.

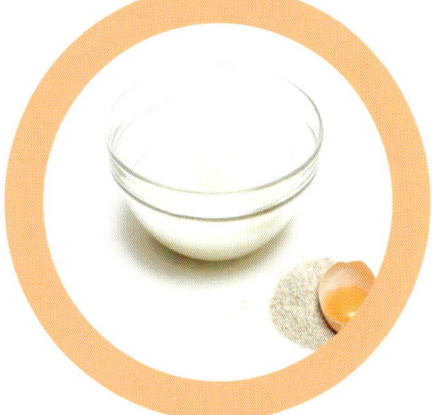

10 Se deja que la mezcla repose durante unos cinco minutos, antes de aplicar.

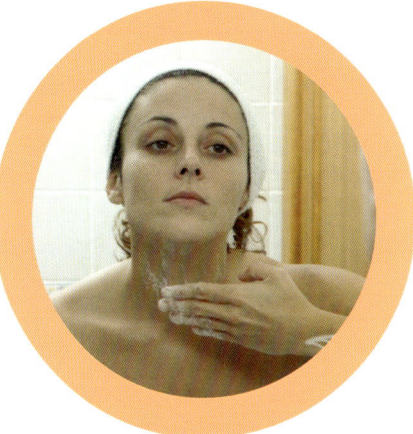

11 Se aplica una capa de la mezcla en la cara y el cuello.

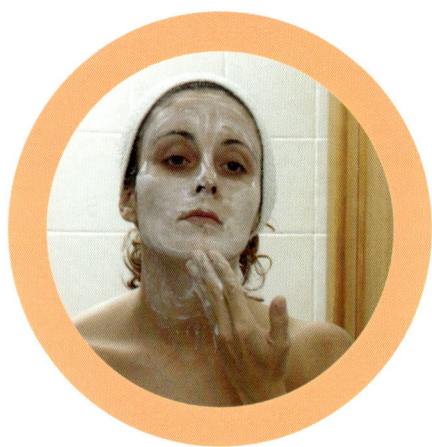

12 Se aplica una segunda capa con movimientos circulares para que la piel quede bien cubierta.

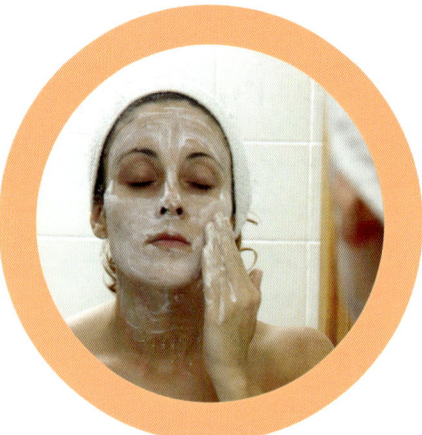

14 Se masajean también los pómulos con la mascarilla.

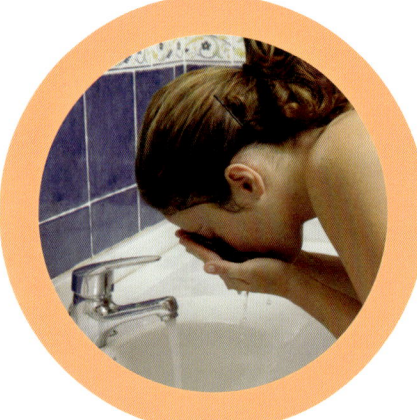

17 Se lava el rostro con agua tibia y jabón, para eliminar cualquier resto que haya quedado. Se seca nuevamente la cara con una toalla.

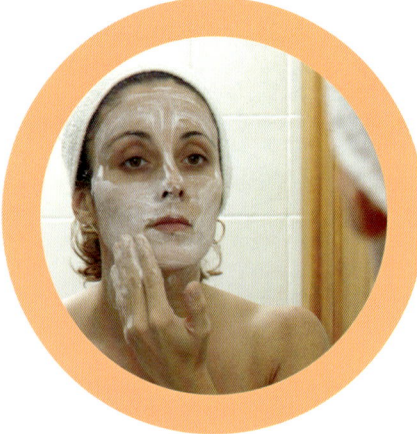

13 Se realiza un suave masaje con los dedos en toda la zona que circunda los labios.

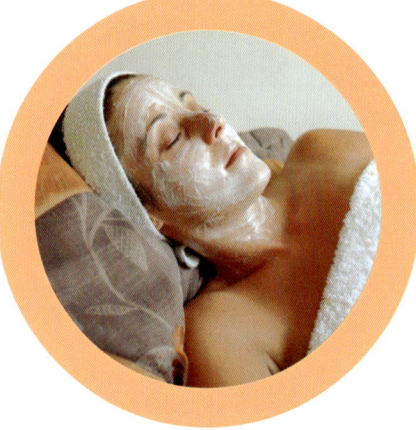

15 Se espera unos 20 minutos para que la mascarilla produzca el efecto deseado.

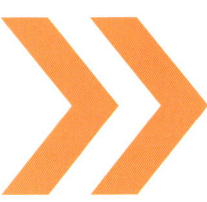

CONSEJO

En la medida de lo posible, se recomienda utilizar yogur natural como ingrediente de las mascarillas, ya que este producto es neutro y, por lo tanto, especialmente adecuado para utilizar en los tratamientos de la piel.

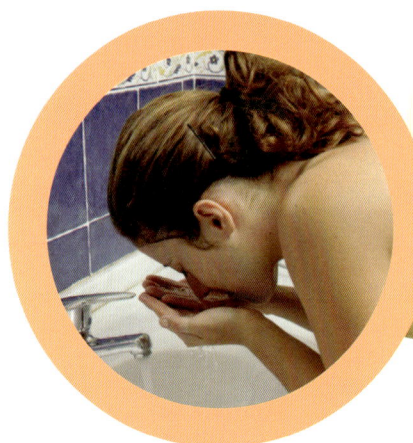

16 Se retira la mascarilla con abundante agua tibia.

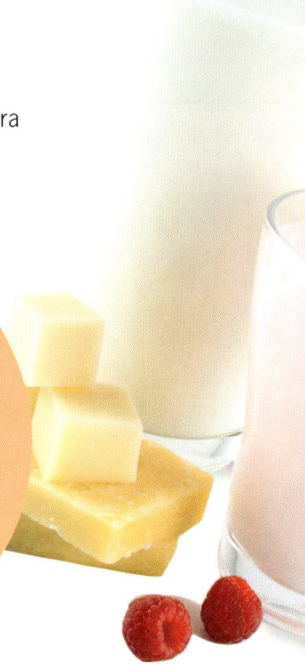

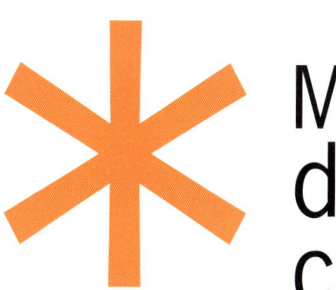

Mascarilla hidratante de calabaza o de calabacín

Para piel seca

Se necesita:

- Calabaza o calabacín.
- Leche.
- Miel.
- Aceite de oliva.
- Cuchara.
- Batidora.

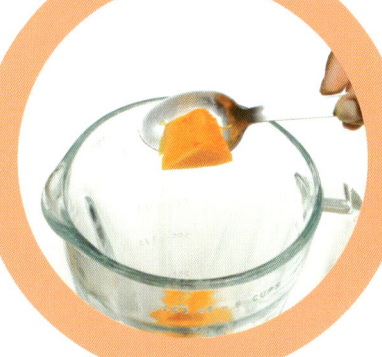

1 Añadir la calabaza con una cucharadita de aceite de oliva y otra de miel.

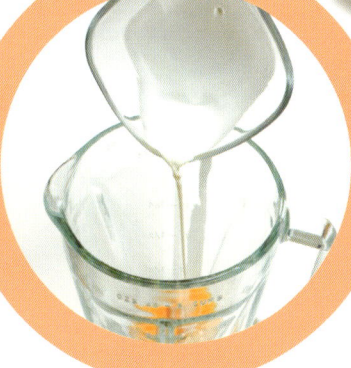

2 Se agrega un poco de leche.

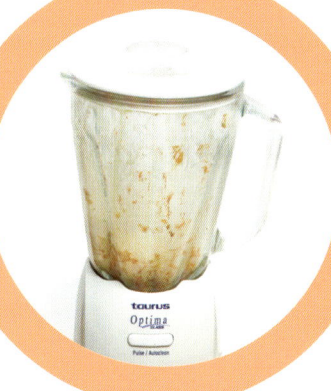

3 Se mezcla en la batidora.

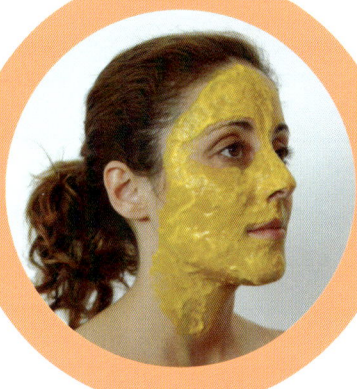

4 Se deja actuar durante 25 minutos, después de extenderla bien, procurando cubrir toda la cara.

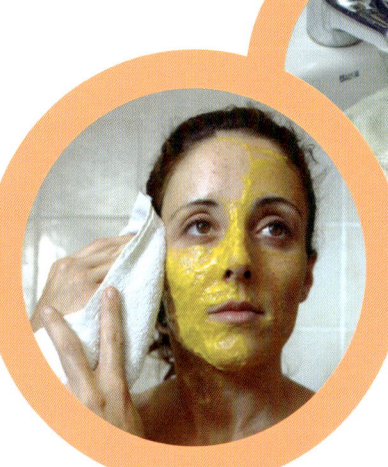

5 Se retira con una toalla húmeda o un poco de agua.

Leche de almendras
Para pieles secas

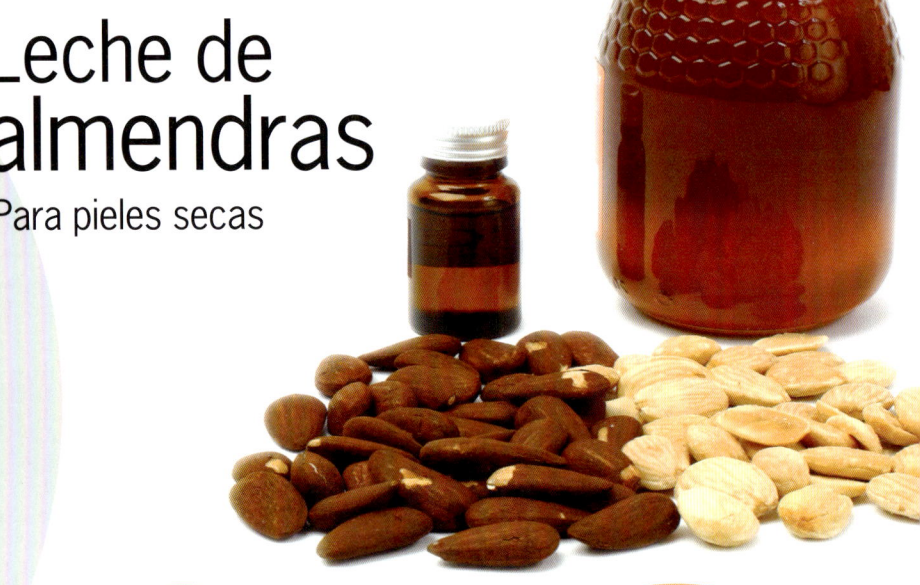

Se necesita:

- 2 cucharaditas de puré de almendras (también se pueden machacar o triturar las almendras hasta convertirlas en polvo).
- 1/2 cucharadita de miel.
- 2 gotas de aceite esencial de geranio.
- 1 taza de infusión de manzanilla.

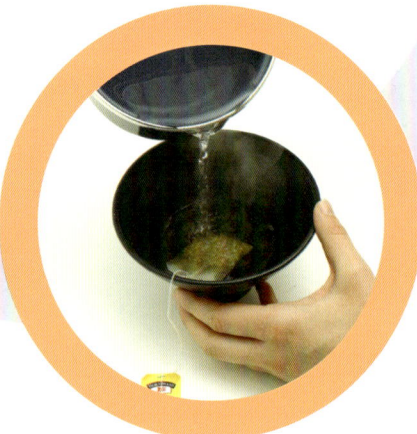

1 Se prepara una infusión de manzanilla y se reserva en un bol.

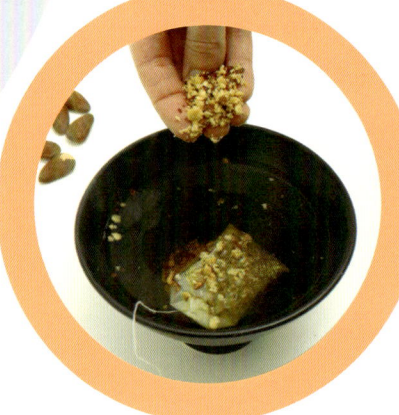

2 Después de triturarlas, se mezclan las almendras con la infusión de manzanilla.

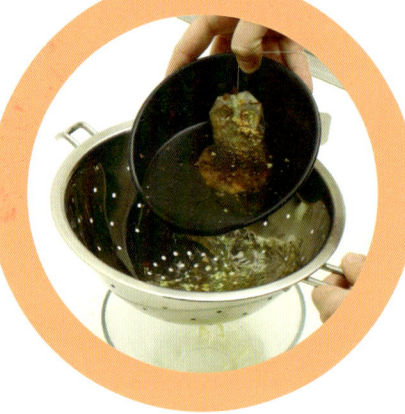

3 Se cuela la preparación con un colador muy fino.

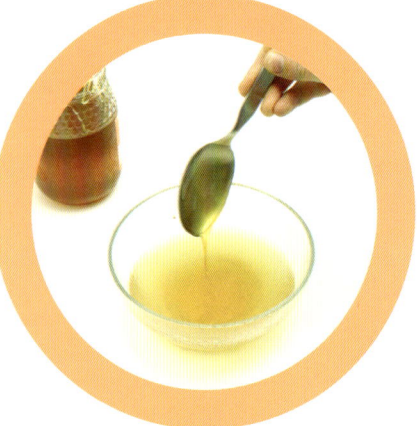

4 A continuación se le añade la miel.

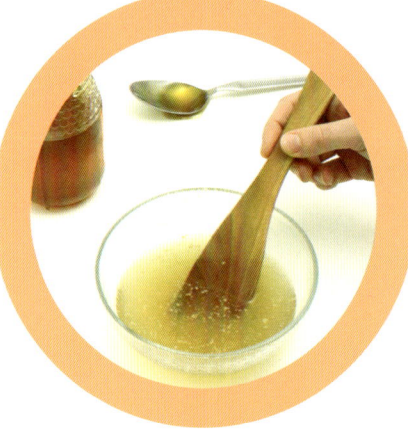

5 Se remueve cuidadosamente con una espátula.

CONSEJO

Esta preparación debe guardarse en el frigorífico; puede conservarse en él hasta una semana.

Los aceites esenciales se pueden adquirir en todas las tiendas de productos naturales.

Leche al huevo

Para pieles secas

CONSEJO

Esta preparación puede guardarse en el frigorífico con un envase de vidrio, pero no más de cinco días.

Se necesita:

- 1 taza de leche entera (no desnatada o descremada, ni semi).
- 1 cucharadita de miel.
- 1 yema de huevo.
- 2 cucharadas de agua.

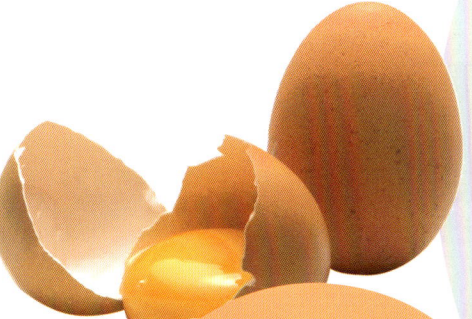

1 Con el fuego muy bajo, se calienta el agua junto a la miel hasta que esta se diluya.

2 Se retira la mezcla del fuego y se le añade la leche.

3 A continuación, se incorpora la yema de huevo.

4 Se bate muy bien la mezcla.

CONSEJO

Para que la consistencia de esta leche sea uniforme, debe removerse bien y durante mucho rato.

Ejercicio

Mascarilla hidratante

Para pieles secas

Se necesita:

- Azúcar moreno.
- 2 yemas de huevo.
- Miel.
- 1 vaso de leche.
- Cuchara.
- Recipiente de vidrio.

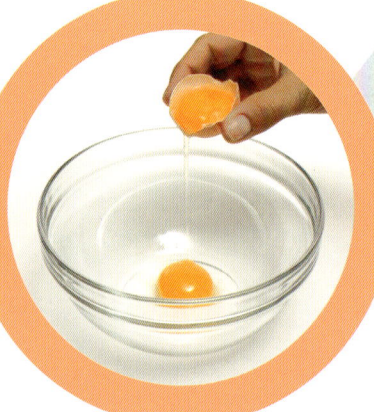

1 Se separan las yemas de los huevos y se depositan en el recipiente.

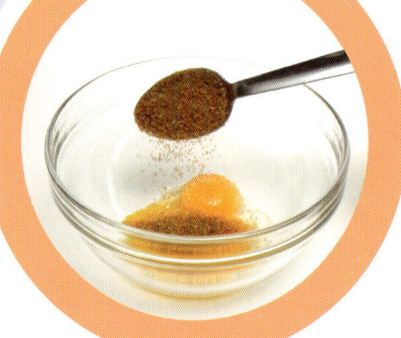

2 Se añade una cucharada de azúcar.

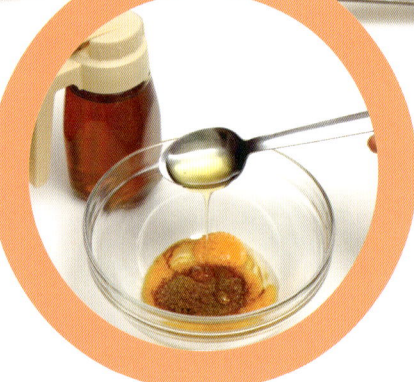

3 Se añade una cucharada de miel.

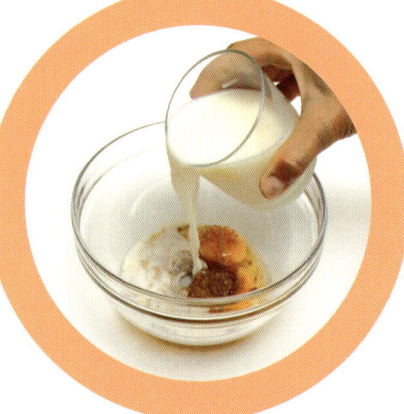

4 Se incorpora un vaso de leche.

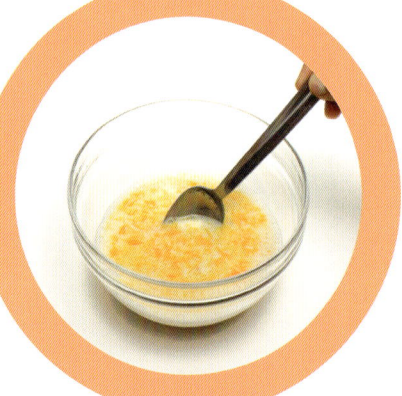

5 Se mezcla bien hasta formar una crema de consistencia fluida.

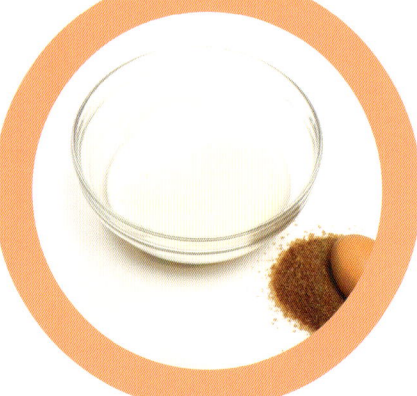

6 Se deja reposar la mascarilla durante unos cinco minutos antes de su aplicación.

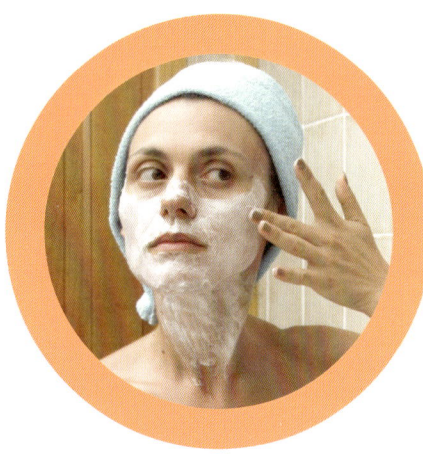

7 Con las yemas de los dedos, se aplica la mascarilla por toda la cara y el cuello…

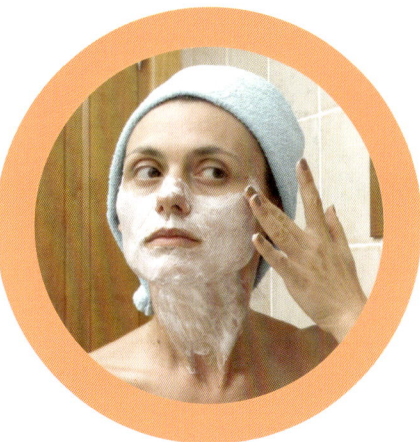

8 … procurando extenderla bien para evitar que ninguna zona, por pequeña que sea, quede sin cubrir.

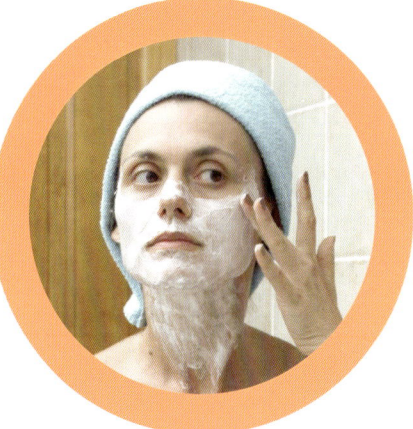

9 Especialmente en las líneas de los ojos debe aplicarse una cantidad generosa de mascarilla.

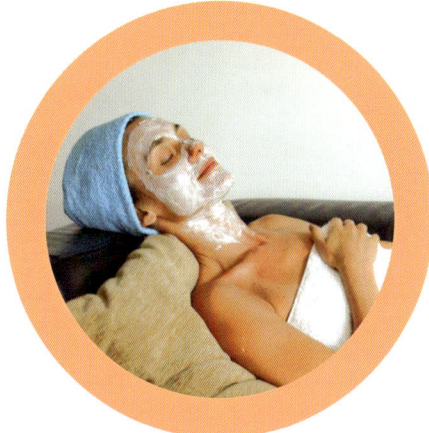

10 Se deja que la mascarilla vaya haciendo su efecto…

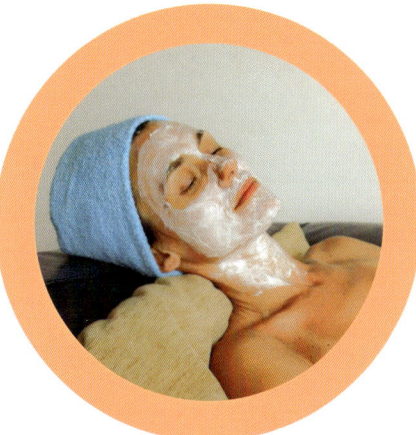

11 … descansando unos 20 minutos como mínimo.

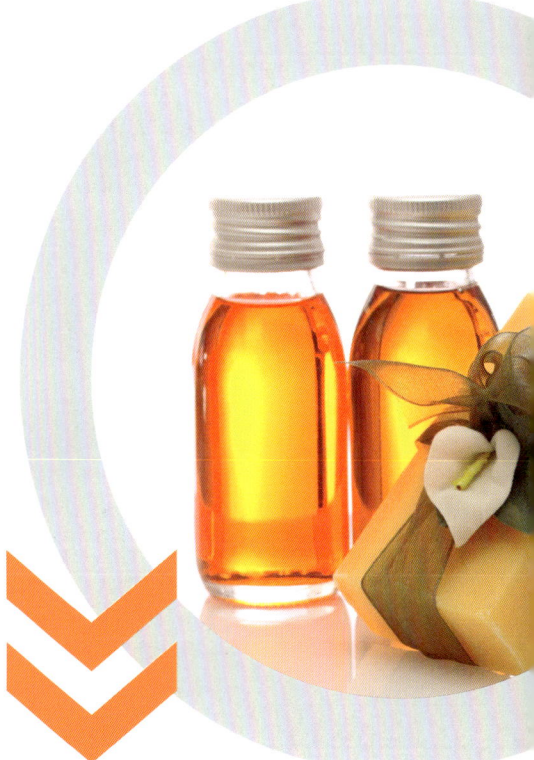

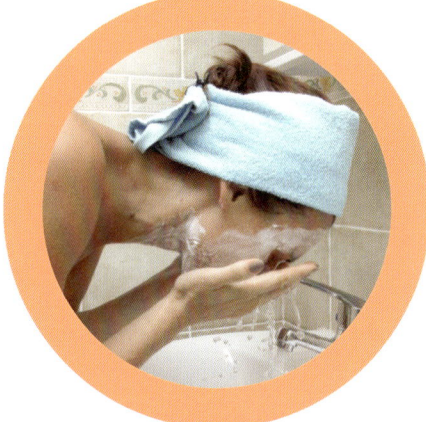

12 Una vez transcurrido este tiempo, se retira la mascarilla con abundante agua del grifo.

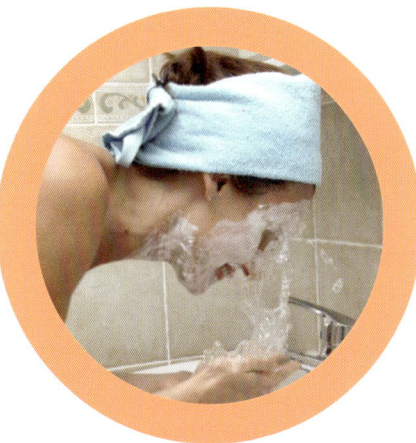

13 No debe olvidarse que, para retirar la mascarilla, es mejor emplear agua tibia.

CONSEJO

Para retirar la mascarilla, debe utilizarse solamente agua, prescindiendo del uso de jabón. En caso de que nuestra piel así lo requiera, se utilizará un producto para la cara que garantice una mejor limpieza, pero que no maltrate la piel.

Ejercicio

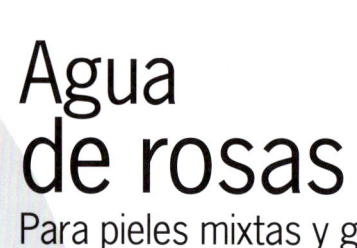

Agua de rosas
Para pieles mixtas y grasas

Se necesita:

- 1/4 de litro de agua de manantial (la embotellada que se utiliza habitualmente para beber).
- Un puñado de pétalos de rosa, que se habrán dejado secar previamente en un lugar bien ventilado.

CONSEJO

Aunque se guarde en el frigorífico, no es conveniente conservar el agua de rosas durante muchos días.

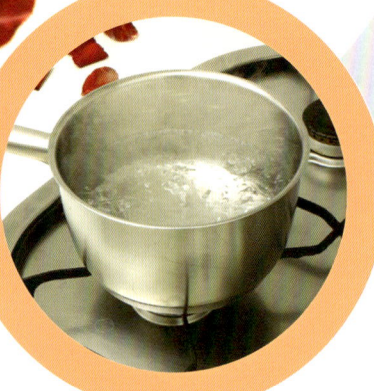

1 Se calienta un cazo con agua y se espera a que hierva.

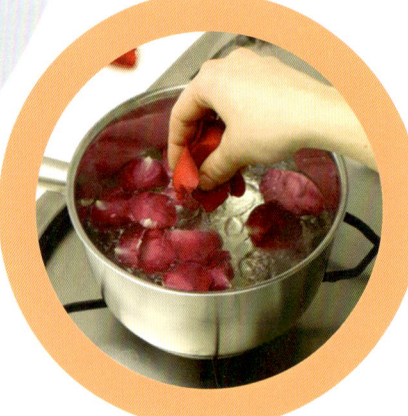

2 A continuación se echan los pétalos.

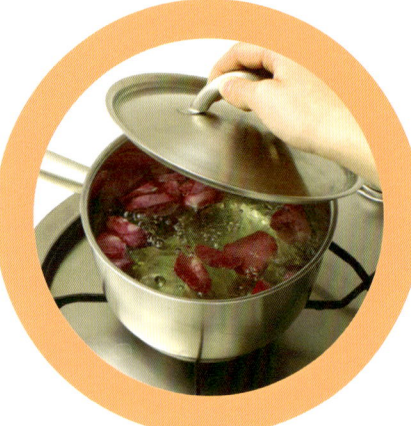

3 Se apaga el fuego, se tapa el recipiente y se deja 30 minutos.

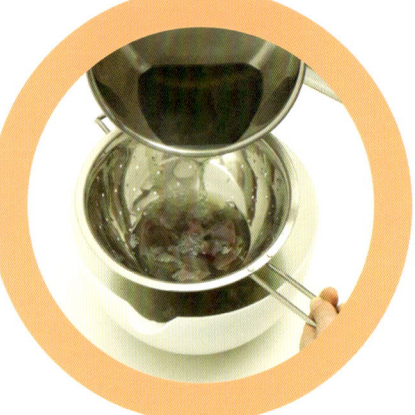

4 Seguidamente, se filtra o se cuela el líquido.

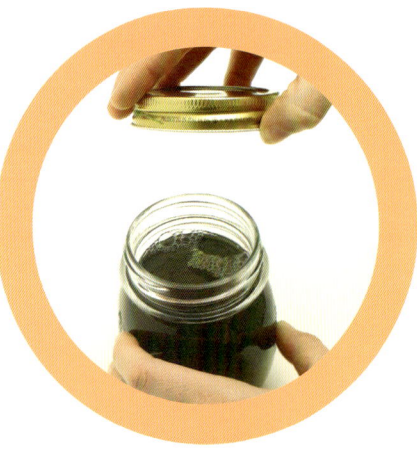

5 El agua resultante se guarda en un envase de cristal, en un lugar fresco.

CONSEJOS

- Los pétalos rojos y rosados son los más aromáticos.
- El agua de rosas también se puede adquirir en establecimientos de productos naturales y en algunas perfumerías.

Leche de coco
Para todo tipo de piel

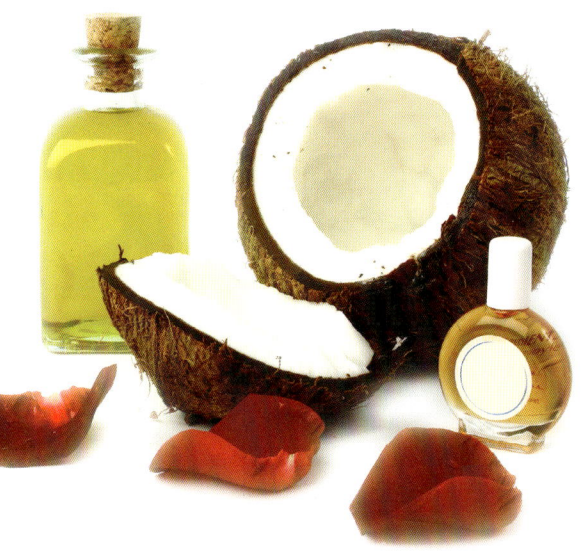

Se necesita:

- 3 cucharadas de leche de coco.
- 3 cucharadas de agua de rosas.
- 1 cucharadita de aceite de oliva.
- 2 gotas de aceite esencial de limón.

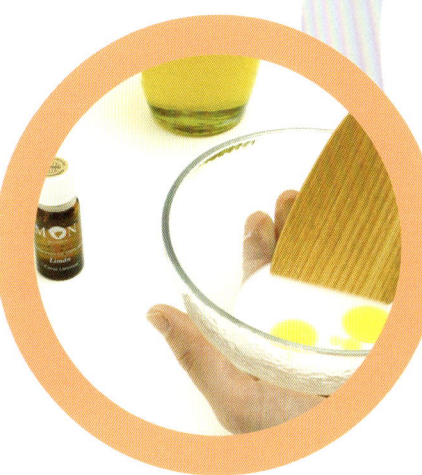

Se mezclan cuidadosamente todos los ingredientes.

Leche a la naranja
Para pieles sensibles

Se necesita:

- 3 cucharadas de crema de leche.
- 1 cucharada de aceite de sésamo o de onagra.
- 3 cucharadas de agua de azahar.
- 2 gotas de aceite esencial de naranja.

CONSEJO

Tanto el aceite de onagra como el agua de azahar o el aceite esencial de naranja pueden encontrarse fácilmente en las tiendas de productos naturales.

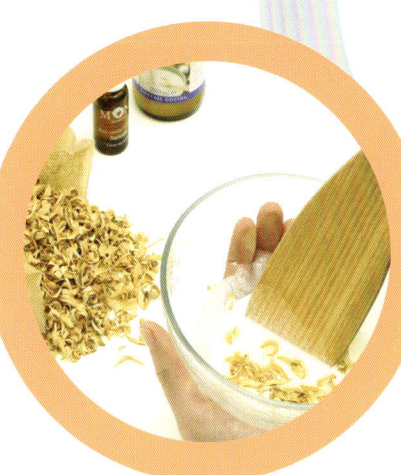

Se mezclan todos los ingredientes y se remueven hasta que queden bien revueltos.

Leche de pepino

Para pieles normales y grasas

Se necesita:

- 80 g de pepinos.
- 1 taza grande de leche.

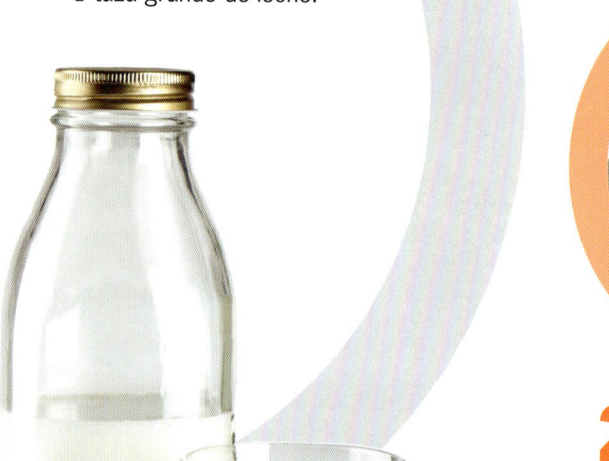

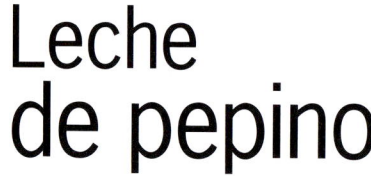

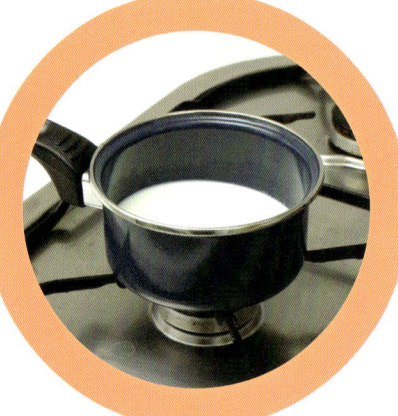

2 Se calienta la leche en un cazo.

CONSEJO

No se debe nunca enfriar el líquido resultante introduciendo el cazo en la nevera.

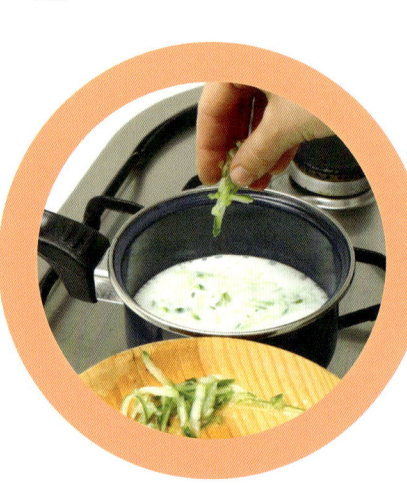

1 Lo primero es rallar el pepino.

3 A continuación se le echan las ralladuras de pepino.

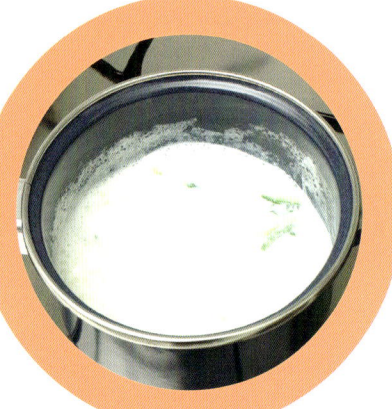

CONSEJO

La leche de pepinos tiene que guardarse preferiblemente en un envase de cristal y en el frigorífico.

4 Se deja hervir unos cuatro minutos, se saca del fuego y se espera a que se enfríe.

5 El líquido resultante se cuela.

Mascarilla de limón y huevo

Para piel grasa

Se necesita:
- 1 yema de huevo.
- Limón.
- Azúcar moreno.
- Recipiente de vidrio.
- Tenedor.

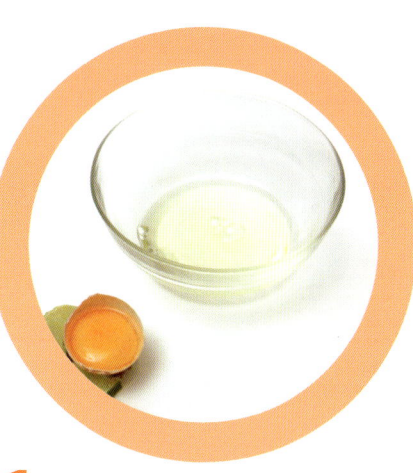

1 Se separa la clara de la yema.

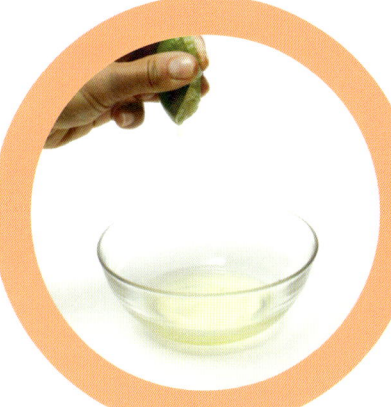

2 Se añaden a la yema unas gotas de limón. Se debe utilizar solamente el zumo de medio limón.

3 Con la ayuda de un tenedor se baten la yema y las gotas de limón al efecto de conseguir una buena mezcla.

4 Una vez obtenida la mezcla deseada, se deja reposar durante unos cinco minutos.

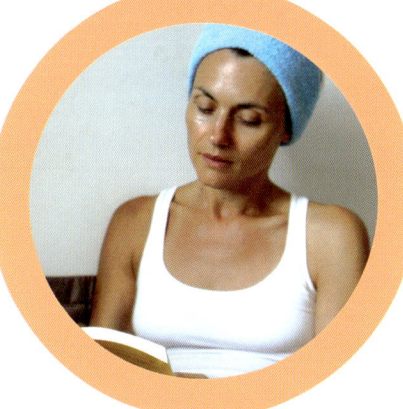

5 Se aplica la mezcla con los dedos cubriendo todo el rostro. Luego se espera unos 20 minutos para que la mascarilla haga su efecto.

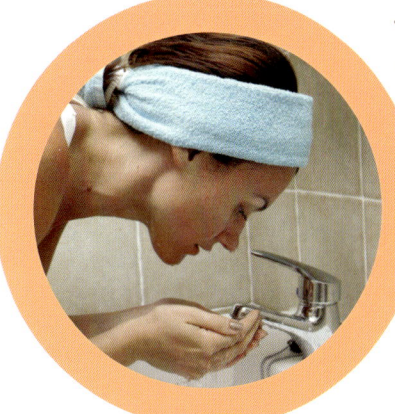

6 Mediante la aplicación de abundante agua tibia, se retira la mascarilla.

CONSEJO

Una vez aplicada la mascarilla, y mientras se espera a que surta el efecto deseado, es recomendable no realizar gestos ni movimientos faciales para evitar que se cuartee y pueda maltratar la piel y/o disminuir el efecto que se espera.

Ejercicio

Mascarilla de rosas
Para piel mixta

Se necesita:

- Pétalos de rosa frescos.
- Agua.
- Yogur.
- Azúcar moreno.
- Recipiente de cristal.
- Cuchara.
- Mortero.

CONSEJO

En los casos de mascarillas que requieran agua, se recomienda utilizar agua mineral, puesto que es la que ofrece mayores garantías para un mejor cuidado de a piel.

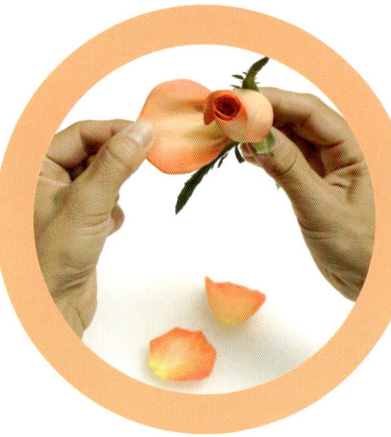

1 Se deshojan y retiran diez pétalos de rosa...

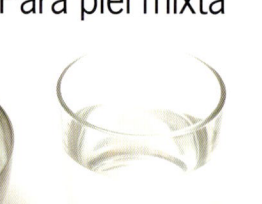

2 ... y se colocan algunos en el mortero.

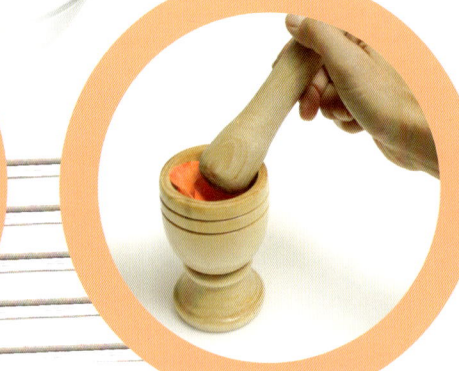

3 Se van machacando los pétalos.

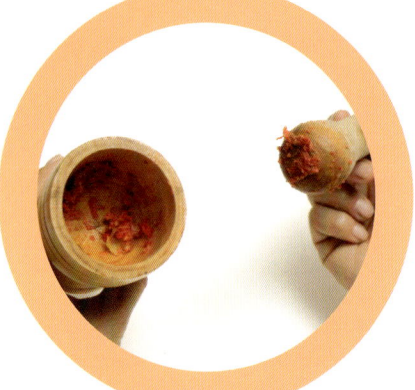

4 Se añaden y machacan más pétalos hasta que se forma una masa, tal como se muestra en la imagen.

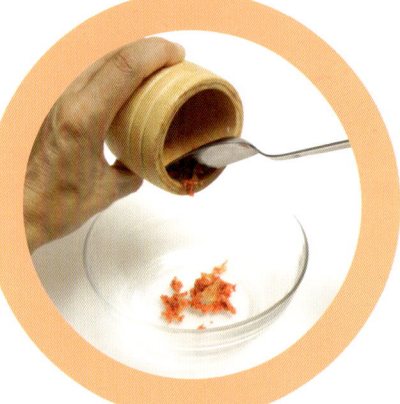

5 Se pasan los pétalos del mortero al recipiente de cristal.

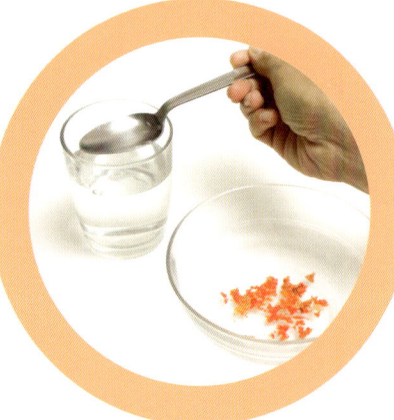

6 Se añade un vaso de agua.

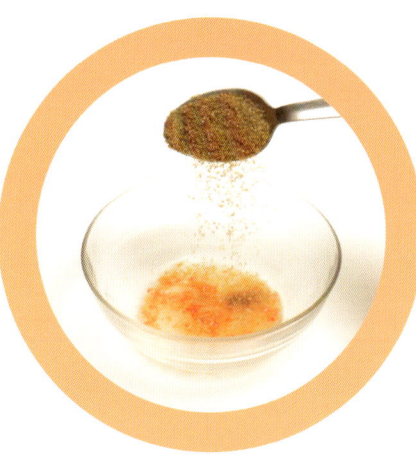

7 Se añaden unas cucharadas de azúcar en el recipiente.

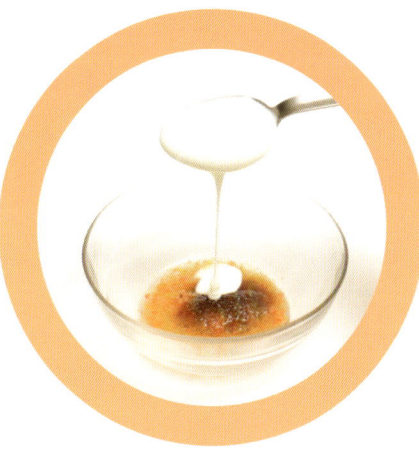

8 Se incorpora ahora una cucharada de yogur.

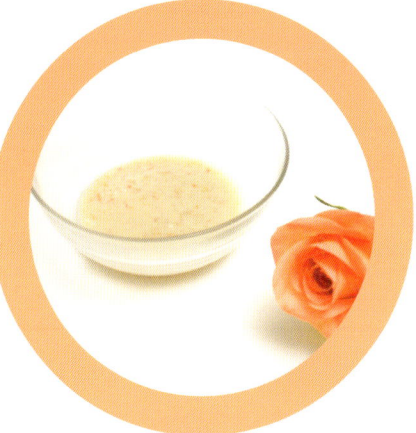

9 Se remueve bien todo hasta formar una crema de consistencia adecuada.

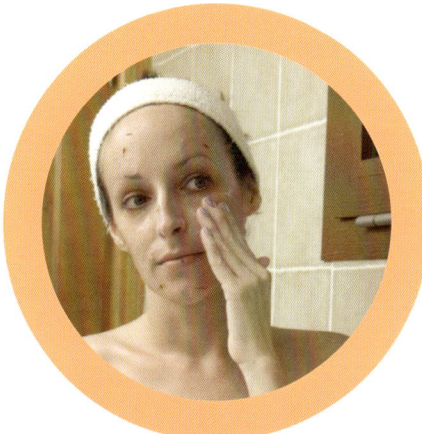

10 Con los dedos se aplica la mascarilla en las mejillas.

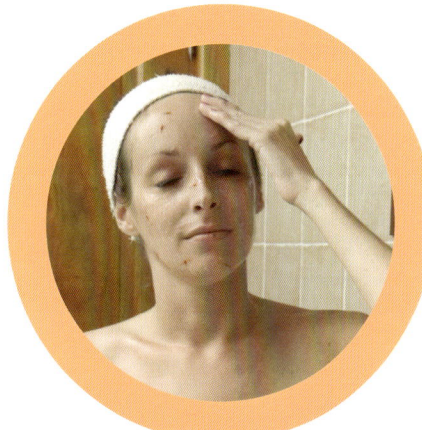

11 Luego se aplica en la frente y en el resto de la cara.

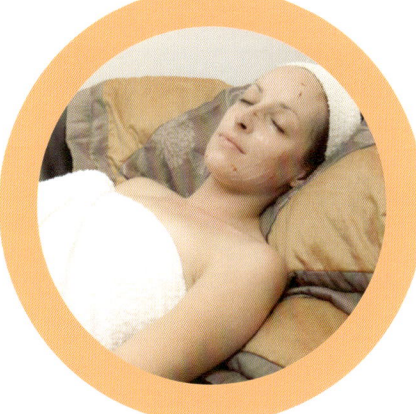

12 Se deja que transcurran unos 20 minutos para que surta el efecto deseado.

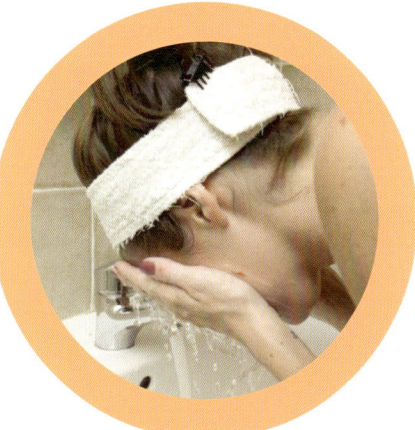

13 Se retira la mascarilla con abundante agua tibia.

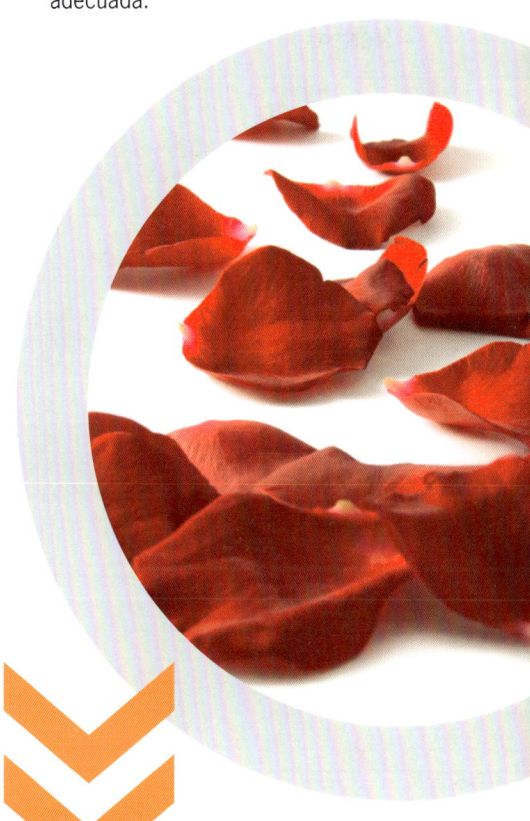

CONSEJO

Se recomienda que, una vez aplicada la mascarilla, se descanse un poco. Así, los músculos de la cara permanecen en total reposo y se relajan, y la mascarilla resulta más provechosa y, al mismo tiempo, su aplicación más gratificante.

Ejercicio

Mascarilla de plátano

Para piel seca

Se necesita:

- 2 plátanos.
- 1 vaso de zumo de naranja.
- 2 cucharadas de azúcar moreno.
- Cuchillo.
- Tenedor.
- Cuentagotas.
- Batidora.

El plátano tiene propiedades que estimulan el organismo por su alto contenido en carbohidratos y minerales. Proporciona elementos como potasio, magnesio y ácido fólico, todos ellos importantes para el funcionamiento corporal y la salud de la piel. Utilizado para mascarillas, el plátano es un buen aliado, puesto que hidrata un 100% la piel cuando esta pierde luminosidad.

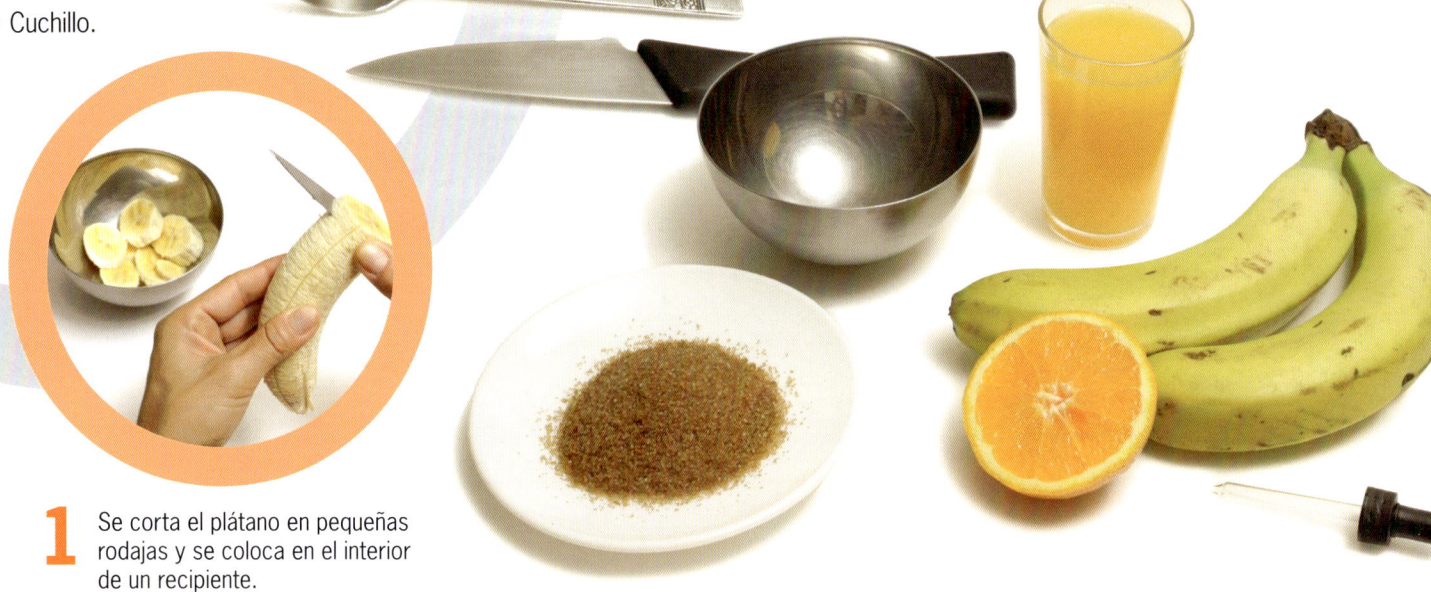

1 Se corta el plátano en pequeñas rodajas y se coloca en el interior de un recipiente.

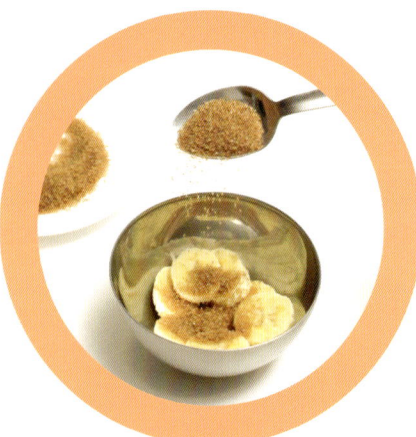

2 Se añade una cucharada de azúcar moreno.

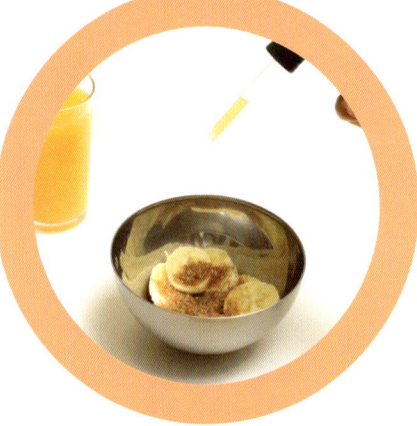

3 Se incorporan también unas gotas de zumo de naranja.

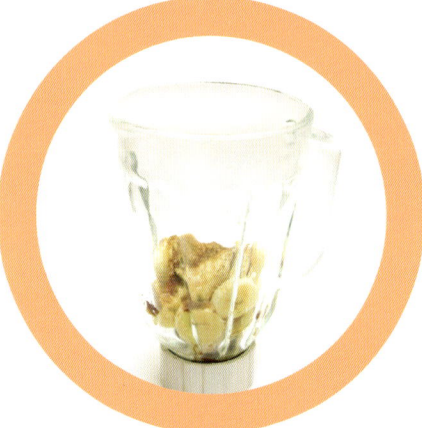

4 Se lleva a la batidora para formar una mezcla homogénea.

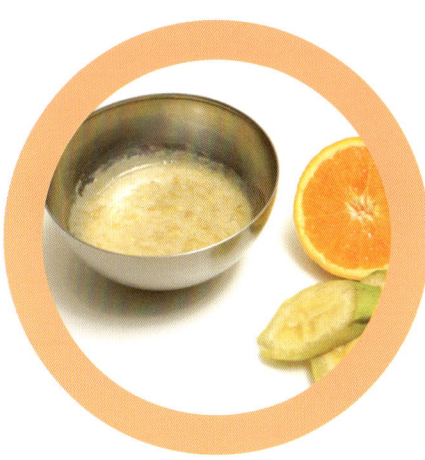

5 Una vez conseguida la mezcla, se deja reposar unos cinco minutos antes de aplicarla.

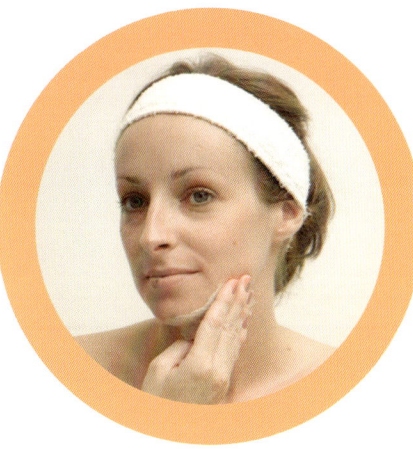

6 Se aplica la mascarilla en el mentón…

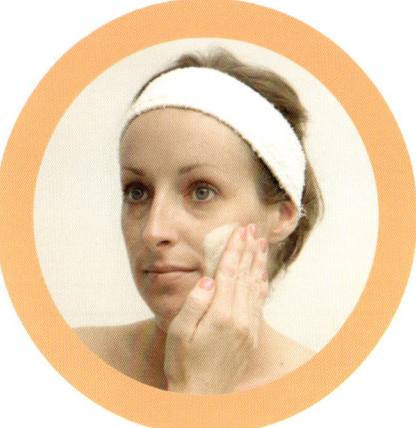

7 … luego en las mejillas y en todo el rostro.

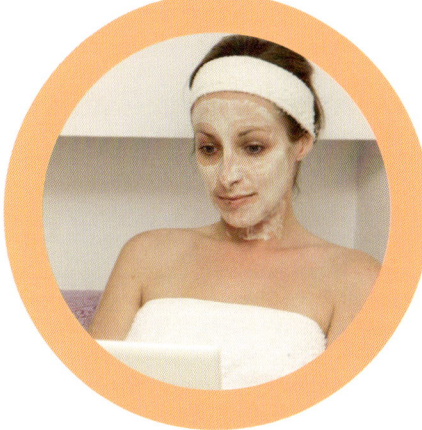

8 Se deja transcurrir unos 20 minutos para que la mascarilla produzca sus efectos.

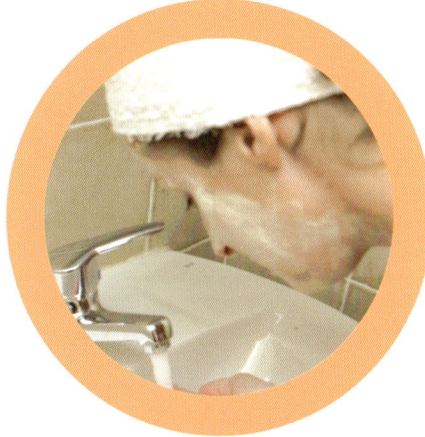

9 Se retira la mascarilla con abundante agua tibia.

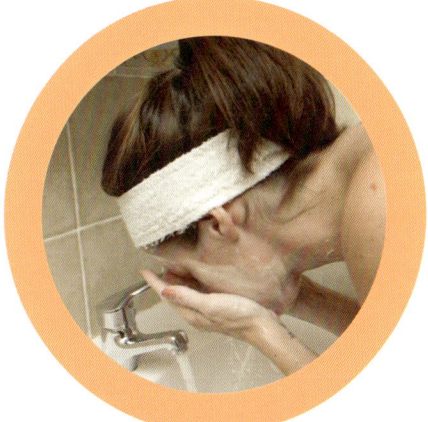

10 Se enjuaga bien el rostro para que no queden restos de mascarilla.

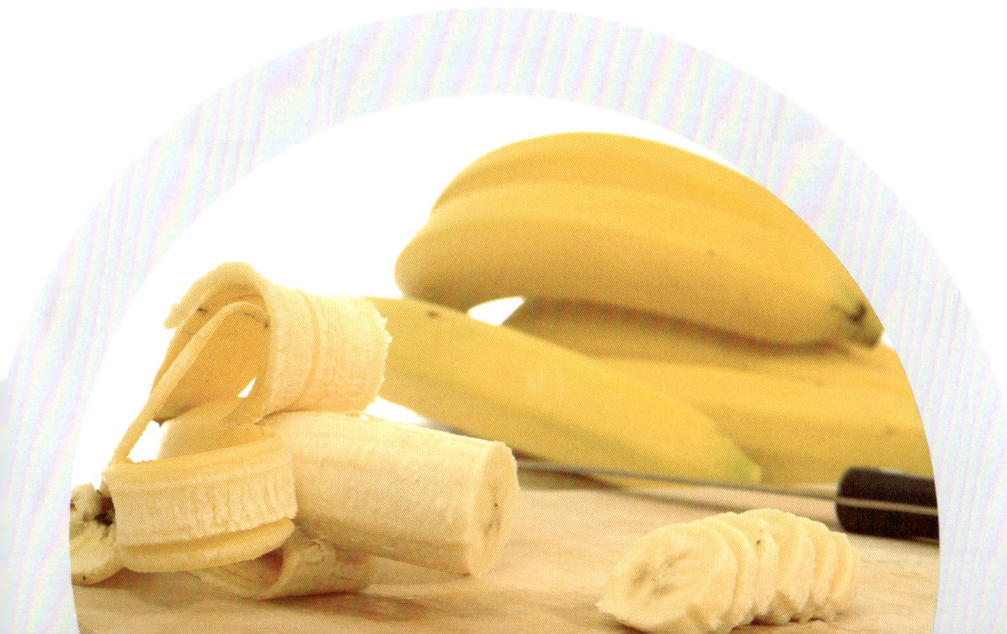

CONSEJO

Por su contenido en potasio y sodio, el plátano ayuda a equilibrar los líquidos del cuerpo y a mejorar la apariencia de la piel.

Mascarilla de mango
Para piel grasa

El mango tiene un alto contenido en fibra y posee propiedades antioxidantes. Gracias a que es rico en vitamina C, ayuda a regular el pH de la piel.

Se necesita:

- 1 mango.
- Leche descremada.
- 1 limón.
- Cuchillo.
- Tenedor.
- Cuchara.
- Recipiente.

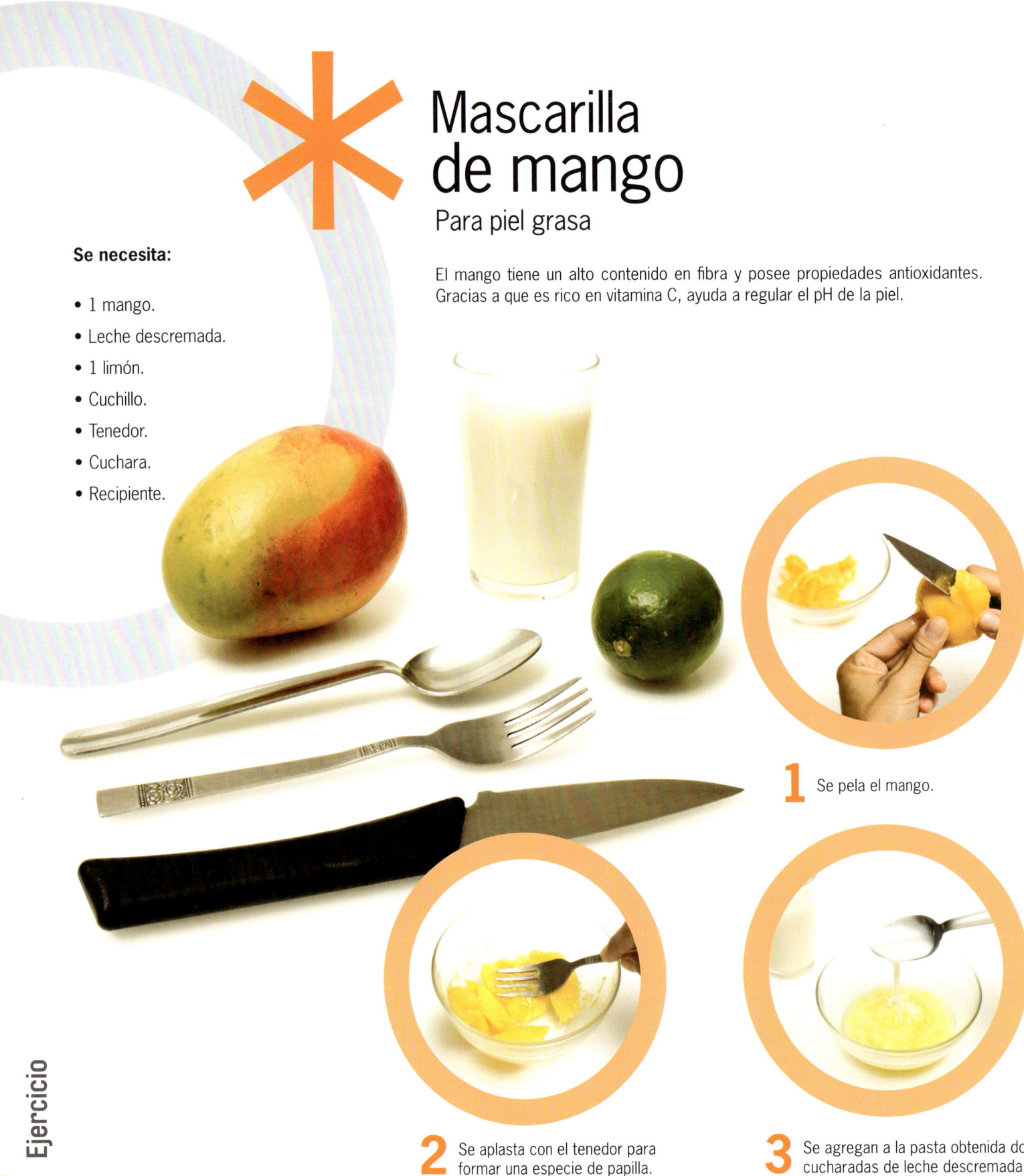

1 Se pela el mango.

2 Se aplasta con el tenedor para formar una especie de papilla.

3 Se agregan a la pasta obtenida dos cucharadas de leche descremada...

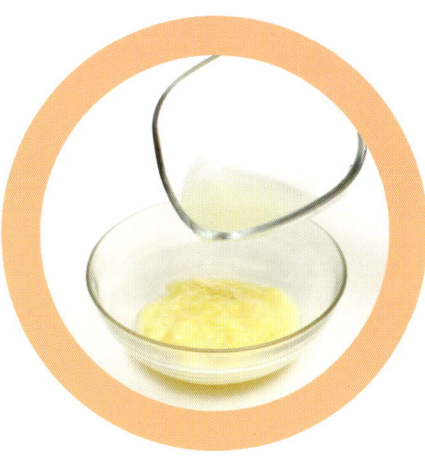

4 ... y el jugo de un limón.

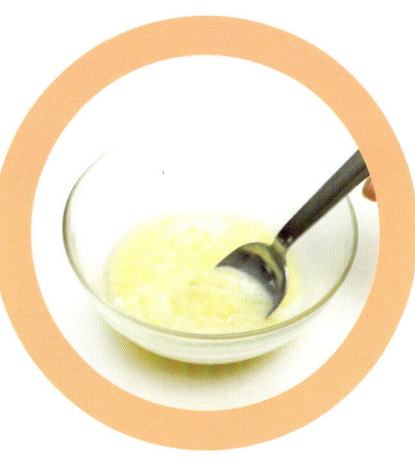

5 Se mezclan todos los ingredientes, hasta obtener una pasta cremosa.

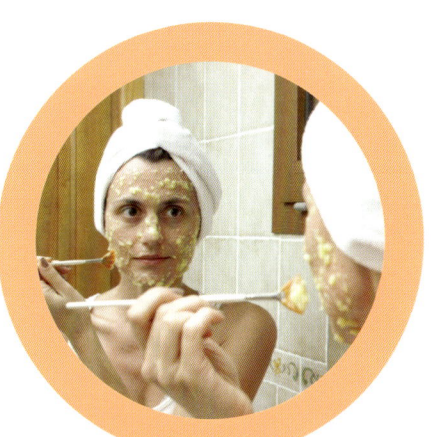

6 Se aplica...

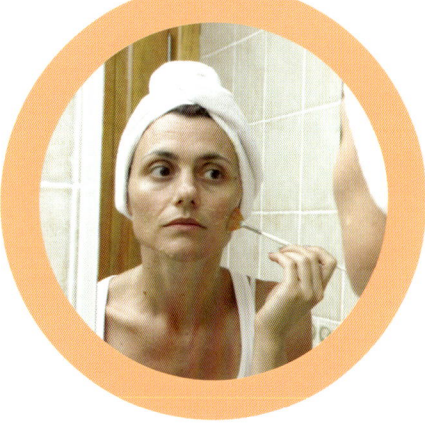

7 ... y se deja actuar unos 25 minutos.

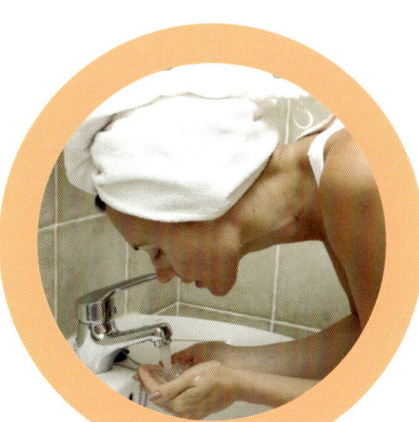

8 Después se retira con agua tibia...

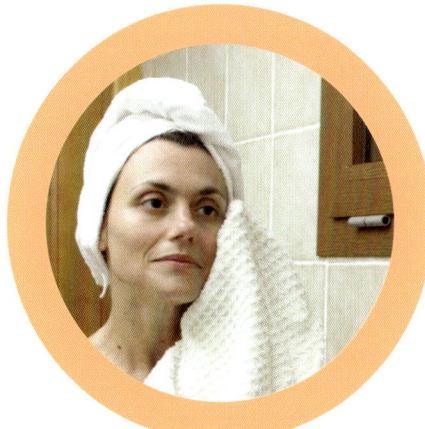

9 ... y se seca bien con una toalla.

PROPIEDADES DEL MANGO

- Ayuda a mantener en buen estado el sistema nervioso.
- Ayuda a mantener en perfecto estado la apariencia de la piel gracias a sus propiedades antioxidantes.
- Además de proteger la piel, mantiene la salud capilar.
- Previene la caída del cabello y la dermatitis.
- Actúa como equilibrador de los líquidos del cuerpo.
- Previene la debilidad muscular que produce calambres y ayuda a combatir el insomnio.

Ejercicio

Fitoterapia

La *fitoterapia* es el arte de prevenir y curar con plantas las diversas enfermedades que pueden afectar al organismo. Para ello se utilizan tallos, raíces, flores y hojas.

A continuación se destacan algunas de estas plantas curativas y sus propiedades:

Manzanilla
Descongestiona, desinflama e hidrata.

Pétalos de rosa
Se utilizan especialmente en tónicos, pero también para infusiones que alivian ciertos dolores del organismo.

Ginseng
Se puede utilizar para la pérdida de memoria, la fatiga mental y física, la depresión y las alteraciones del sistema nervioso, los trastornos sexuales, etc.

Caléndula
Es descongestionante, sirve para las inflamaciones y ayuda a secar heridas.

Alcachofa
Es diurética, desintoxica, protege el hígado y la bilis.

Aloe vera
Es cicatrizante, descongestionante y alergénico.

Centella asiática
Se utiliza para combatir la hipertensión arterial y también para tratar llagas y úlceras en forma de emplastos.

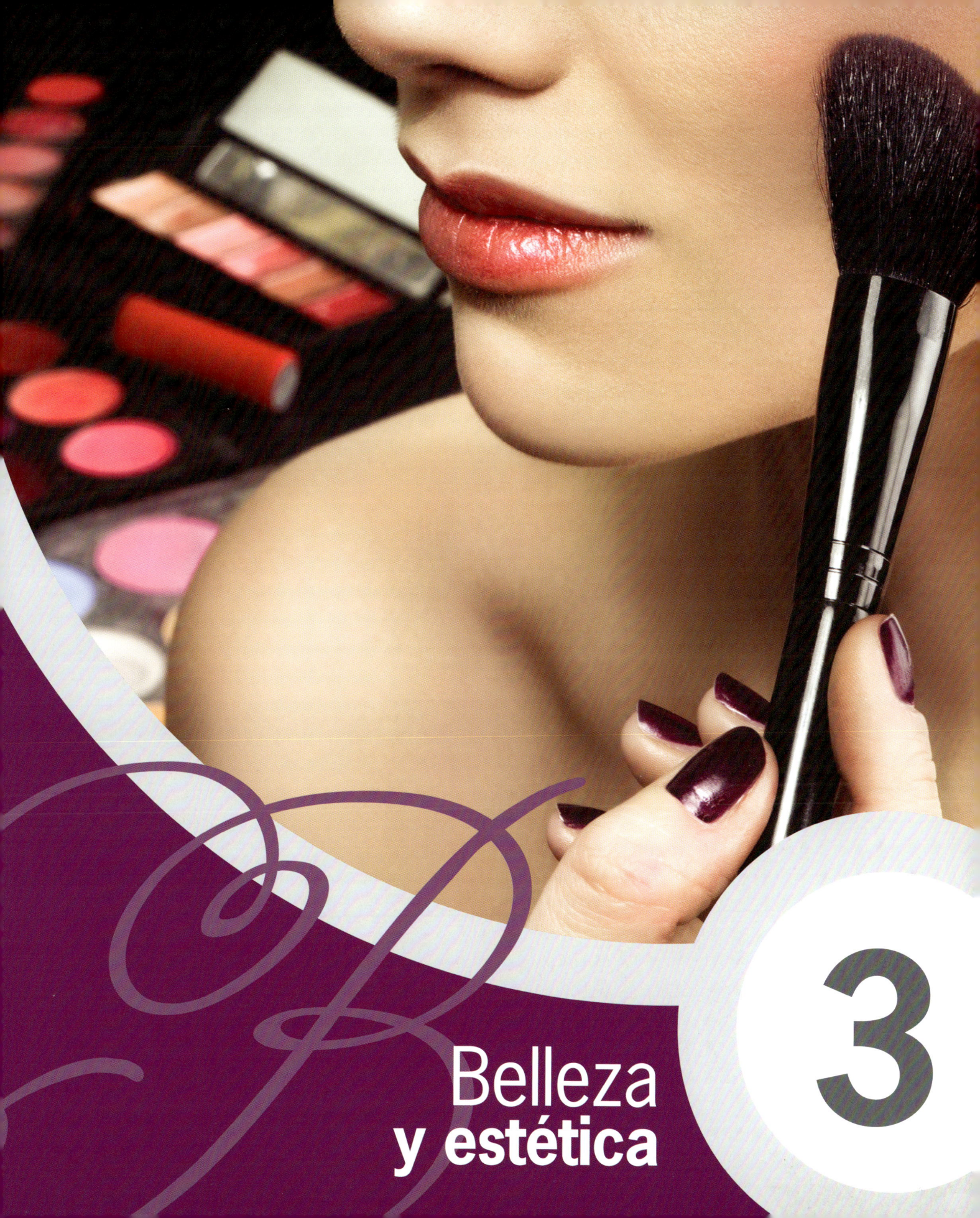

Útiles y productos básicos

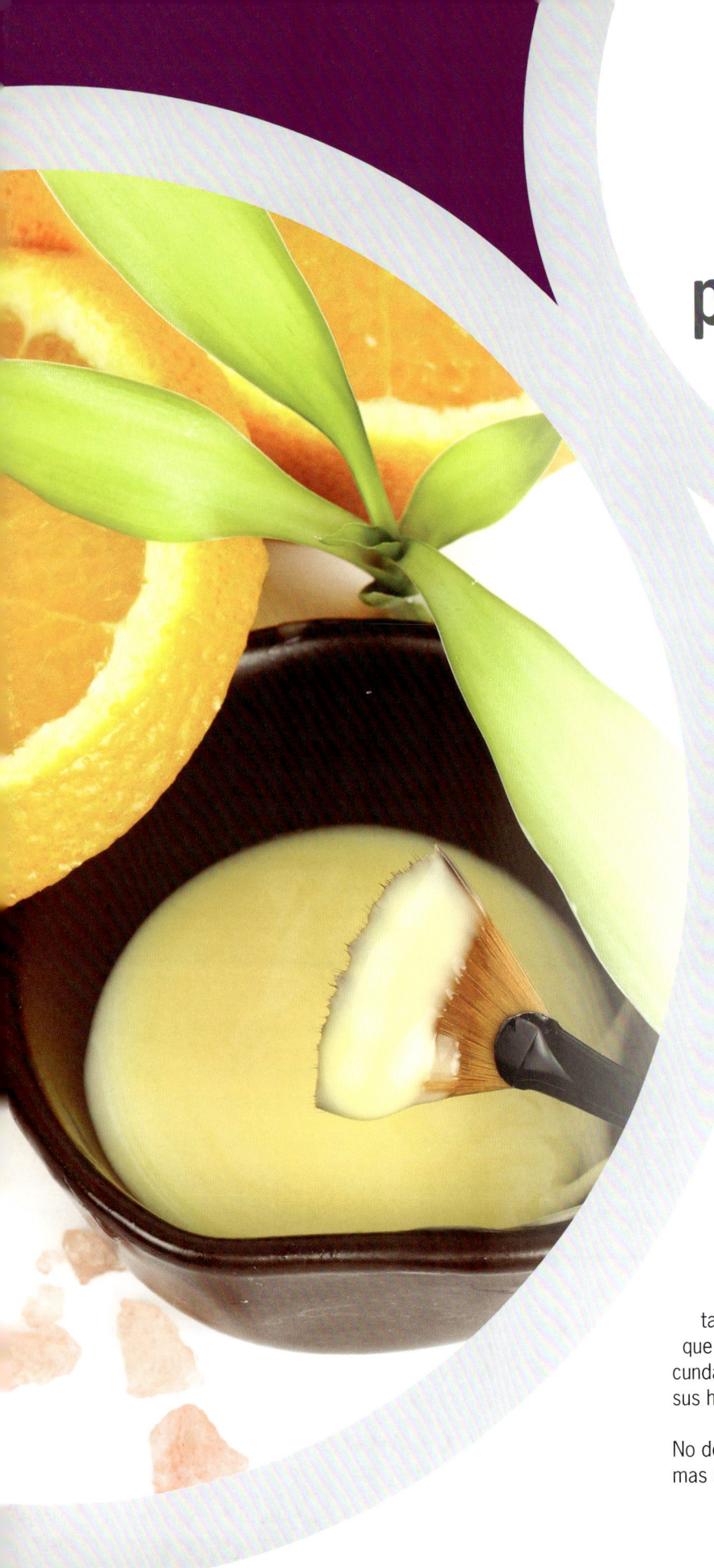

Los elementos que se utilizan para un masaje son muy específicos: aceites, cremas, lociones, aguas perfumadas, etc., y cada uno de ellos tiene sus utilidades determinadas.

Es importante que el usuario busque aquellos productos que le pueden garantizar un mayor bienestar y aportan salud a su piel, ya que esta es un medio de expresión ante los demás. En este sentido se recomienda no dejarse engañar por publicidades que prometen mucho, pero que, a veces, poco tienen que ver con la realidad. Garantizan la eliminación definitiva de los problemas de la piel, pero lo cierto es que en ocasiones la someten a cambios extremos y a alteraciones bruscas, y, lejos de aportar soluciones, constituyen una fuente de nuevos problemas.

Al adquirir un producto, sea cual sea, es imprescindible que la persona esté bien informada previamente de su tipo de piel, sus características y aquello que más le conviene o puede perjudicarle. De acuerdo con ello, antes de elegir el producto deben conocerse sus especificaciones, componentes, etc., para saber si va a ser beneficioso o perjudicial. No sólo hay que asegurarse de que sus efectos no van a ser dañinos, también debe ser capaz de tratar correctamente el problema de piel que uno pueda tener, resolverlo progresivamente evitando efectos secundarios y, en la medida de lo posible, tener la facultad de disimular sus huellas o secuelas.

No debe olvidarse que un error de elección puede aumentar los problemas de piel en vez de resolverlos.

Maquillaje

Rubor (colorete): A la hora de elegir un buen rubor, deben tenerse en cuenta los ingredientes que lo componen y además hay que asegurarse de que sea de una marca reconocida. Conviene recordar que, si se utilizan buenos productos en el rostro, con el tiempo la piel de la cara lo agradecerá. El rubor se emplea para resaltar determinadas facciones o zonas faciales como los pómulos. Se encuentra en diferentes presentaciones:

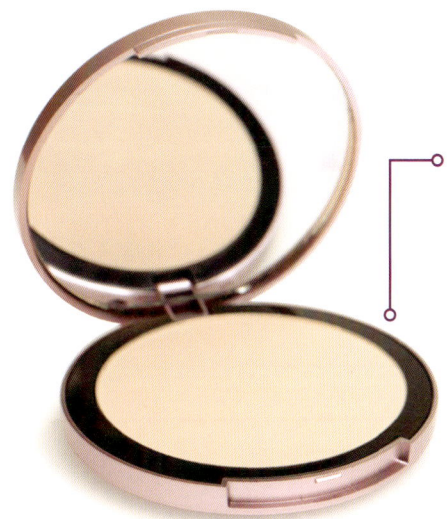

Polvo compacto
No puede faltar a la hora de comprar un maquillaje, ya que ayuda a dar a la piel un efecto de porcelana, ocultando algunas imperfecciones superficiales, y a controlar el exceso de grasa y de brillo. Se recomienda, por lo tanto, para pieles grasas, pero también para pieles secas, puesto que su falta de uso en estas últimas podría volverlas más secas todavía.

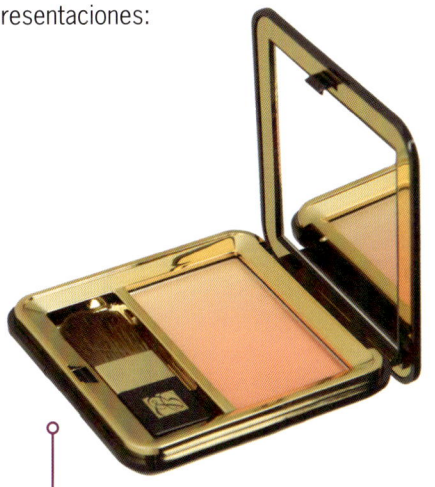

En polvo
Se puede utilizar en todo tipo de pieles, ya que su textura lo hace muy conveniente.

En gel
Se recomienda para todo tipo de pieles. Se aplica con los dedos o con esponja.

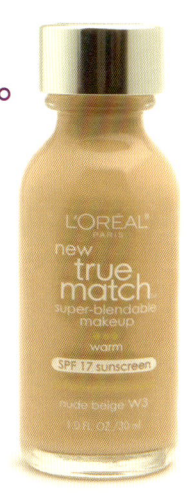

Base líquida
El tipo de base líquida que se utilice debe relacionarse con el tipo de piel que se tenga. De este modo, para una piel grasa se recomienda una base con agua, y para la piel seca, una base con aceite.

En crema
Se recomienda para pieles secas, ya que su textura cremosa ayuda a hidratar la piel sobre la que se aplica.

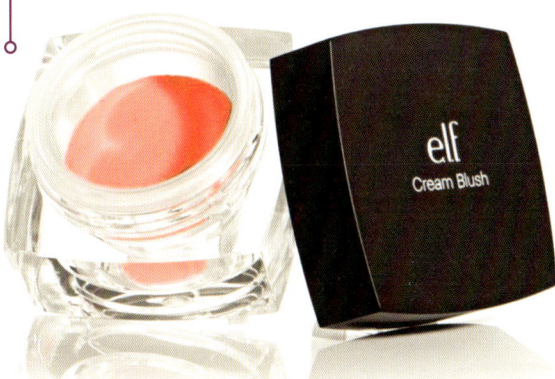

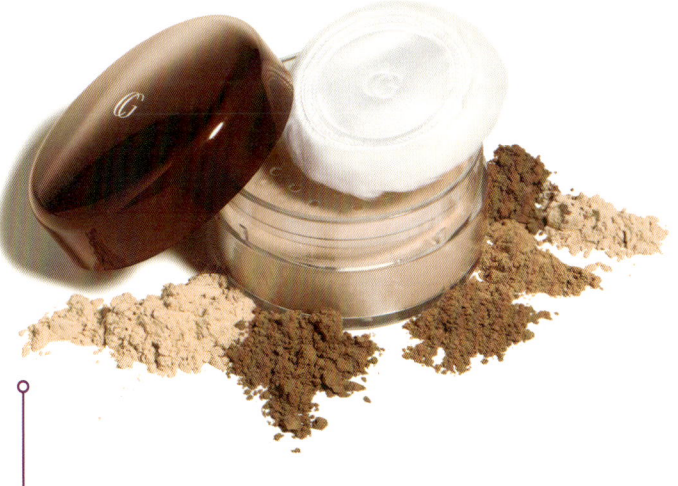

Polvo suelto translúcido
Es de apariencia ligera y tiene aspecto de polvo. Como su denominación indica, su aplicación tiene un efecto natural. También se utiliza como sellador de maquillaje, con lo cual alarga la duración de este.

Exfoliantes

Los exfoliantes corporales contienen unos cristales más gruesos que los de tipo facial. Ello quiere decir que no es aconsejable utilizar exfoliante corporal para la cara, ya que puede ocasionar lesiones en la piel de esta, más delicada.

Se recomienda utilizar periódicamente exfoliante para renovar las células muertas de la piel. He aquí la aplicación más adecuada para cada tipo de piel:

- **Piel seca:** se debe utilizar más de una vez cada dos semanas.
- **Piel grasa:** se puede utilizar hasta dos veces por semana.
- **Piel mixta:** una utilización por semana es suficiente.
- **Piel sensible:** bastan dos utilizaciones por mes o incluso una sola aplicación por mes.

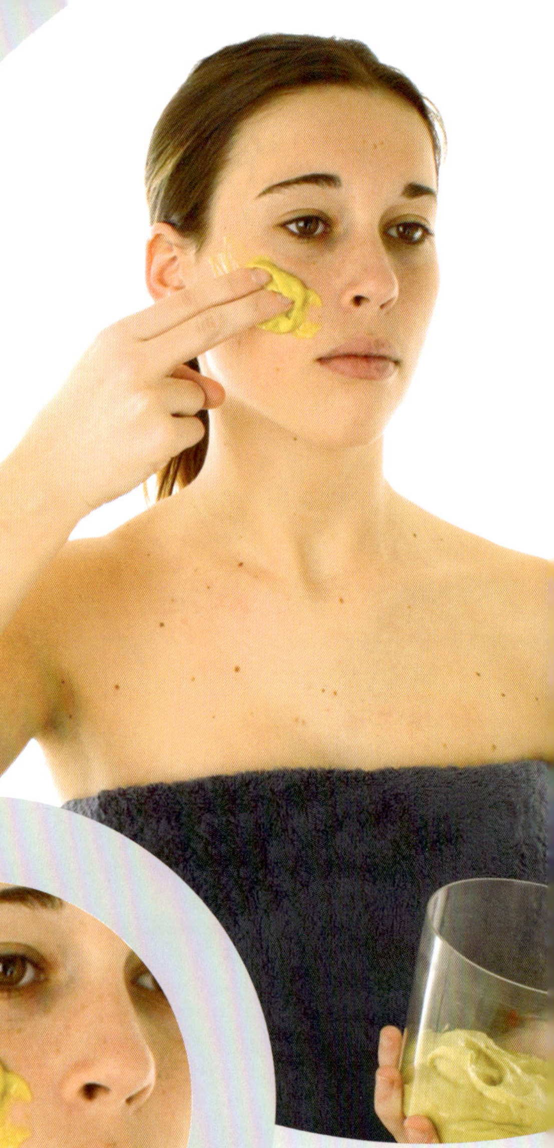

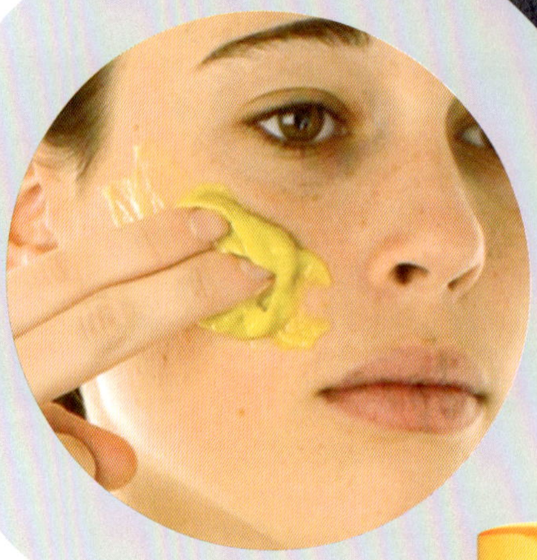

Desmaquilladores

Es muy importante utilizar este tipo de producto para retirar las impurezas de la piel y los restos de maquillaje que en ella hayan quedado.

Los desmaquilladores pueden ser en gel, en leche y líquidos.

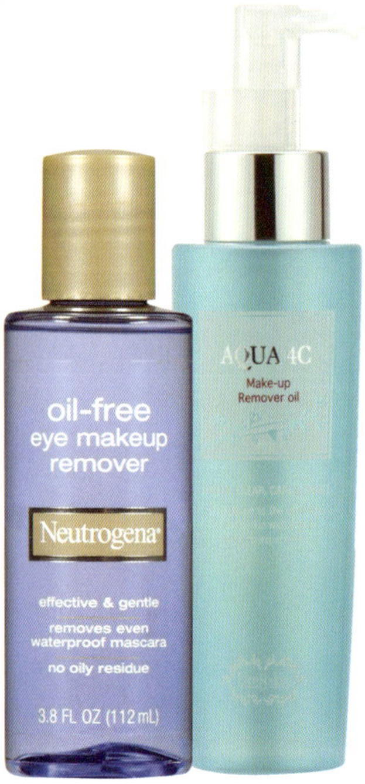

Champú

En el mercado existen champús para todo tipo de cabellos y que responden a las necesidades de cualquier persona. Así, existen champús con diferentes funciones (hidratar, restaurar, controlar la caída del cabello, eliminar la caspa). Pero lo más importante a la hora de comprar un champú es adquirir uno que no tenga sal, para evitar que reseque el cabello. Los más recomendables son los de origen orgánico, y en particular los que se adaptan específicamente a las necesidades de la persona.

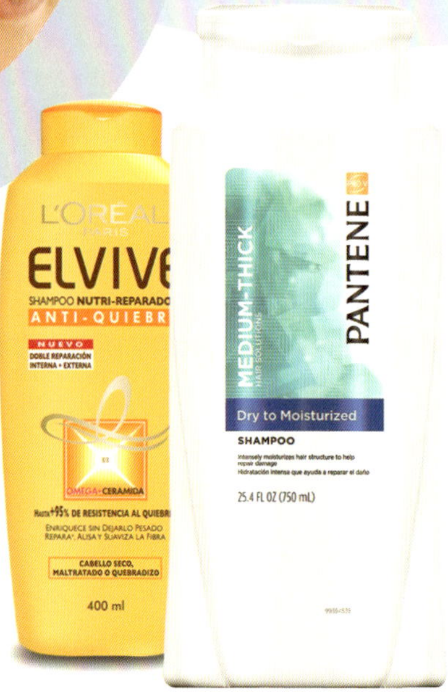

Perfumes

El término *perfume* proviene del latín *per* y *fumare*, en referencia al olor que emanaban las hojas aromáticas que se empleaban para realizar los sahumerios. Los primeros perfumes aparecieron en la Edad Media, cuando se fabricaban con distintos aromas, entre ellos el de musgo.

En el mercado se encuentran diferentes perfumes. De acuerdo con la concentración que tengan, se clasifican en:

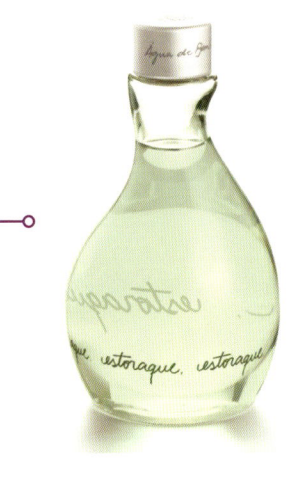

Agua de baño, o de *toilette*
Tiene una concentración del 7-15 % (en torno a un 10 %).

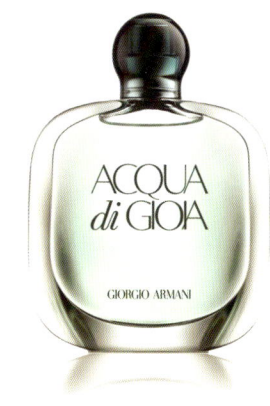

Agua de perfume
Tiene una concentración del 15 %.

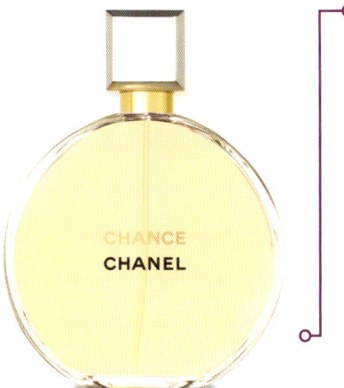

Perfume
Es la fórmula más concentrada, con un 15-40 % de esencia aromática.

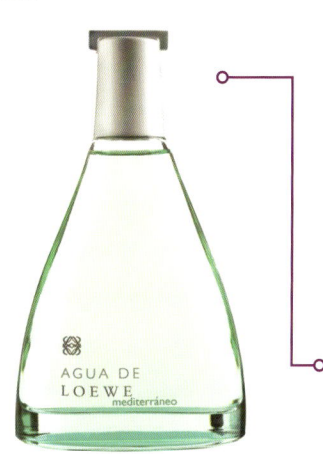

***Splash* perfume**
Tiene una concentración aproximada de un 1 %.

Agua de colonia
Tiene una concentración del 3-6 % (en torno al 5 %).

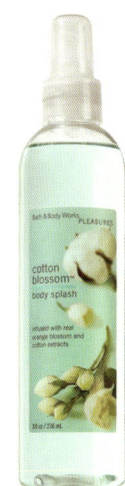

Loción astringente

Estas lociones eliminan impurezas diferentes que las cremas limpiadoras. Son aconsejables para las pieles grasas y con acné.

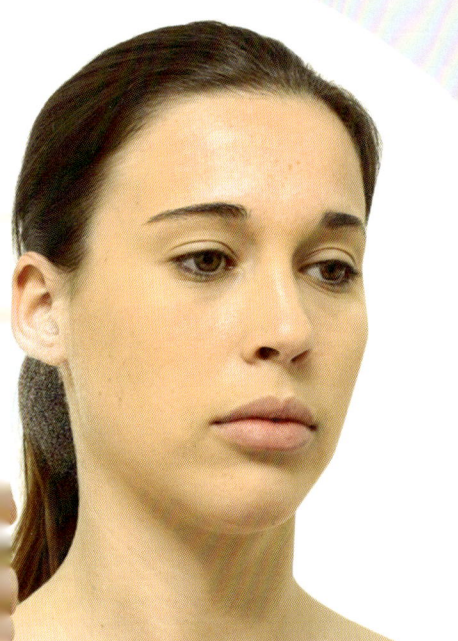
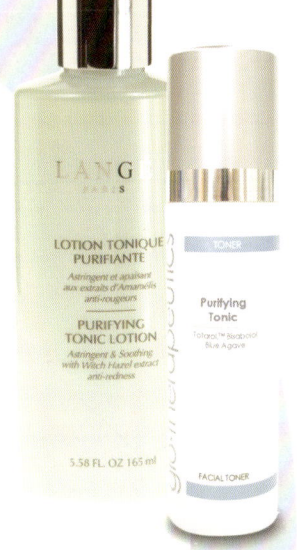

Tónico

El tónico cumple un papel importante en la piel: limpia los poros, permitiendo una mejor penetración de otros productos, además de contribuir a cerrarlos.

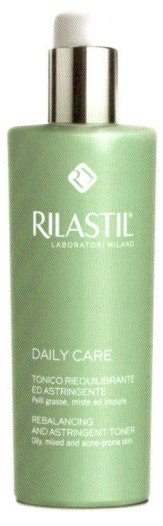

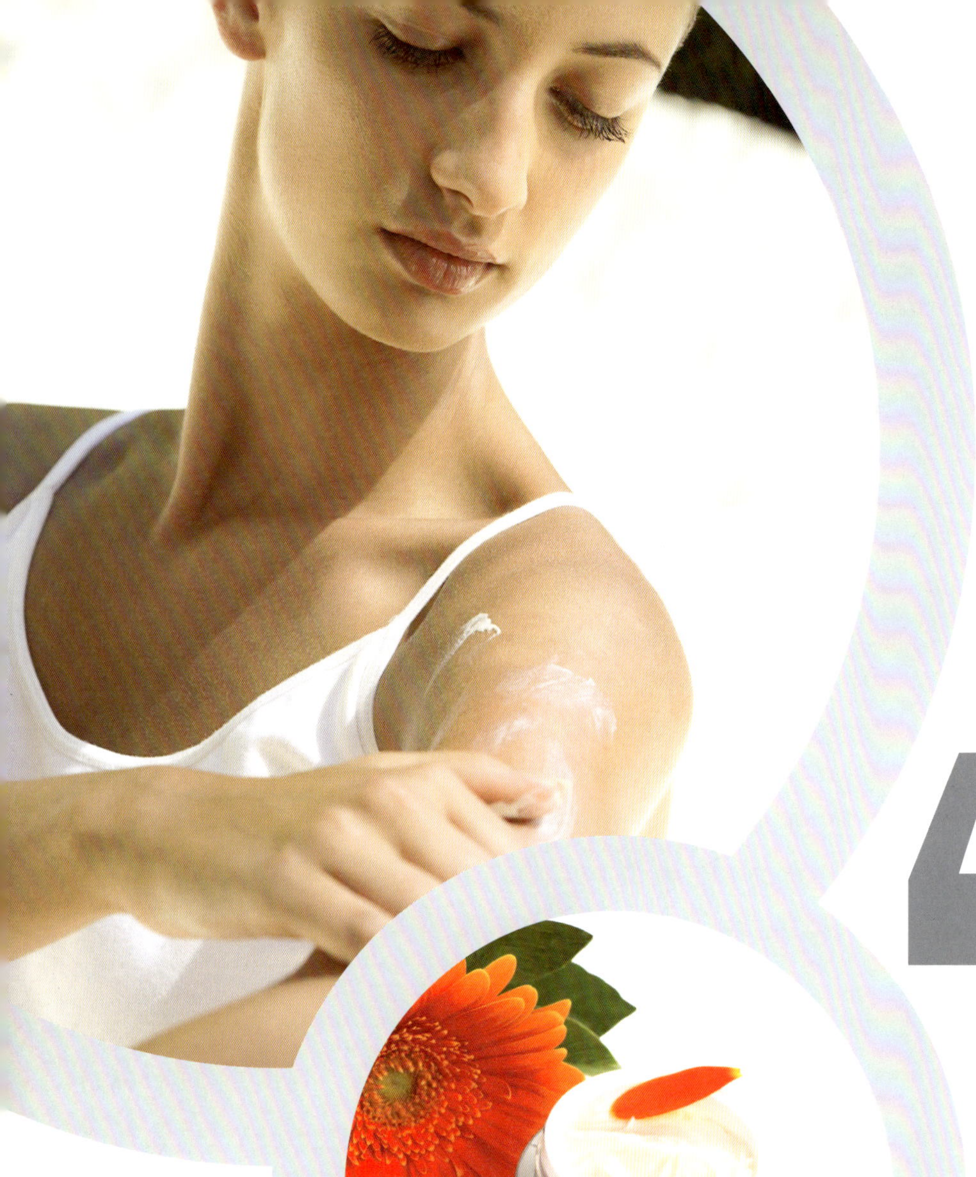

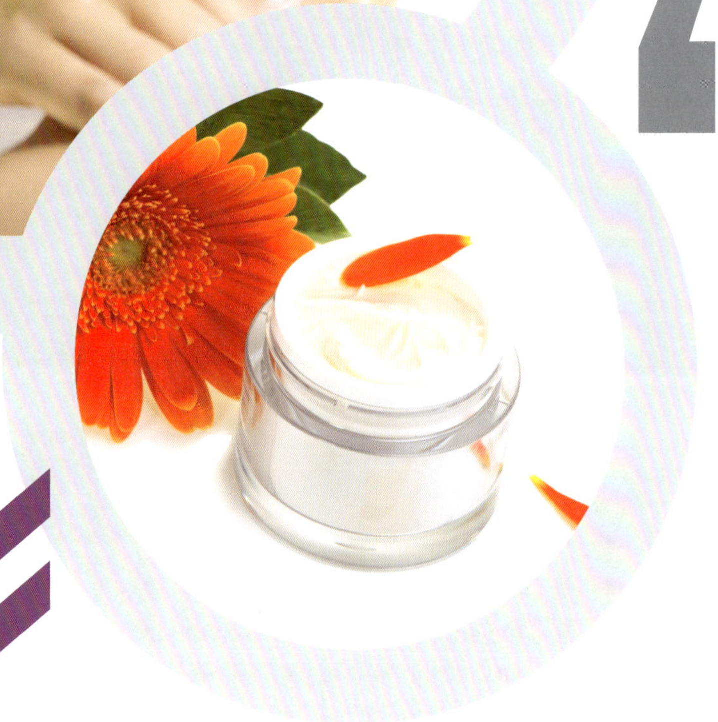

Cremas hidratantes

Al comprar cremas hidratantes, se debe tener en cuenta el tipo de piel sobre la que se van a aplicar, ya que es muy importante no utilizar una crema cualquiera, sino la más adecuada.

- **Piel grasa:** Debe contener ácido. El ácido salicílico ayuda a hidratar sin aumentar la producción de grasa del rostro.
- **Piel seca:** A las personas con este tipo de piel se les recomienda utilizar un suero antes de aplicar la crema hidratante.
- **Piel normal:** Este tipo de piel no requiere componentes específicos como el suero y el ácido salicílico, ya que su pH está equilibrado.

RECOMENDACIONES

Al comprar una crema hidratante, deben tenerse en cuenta sus componentes. A veces son de mayor calidad las cremas que no tienen una lista interminable de ingredientes que las que constan de una cantidad muy importante de ellos. No se trata de una cuestión de cantidad, sino de calidad. Lo que realmente interesa es que dichos componentes sean lo más puros posible. He aquí unos consejos al respecto:

- Los componentes esenciales de una crema deben ser agua y aceites de oliva, jojoba y coco. Será bueno que, además, se incluya aloe vera.
- Se debe optar por una crema que no tape los poros, ni produzca puntos negros ni espinillas.
- Cuanto más natural sea la crema, más ventajosa será para la piel.

Cremas limpiadoras

Estas cremas se encargan de eliminar impurezas del rostro que el jabón no es capaz de atacar. Están elaboradas a base de yogur o leche, y se encuentran de diversas clases, apropiadas para cada tipo de piel.

CONSEJO

Las cremas para la noche deben utilizarse en el tiempo y la edad adecuados. A partir de los 30 años, estas cremas ayudan a una mejor hidratación. Las cremas de noche son más ligeras que las de día, ya que ejercen su efecto mientras una persona duerme, sin exponerse a agentes contaminantes del ambiente.

Mascarillas

Las mascarillas son muy importantes para ayudar a hidratar la piel. Existen diversos tipos:

- **En polvo:** Compuestas generalmente por caolín o arcilla y algunas sales que refrescan la piel.
- **Sólida térmica:** Su textura resulta muy similar a la de la parafina, ya que se utiliza después de haber alcanzado el punto de fusión, pero es más elástica.
- **Pastosa:** Es utilizada para el pelo y la piel. Puede estar compuesta por arcillas, algas, algunas sales, etc.
- **Gel:** Retiene el H_2O en la superficie de la piel. De acuerdo con sus componentes, puede ayudar bastante a las pieles grasas, además de tonificar y refrescar.
- **Barro termal:** Se encuentra para uso corporal, facial y capilar. Generalmente su único componente es el barro, pero algunas marcas pueden contener algún ingrediente más, complementario.
- **Velo:** Contiene celulosa y colágeno, con un soporte en forma de máscara que permite que el colágeno llegue directamente a la piel.
- **Plástica fría:** Se trata de un polvo que contiene sales y se mezcla con tónico para activar la piel. Alguna se mezcla únicamente con agua.
- *Peel off*: Se aconseja especialmente para la zona T y resulta muy práctica, ya que en la mayoría de los casos no se requiere agua para quitarla.

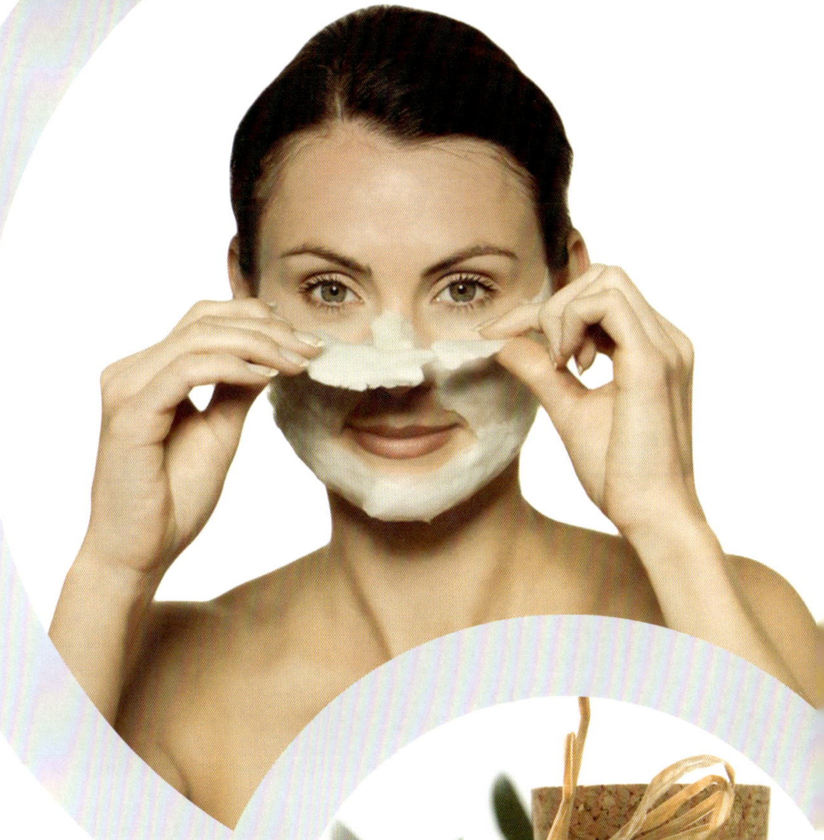

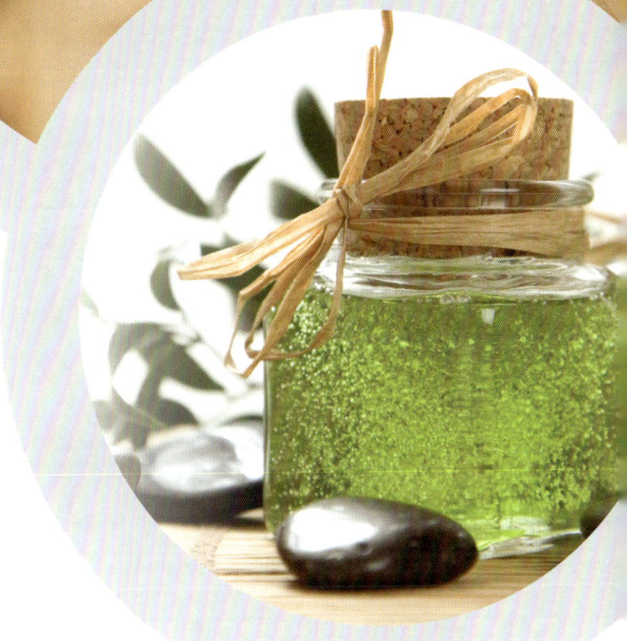

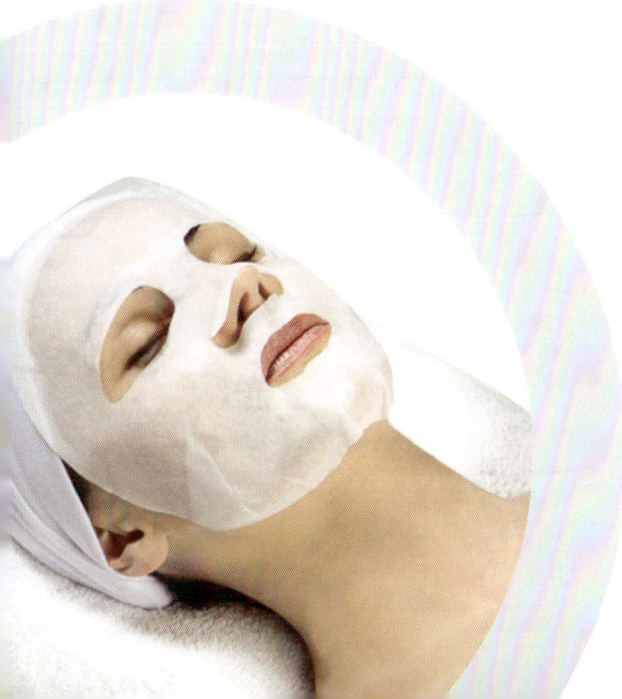

CONSEJOS

- Es recomendable que la aplicación de las cremas antiarrugas se acompañe de un suero. Con ello los resultados seran más efectivos y duraderos, ya que su fórmula será más concentrada.

- Se debe utilizar un producto específico que trate las líneas de expresión que se forman alrededor de los ojos.

- Los cristales de sábila son muy beneficiosos para la piel en forma de mascarilla. También se pueden añadir a cualquier zumo. Esto aumentará la fuente de vitamina E.

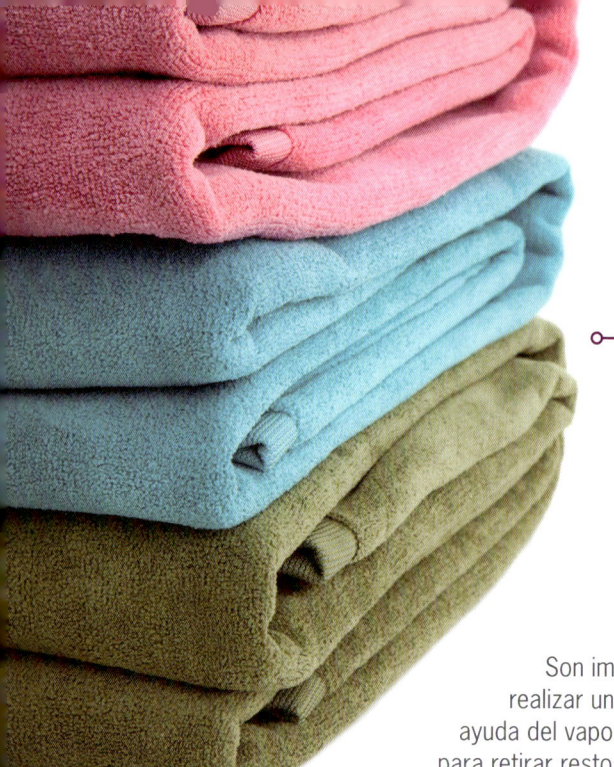

Útiles y accesorios

Es recomendable hacer una limpieza facial e hidratar la piel a diario para mantenerla en buen estado de salud y que presente una mejor apariencia. Los resultados de este hábito se van viendo a medida que pasa el tiempo. Para estos cuidados se requieren una serie de elementos que facilitan el trabajo. He aquí algunos de los accesorios que no deben faltar en casa para un buen cuidado de la piel. Con su ayuda se podrá llevar a cabo una buena limpieza del rostro sin mayor dificultad.

Toallas
Son importantes a la hora de realizar una limpieza, ya sea con ayuda del vaporizador o simplemente para retirar restos y excesos o recoger el cabello. Se recomienda que en lo posible sean de algodón, ya que, si son de fibra sintética, pueden dañar la piel. Las toallas sirven, entre otras cosas, para retirar las mascarillas.

Espátula cosmética
Se encuentra en el mercado en diferentes tamaños y formas, de acuerdo con la utilidad que se le desee dar. Facilita la aplicación de mascarillas.

Pañuelos faciales
Este tipo de pañuelos nacieron en Europa en el siglo xv y han ido cambiando a traves del tiempo; en la actualidad se encuentran en diferentes texturas y materiales. En estética, se utilizan para la extracción de la limpieza facial, para limpiar determinadas partes del rostro o para cubrir algunas de ellas, protegiéndolas.

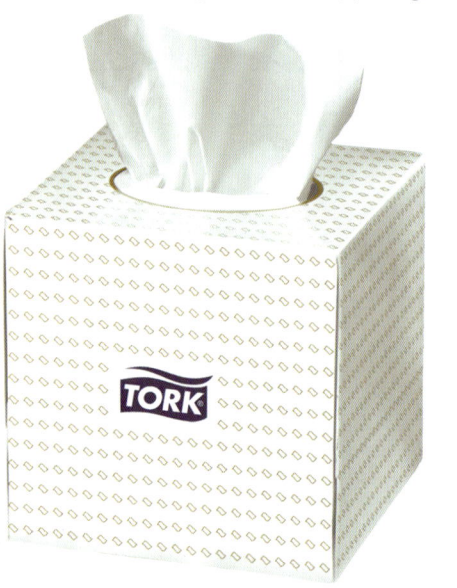

Pomos de algodón
Igual que la espuma, se utiliza para desmaquillar el rostro sin dañarlo.

Algodón
Se extrae de una planta llamada *Gossypium barbadense*, que se cultiva en climas tropicales. Actualmente se utiliza en diferentes campos, como la salud, la estética, la belleza, etc. No está de más tener en una buena cantidad, ya que se utiliza para la aplicación de lociones o desmaquillantes del rostro.

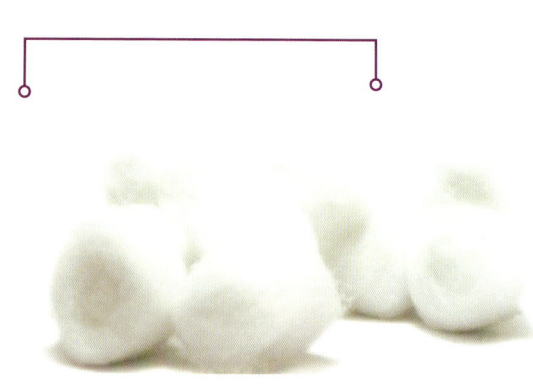

Belleza y estética

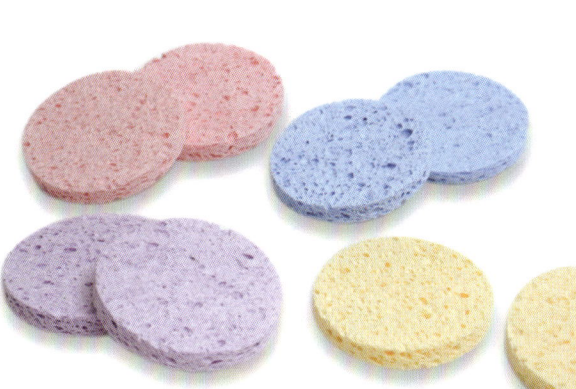

Esponjas
Son de gran ayuda para retirar el maquillaje. Es necesario utilizarlas siempre ligeramente humedecidas.

Palitos de algodón
Se utilizan para aplicar cantidades mínimas de producto sobre zonas de difícil acceso.

Recipiente
Es importante disponer de un recipiente, ya sea de plástico o de vidrio, específicamente para uso facial o corporal. Se debe esterilizar de forma conveniente antes de mezclar los componentes o hacer una mascarilla.

Pinceles
Facilitan la aplicación de mascarillas. El grosor del pincel dependerá del espesor de la mascarilla.

Banda sudadera
Es muy práctica para hacer una limpieza o hidratación, ya que ayuda a separar el rostro del pelo e impide que entren en contacto.

Guantes de lufa
Son muy útiles para la exfoliación de la piel, aunque para pieles sensibles deben utilizarse con las debidas precauciones.

CONSEJOS

- Al adquirir pinceles para la aplicación de cosméticos, se debe tener en cuenta el tamaño del rostro de la persona que los va a utilizar.

- Para aplicar polvo o rubor, los pinceles deben estar elaborados con un material suave para la piel.

- Los pinceles de las mascarillas son diferentes de los que sirven para las aplicaciones cosméticas.

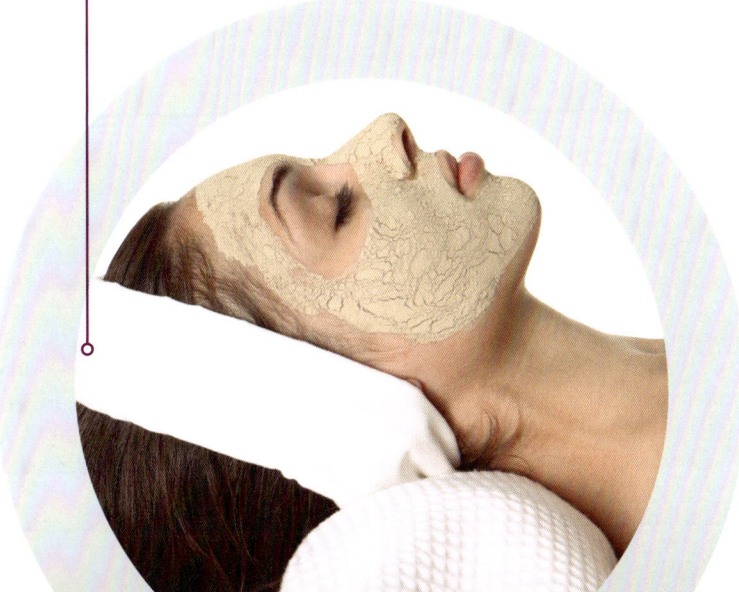

Útiles y productos básicos

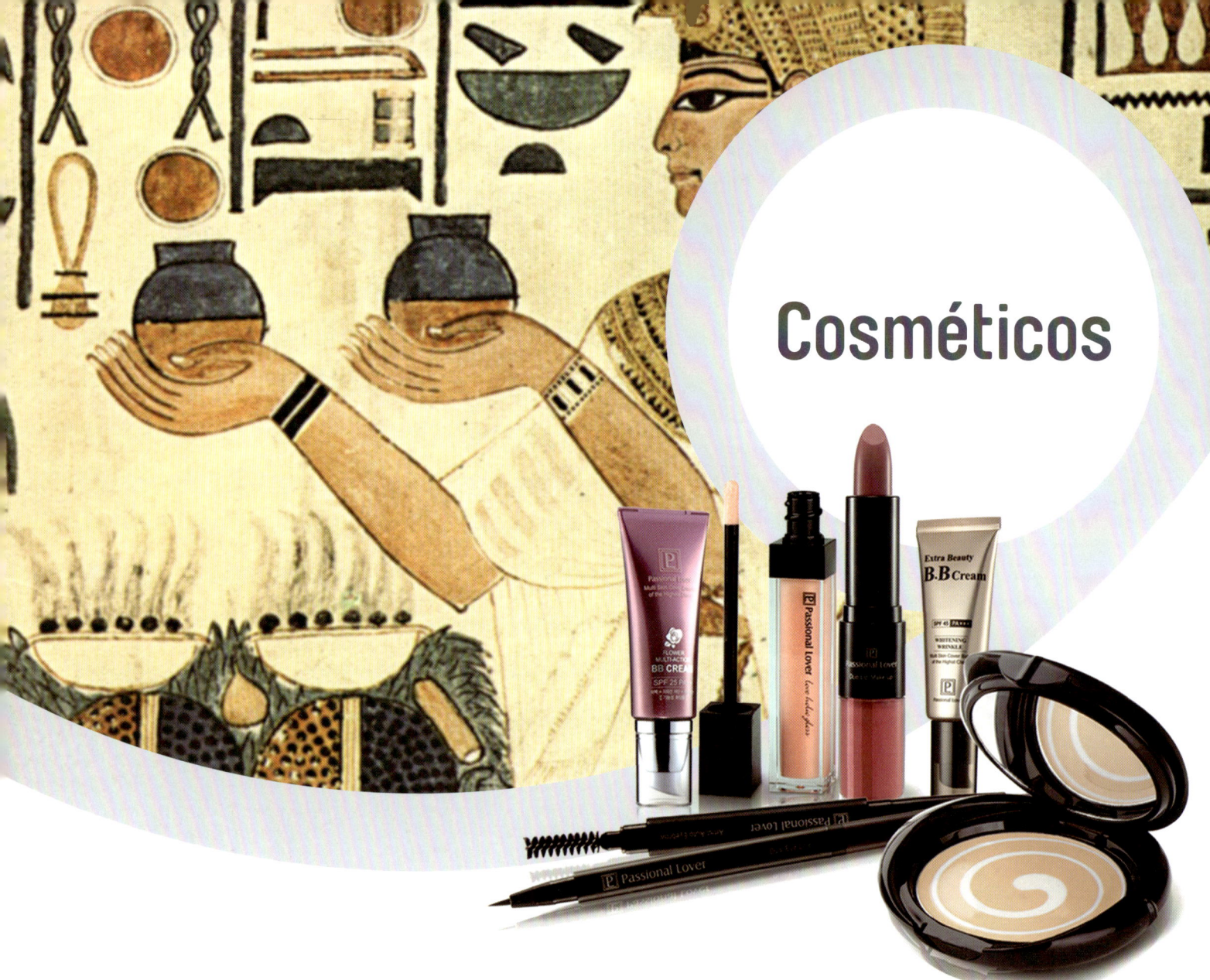

Cosméticos

Las primeras referencias a los cosméticos se remontan a Egipto, alrededor del año 4000 a. C. Según atestiguan los escritos de la época, en el Antiguo Egipto la belleza constituía una parte importante de la cultura. Así, se utilizaba barro para cubrir la piel, darle tono y prevenir los efectos de las picaduras de animales y de la incidencia de los rayos del sol. También se empleaban aceites naturales para hidratar la piel.

Además, el maquillaje formaba parte importante de los rituales y ceremonias en honor a sus dioses. Al igual que en Egipto, en Grecia se difundió la cultura del cuidado del cuerpo, que luego se extendió también entre los romanos.

Por el contrario, en el siglo XIX, la reina Victoria consideraba el maquillaje como algo vulgar, y en su época sólo era utilizado por los actores de teatro y las prostitutas.

En Japón, las *geishas*, para remarcar sus labios y aportarles una mayor carga de sensualidad, empleaban pétalos de cártamo que se presentaban a manera de lápiz. Con ellos se maquillaban también las cejas. Para los maquillajes utilizaban como base una especie de cera muy suave.

A lo largo de los siglos, el fin de los cosméticos ha sido siempre el mismo: dar una apariencia más joven o mayor, dependiendo de su manejo, corregir imperfecciones, conseguir un mejor aspecto del rostro. En definitiva, el cosmético no deja de ser un medio muy efectivo para incrementar la autoestima de la persona. La mujer actual considera el maquillaje como una necesidad primordial y no exclusivamente como vanidad.

Antiguamente la moda dominante era mantener la piel blanca. Para ello se utilizaban diferentes técnicas. Esta práctica se extendió hasta el siglo XVII, en el cual era frecuente utilizar la combinación de carbonato más hidróxido, acompañado de óxido de plomo, para dar a la piel el tono blanco que se requería.

Era tanta la obsesión que existía en la época por conservar la piel blanca que incluso se acudía a la ayuda de sanguijuelas. Así, se presionaba la piel colocando sobre ella las sanguijuelas de modo que estas chuparan la sangre y, con ello, disminuyera la irrigación sanguínea. Como consecuencia, la piel quedaba de un color blanquecino durante algún tiempo.

Con la llegada del siglo XX, las costumbres fueron cambiando, y un día se observó a Coco Chanel bronceando su piel, tumbada en la cubierta del barco donde se encontraba. La noticia se difundió rápidamente por tratarse de una celebridad. A la vista de ello, las mujeres de la alta sociedad empezaron a mudar sus costumbres y la piel muy blanca y con aspecto enfermizo dejó paso al tono bronceado y moreno.

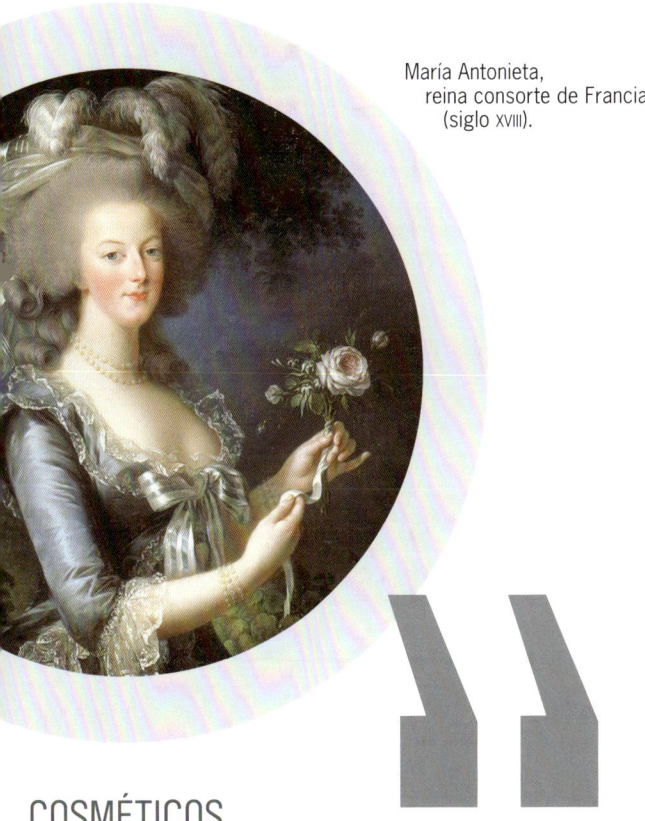

María Antonieta, reina consorte de Francia (siglo XVIII).

Tipos de cosméticos

Entre los cosméticos se incluyen las cremas hidratantes, limpiadoras, antiarrugas, tonificantes y aquellas que ocultan y combaten imperfecciones y patologías como el acné, las arrugas, las ojeras… Estos cosméticos pueden encontrarse en diferentes presentaciones: en polvo compacto o suelto, en forma líquida, emulsionados o en barra, como sucede, por ejemplo, con los correctores de ojos.

Hoy en día la tecnología cosmética ha avanzado mucho y trata de desarrollar técnicas que se adapten al máximo a las necesidades de los potenciales clientes, teniendo en cuenta el tipo de piel, el color y la capacidad adquisitiva. Conviene aclarar que actualmente los productos cosméticos ya no son utilizados sólo por mujeres, sino que los hombres se han incorporado de lleno a este gran mercado, pues la idea de que la belleza es algo estrictamente femenino va siendo día a día más denostada.

En el mercado se encuentran diferentes marcas cosméticas y cada una de ellas presenta características diversas, adaptándose en su conjunto a las distintas necesidades de los consumidores.

Entre las firmas cosméticas más reconocidas figuran Germaine de Capuccini, Bobbi Brown, Bourjois, Lancôme, NARS, Revlon, Astor, Onagrine, Aveda, Maybelline, Environ, L'Occitane, Elizabeth Arden, Pond's, Estee Lauder, Nivea, Givenchy, Chanel, Dior, etc. Estas son solamente algunas de las que se encuentran en el mercado mundial, pero está claro que existen muchas más.

COSMÉTICOS EN LA ADOLESCENCIA

En esta época se deben utilizar productos cosméticos elaborados a base de aguas termales, compuestos vegetales, glicerina y principios activos hidratantes, como las ceramidas, el ácido hialurónico y las vitaminas A, C y E. La proporción de estos compuestos aumentará de acuerdo con la necesidad de la piel y la edad.

Leches, aguas de flores y emulsiones de belleza

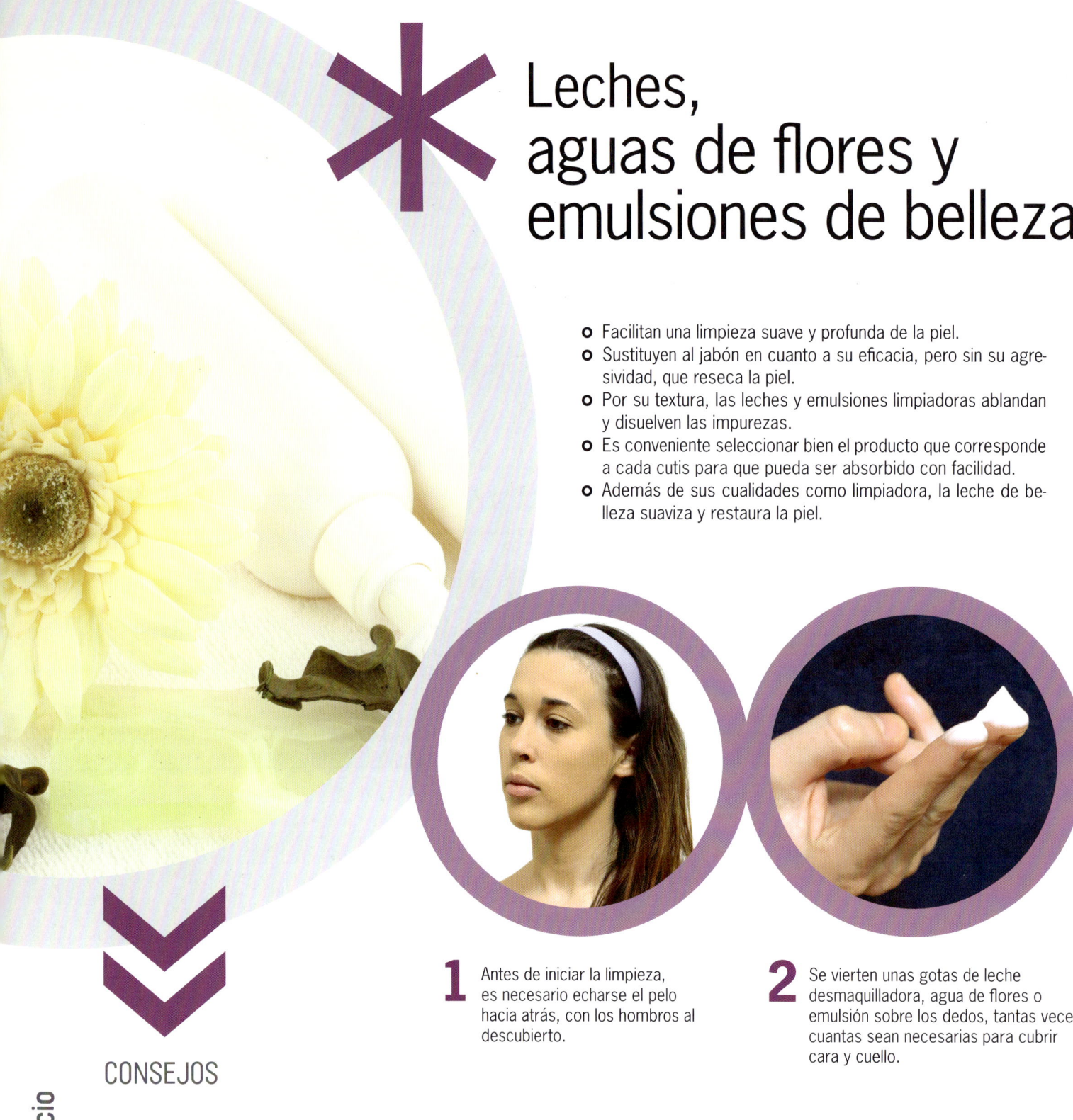

- Facilitan una limpieza suave y profunda de la piel.
- Sustituyen al jabón en cuanto a su eficacia, pero sin su agresividad, que reseca la piel.
- Por su textura, las leches y emulsiones limpiadoras ablandan y disuelven las impurezas.
- Es conveniente seleccionar bien el producto que corresponde a cada cutis para que pueda ser absorbido con facilidad.
- Además de sus cualidades como limpiadora, la leche de belleza suaviza y restaura la piel.

1 Antes de iniciar la limpieza, es necesario echarse el pelo hacia atrás, con los hombros al descubierto.

2 Se vierten unas gotas de leche desmaquilladora, agua de flores o emulsión sobre los dedos, tantas veces cuantas sean necesarias para cubrir cara y cuello.

CONSEJOS

- No es recomendable lavarse habitualmente la cara y el cuello con jabón, ya que la cal que este contiene tiende a resecar la piel y destruye su película protectora. Esto es especialmente válido para pieles secas y delicadas.

- Es necesario enjuagar la cara cuidadosamente hasta conseguir eliminar cualquier resto de suciedad mezclado con la leche limpiadora.

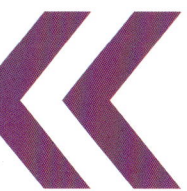

CONSEJO

No utilice algodón ni para aplicar la leche en el cutis ni para eliminarla. Sus fibras pueden taponar los poros o irritar la piel. Sin embargo, hay que reservarlo para desmaquillar los ojos.

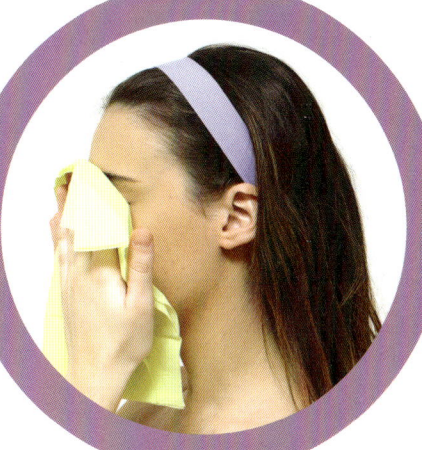

3 Si se ha aplicado una cantidad excesiva, o se forman gotas en el rostro, la leche se puede absorber colocando un pañuelo de papel sobre la cara, sin presionar.

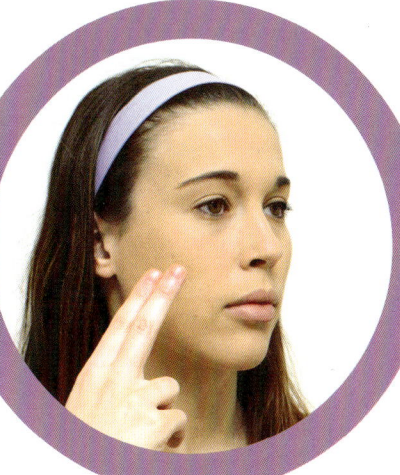

4 Se distribuye sobre la piel mediante ligeras y suaves rotaciones, en círculo.

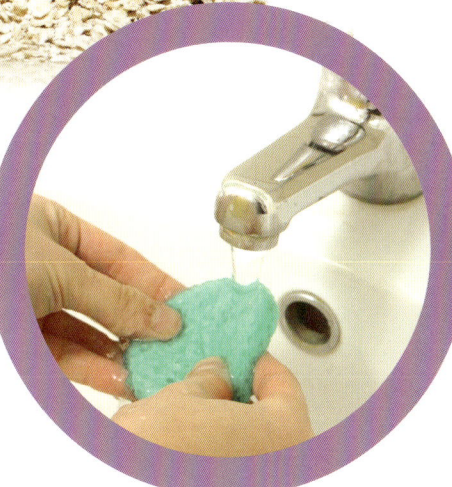

5 Se limpia el cutis con agua tibia y una esponja pequeña, que se enjuaga después de cada pasada completa por la cara y el cuello.

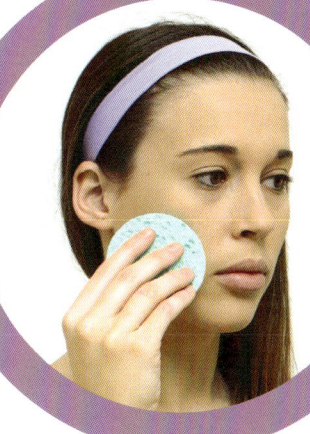

6 Se pasa la esponja empapada con agua por la cara y el cuello hasta que no quede ningún residuo.

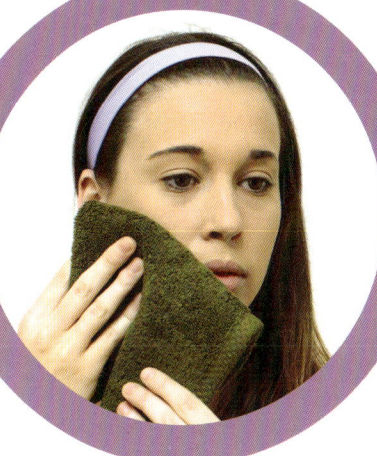

7 Se seca la piel delicadamente con una toalla limpia y suave.

- Una vez se hayan verificado los componentes de la leche limpiadora, se puede tener una idea de si es adecuada para el tipo de piel al que se va a destinar. Cabe recordar que, en la medida de lo posible, debe evitarse el uso de leches para pieles grasas.

- Los ingredientes habituales de que se componen las leches limpiadoras son hidratantes y nutritivos para la piel. Entre estos componentes se incluyen el aceite de almendras, el aceite de jojoba, los extractos de cereales, etc.

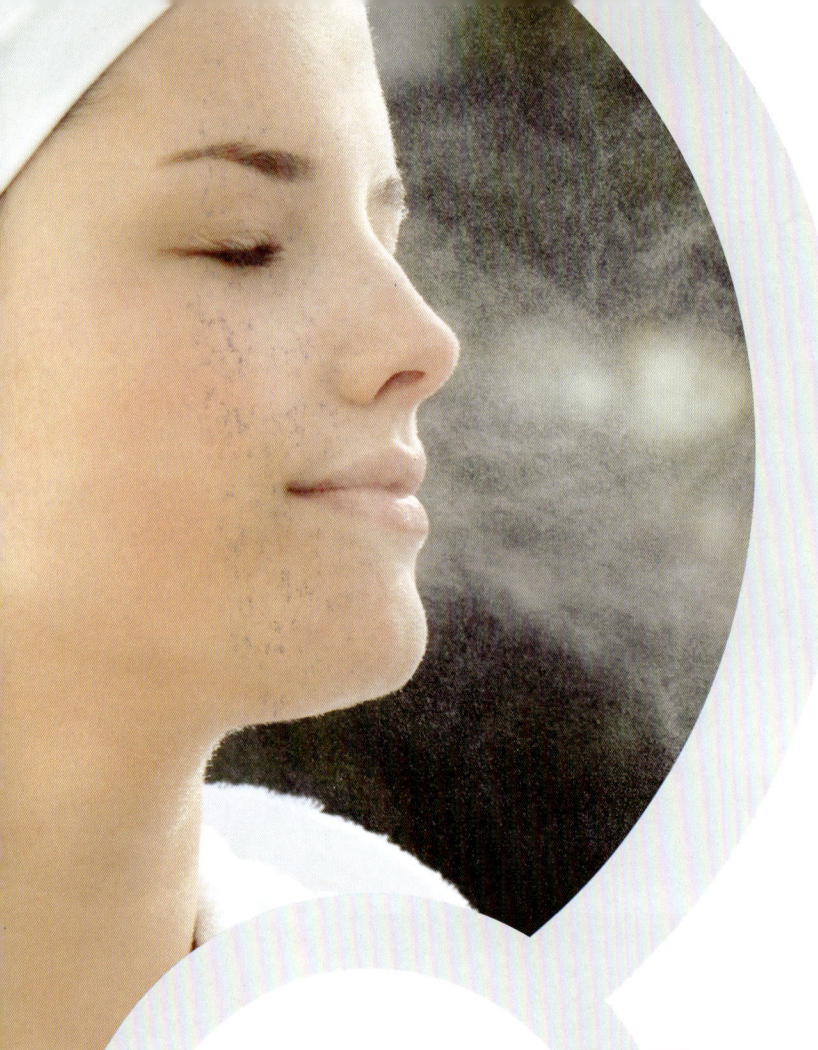

🌸 Refrescar el cutis

- Las lociones o tónicos se aplican después de limpiar el cutis con la leche o la emulsión limpiadora.
- Complementan y completan la limpieza diaria del cutis.
- Restauran los ácidos de la piel, estrechan los poros dilatados, vivifican el cutis y estimulan la circulación sanguínea.
- Pueden ser astringentes para las pieles grasas y refrescantes para las normales y secas.
- Son innumerables los tipos de loción que se pueden encontrar en el mercado o preparar en casa; una loción natural puede incluir tanto hierbas como determinadas frutas, vegetales, aguas florales o vinagres. Lo imprescindible es seleccionar ingredientes adecuados para nuestro tipo de piel.
- Como habitualmente las lociones se elaboran con sustancias que pueden conservarse en el refrigerador, lo recomendable es preparar la cantidad suficiente para una semana.
- Los vinagres proceden habitualmente del vino o de la sidra, aunque también es común el vinagre de manzana. Cualquiera de ellos, siempre que sea de calidad, sirve como base para elaborar una loción.
- Para una aplicación cosmética siempre hay que diluir el vinagre con cierta proporción de agua, como se indicará en las recetas. Después, se ponen a macerar en él las hierbas o flores seleccionadas.

Se necesita:

- 1 taza de pétalos de rosa roja secos.
- 1 taza de vinagre.

CONSEJO

Para guardar el vinagre rosado, mejor utilizar el frigorífico.

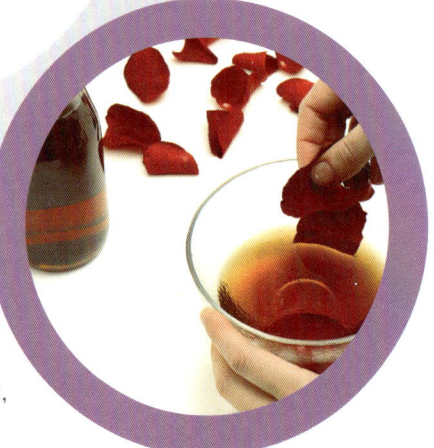

✳ Vinagre rosado
Para pieles normales o mixtas

Se cubren las flores con el vinagre y se dejan macerar durante 21 días, después de los cuales se cuela el líquido y se guarda en un recipiente de vidrio.

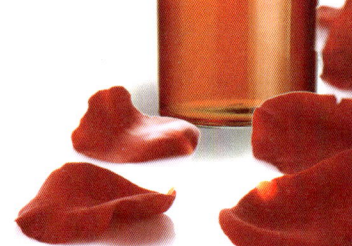

Lociones o tónicos
Cómo se aplican

- Se puede emplear un pañuelo de papel muy fino o uno de los discos corrientes para desmaquillar. Nunca deben utilizarse los copos de algodón.
- No se debe olvidar que el cuello también necesita recibir el tratamiento.
- Una vez aplicada la loción, no hay que maquillarse de inmediato; se debe esperar a que el efecto refrescante del tónico actúe durante algunos minutos (15-20) en la piel.
- En cualquier caso, después de aplicar una loción y antes del maquillaje, es aconsejable hidratar la piel con una crema de día.

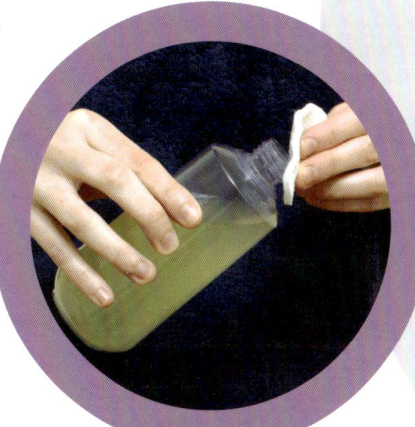

1 Se empapa el disco con la loción.

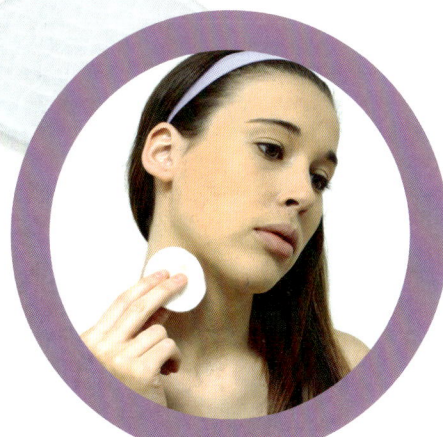

2 Se dan unos ligeros toques por la cara y el cuello y se deja secar la piel.

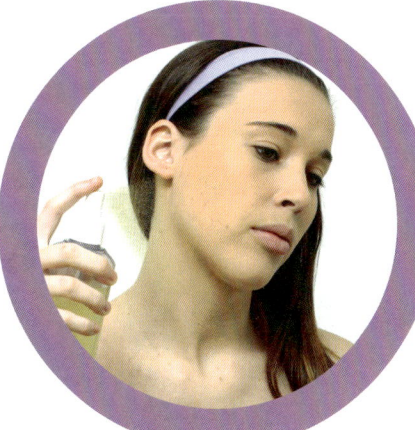

3 De acuerdo con las preferencias, también puede aplicarse la loción con un vaporizador.

CONSEJOS

- Los tónicos consiguen que el aspecto de la piel vaya cambiando y aportan a esta una mayor luminosidad.

- Debe evitarse la excesiva aplicación de un tónico astringente, puesto que podría provocar que la piel se resecara.

Tónico para piel normal

Se necesita:

- 3 cucharadas de cáscara de limón.
- 3 nueces moscadas ralladas.
- Ralladura de la piel de 2 pomelos.
- 4 astillas de canela.
- 6 cucharadas de alcohol.
- 5 cucharadas de agua de rosas.
- 1 cucharada de benjuí sumatra.
- 5 cucharadas de agua de flores de naranjo.
- Rallador.
- Recipiente de vidrio.
- Recipiente metálico.
- Botella.

Es importante que uno aprenda a elaborar en casa su propio tónico, adecuado a su tipo de piel. Hay que tener en cuenta que el tónico ayuda a eliminar los residuos de suciedad que todavía pueden quedar en la cara después de que haya sido sometida a una limpieza.

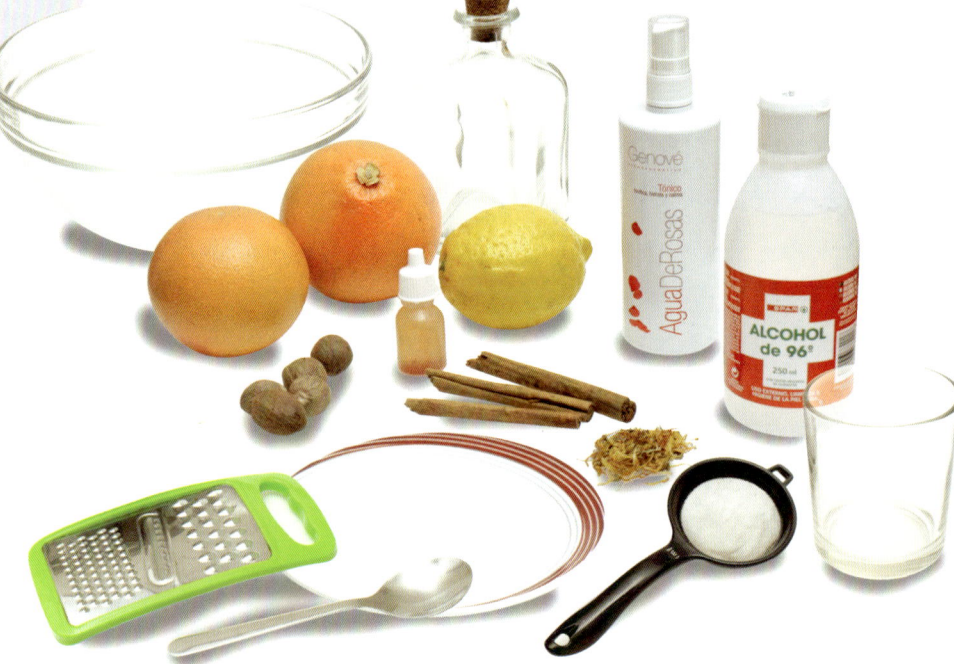

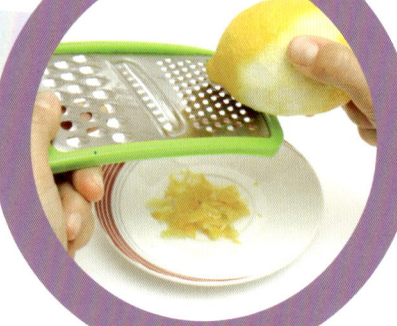

1 Se rallan limones suficientes para obtener tres cucharadas de cáscara de limón.

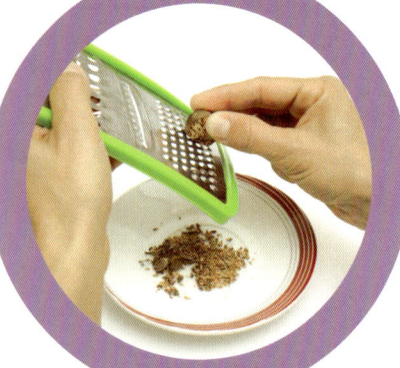

2 Se rallan tres nueces moscadas.

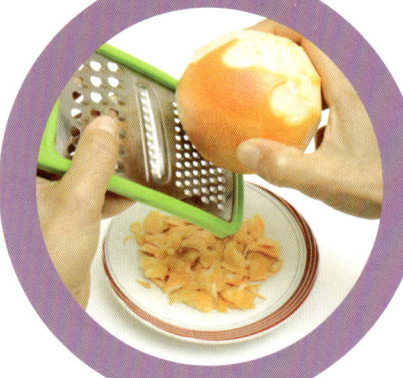

3 Se ralla la piel de dos pomelos.

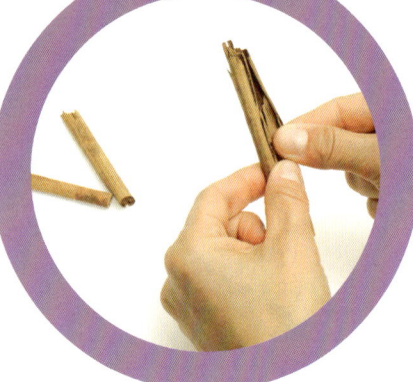

4 Se utiliza canela para aromatizar.

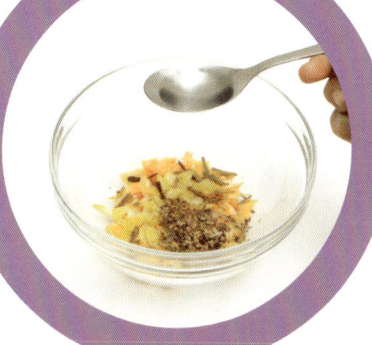

5 Se colocan todos los ingredientes anteriores en un recipiente de vidrio.

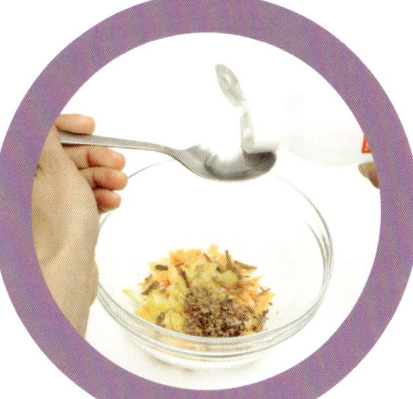

6 Se añaden las seis cucharadas de alcohol…

CONSEJOS

- Antes de aplicar este tónico, deberá agitarse.
- Si el tónico se vierte en una botella provista de un vaporizador, se facilitará la aplicación.

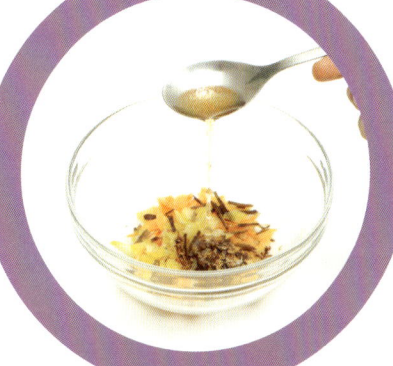

7 … las cinco cucharadas de agua de rosas …

8 … y una cucharada de benjuí sumatra.

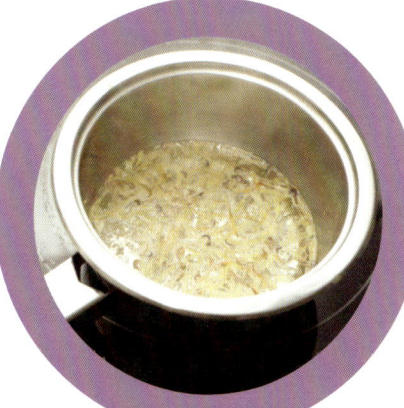

9 Se realiza una infusión de flores de naranjo en un recipiente metálico.

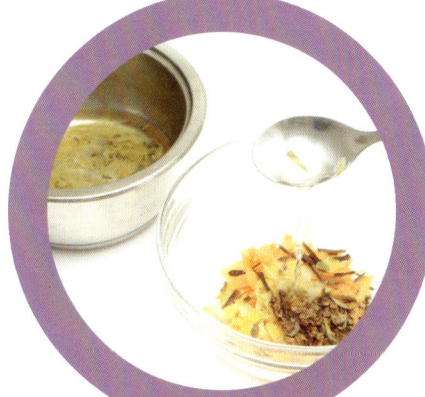

10 Se añaden cinco cucharadas de agua de flores de naranjo.

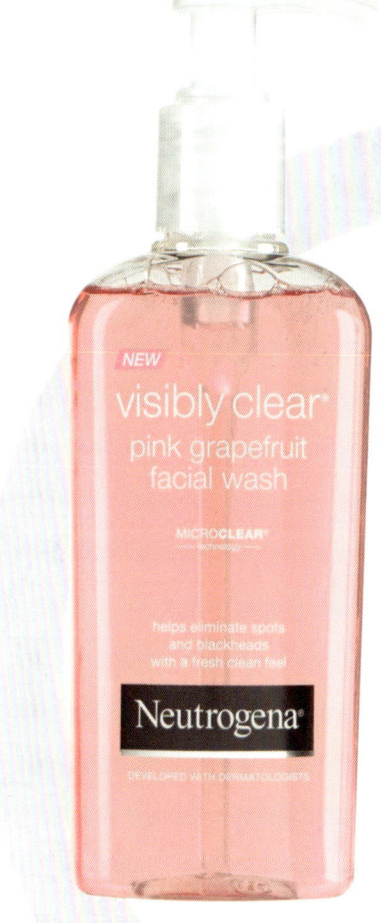

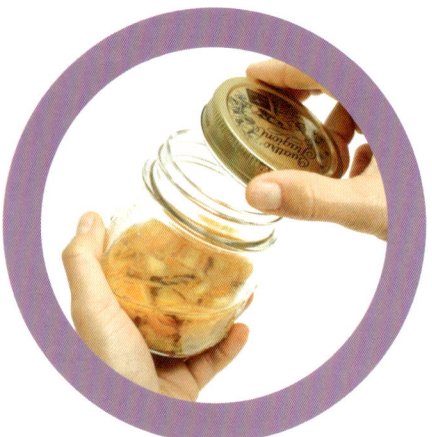

11 Se coloca la mezcla en un envase de vidrio.

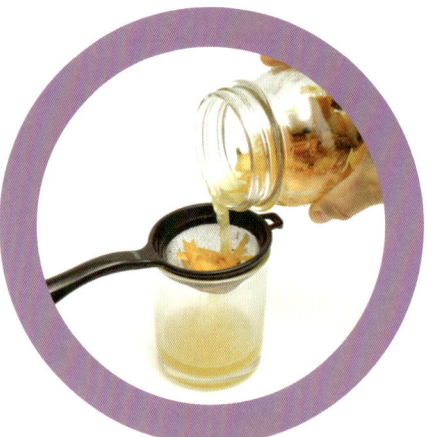

14 Transcurrida una semana, se cuela la mezcla obtenida.

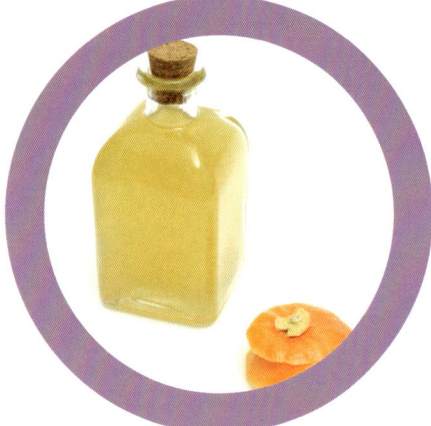

15 Ahora se dispone de un tónico natural excelente para la piel. Se debe guardar en una botella.

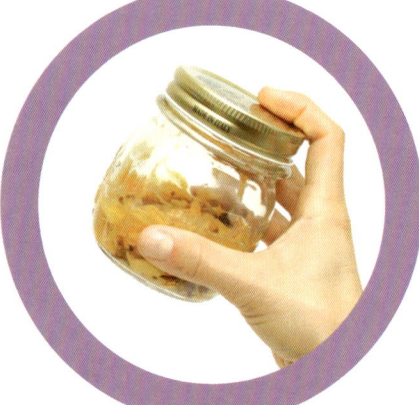

12 Se agita varias veces durante el día.

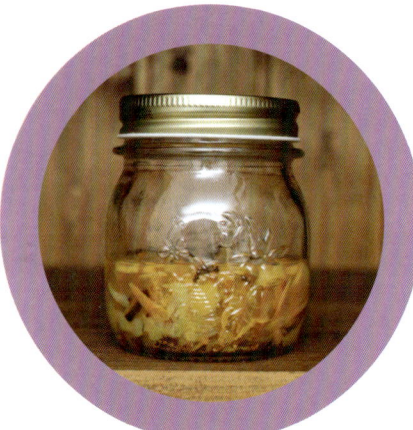

13 Se deja reposar durante una semana en un lugar fresco.

BENJUÍ SUMATRA

Es una goma resinosa que se obtiene de un árbol nativo de Indonesia, que tiene muchas propiedades curativas, tanto para el organismo como para la piel. Entre ellas pueden apuntarse las siguientes:

- Es sedante.
- Es relajante.
- Alivia la ansiedad y el estrés.
- Estimula la producción de jugos gástricos.
- Alivia la flatulencia.
- Relaja los músculos del estómago.
- Es diurético.
- Mejora la digestión.
- Es descongestionante.
- Mejora la circulación de la sangre.
- Es astringente.
- Es antiséptico.
- Reduce la inflamación.
- Disminuye el enrojecimiento de la piel.
- Da flexibilidad a la piel.
- Es tonificante.
- Reduce las líneas de expresión facial.
- Es cicatrizante.
- Mezclado con agua, sirve como enjuague bucal.

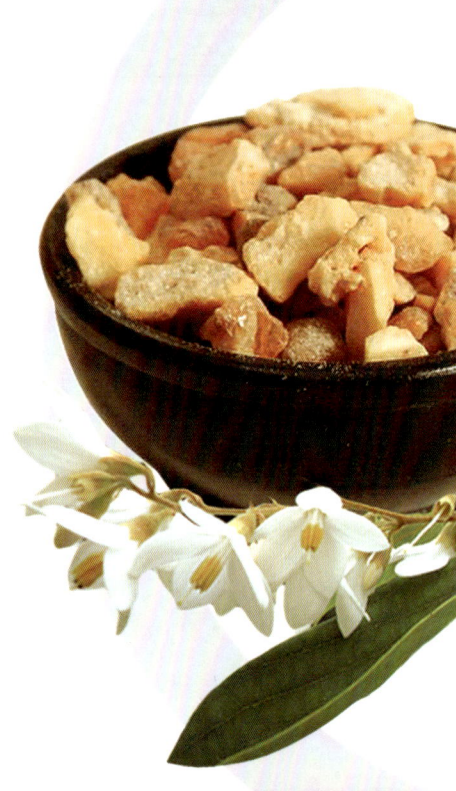

Tónico para piel seca

Cabe recordar que las pieles secas requieren un cuidado máximo. No hidratarlas convenientemente y no utilizar los productos más adecuados puede provocar una alteración de su pH y la aparición prematura de arrugas en el rostro.

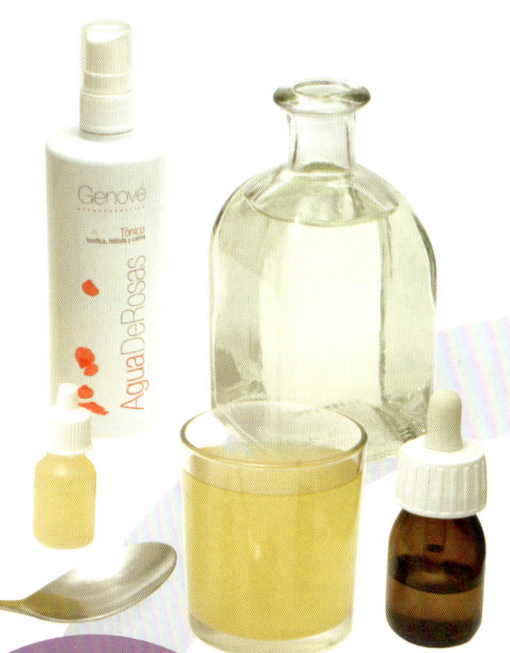

Se necesita:

- 9 gotas de esencia de naranja.
- 125 ml de agua de rosas.
- 3 cucharadas de agua de flores de naranjo.
- 3 cucharadas de extracto de almendra.
- Recipiente de vidrio.
- Cuchara.

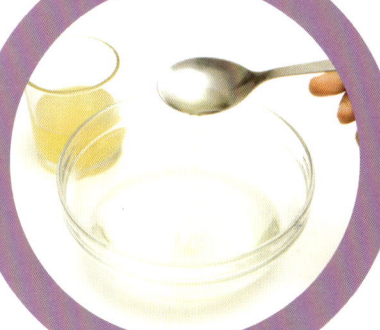

1 Se vierten todos los elementos en un recipiente.

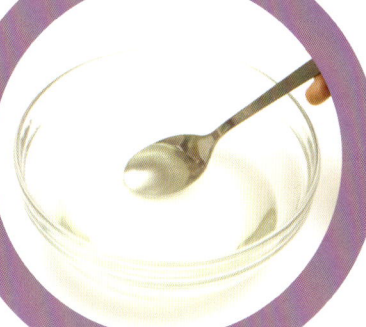

2 Se mezclan con la ayuda de una cuchara.

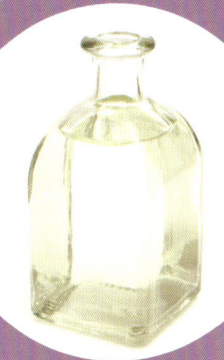

3 Una vez mezclados convenientemente, se envasa el tónico en una botella.

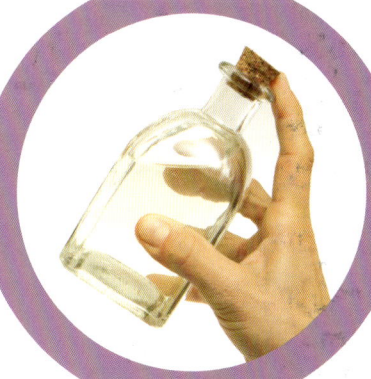

4 Se tapa la botella y se agita para acabar de dar textura al tónico.

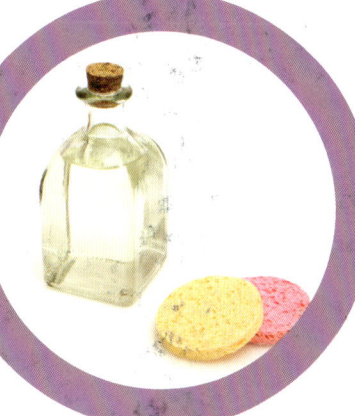

5 Si no se dispone de un vaporizador, se aplicará con una esponja o un algodón, dando, mientras se aplica, pequeños toques.

CONSEJO

El tónico debe aplicarse antes de acostarse y no sin antes haber limpiado a fondo el rostro.

Tónico para piel mixta

Se necesita:

- 3 cucharadas de vinagre.
- 3 cucharaditas de hierbabuena picada.
- Frasco de vidrio.

Los tónicos para piel mixta ayudan a controlar el exceso de grasa que se presenta en algunas áreas del rostro, evitando al mismo tiempo que se resequen las zonas normales y más sensibles.

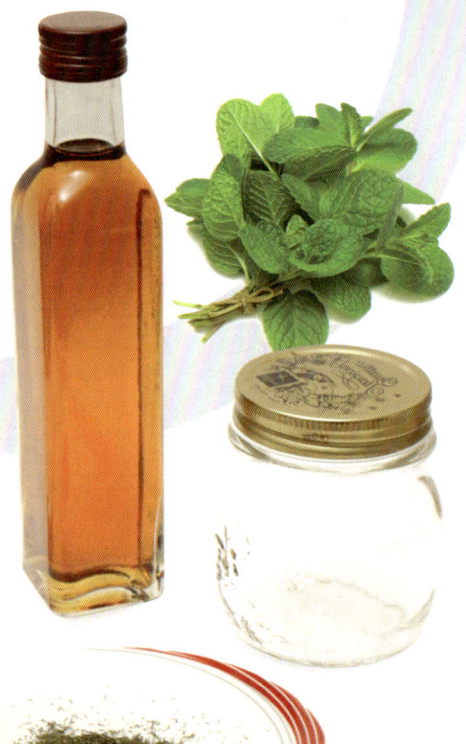

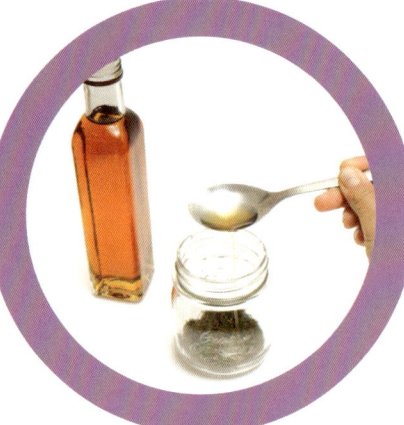

1 Se mezcla el vinagre con la hierbabuena en el frasco.

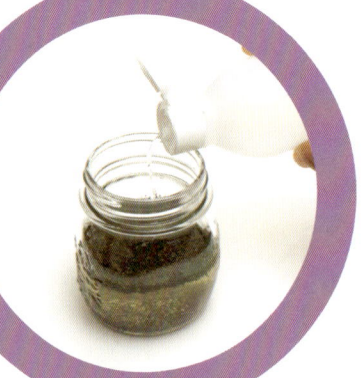

2 Tras una semana de maceración, se añade medio litro de agua destilada.

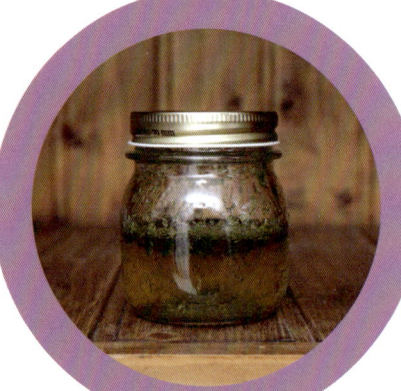

3 Se deja la mezcla en un lugar fresco durante una semana más.

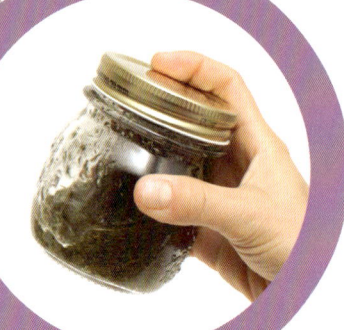

4 Se agita el frasco hasta conseguir una buena mezcla.

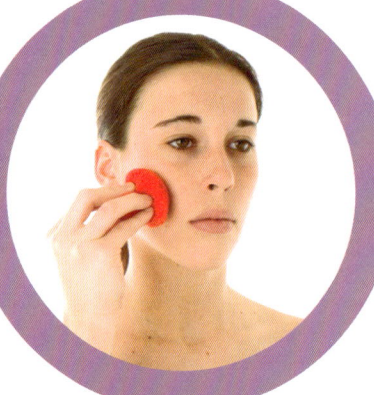

5 Se aplica en el rostro, que antes se debe haber limpiado profundamente.

CONSEJO

La hierbabuena es muy refrescante y es un excelente remedio para la piel.

Tónico para piel grasa

Está destinado al control profundo del exceso de grasa; el objetivo es evitar que los poros que todavía no están abiertos se taponen y se dilaten, produciendo malestar y dañando la piel. Si un tónico seca la piel en exceso, será necesario cambiarlo por otro o llevar a cabo aplicaciones más distanciadas.

Se necesita:

- Zumo de 4 limones.
- Botella de agua destilada.

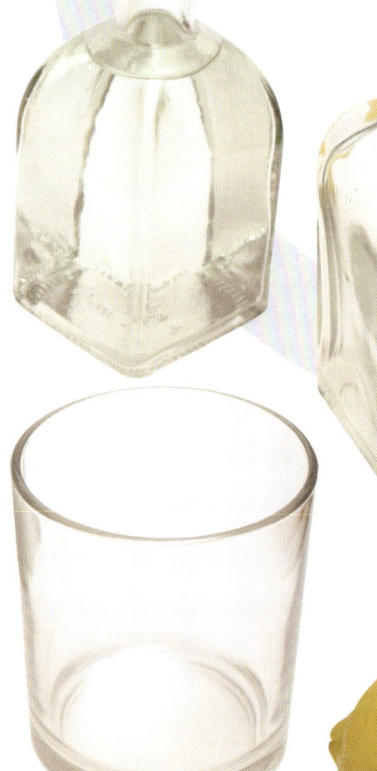

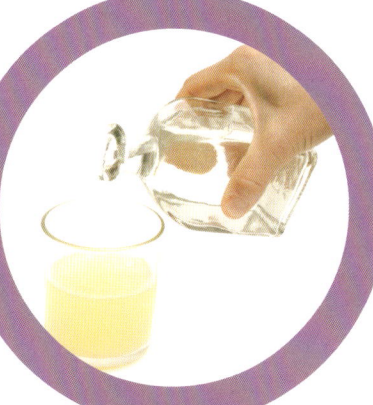

1 Se exprimen los limones para obtener el zumo.

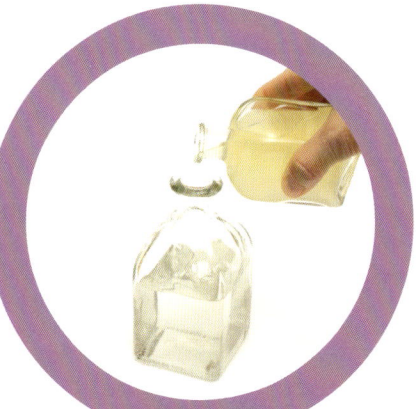

2 Se añade una pequeña cantidad de agua destilada para aumentar el líquido.

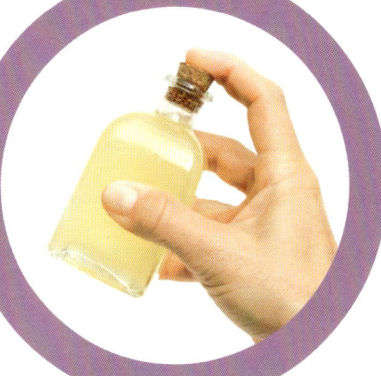

3 Se vierte en una la botella y se agita para obtener una buena mezcla.

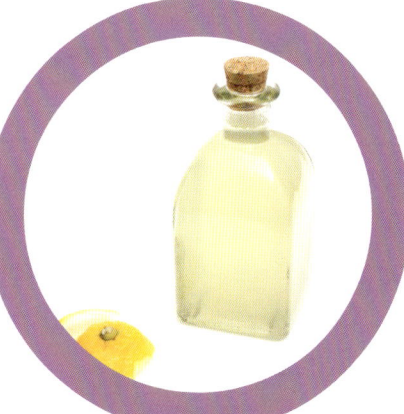

4 Se vierte esta mezcla en la botella de agua destilada.

5 Una vez obtenido el tónico, se realiza una aplicación en el rostro.

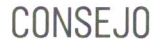

CONSEJO

El tónico no debe retirarse del rostro.

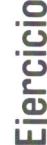

Loción cítrica

Para pieles normales y grasas

Se necesita:

- 1 limón.
- 1 naranja.
- 1 tazón de agua de manantial.
- Avena.

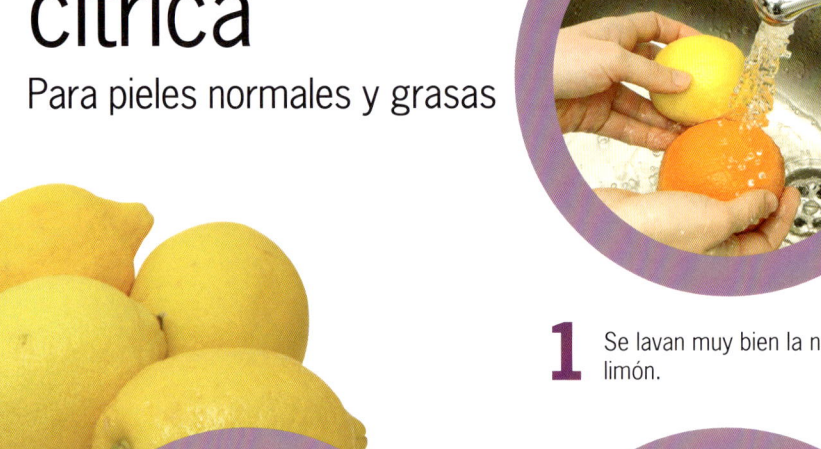

1 Se lavan muy bien la naranja y el limón.

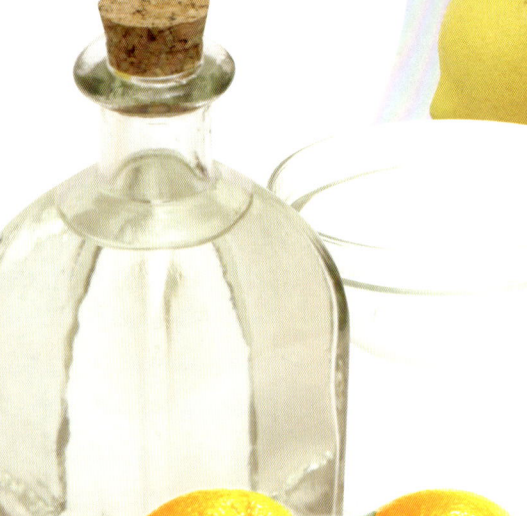

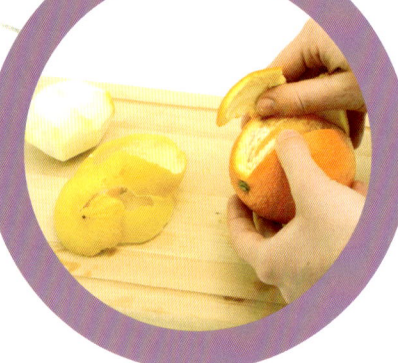

2 Se pelan la naranja y el limón.

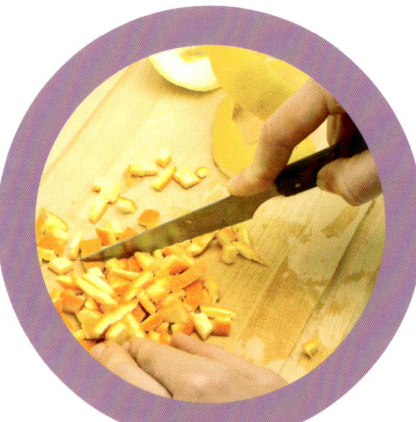

3 Se cortan las pieles muy finamente.

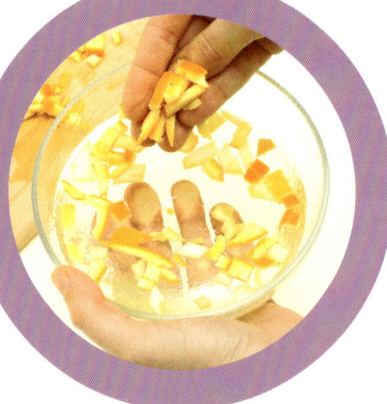

4 Se ponen a remojar las pieles en el agua el tiempo equivalente a toda una noche.

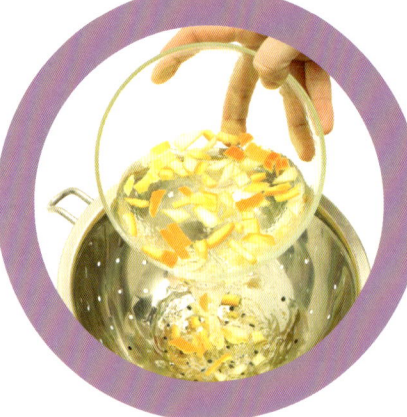

5 Se añaden cinco cucharadas de avena.

CONSEJO

Para esta loción no utilice el agua del grifo, puesto que la cal que contiene puede dañar la piel.

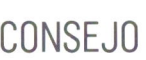

Agua de arroz
Para pieles grasas

Se necesita:
- 1 cucharada de arroz blanco.
- 2 tazas de agua de manantial.

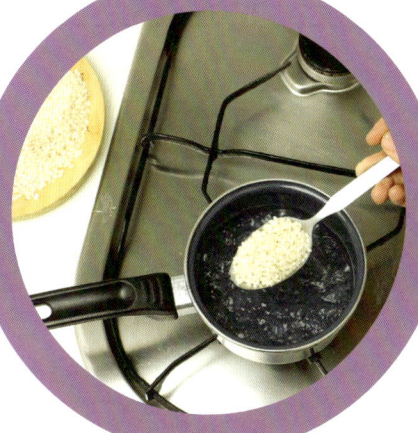

1 Se echa el arroz cuando el agua comienza a hervir y se deja cocinar 20 minutos.

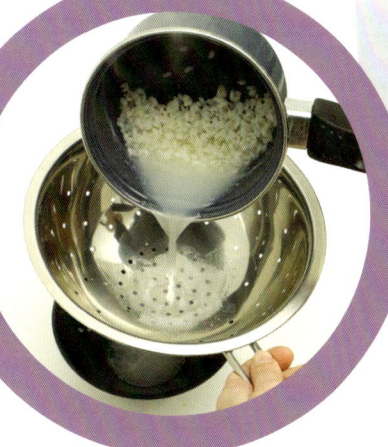

2 Se aparta del fuego, se deja enfriar un poco y se cuela. Cuando el líquido colado está tibio, ya se puede aplicar.

CONSEJO

Tanto el agua de rosas como el agua de azahar pueden adquirirse en las tiendas de productos naturales o de cosmética natural.

Loción de flores
Para pieles sensibles o irritadas

Se necesita:
- 3 cucharadas de agua de rosas.
- 3 cucharadas de agua de azahar.
- 3 cucharadas de infusión de tila.
- 3 cucharadas de zumo de pepino.

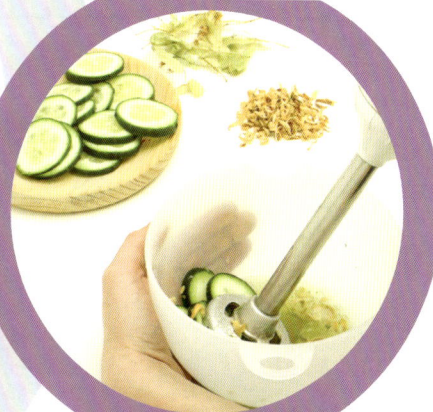

CONSEJO

Como esta loción se conserva perfectamente en el frigorífico, puede triturarse una cantidad de pepino un poco mayor que la necesaria para la receta.

Se mezclan todos los ingredientes, añadiendo al final la infusión.

Ejercicio

135

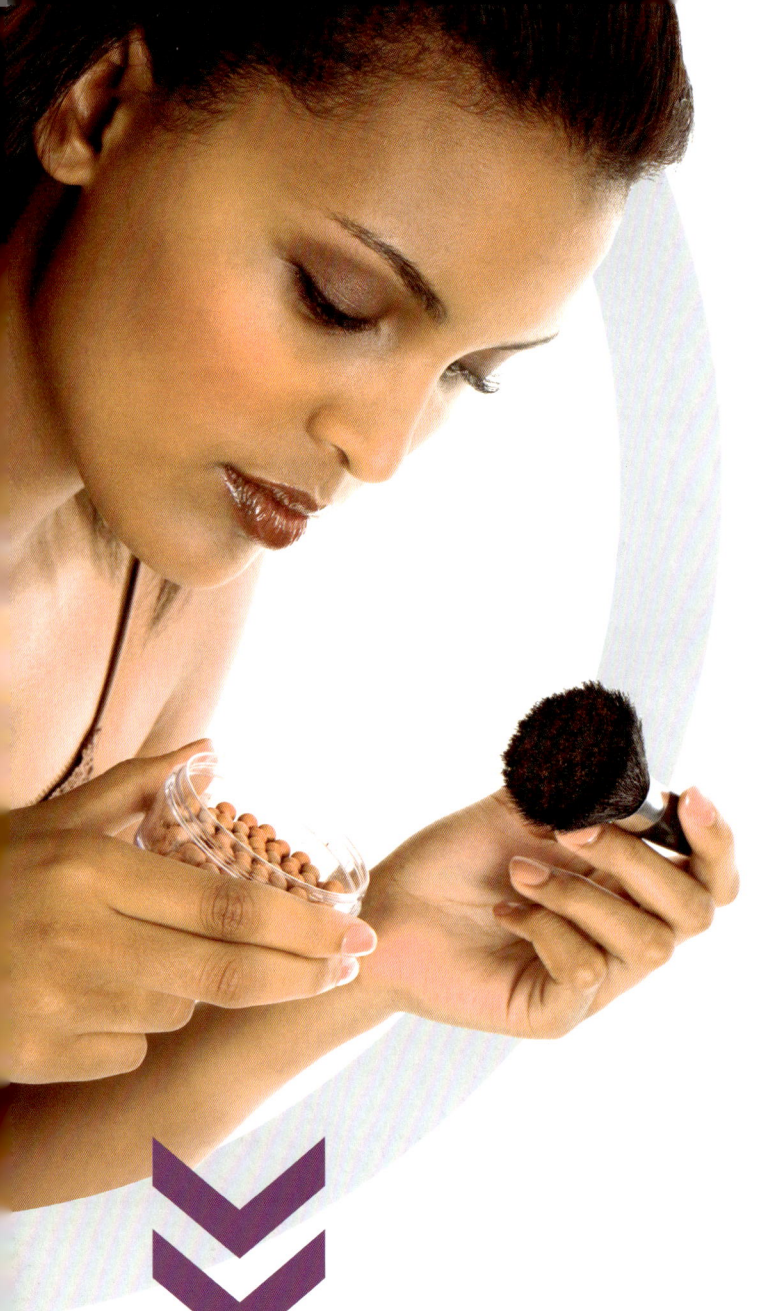

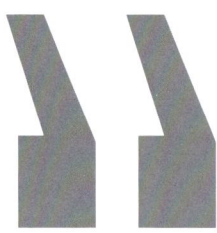

RECOMENDACIONES A LA HORA DE ELEGIR UN COSMÉTICO

No es tarea sencilla elegir un cosmético. Productos de todo tipo inundan el mercado, de modo que no resulta extraño confundirse a la hora de adquirirlos, y más aún si la persona no tiene ni la experiencia ni el conocimiento suficientes para saber apreciar cuál es el cosmético que más se adapta a sus necesidades. De entrada, hay que evitar comprar productos que no se necesitan. A continuación se apuntan unos consejos que ayudarán a hacer una buena compra.

- Es importante identificar el tipo de piel al que va dirigido para elegir el producto que se debe adquirir o el procedimiento estético que se debe realizar: hay que saber si la necesidad es hidratar, reafirmar, mantener, evitar o combatir.

  - **Piel grasa:** Se recomienda adquirir cosméticos que ayuden a controlar el exceso de grasa y equilibren la piel. Los productos cosméticos que necesita este tipo de piel deben estar libres de aceites y elaborados a base de agua.
  - **Piel normal:** Este tipo de piel se mantiene en equilibrio, por lo cual su aspecto es sano, flexible y muy resistente, sus poros son diminutos y no presenta apariencia brillante. Es muy suave al tacto y se broncea fácilmente. En caso de tener esta piel, se debe mantener su equilibrio limpiándola por la mañana y por la noche con un tónico libre de alcohol, crema o gel. No hay que utilizar jabones para limpiarla y debe ser hidratada por una buena crema. Los productos elegidos tienen que ser para piel normal y con ingredientes suaves.
  - **Piel mixta:** En este tipo de piel la mayor acumulación de grasa se observa en la denominada *zona T*, es decir, frente, nariz y mentón. Por

CONSEJO

Al comprar lápices labiales, se deben elegir en diferentes colores, uno para cada ocasión. Los tonos claros se usan durante el día, pues son más informales y menos complicados. Para la noche se utilizarán tonos más oscuros y brillantes. No se debe olvidar que los delineadores son buenos acompañantes de los lápices de labios, puesto que, además de realzar el color, aportan un toque de sensualidad.

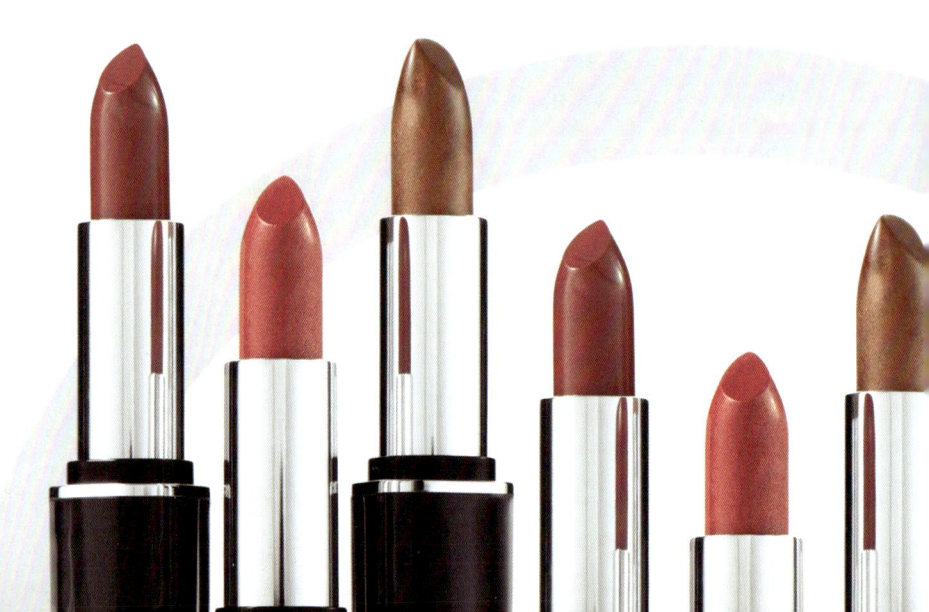

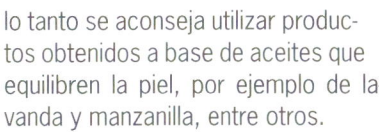

lo tanto se aconseja utilizar productos obtenidos a base de aceites que equilibren la piel, por ejemplo de lavanda y manzanilla, entre otros.

- **Piel seca:** Al carecer de glándulas sebáceas, para esta piel se deben adquirir productos que la hidraten y contengan protector solar; se evitarán así peores daños en ella.

- Tener un buen estado de ánimo influye mucho a la hora de hacer compras, puesto que, si se tiene una buena disposición, es más fácil estar atento a la calidad y a los componentes de los productos que se van a adquirir.

- Al comprar una crema, se debe procurar que su textura sea ligera, en caso de que se tengan problemas de acné, o normal, si se tiene una piel normal. También debe tenerse en cuenta el clima en donde se habita. Así, para los climas más cálidos y húmedos, se aconseja utilizar cremas de textura más gruesa.

- Si la persona debe exponer su piel al sol con frecuencia, deberá elegir una crema que contenga un factor protector solar (fps) 15, puesto que es humectante. En caso de que la piel sea grasa, se escogerá una crema libre de grasa (*oil-free*).

- Cabe recordar que el uso excesivo de cualquier producto facial, tanto si se trata de un hidratante como de un cosmético, puede desequilibrar la piel. Por ello es muy importante evitar excederse en la cantidad que se aplique.

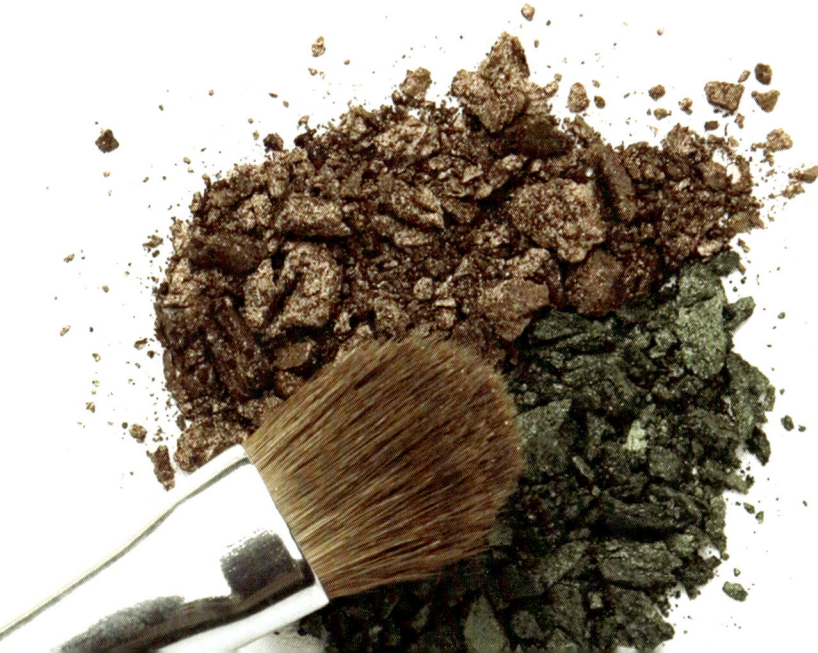

CONSEJO

Al comprar una base, se debe valorar el tipo de piel de quien la va a utilizar y también su color, puesto que ello determinará si la base debe ser en aceite o en agua. Antes de comprar una base, se recomienda pedir al vendedor que nos permita probarla para evitar equivocaciones en la elección del color. A este respecto, debe tenerse en cuenta que en el envase la tonalidad de los colores suele ser más oscura que en la realidad.

Masaje facial

Un masaje facial consiste en la realización de una serie de maniobras superficiales o profundas, dependiendo de la necesidad de cada persona, con el objetivo de obtener determinados efectos (relajación, activación, circulación sanguínea y linfática) para mejorar el estado general de la piel y de la salud, y también el aspecto y la expresividad del rostro.

El masaje facial es una de las técnicas más empleadas en los tratamientos estéticos, porque consigue efectos tan importantes como:

o Relajar y proporcionar una gran sensación de bienestar.
o Mejorar el color y el aspecto general del cutis.
o Ayudar a que los diferentes cosméticos penetren mejor en el interior de la piel.
o Mejorar la circulación sanguínea y linfática, activando la producción de colágeno y de elastina.
o Mejorar el tono y aliviar las tensiones musculares.
o Prevenir y tratar trastornos producidos por el envejecimiento cutáneo.
o Tensionar las líneas de expresión.

El masaje facial puede realizarse mediante aparatos mecánicos o eléctricos, con vaporizadores de alta frecuencia, rayos ultravioleta, o bien manualmente, con la ayuda de productos cosméticos varios, como exfoliantes, desmaquilladores, cremas faciales, geles, aceites, tónicos, etc.

Actualmente el masaje facial es uno de los mejores aliados con que cuenta el tratamiento estético.

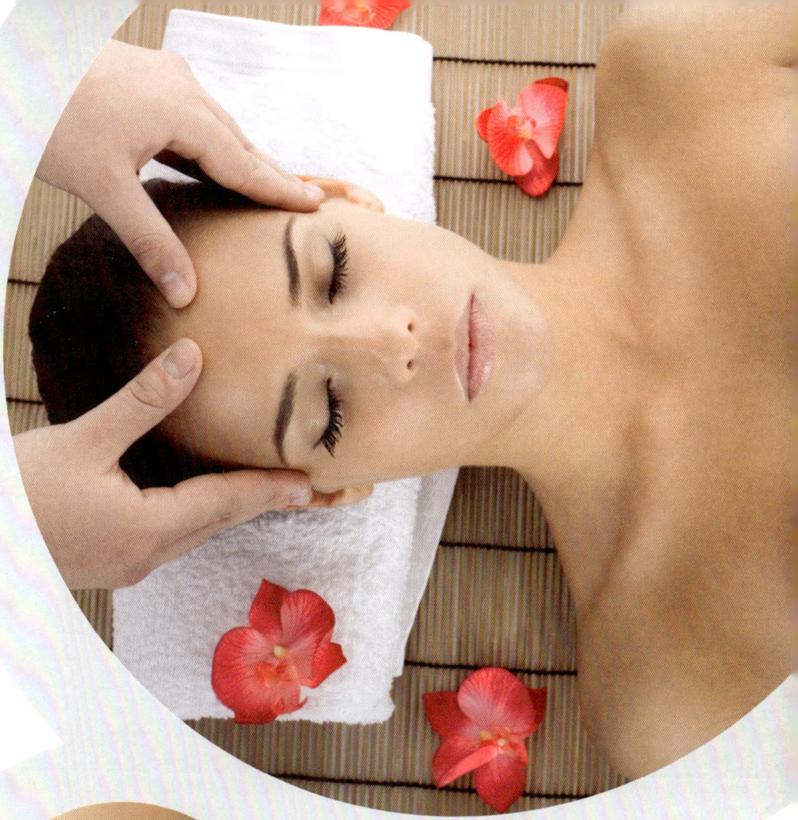

Efectos del masaje facial

Acción sobre la piel:

- El frotamiento de las manos libera la piel de las sustancias grasas y los detritus superficiales, haciéndola más fina y elástica.
- Aumenta la secreción sebácea y sudorípara.
- Se produce una vasodilatación de los capilares periféricos. La zona enrojece y aumenta su temperatura, facilitando la absorción de sustancias.
- Favorece un mayor intercambio de oxígeno y nutrientes, por lo cual se estimula la regeneración celular.

Acción sobre los músculos:

- Las maniobras lentas y rítmicas producen relajación muscular.
- Las maniobras rápidas estimulan la contractilidad.
- Disminuye la sensación de cansancio por eliminación de toxinas.
- Aumentan el tono y la resistencia musculares.

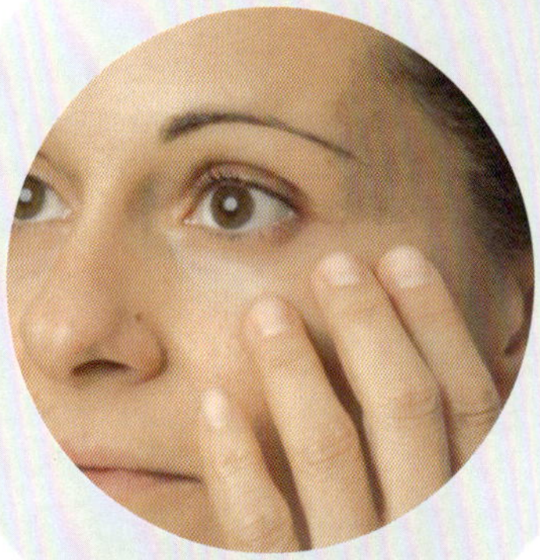

Técnicas utilizadas

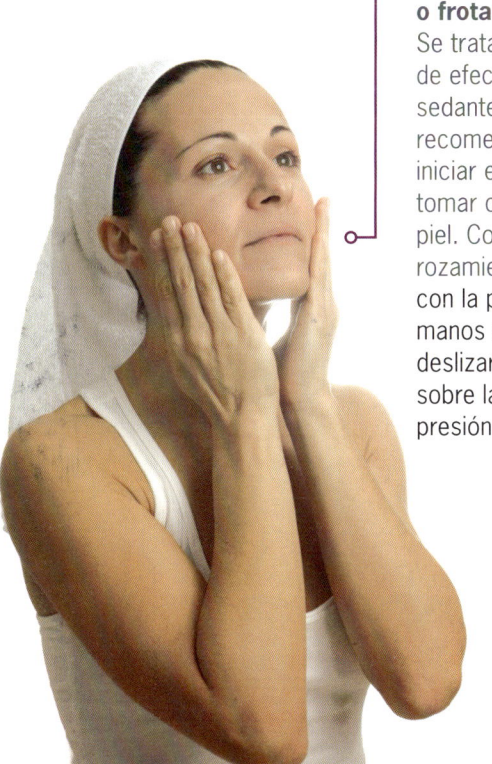

Afloraciones, caricias o frotaciones
Se trata de maniobras de efectos calmantes, sedantes y analgésicos, recomendables para iniciar el masaje y tomar contacto con la piel. Consisten en un rozamiento efectuado con la palma de las manos o con los dedos al deslizarse paralelamente sobre la piel con una presión suave.

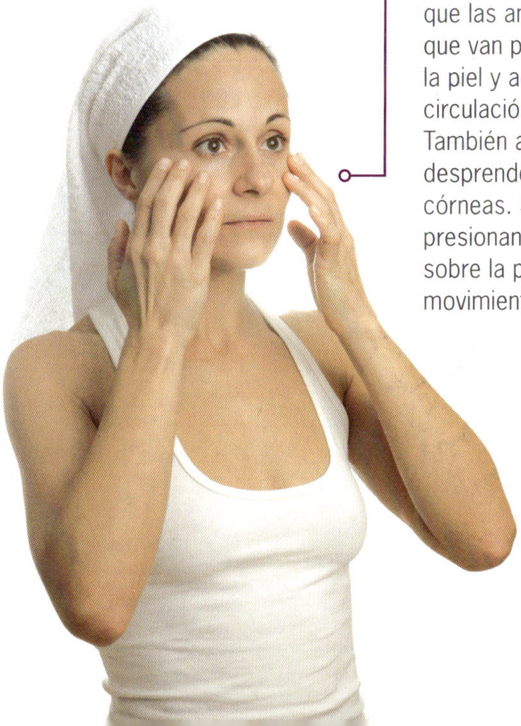

Fricciones
Son maniobras de efectos más intensos que las anteriores, que van preparando la piel y activando la circulación sanguínea. También ayudan a desprender células córneas. Se realizan presionando los dedos sobre la piel con movimientos circulares.

Presiones
Pueden ser circulares (su objetivo es amasar los músculos en profundidad) o punteadas (maniobras de efecto estimulante de la circulación sanguínea y tonificante).

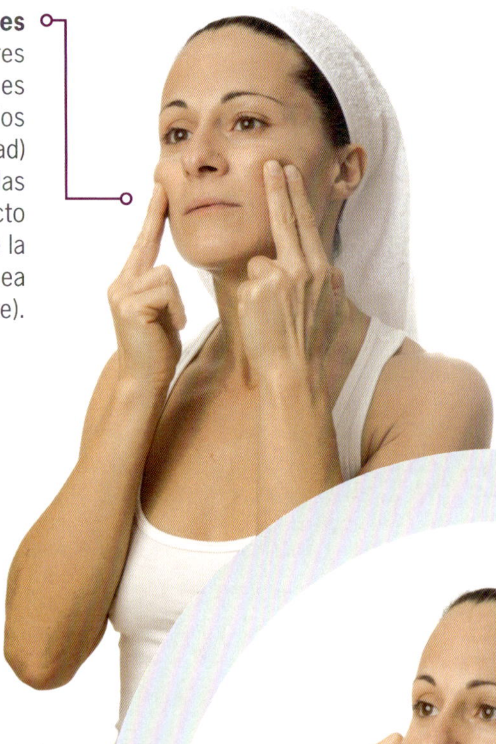

Vibraciones
Son maniobras calmantes que favorecen la circulación sanguínea.

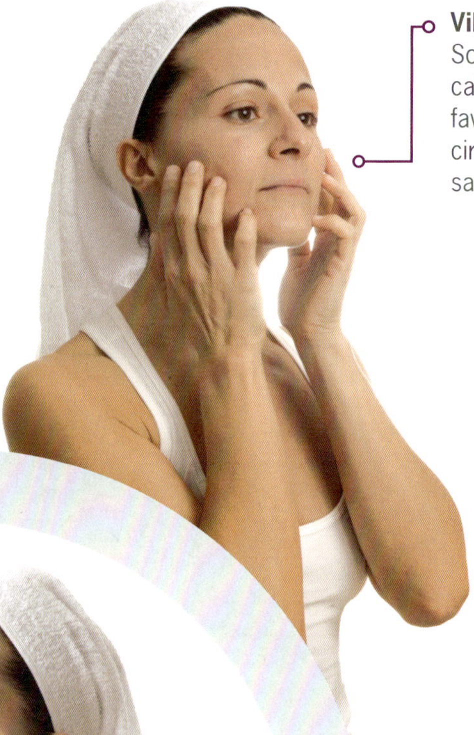

Amasamientos
Son acciones destinadas a comprimir la piel y los músculos entre los dedos, como si se tratara de una masa de pan. Se trata de un movimiento modelador y corrector.

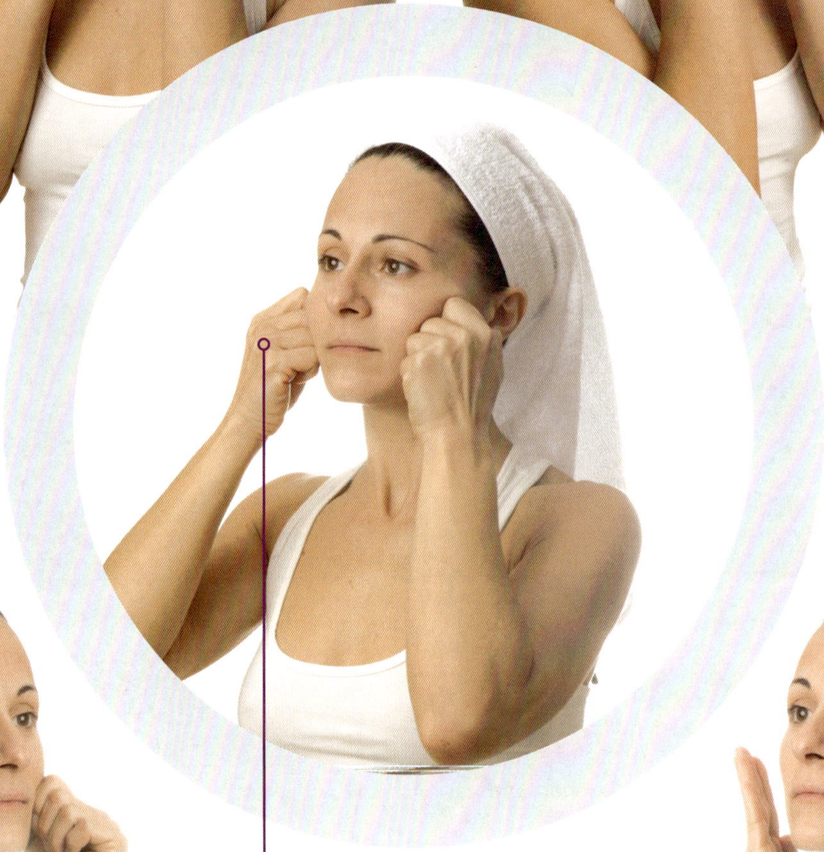

Palmoteos
Se realizan con la palma de la mano y tienen efectos modeladores, adelgazantes, estimulantes, hiperemiantes y tonificantes.

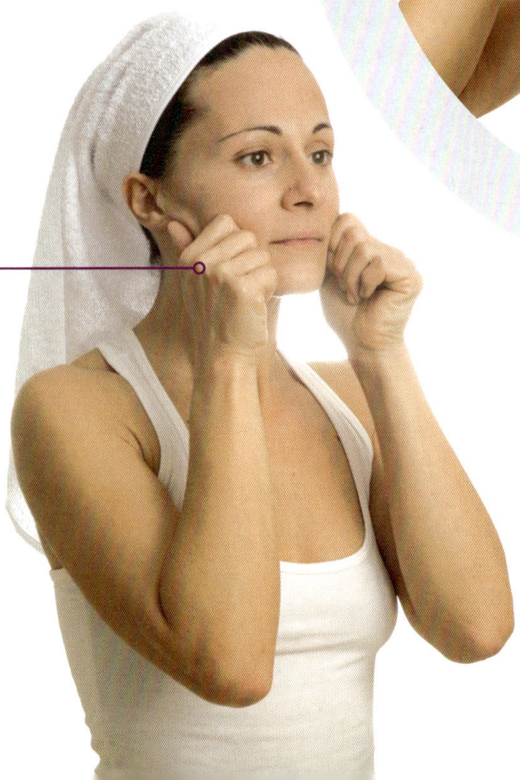

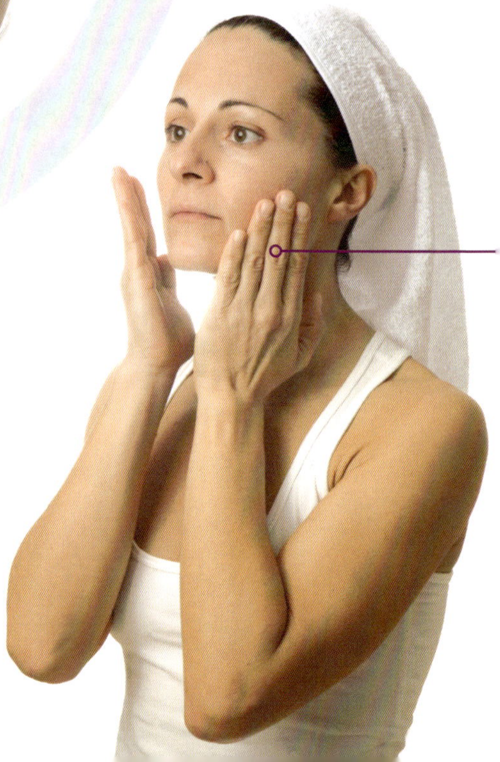

Remociones
Maniobras de efecto modelador, adelgazante, tonificante y estimulante de los planos profundos. Se realizan con los puños cerrados, moviendo los dedos como si se tocaran unas castañuelas.

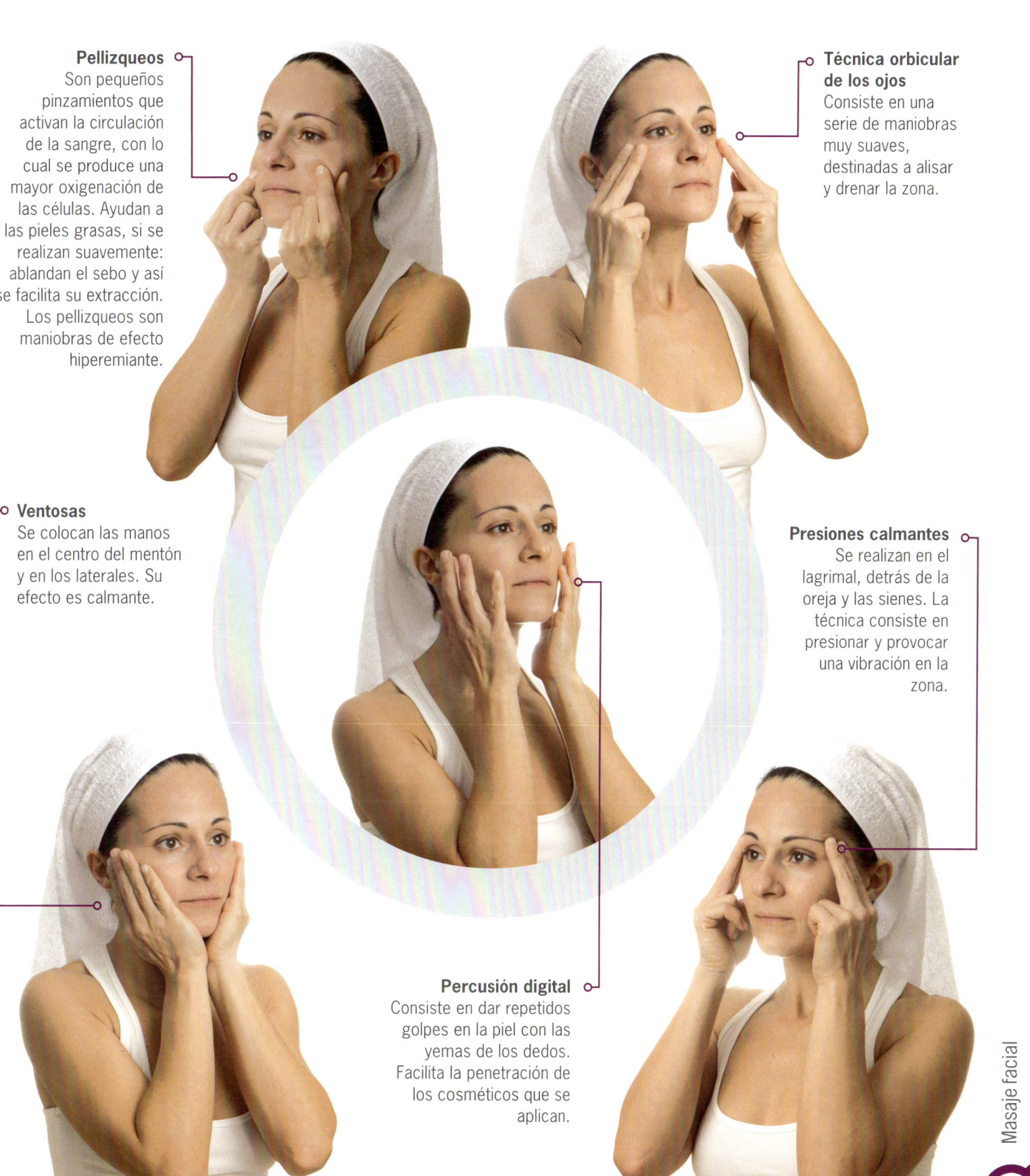

Pellizqueos
Son pequeños pinzamientos que activan la circulación de la sangre, con lo cual se produce una mayor oxigenación de las células. Ayudan a las pieles grasas, si se realizan suavemente: ablandan el sebo y así se facilita su extracción. Los pellizqueos son maniobras de efecto hiperemiante.

Técnica orbicular de los ojos
Consiste en una serie de maniobras muy suaves, destinadas a alisar y drenar la zona.

Ventosas
Se colocan las manos en el centro del mentón y en los laterales. Su efecto es calmante.

Presiones calmantes
Se realizan en el lagrimal, detrás de la oreja y las sienes. La técnica consiste en presionar y provocar una vibración en la zona.

Percusión digital
Consiste en dar repetidos golpes en la piel con las yemas de los dedos. Facilita la penetración de los cosméticos que se aplican.

Masaje linfático facial

INDICACIONES DEL MASAJE LINFÁTICO

- Acné.
- Dermatitis seborreica.
- Eritema.
- Envejecimiento.
- Cefaleas.
- Reumatismo.
- Tiene efecto sedante y calmante.

CONTRAINDICACIONES DEL MASAJE LINFÁTICO

- Infecciones.
- Tromboflebitis.
- Hipotensión.
- Insuficiencia cardíaca.
- Cáncer.
- Hipertiroidismo.
- Arteriosclerosis.

Esquema de un ganglio linfático.

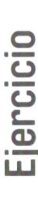

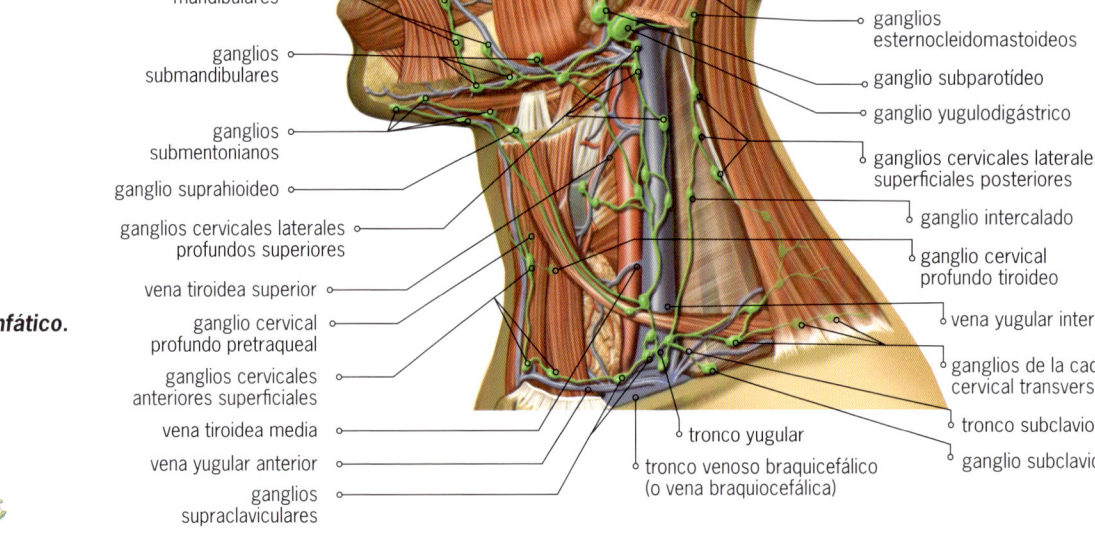

Red linfática de cara y cuello.

El sistema circulatorio ha sido el más desconocido de los sistemas del organismo, aunque los griegos ya sospechaban que la sangre tenía poderes secretos.

El masaje linfático es un masaje que actúa directamente sobre el sistema linfático, con el objetivo de eliminar las toxinas y mantener el sistema en condiciones óptimas.

Este masaje debe realizarse siempre de manera muy suave y lenta. Se procede empujando tangencialmente la piel con los dedos de las manos hasta el límite de su elasticidad.

Se trata de un tipo de masaje que está destinado a activar la circulación linfática, especialmente la subcutánea, trabajando en dirección al desagüe.

Ayuda a aliviar la tensión de los músculos de la cara y rebaja el enrojecimiento de la piel. Las presiones que se realicen con este masaje deben ser muy suaves y lentas.

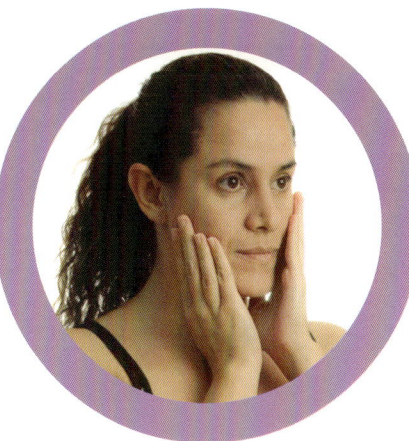

1 Se empieza a realizar un masaje suave y lento.

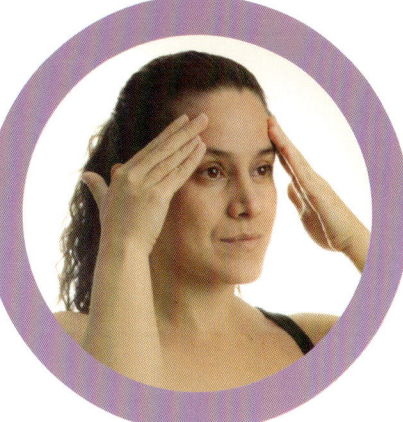

2 Se aplican las yemas de los dedos en la frente.

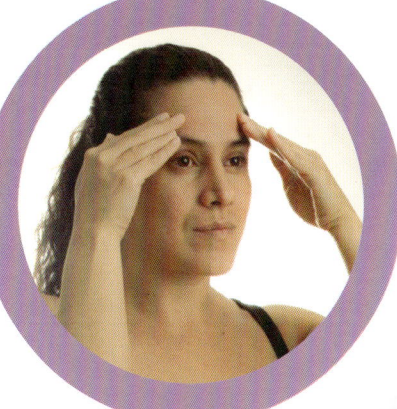

3 Los movimientos que se realizan deben ser circulares.

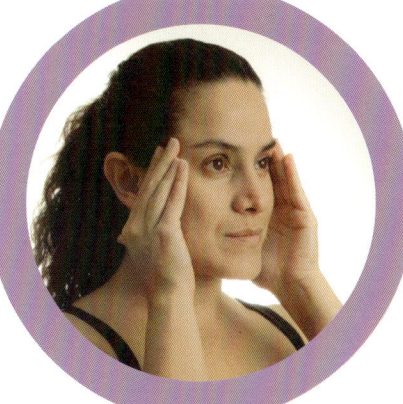

4 El masaje se dirige hacia la sien.

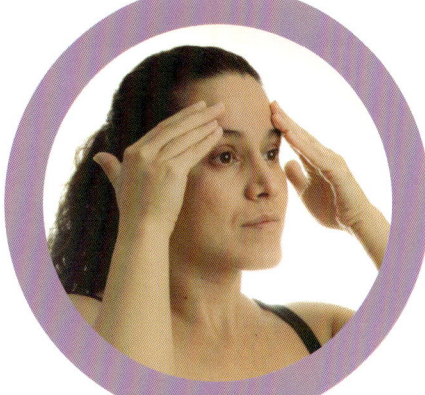

5 Se inicia de nuevo el ejercicio para repetir la acción realizada.

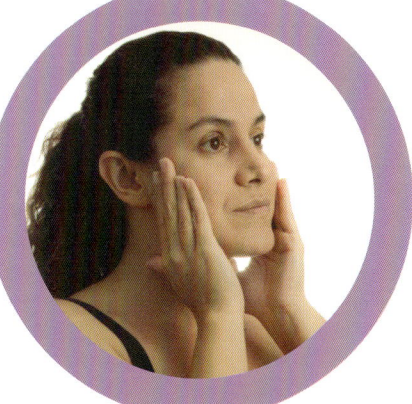

6 Los líquidos de la frente y de la zona orbicular del ojo se deberán dirigir hacia los ganglios cercanos a las orejas.

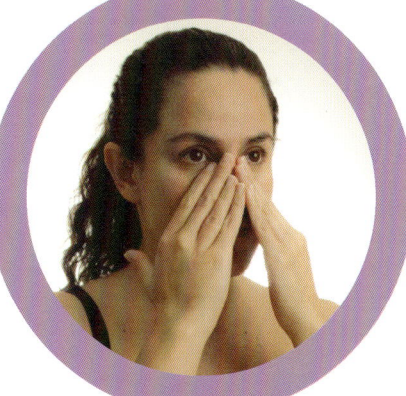

7 Se empieza a trabajar la zona piramidal del rostro, rodeando la nariz.

CONSEJOS

○ Cabe recordar que el drenaje linfático es en general muy beneficioso para la salud, ya que reduce la inflamación de los tejidos y ayuda a expulsar toxinas, desechos y sustancias nocivas acumulados en la piel que, si no se eliminan, retrasarán su proceso de reparación.

○ Si bien este masaje es más relajante cuando es efectuado por otra persona, no pierde su efecto si se lo realiza una misma.

Ejercicio

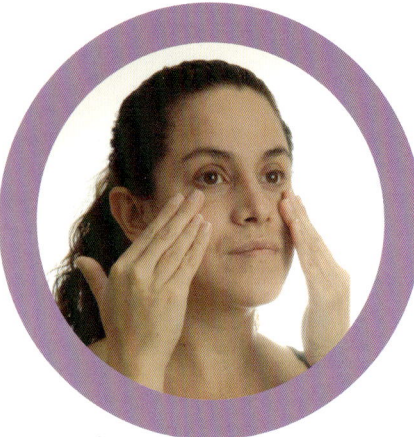 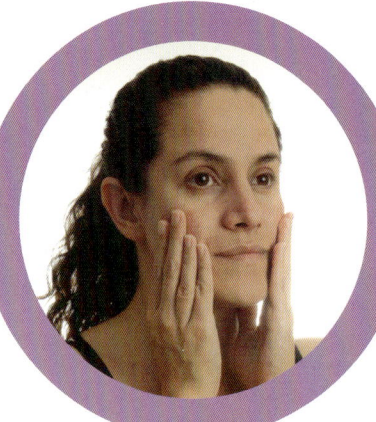 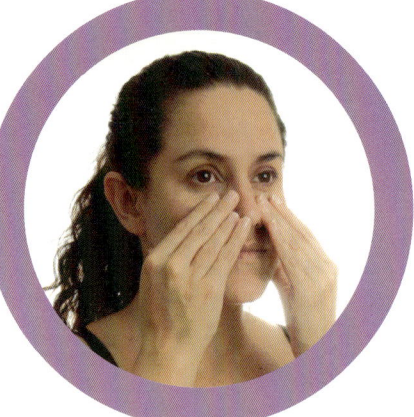

8 El masaje se dirige ahora a las bolsas de alrededor del ojo…

9 … y termina en los ganglios cercanos a las orejas.

10 Se inicia después la acción en la región de la nariz.

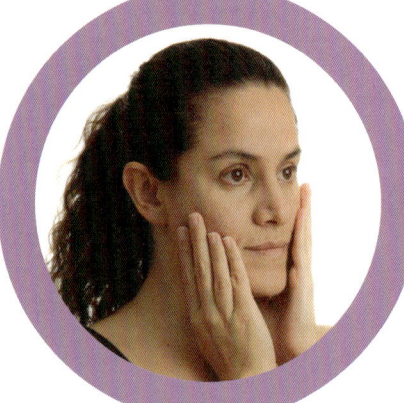 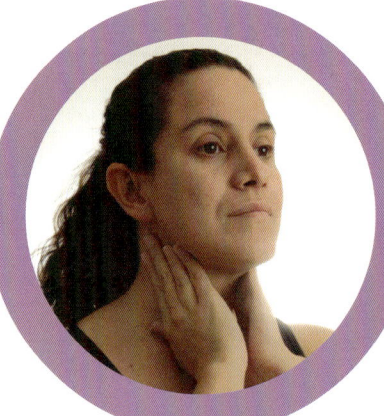

Se masajea rodeando los pómulos y dirigiéndose hacia los ganglios cercanos a las orejas. **11**

12 Mediante una ligera presión, se va empujando el líquido de los ganglios cercanos a las orejas hacia los ganglios tonsilares.

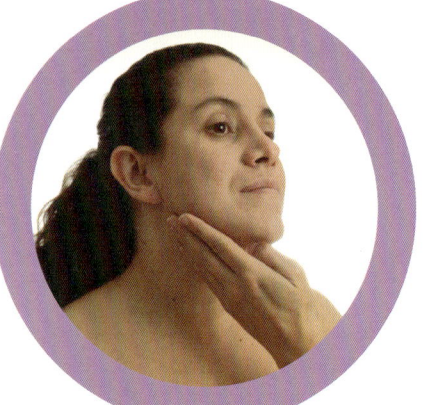 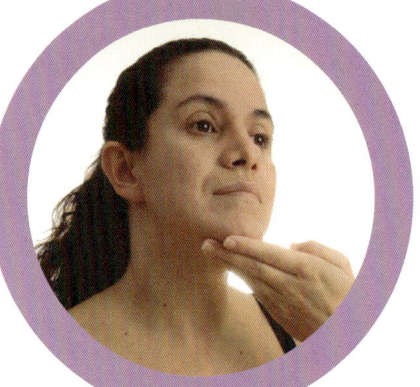 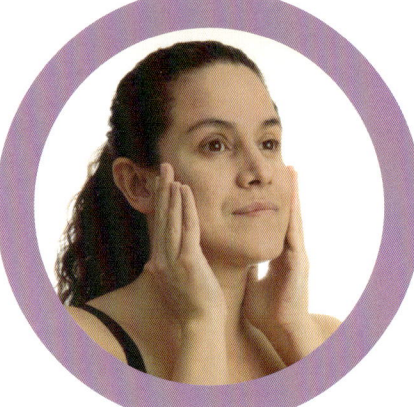

13 A continuación, el masaje se dirige hacia los ganglios submaxilares…

14 … hacia el mentón y los ganglios submentonianos…

15 … y se termina en los ganglios cercanos a las orejas.

Pasos básicos en todo masaje

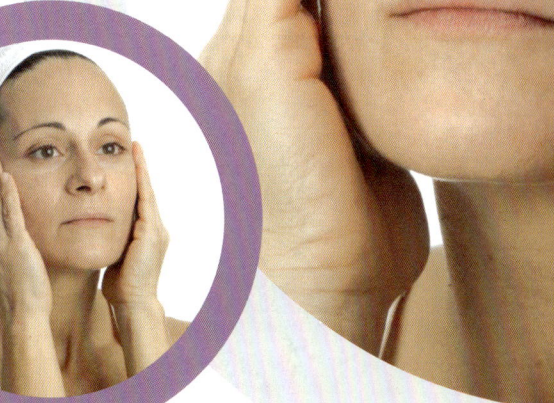

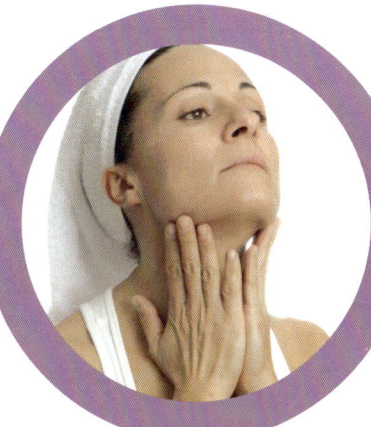
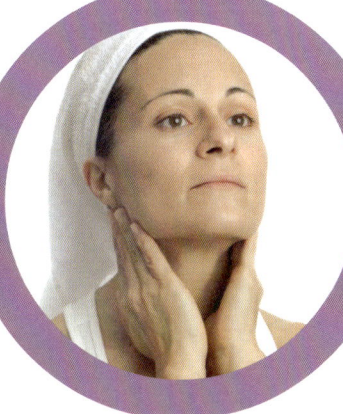
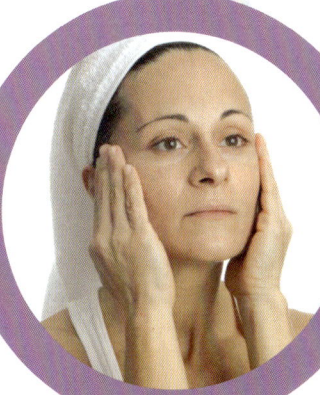

1 Se inicia en la zona inferior del cuello, sobre la cual se actúa utilizando las yemas de los dedos, mediante movimientos circulares de abajo arriba.

2 El siguiente paso es el cuello. Se emplea una presión suave, utilizando las palmas de las manos y los nudillos de los dedos.

3 Cuando se llega al rostro, se deslizan los dedos siguiendo la orientación de los músculos. El masaje puede ser circular; en cualquier caso, lo importante es que se realice siempre en dirección ascendente.

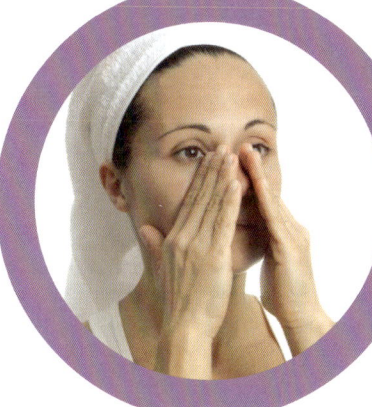
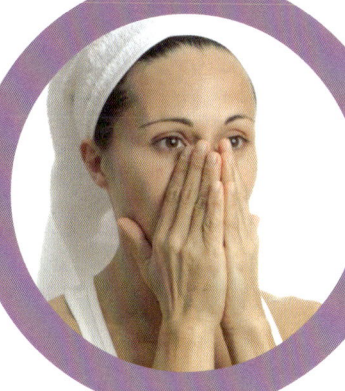
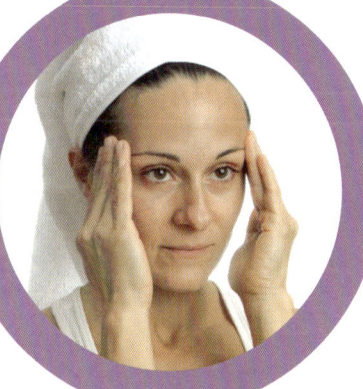

4 En los ojos tiene que disminuir la presión que se ejerce, puesto que se trata de una región muy delicada. En este caso se utiliza el dedo anular. Se realiza un masaje desde la esquina del ojo hacia la nariz, dando golpes muy suaves. Los dedos ayudarán a reducir alguna inflamación, en caso de que exista.

5 Una vez en la nariz, se ejerce mayor presión, al nivel del entrecejo, durante unos diez segundos.

6 Se retorna después al contorno de las cejas, donde se pellizca ligeramente en dirección contraria de fuera hacia dentro e inspirando y espirando a fondo cada vez que se realiza el movimiento.

Ejercicio

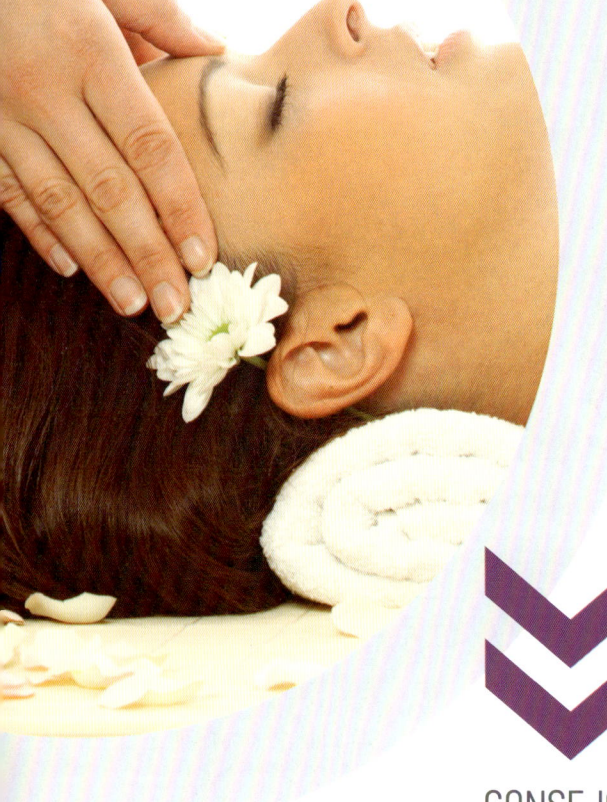

Cuatro pasos previos a todo masaje

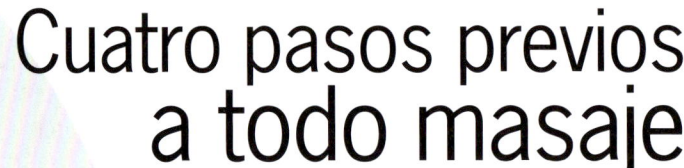

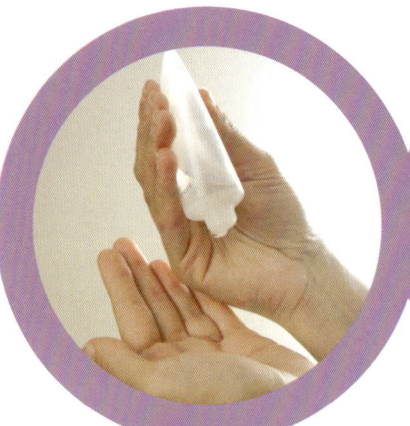

1 Además de tener las manos limpias, se deben desinfectar con alcohol o gel desinfectante.

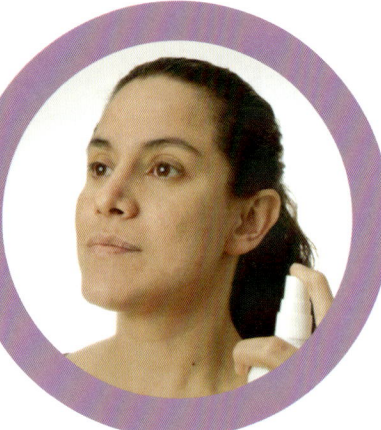

2 La cara se debe limpiar con un tónico o una crema limpiadora.

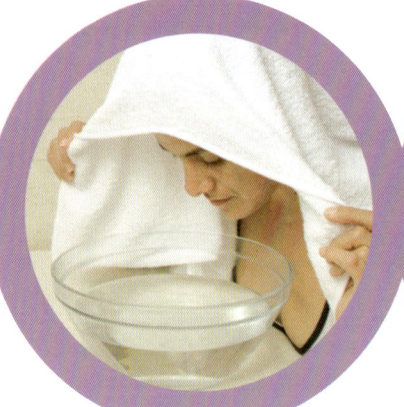

3 Es conveniente realizar una vaporización de dos minutos para ayudar a eliminar las células muertas y abrir los poros.

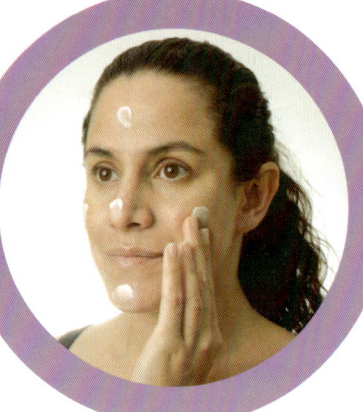

4 Se aplica después la crema hidratante y se empieza el masaje.

CONSEJOS

- Mediante el masaje, se trabajan los músculos del rostro, pero también se relaja la mente.

- Un masaje es una gran ayuda para olvidarse de todos los problemas.

- El masaje lleva a mejorar el estado anímico de la persona. Contribuye a sentirse renovado.

- El masaje facial mejora considerablemente el estado de la piel del rostro, proporcionándole lozanía y dejándola más suave y flexible.

- Con un masaje, el torrente sanguíneo circula con más fluidez y se ayuda a fortalecer las zonas musculares.

Ejercicios para pieles flácidas

Ejercicios con las vocales

Antes de este ejercicio, es necesario aplicar una crema humectante en el rostro para que no se marquen las líneas de expresión.

Se debe utilizar un espejo que ayudará a marcar los gestos de la cara. Es muy fácil. Una se coloca frente al espejo y empieza a pronunciar cada vocal. La idea es que se acentúe y se marque bien la vocalización de cada una de las cinco vocales, incluso exagerando un poco.

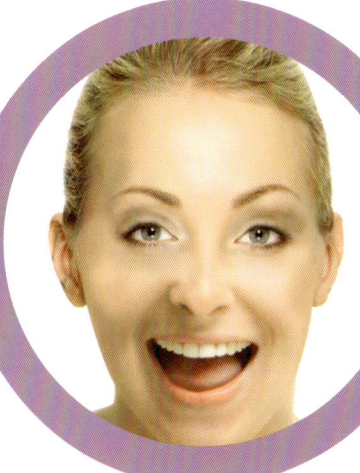
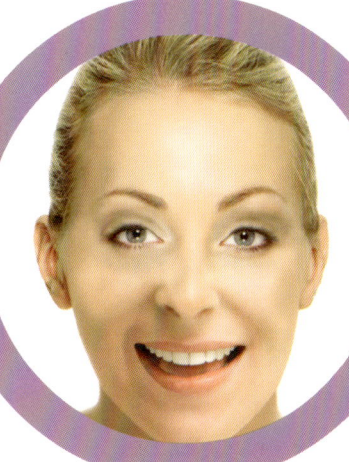
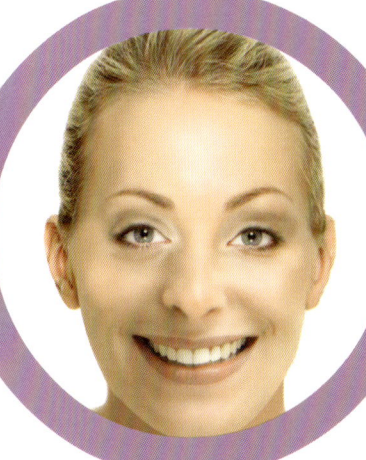

1 Se inicia pronunciando la letra 'a' con mucha potencia, igual que si se gritara. Se cierra la boca suavemente y se repite la pronunciación 15 veces seguidas. Al principio es normal que se sienta un poco de dolor, ya que una no está acostumbrada a ejercitar esta parte del cuerpo de una manera tan intensa.

2 Se pasa a la siguiente vocal, la 'e'. Se debe intentar pronunciar lo más fuertemente posible. La persona se dará cuenta de que con ello se tensionan las mejillas. Se repite la acción 15 veces.

3 Se sigue con la letra 'i'. Se vocaliza fuertemente con la idea de tensionar los labios en la parte superior y la barbilla. También se repite 15 veces.

CONSEJO

Si se practica este ejercicio asiduamente, se constatará que, con el paso de los días, el rostro luce una piel fuerte y bella, libre de esas molestas líneas de expresión.

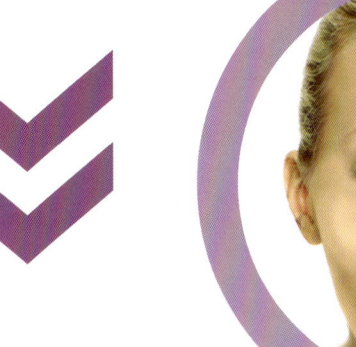
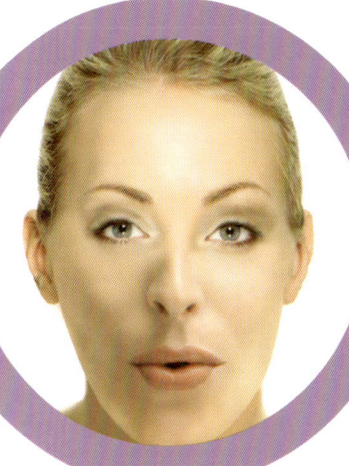

4 Se sigue con la 'o'.

5 Se finaliza con la 'u'.

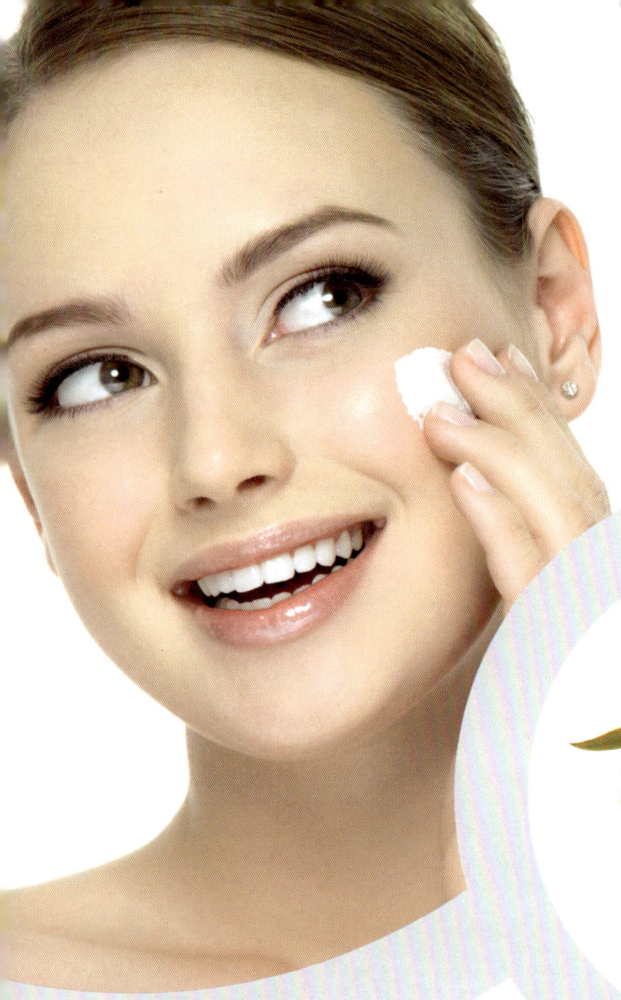

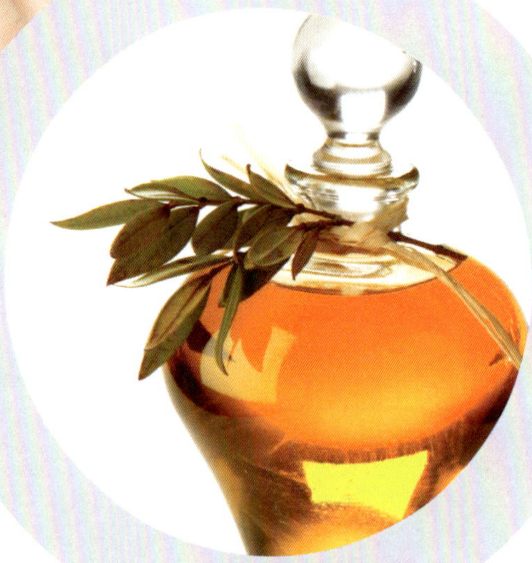

Automasaje facial

- Reactiva la circulación de la sangre.
- Distiende el rostro, liberándolo de las tensiones acumuladas.
- Con la fricción, la temperatura de la cara aumenta y la crema o el aceite penetran más profundamente en la piel.
- Al reforzar los músculos, se previene la flacidez de las mejillas, el cuello o los párpados.
- Para lograr todos los beneficios que de él se esperan, se deben dedicar de 10 a 15 minutos para realizar un masaje completo y tranquilo.
- Para obtener unos resultados visibles, el masaje debe hacerse un par de veces por semana.
- Después de un masaje cuidadoso, la piel queda lisa, tersa y suave, y desaparecen del rostro los síntomas de fatiga.
- Para realizar correctamente un masaje, la piel debe estar limpia y desmaquillada.
- Hay que buscar el momento más adecuado para hacerse el masaje. Ni que decir tiene que, para obtener un buen resultado, la tranquilidad y la relajación son indispensables.
- El ambiente elegido debe ser silencioso, con una temperatura ambiental adecuada, ni demasiado fría ni excesivamente elevada.
- Una luz tenue, como la de las velas, ayudará a relajarse.

" EL ACEITE, EL MEJOR ALIADO DEL MASAJE

- La primera función del aceite al ser aplicado sobre la piel es conseguir una superficie resbaladiza con el fin de que las manos puedan moverse con más comodidad para realizar el masaje.

- Los aceites que se encuentran en el mercado suelen ser minerales o vegetales. Siempre hay que elegir aceites vegetales, porque son los únicos capaces de penetrar en la piel.

- Además, los aceites vegetales, obtenidos de plantas o de frutos secos, tienen componentes que favorecen la nutrición del cutis.

- Para evitar que un aceite se dañe, se le añade vitamina E, que además aportará a la preparación sus cualidades antioxidantes.

- La vitamina E se presenta en cápsulas y se expende en farmacias; hay que abrir estas cápsulas y verter su contenido en el aceite que se haya elegido como base, en la proporción de tres cápsulas por una taza grande. Si, una vez preparado, se espera demasiado tiempo para utilizar este aceite, se tendrá que renovar la vitamina E, ya que tiende a evaporarse.

- Cuando un aceite vegetal tiene un olor fuerte o poco agradable, se le pueden añadir unas gotas del aceite esencial que más guste y que sea más conveniente para nuestro cutis. En la misma tienda donde se haya adquirido el aceite nos podrán orientar sobre el más indicado.

- Siempre hay que cerrar herméticamente los frascos de aceite vegetal y mantenerlos alejados de la luz, para evitar que se vuelvan rancios.

Aceite para todos los cutis

Piel seca o envejecida

Aceite de albaricoque
- Se extrae del hueso de esta fruta.
- De absorción rápida, calma también la piel irritada.

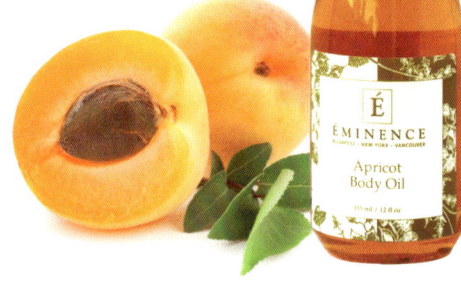

Aceite de aguacate
- Se prepara con la pulpa seca de la fruta.
- Es muy rico en nutrientes, entre los cuales destacan las vitaminas D, E y B5.
- Restaura los tejidos dañados.

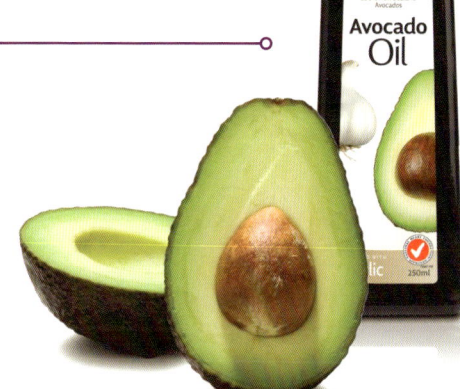

CONSEJO

Las personas cuya edad se encuentre alrededor de los 30 años pueden complementar el cuidado de su piel con la toma de vitaminas E y C.

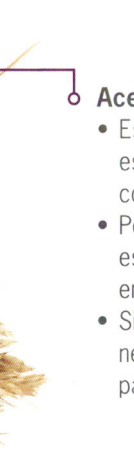

Aceite de germen de trigo
- Es conveniente, por su olor penetrante y su espesor, mezclarlo con otro aceite más ligero, como el de almendras, a partes iguales.
- Por su riqueza en minerales y vitamina E, está especialmente indicado para las pieles envejecidas.
- Si hay que guardarlo durante algún tiempo, es necesario añadirle unas cápsulas de vitamina E para evitar que se vuelva rancio.

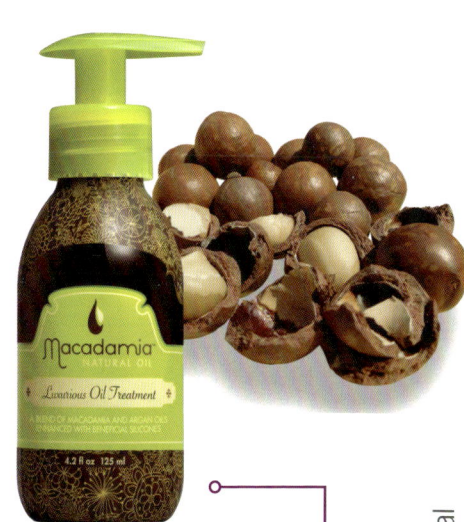

Aceite de macadamia
- Es de fácil absorción.
- Tiene una textura sedosa y retiene la humedad del cutis.

Piel normal

Aceite de almendras
- Se elabora con el fruto y se absorbe fácilmente.
- Es el más indicado para mezclar con los aceites más densos.

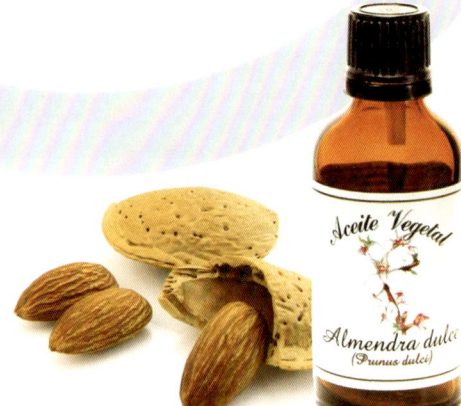
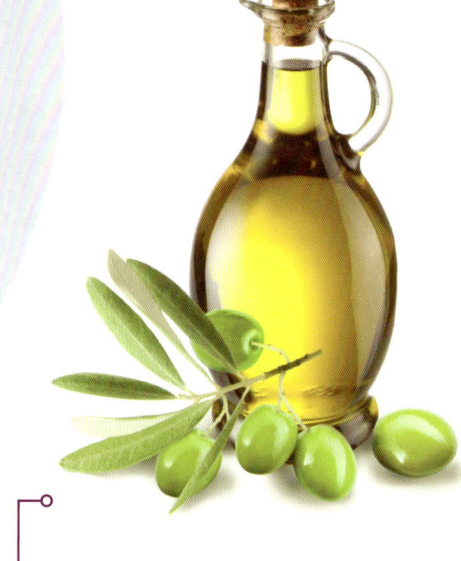

Aceite de oliva
- Para finalidades cosméticas, debe utilizarse únicamente el aceite virgen extra.
- Debido a su densidad y olor penetrante, es conveniente mezclarlo con otro aceite más ligero, como el de girasol.
- Es muy adecuado para las pieles inflamadas o con marcas.

Aceite de girasol
- Se elabora con las semillas de la flor.
- Da flexibilidad a la piel.
- Por su ligereza y fácil absorción, puede mezclarse con aceites más grasos y densos, como el de oliva o el de germen de trigo.

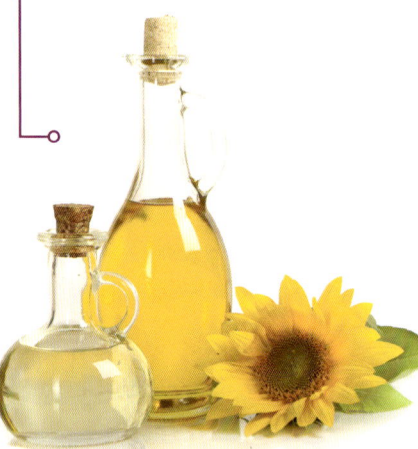

Piel grasa

Aceite de avellanas
- Es ligeramente astringente y se absorbe con facilidad.
- Ayuda al equilibrio de la piel grasa.

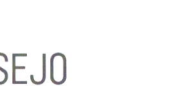
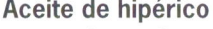

Aceite de hipérico
- Se obtiene macerando sus flores en aceite de oliva.
- Tiene propiedades astringentes.
- Debe mezclarse con otro aceite ligero, como el de almendras.

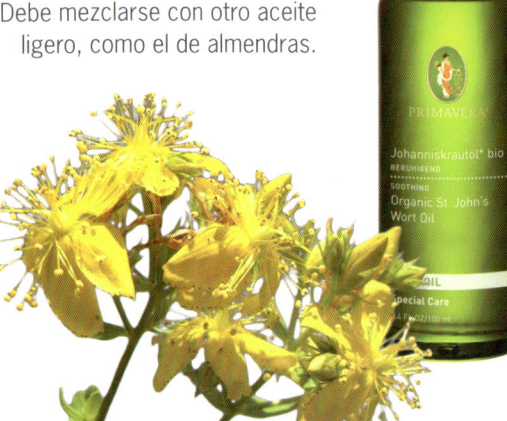
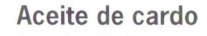
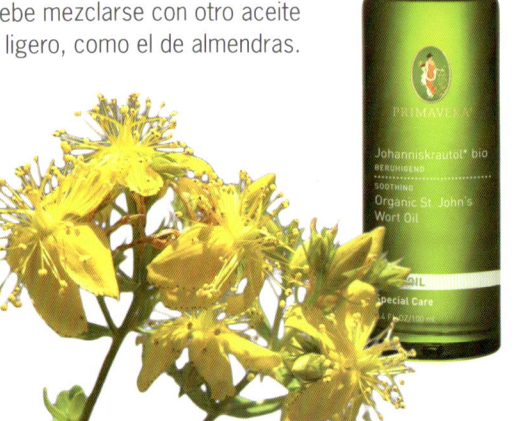

Aceite de cardo
- Se absorbe fácilmente y no obstruye los poros abiertos.
- Mantiene la piel flexible y bien hidratada.

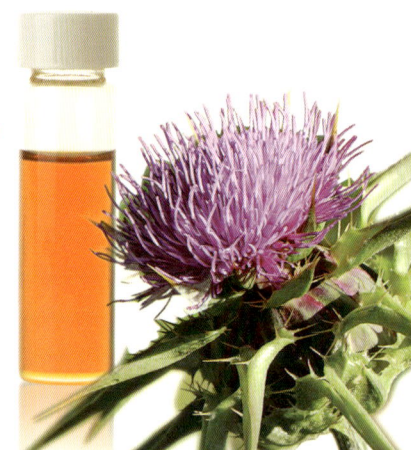

CONSEJO

Los aceites de palmarrosa, borraja, onagra y jojoba son muy efectivos para restaurar las pieles envejecidas, pero, tanto por sus características como por su alto precio, es necesario mezclarlos con algún aceite más ligero. La proporción debe ser de siete partes de aceite base por una del de palmarrosa, borraja, onagra o jojoba.

Aceites esenciales básicos

Piel envejecida

Incienso
- Para todo tipo de cutis.
- Tonifica y reafirma.

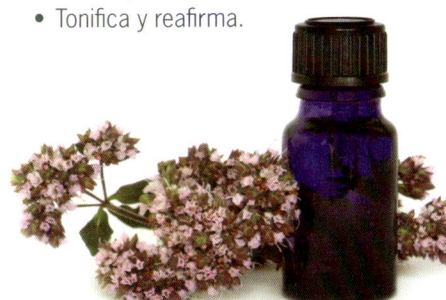

Lavanda
- Para todo tipo de cutis.
- Regenera la piel dañada.

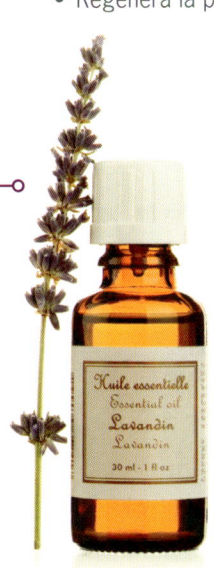
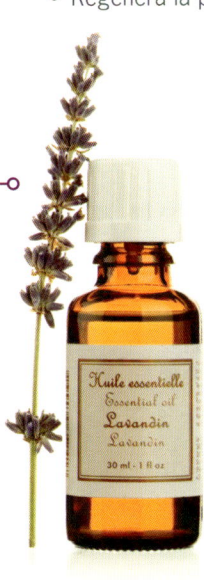

Neroli
- Para el cutis seco.
- Regenera la piel y tensa las marcas.

Hinojo
- Para todo tipo de cutis.
- Contiene estrógenos que pueden difuminar las arrugas.

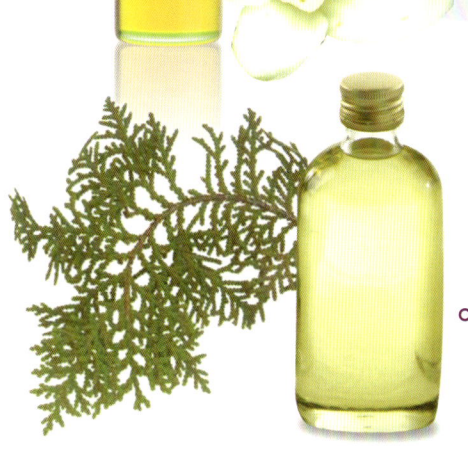

Ciprés
- Para la piel grasa, con los poros abiertos, congestionada o inflamada.

Geranio
- Para los cutis secos o inflamados.
- Estimula la circulación.

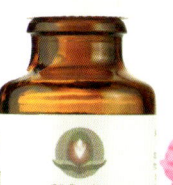
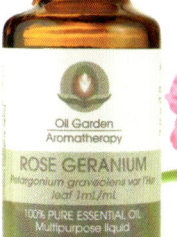
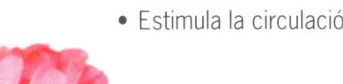

Ylang-ylang
- Para cutis graso y mixto.
- Reafirma la piel y modera la producción de grasa.

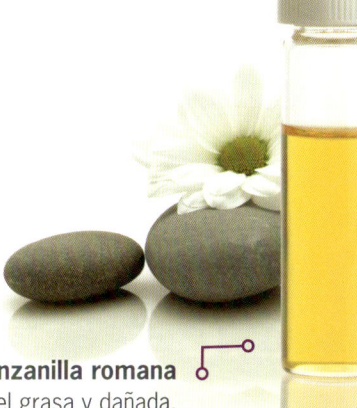
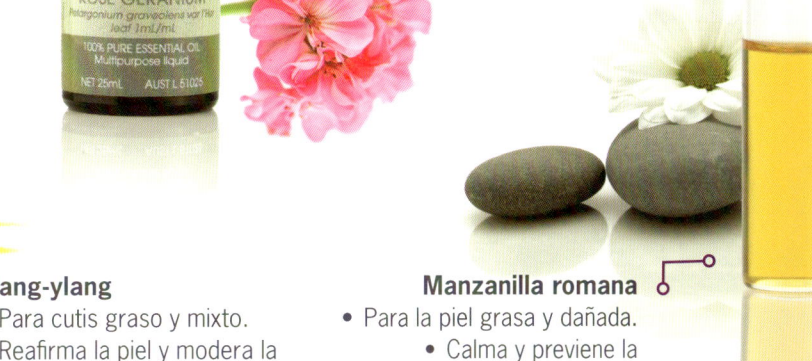

Manzanilla romana
- Para la piel grasa y dañada.
- Calma y previene la inflamación.

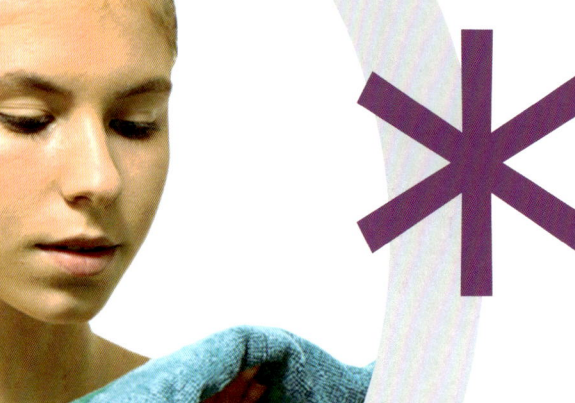

Masaje completo en quince minutos
Espalda y hombros

1 Se ponen dos cucharadas de aceite en una mano...

2 ... y se frotan con él ambas manos.

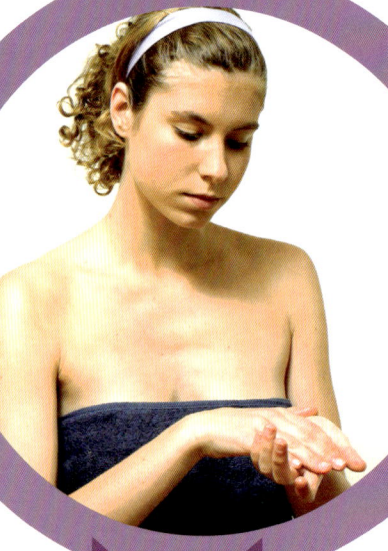
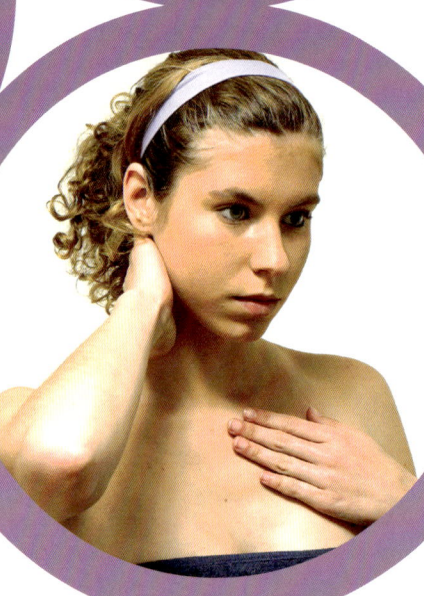

3 Se pasan las manos por la cara, el cuello y los hombros.

CONSEJO

Antes de empezar el masaje, debe aplicarse una toalla mojada con agua caliente en el rostro varias veces: así se abrirán los poros de su cara para recibir mejor los nutrientes de los aceites que haya elegido.

CONSEJO

Para relajar toda la zona superior del pecho, se realizan movimientos circulares con los nudillos de las dos manos apuntando hacia dentro.

4 Primero con la mano derecha en el antebrazo izquierdo y después con la mano izquierda en el antebrazo derecho, se amasan estas zonas, hasta los hombros, presionando con los dedos firmemente.

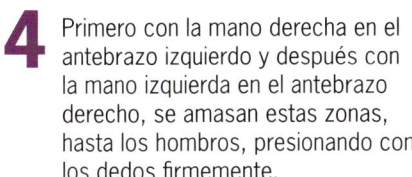

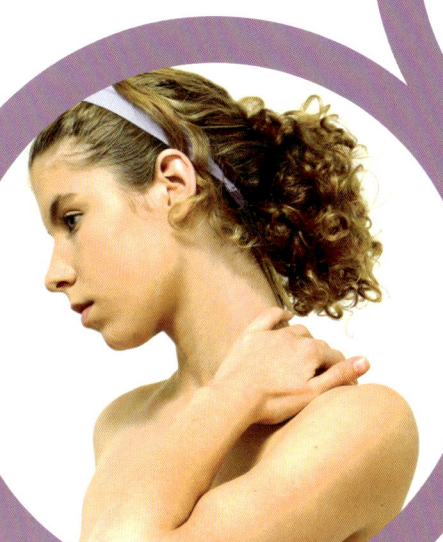

5 Con el pulgar y el resto de los dedos, se estrujan y amasan los músculos superiores de los hombros, con la mano izquierda el derecho y con la mano derecha el izquierdo.

CONSEJOS

- En esta zona se acumulan muchas tensiones, por lo cual es necesario presionar con firmeza, aumentando suavemente la fuerza y amasando hasta que se note el músculo más blando, más relajado.

- Este tipo de masajes pueden realizarse después de tomar el baño diario. Se recomienda convertirlos en una rutina con el fin de conseguir resultados muy beneficiosos, tanto para el bienestar personal como para la apariencia, saludable y atractiva, de la piel.

CONSEJO

En la medida de lo posible, cuando se realicen estos ejercicios, no debe tocarse la columna, puesto que esta es muy delicada.

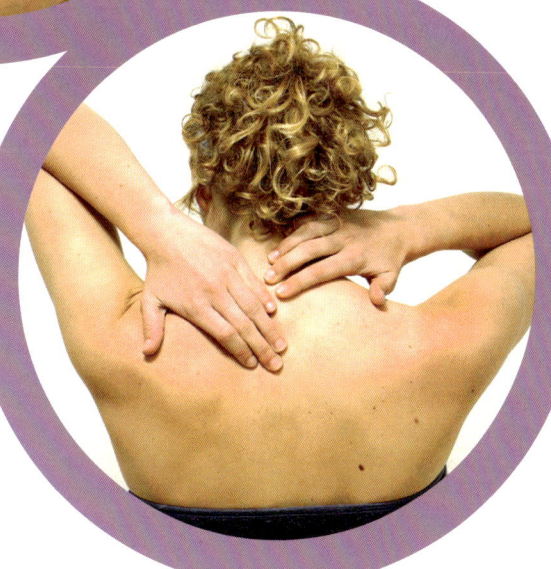

6 Con las dos manos, una a cada lado de la columna, se hace varias veces el recorrido que va desde la base del cráneo hasta la base del cuello, ejerciendo una fuerte presión.

Ejercicio

Masaje completo en quince minutos

Cuello y mandíbula

7 Primero con una mano y después con la otra, se masajea desde la base del cuello hasta la mandíbula, siempre de abajo arriba.

8 Con los dedos índice y corazón se rodea la nuez presionando ligeramente, primero con una mano y después con la otra.

9 Se unen las dos manos sobre la barbilla. Luego se coloca el dedo índice encima y el dedo corazón debajo, ejerciendo presión. A continuación se sigue toda la extensión de la mandíbula hasta llegar a las orejas.

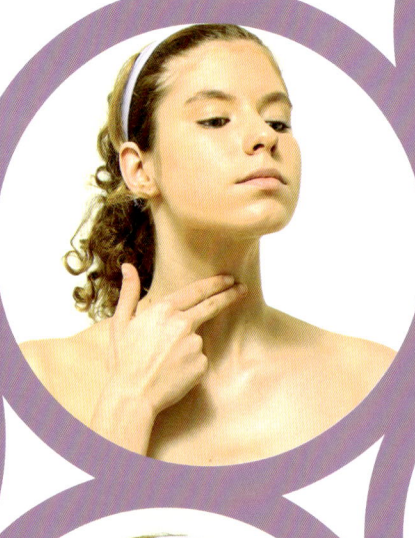

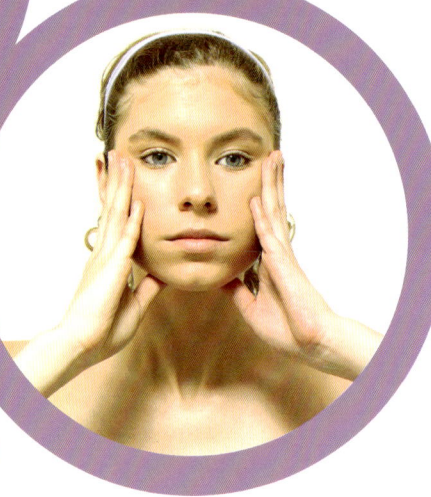

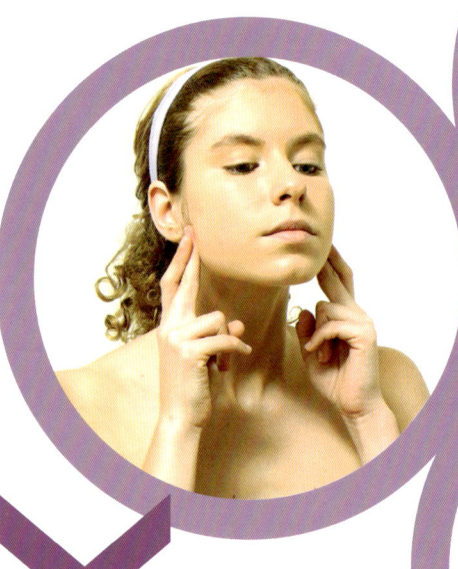

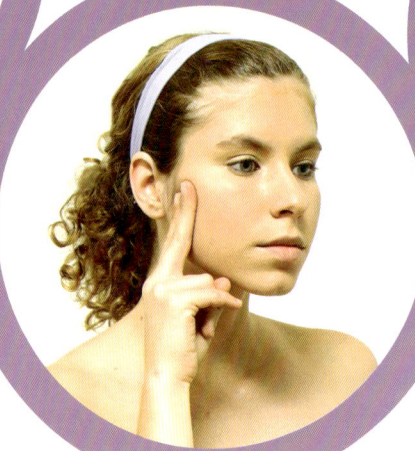

10 Con los cuatro dedos un poco separados y con las puntas firmes y planas, se presiona la parte superior de la mandíbula. Después se asciende paulatinamente, repitiendo los toques hasta llegar a sobrepasar las mejillas, justo debajo de los ojos.

11 Con los dedos índice y corazón se presionan las articulaciones del maxilar, que son las que sobresalen cuando se aprietan los dientes.

CONSEJO

Los movimientos no pueden ser iguales para todas las personas. Si se trata de una piel delicada, por ejemplo, son suficientes simples movimientos de deslizamiento efectuados de forma extremadamente suave.

Ejercicio

Masaje completo en quince minutos

Elementos de la cara

CONSEJO

Para las ojeras o bolsas de los ojos, el masaje debe hacerse con mayor énfasis y siempre con movimientos drenantes, eliminando así la hinchazón causada por la mala circulación y el cansancio.

12 Con una mano en cada lado de la nariz y los dedos firmes, planos y en dirección a la frente, se aprieta con fuerza, manteniendo durante unos segundos la presión sobre la nariz.

13 Con una mano a cada lado de la cara, sobre las mejillas, se sitúan las orejas entre los dedos índice y corazón, mientras se ejerce una presión desde la parte delantera de la oreja hasta la mandíbula.

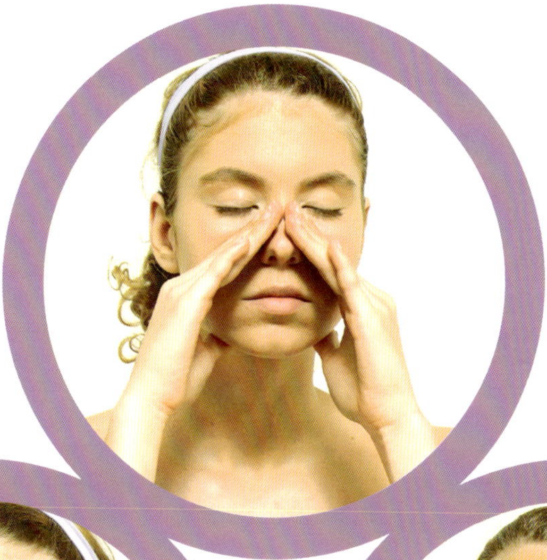

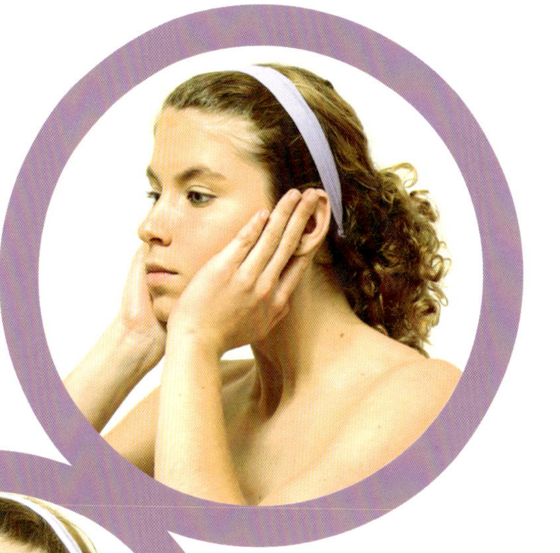

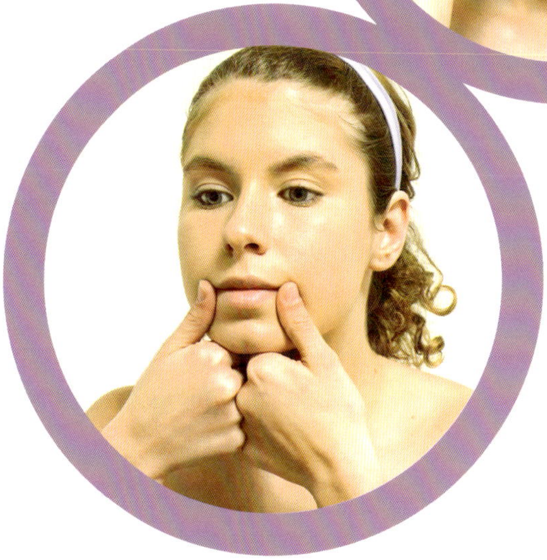

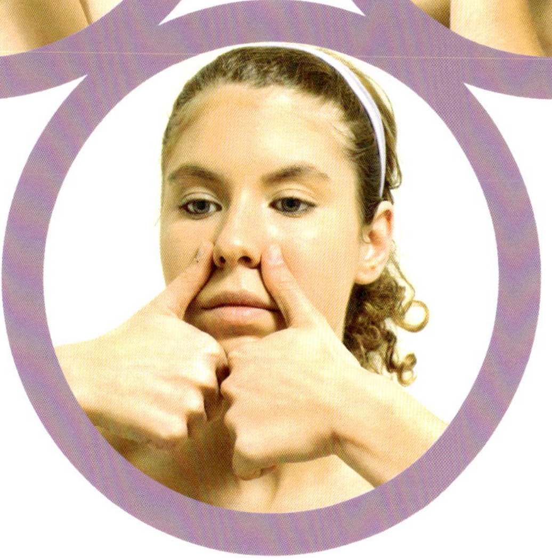

14 Se juntan las manos con el puño cerrado justo debajo de la barbilla. A continuación se levantan los pulgares siguiendo la comisura de la boca y presionando lentamente.

15 Los pulgares se deslizan hasta los bordes de la nariz, presionándolos. También se ejerce presión bajo los orificios y sobre la punta. El ejercicio completo, con el paso anterior, se repite varias veces lentamente.

CONSEJOS

- Aplicar una mascarilla de uva va a aportar una apariencia agradable a la piel, ya que tiene un efecto antioxidante.

- Cuando se consumen uvas, deben masticarse bien las semillas, puesto que son las que contienen los radicales libres.

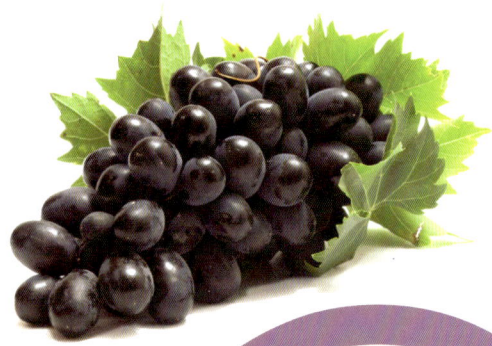

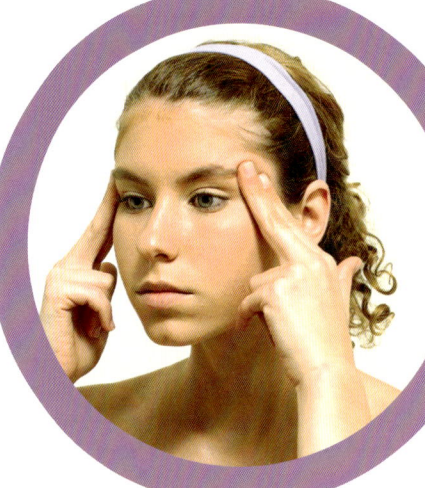

16 Se colocan los dedos índice y corazón sobre el comienzo de cada ceja, junto a la nariz, y se ejerce una ligera presión mientras se sigue su contorno.

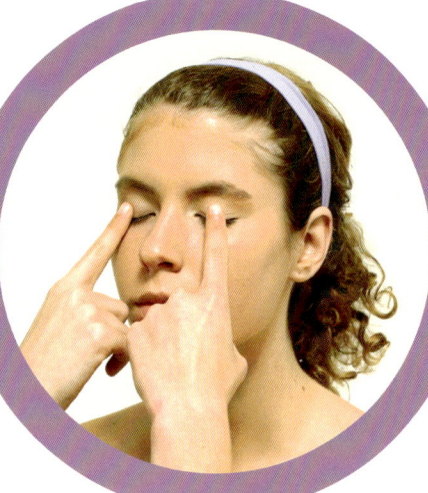

17 Se masajean las cejas varias veces, presionando desde la parte interna hasta la punta exterior.

CONSEJO

Para relajarse, se recomienda apoyar los codos sobre una mesa y aplicar los pulgares sobre la cuenca de los ojos. Se ejerce después una presión suave que debe aumentarse gradualmente.

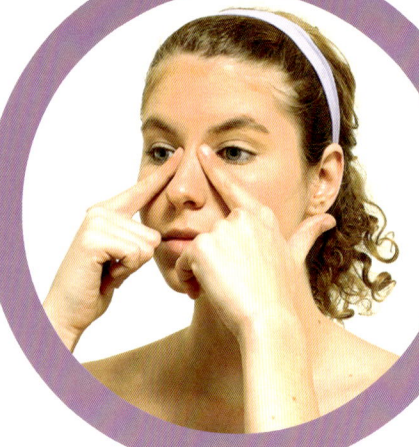

18 Con el dedo índice se recorre la parte interna de las cejas hacia abajo, por el puente de la nariz, hasta el lagrimal.

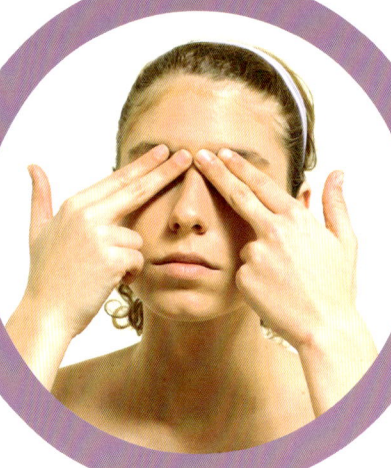

19 Sobre los párpados cerrados se realiza un suave masaje con los dedos índice y corazón, desde el lagrimal hacia fuera, varias veces.

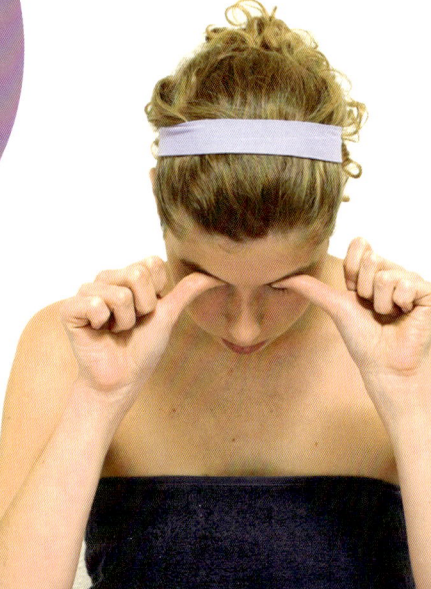

CONSEJO

Una hora después, la sesión de masaje facial se puede complementar con la aplicación de una máscara a la vez relajante e hidratante.

20 Con los dedos pulgar, índice y corazón, alternando una y otra mano, se recorre unas seis veces el trecho que va desde el centro de la nariz hasta el nacimiento del cabello, ejerciendo presión.

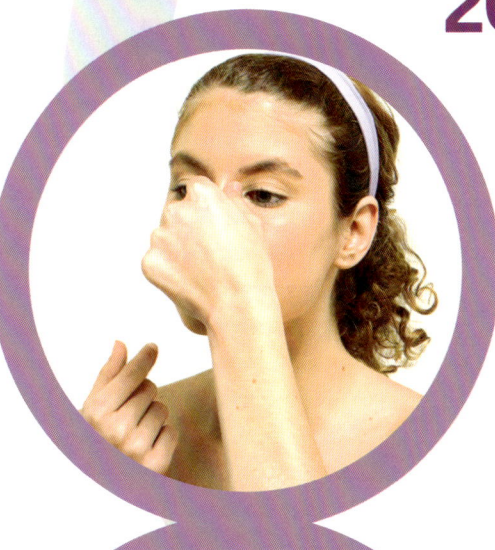

21 Con las manos estiradas y las puntas de los dedos planas y firmes, se presiona —en los dos lados a la vez— la zona que va desde las cejas al nacimiento del cabello, de dentro afuera.

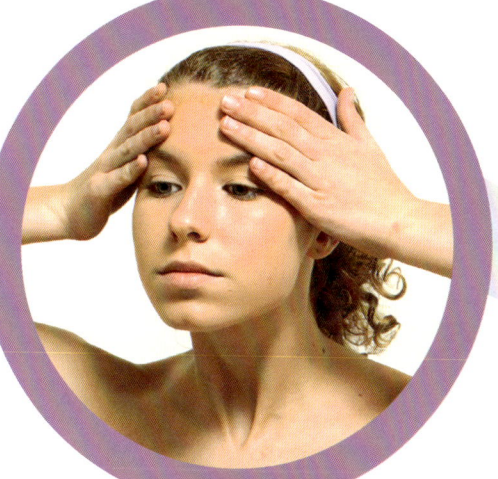

22 Con los ojos cerrados, las manos muy juntas y los dedos apretados, se forma como una máscara. En esta posición se ejerce presión sobre la cara y se mantiene unos segundos antes de relajarse.

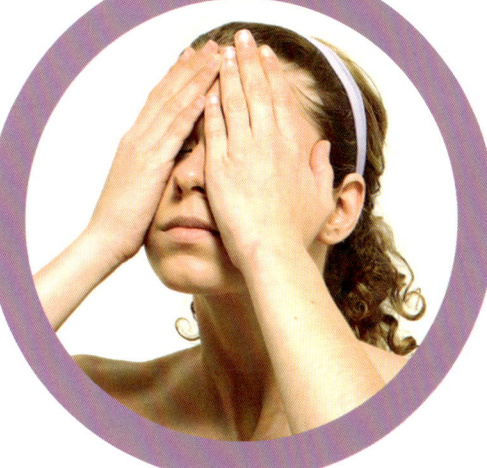

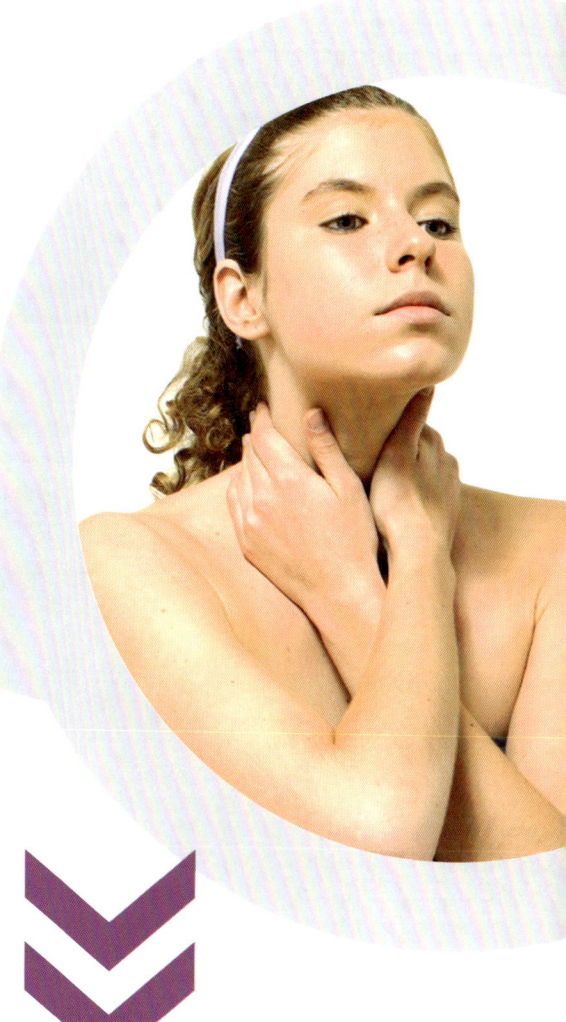

CONSEJO

Para finalizar, se masajea con la mano entera el lateral del cuello, desde la base hasta la mandíbula. Con la mano derecha, la parte izquierda del cuello, y con la izquierda, la parte derecha.

Ejercicio

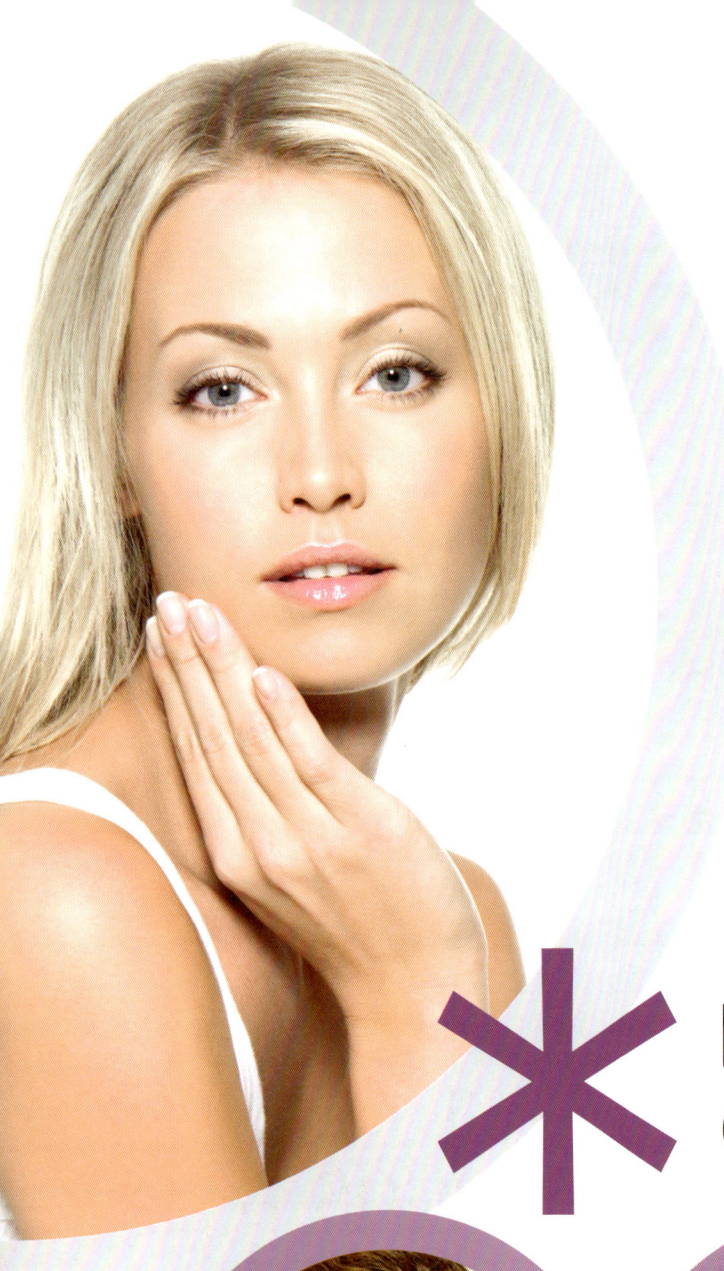

El masaje en zonas con problemas

- Algunas zonas de la cara necesitan una atención especial y es recomendable adoptar el hábito del masaje diario sobre ellas, lo cual, naturalmente, llevará algunos minutos.

- Los masajes que se proponen en este capítulo son efectivos tanto para prevenir como para disminuir los problemas del rostro.

- No cualquier tipo de aceite es igualmente válido. Para las zonas con problemas hay que elegir los aceites más adecuados a cada tipo de cutis.

- Cualquiera que sea la zona que se vaya a tratar, antes de empezar se frotarán las dos manos con unas gotas de aceite.

- No hay que olvidar que, siempre que vaya a hacerse un masaje sobre el rostro, este tiene que encontrarse limpio y completamente desmaquillado.

- Si se aplica sobre la cara una toalla empapada con agua caliente, los poros se abrirán, lo cual facilitará la penetración del aceite.

Patas de gallo

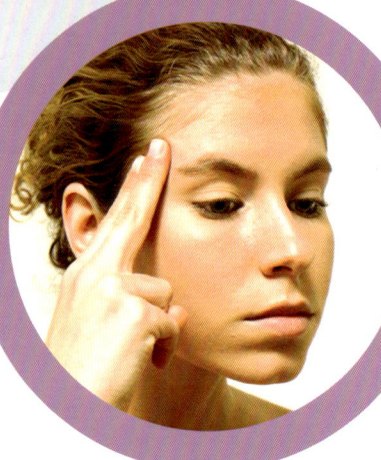

1 Alternando ambas manos, se va trazando una línea horizontal con los dedos índice y corazón, desde la esquina del ojo hasta el final de la sien, donde nace el cabello.

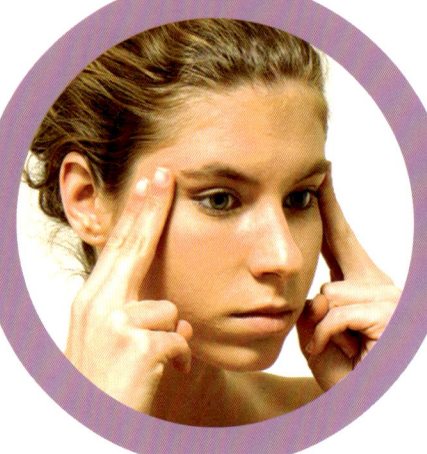

2 Presionando los dedos, se traza una línea vertical como cruzando las patas de gallo.

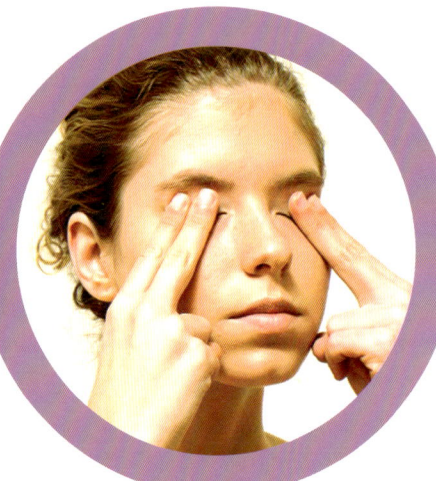

3 Con los ojos cerrados, se pasan los dedos índice y corazón de cada mano sobre los párpados, presionando ligeramente.

Reducir papada

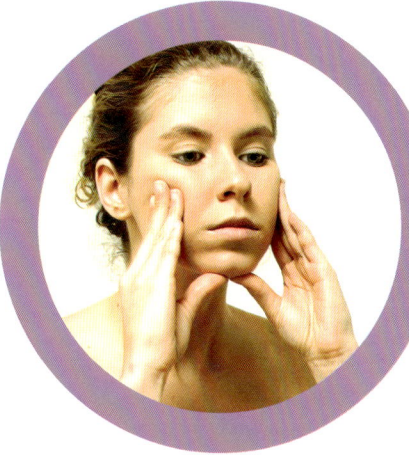 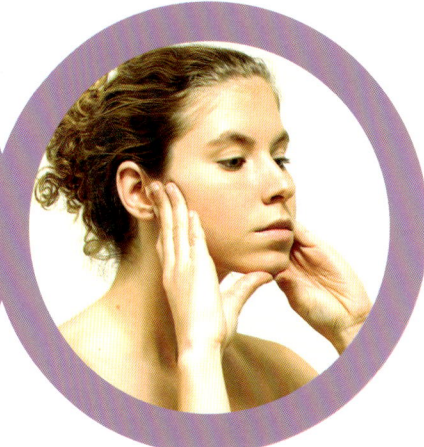

CONSEJO

Tanto en el hombre como en la mujer, la papada es uno de las primeras señales de la pérdida de elasticidad de la piel.

1 Se coloca una mano a cada lado de la cara, con los pulgares justo debajo de la punta de la barbilla. Se trabaja el músculo que va desde la barbilla hasta la mandíbula con movimientos hacia atrás y hacia fuera.

2 Se repite el ejercicio varias veces, siempre desde la punta de la mandíbula hasta el maxilar, al final de aquella.

Labios arrugados

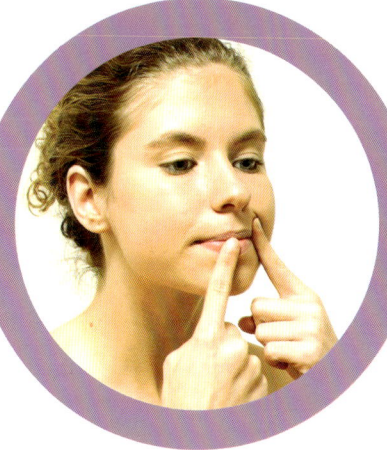 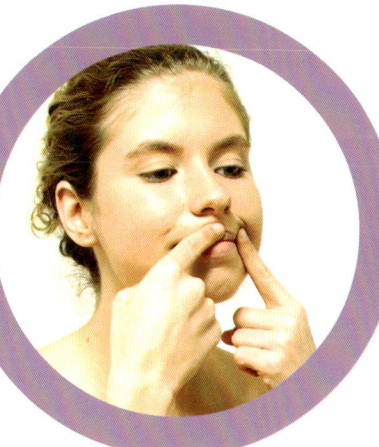

1 Sonriendo, con los dedos índice y corazón en la comisura superior derecha, se tensa esta ligeramente. Luego, con la mano izquierda, se trazan pequeños círculos alrededor del labio inferior.

2 Cambiando las manos, se repite la operación en la otra mitad del labio.

CONSEJO

- Los labios son muy vulnerables y una de las primeras partes del cuerpo que muestran el envejecimiento.

- Se recomienda prolongar estos estiramientos durante períodos de unos diez segundos y repetirlos consecutivamente, insistiendo en cada zona unos cinco segundos.

Ejercicio

Arrugas entre los ojos

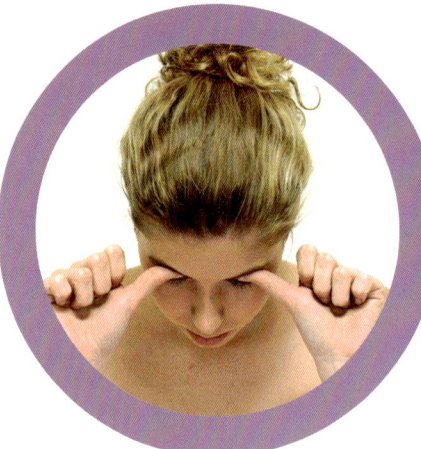
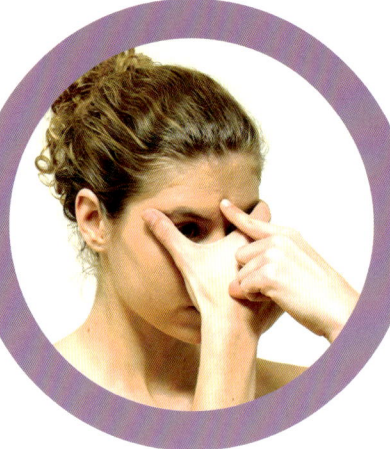

CONSEJO
Estos masajes pueden realizarse también con crema. No es imprescindible la utilización del aceite.

1 Apoyando los codos sobre la mesa, se levantan los pulgares, que se aplican sobre la cuenca de los ojos. Se ejerce una presión suave, que debe aumentarse de manera gradual; luego se detiene para empezar de nuevo.

2 Se apoya el dedo índice en el nacimiento de una ceja y el dedo corazón en el nacimiento de la otra, formando una 'v' y tensando la piel. Con los dedos índice y corazón de la otra mano, se realizan movimientos circulares entre las cejas

Arrugas en la frente

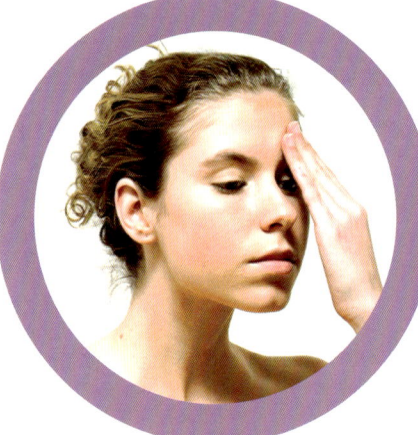
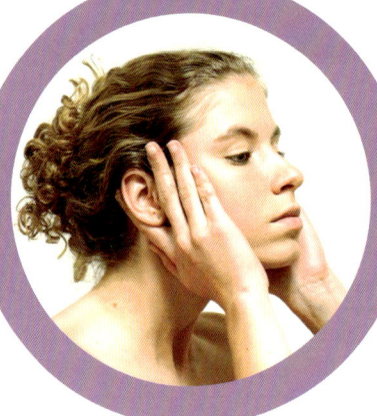

1 Con los dedos de una mano un poco separados, colocados sobre las cejas y encima de la nariz, se sigue con firmeza un recorrido que va desde las cejas hasta el nacimiento del pelo. Se repite el movimiento varias veces, siempre de abajo arriba.

2 Se localizan una por una las arrugas de la frente. Con la mano izquierda se sujeta una de las arrugas entre los dedos índice y corazón con firmeza. Con los dedos índice y corazón de la mano derecha se trazan círculos de derecha a izquierda. Este proceso se repite con cada arruga.

Mejillas caídas

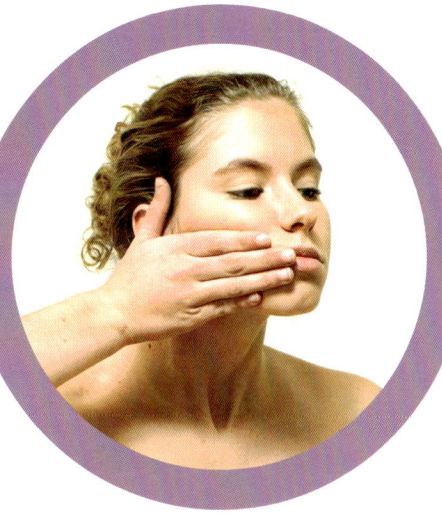
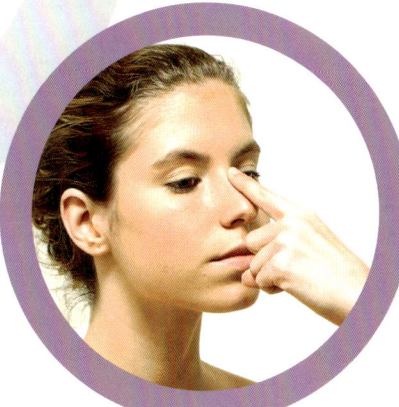

Con una mano a cada lado de la cara, sobre las mejillas, se sitúan las orejas entre los dedos índice y corazón, mientras se ejerce una presión desde la parte delantera de las orejas hasta la mandíbula. Se masajea con los dedos planos y firmes, primero en un lado de la cara y después en el otro. En posición horizontal, con movimientos de arriba abajo continuados, se sube una mano desde la mandíbula hasta el pómulo; después, se sube la otra.

CONSEJO

Poros abiertos
Con el dedo corazón se trazan pequeños círculos de izquierda a derecha, en la punta de la nariz, alrededor de los orificios y en los lados, hasta terminar en el puente.

Trabajo para las patas de gallo con rodillo liso

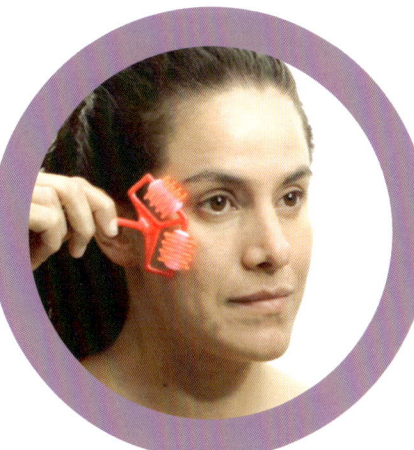 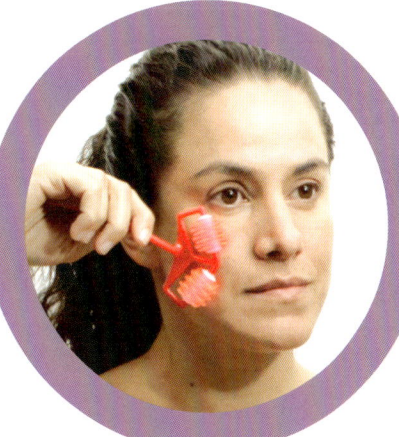 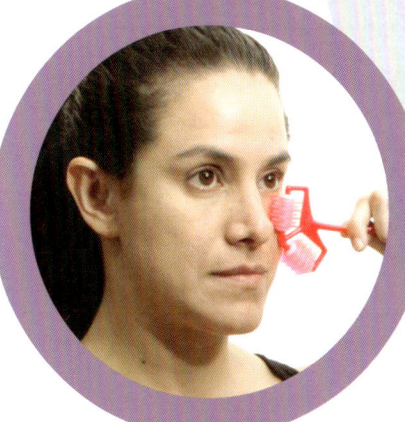

1 Se coloca el rodillo en la línea en que se desee tratar el ojo.

2 Con mucho cuidado, se realiza un planchado de la línea.

3 Se repiten estos pasos durante unos 15 minutos en cada ojo.

Ejercicio

Trabajo para las líneas orbiculares de la boca con rodillo liso

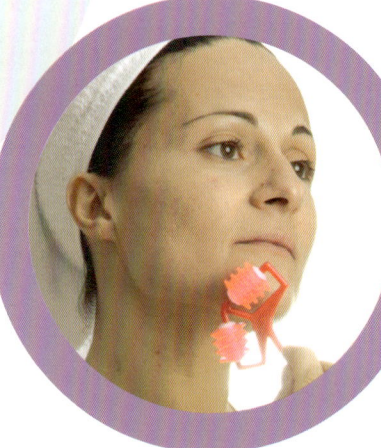

1 Se coloca el rodillo en el rostro, justo sobre la línea que se desea trabajar.

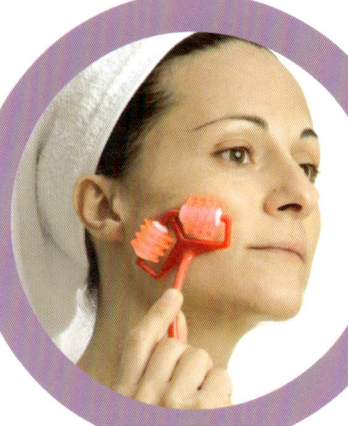

2 Se realiza un planchado en sentido ascendente, en dirección a los pómulos.

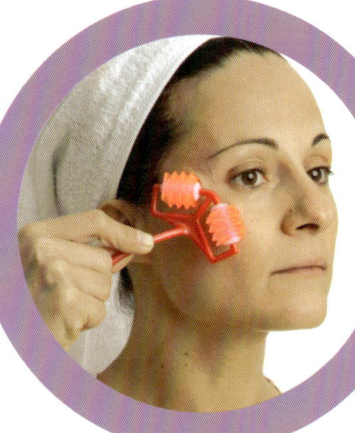

3 Se secciona la línea de expresión y se plancha en sentido horizontal.

CONSEJOS

- Estos ejercicios deben realizarse unas tres veces por semana.
- No debe olvidarse hidratar la piel una vez terminada cada sesión.
- En este tipo de masajes hay que evitar excederse en la fuerza, puesto que podría maltratarse el rostro.

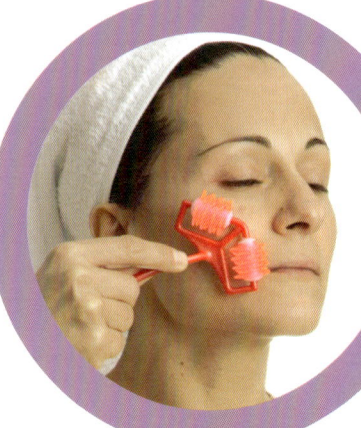

4 Se repiten estos pasos durante unos 20 minutos.

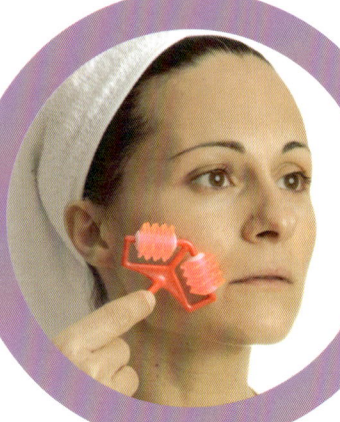

5 Es preciso realizar estos ejercicios en las líneas que se forman alrededor de la boca.

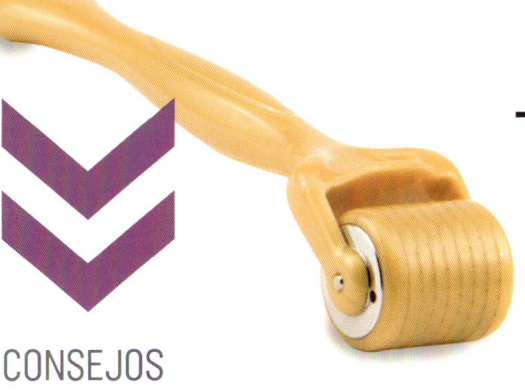

Trabajo en la frente con rodillo liso

CONSEJOS

- Se recomienda realizar este masaje con frecuencia. Ello hará que pronto puedan constatarse los resultados.

- Cabe recordar que no es igual el rodillo liso de uso corporal que el de uso facial, puesto que su tamaño es totalmente diferente y su aplicación es específica en cada caso.

- El rodillo facial, además de ayudar a trabajar las líneas de expresión, es un estimulante de la irrigación sanguínea del rostro. Contribuye a activar la circulación de los líquidos retenidos por la falta de estimulación debida a una insuficiente vitamina E.

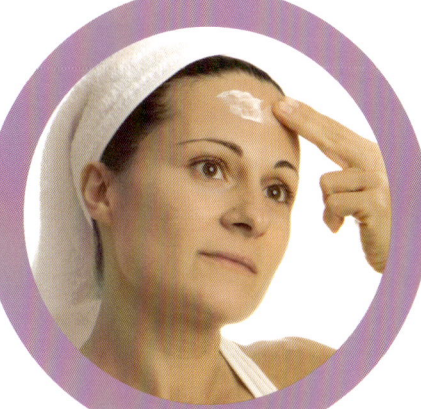

1 Se aplica un poco de crema en la frente.

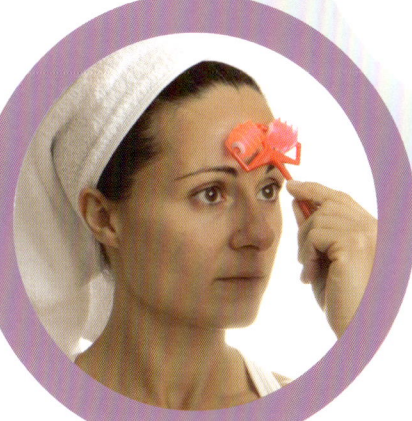

2 Se coloca el rodillo en la región interciliar.

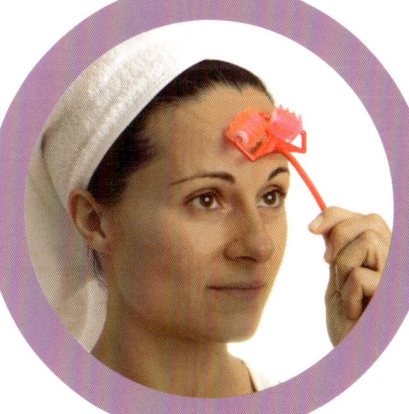

3 Se lleva el rodillo en dirección a la línea de nacimiento del cabello.

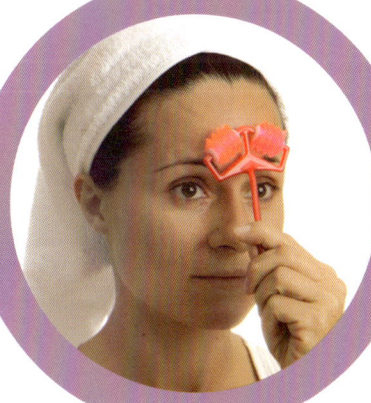

4 Se repite este masaje continuadamente, empezando en el centro de la frente.

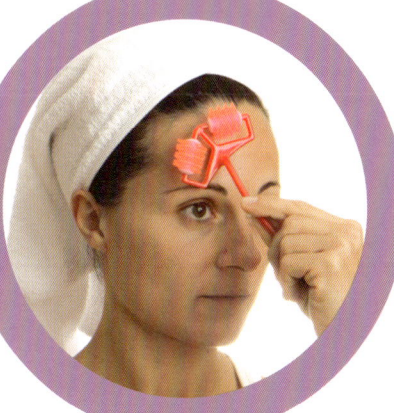

5 Después, el rodillo se dirige hacia la derecha de la frente.

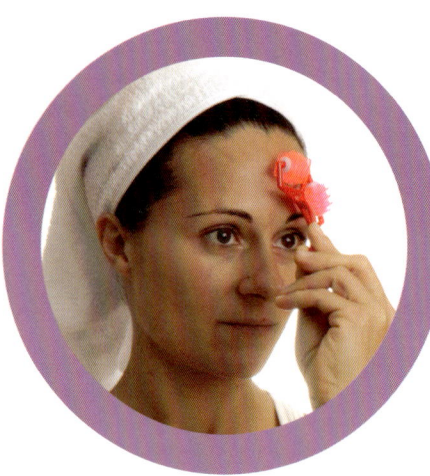
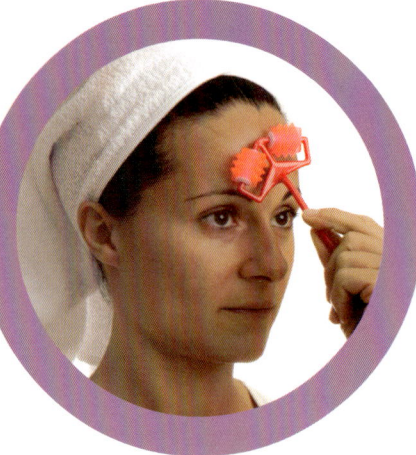

6 Se continúa en la zona izquierda de la frente.

7 Se repite este masaje durante unos 20 minutos.

CONSEJOS

- Para estos estiramientos también se puede utilizar la maderoterapia facial, que será de gran ayuda para resolver problemas del rostro como papada, flacidez y arrugas.

- En el mercado se pueden encontrar rodillos fabricados en diferentes materiales (madera, silicona, caucho, etc.); se puede elegir aquel que más se adapte a los gustos o preferencias de la persona que lo va a utilizar.

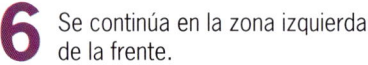

Trabajos para papada con rodillo liso

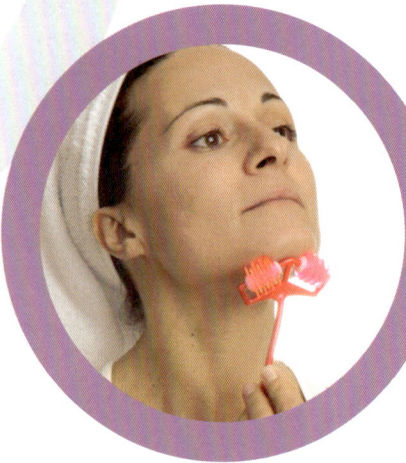
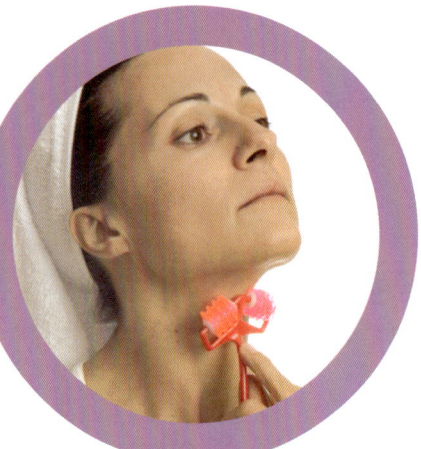

1 Se coloca el rodillo por debajo del mentón.

2 Se desliza suavemente el rodillo en sentido descendente.

CONSEJO

Este rodillo debe utilizarse con precaución para evitar lastimar las zonas delicadas del rostro, como el contorno de los ojos.

Ejercicio

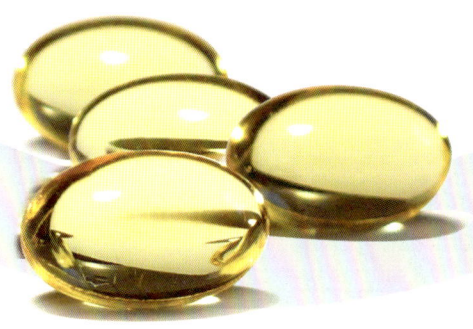

CONSEJOS

- Los estiramientos para combatir las líneas de expresión se pueden combinar con otras ayudas. Por ejemplo, se puede aplicar una cápsula de vitamina E antes de iniciar los ejercicios.

- En general, no es necesario utilizar herramientas muy sofisticadas y onerosas para el cuidado de la piel. Lo que realmente importa es la constancia y la disciplina en los ejercicios.

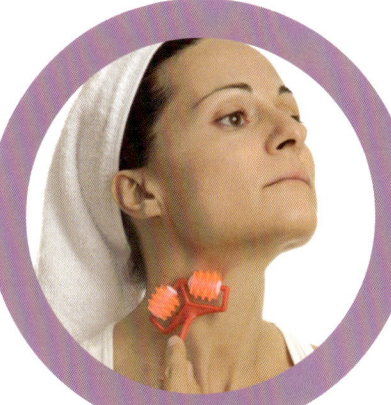

3 Se repite el ejercicio seccionando la papada.

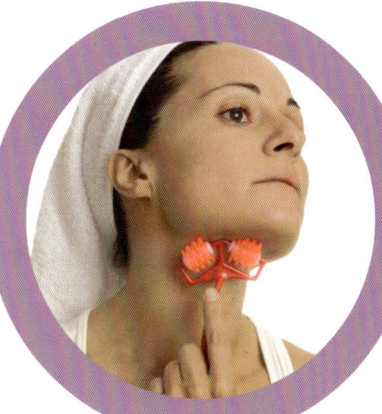

4 Se dirige el rodillo hacia los ganglios que hay en el cuello, ya que ellos contribuyen al drenaje de la grasa acumulada.

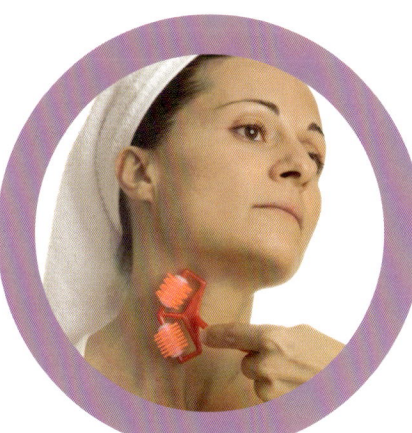

5 Dirigiendo el rodillo horizontalmente, se rompe la grasa que se haya acumulado.

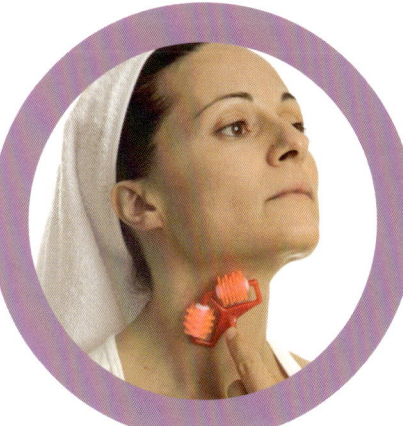

6 Se drena hacia los ganglios.

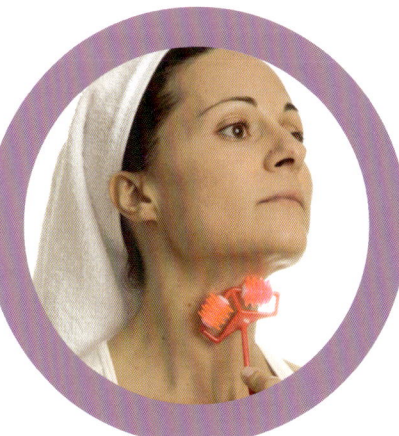

7 Se repiten los pasos anteriores durante unos 20 minutos.

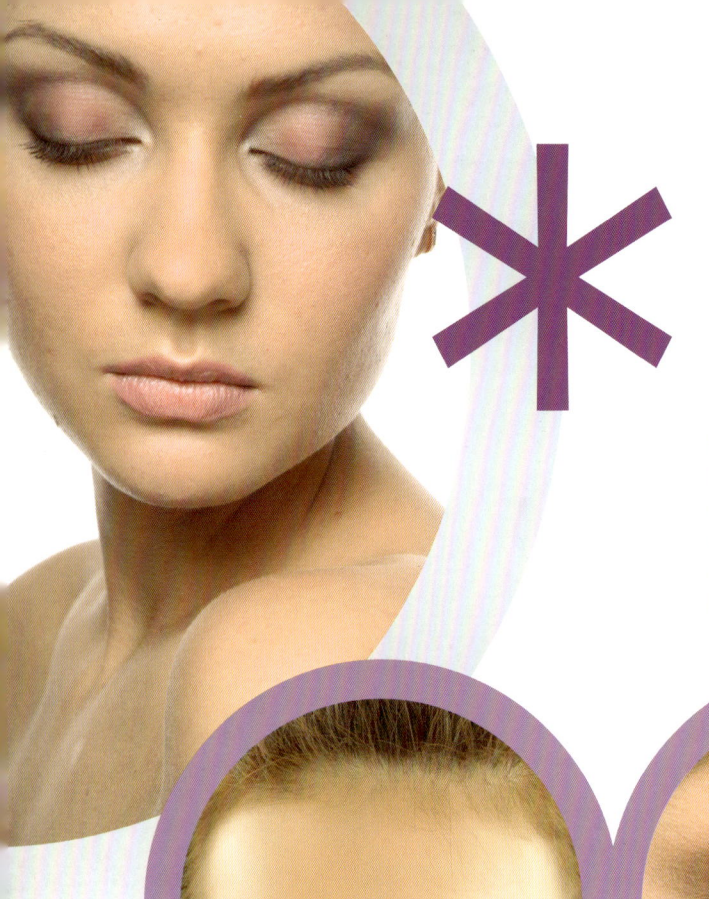

Masaje para las líneas de expresión

Es frecuente que, con el paso de los años, vayan apareciendo arrugas en el rostro, lo cual, en algunas personas, puede causar frustración, baja autoestima y, en ciertos casos, incluso depresión. Por eso se deben tomar medidas a tiempo, aunque sin pensar que con ello se va a conseguir evitar definitivamente la aparición de las arrugas. A continuación se presentan algunos ejercicios que se pueden realizar individualmente para tratar las líneas de expresión del rostro.

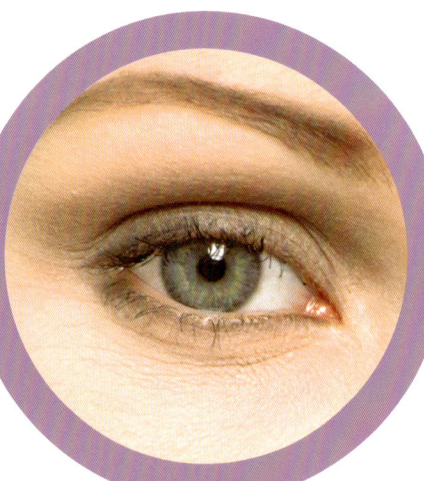

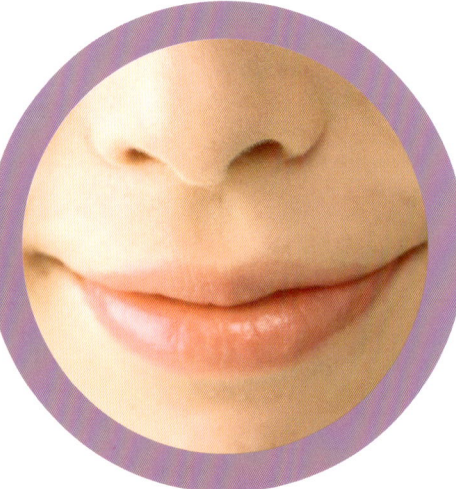

FRENTE

- Con ayuda de los dedos pulgar e índice, se presiona la línea o líneas de expresión de la parte frontal del rostro; se mantiene la presión durante unos cinco segundos, se suelta y se repite la acción cinco veces.
- Después se realizan deslizamientos repetitivos sobre las líneas más marcadas o que se desee desvanecer.
- Si se percibe que las líneas de la frente son muy pronunciadas, deberá complementarse el masaje con la ayuda de un profesional, inyectando vitamina C y ácido hialurónico.

CONTORNO DE LOS OJOS

Generalmente en los ojos se presentan las típicas patas de gallo, que afectan a mujeres de diferentes edades, ya sea por el paso del tiempo o por los gestos realizados repetidamente durante años. A continuación se proponen unos ejercicios similares a los de la frente. Ello no quiere decir que se vayan a eliminar total y definitivamente las líneas de expresión. Se trata de ayudar a disimularlas en la medida de lo posible.

- En forma de pequeños pellizcos se efectúa presión sobre las líneas durante unos cinco segundos. Se repite esta acción seis veces.
- Después se realiza un deslizamiento sobre las líneas del ojo en dirección hacia fuera.

CONTORNO DE LA BOCA

- Las líneas de la boca son más largas que las de los ojos. Por este motivo es conveniente segmentar la presión que se realice sobre ellas.
- Todos estos ejercicios finalizarán con la aplicación de vitamina E sobre el rostro durante unos treinta minutos; luego se enjuagará con agua tibia y se secará con una toalla.
- Particularmente importante resulta realizar estiramientos a diario para que se pierda la memoria de las líneas que se estén empezando a formar.

Ejercicio

Vapores con distintas plantas

Ortiga y tomillo
La ortiga y el tomillo, o las dos a la vez, son las plantas más recomendables para limpiar y desinfectar el cutis. Resultan especialmente efectivas cuando aparecen granitos.

Lavanda y aquilea mil hojas o milenrama
Cuando el cutis aparece delicado, irritado o agrietado, tanto la lavanda como la aquilea facilitarán su recuperación.

Hojas de menta
Los vapores con hojas de menta ayudan a cerrar los poros si, al acabar, se aplica al rostro una loción refrescante y astringente.

Flores de sauce
Los vapores con flores de sauce desincrustan la suciedad y las células muertas acumuladas.

Flores de manzanilla, tilo y malva
Las flores de manzanilla, tilo y malva dejan el cutis suave y aterciopelado.

Agua de la reina de Hungría

Loción especial para después del baño facial de vapor

Se necesita:

- 1/2 litro de vinagre de manzana.
- 60 g de piel de naranja y limón.
- 60 g de lavanda.
- 60 g de romero.
- 60 g de salvia.

Se introducen todos los ingredientes en un recipiente de cristal que pueda cerrarse herméticamente. Se deja reposar la mezcla durante unos 15 días y después se cuela.

CONSEJO

Puede guardarse en el frigorífico para que esté fría en el momento de la aplicación.

Cómo extender crema

Es recomendable utilizar una crema adecuada que facilite la realización del masaje. Las cremas que no contienen aceite se secan muy rápidamente, impidiendo con ello un masaje continuo y placentero.

1 Con la espátula cosmética se toma directamente una pequeña cantidad de crema y se coloca en la palma de la mano.

2 Con las yemas de los dedos de la otra mano se aplica cierta cantidad de crema en la zona del escote.

3 Desde el centro, se va extendiendo la crema hacia el hombro, tal como se indica en la imagen.

4 Se aplica más crema en el mentón y se extiende también con las yemas de los dedos hacia el lado.

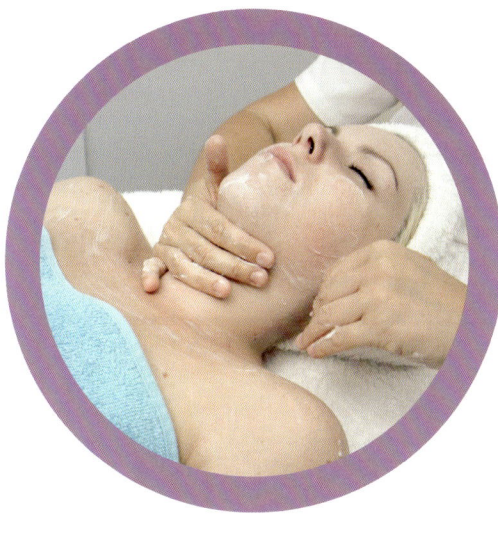

5

Se realizan pasadas alternas con las manos en la zona de escote.

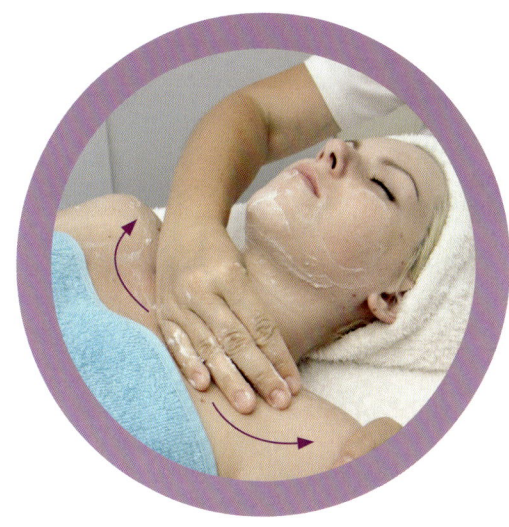

6

Después se realizan pasadas alternas en la zona del cuello.

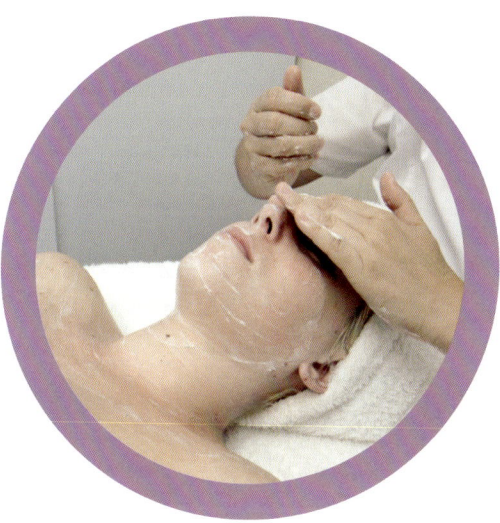

7

Se abren los dedos en forma de pinza y se coge con ellos una pequeña porción de piel, masajeándola.

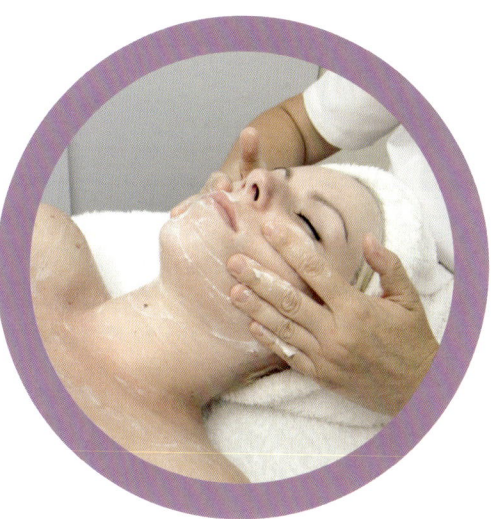

8

Se realizan pasadas alternas con las manos en la zona de la frente.

CONSEJO

Cuando se manipula un producto que se va a aplicar sobre la piel, hay que evitar contaminarlo. Para ello se recomienda utilizar una paleta, empleando únicamente la cantidad de crema que se necesite y no más.

9

Tras dar un repaso por toda la superficie de la piel para garantizar que haya absorbido bien la crema, se lleva a cabo una nueva actuación pinzando, paso a paso, toda la cara.

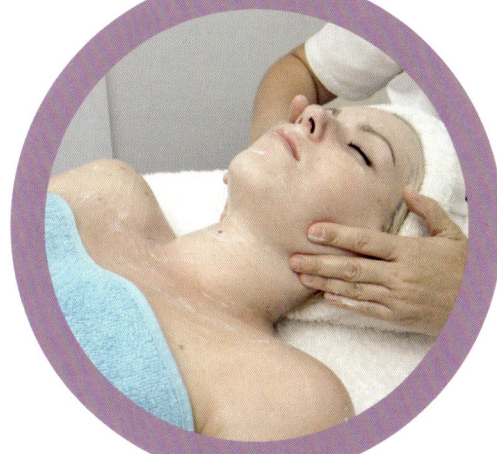

Ejercicio

Masaje de escote

A medida que va transcurriendo el tiempo, van apareciendo manchas en la zona del escote. Suele ser consecuencia de la escasa importancia que se concede a la necesidad de proteger del sol esta zona corporal. Craso error, puesto que precisamente esta área suele estar muy expuesta a la radiación solar y a los efectos nocivos medioambientales. En estos casos será necesario someterse a una sesión de pantalla solar tres veces al día.

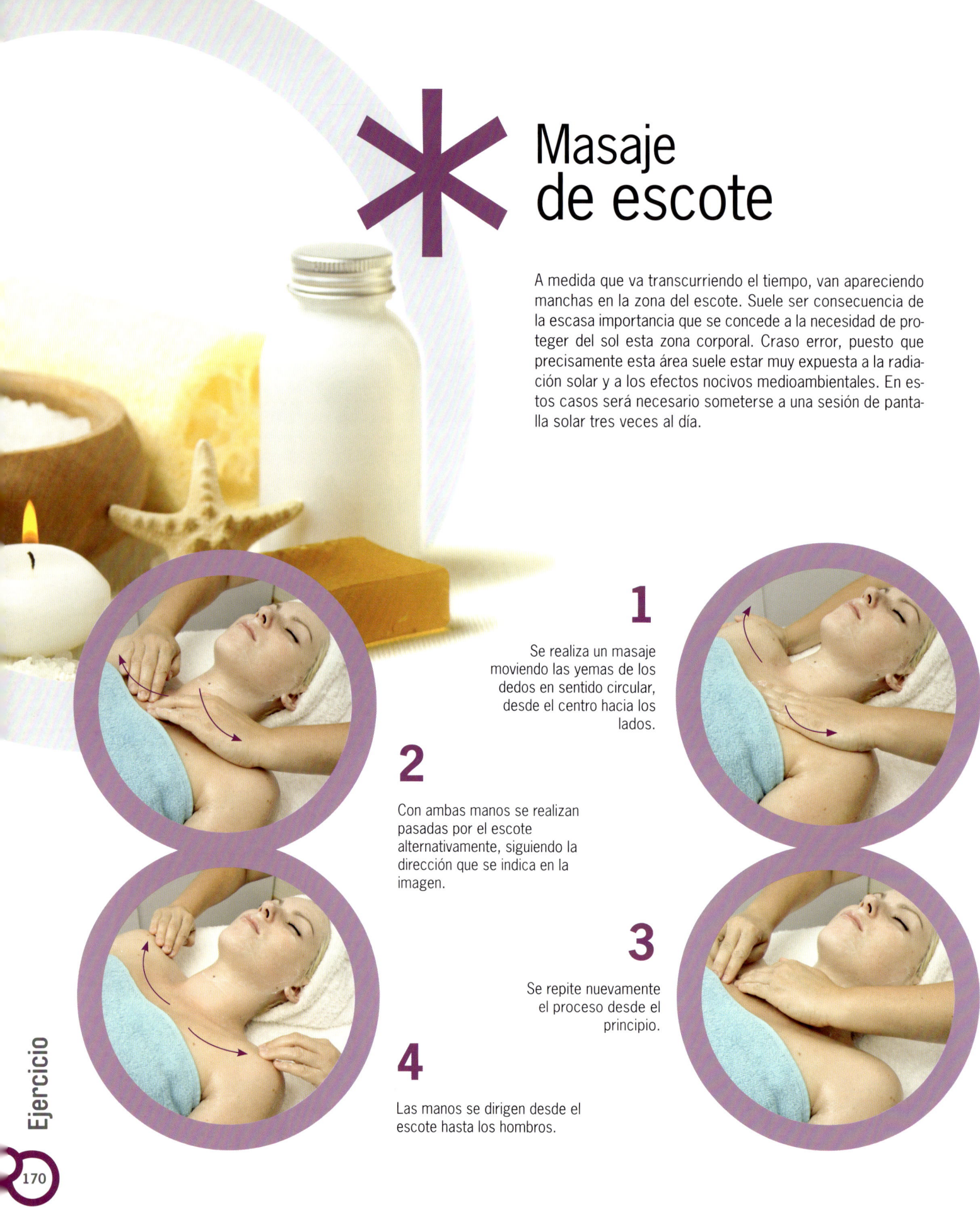

1 Se realiza un masaje moviendo las yemas de los dedos en sentido circular, desde el centro hacia los lados.

2 Con ambas manos se realizan pasadas por el escote alternativamente, siguiendo la dirección que se indica en la imagen.

3 Se repite nuevamente el proceso desde el principio.

4 Las manos se dirigen desde el escote hasta los hombros.

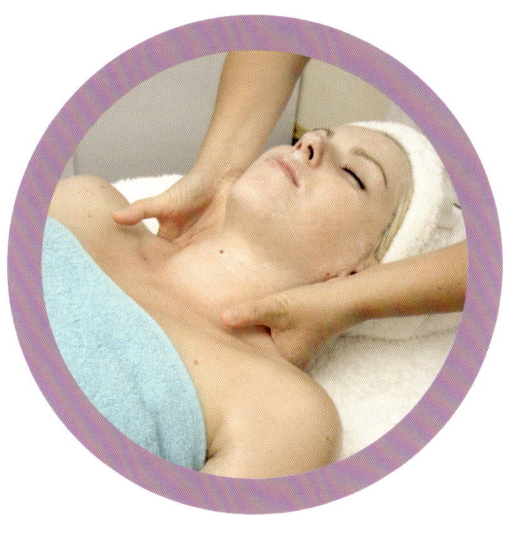

5

Se inicia ahora un pellizcado siguiendo la misma dirección: desde el centro hacia los lados.

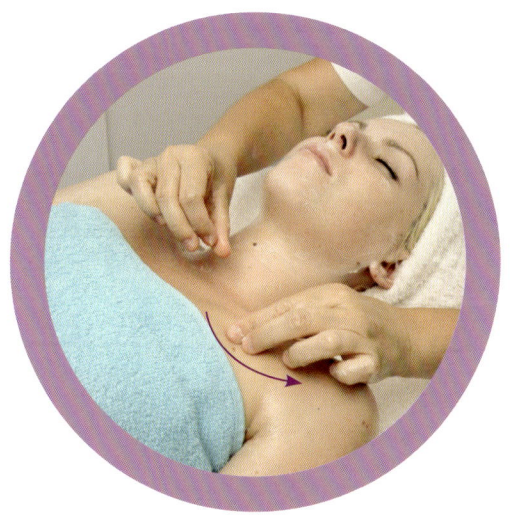

6

Se continúa el pellizcado en las zonas cervicales anterior y posterior…

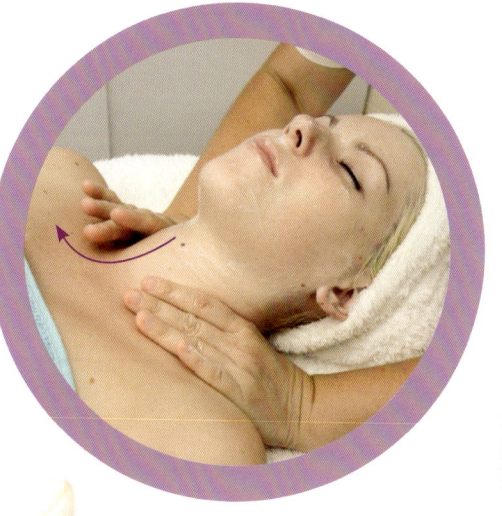

7

… de manera que todo el cuello sea masajeado.

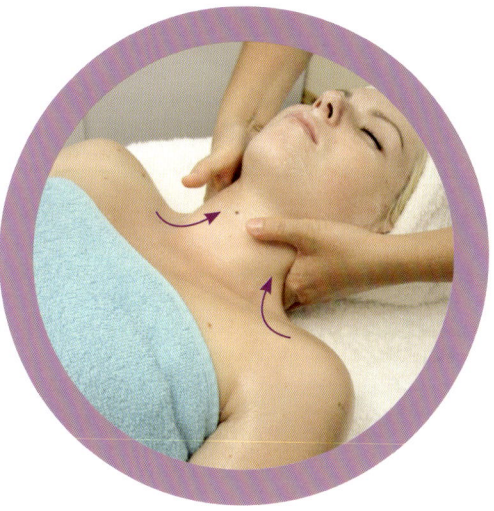

8

Se desciende hacia los hombros, hacia el centro y hacia los lados aleatoriamente.

CONSEJO

Sea cual sea la acción que se vaya a realizar sobre el rostro, es indispensable que las manos se mantengan absolutamente limpias y bien desinfectadas.

9

El masaje se da por finalizado cuando, después de repasar una y otra vez toda la zona, se advierte que el área del escote se encuentra relajada y distendida.

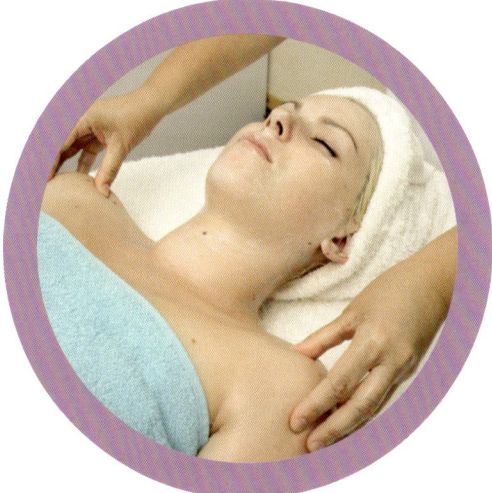

Masaje de vibración

Este ejercicio de vibración se basa en movimientos rotativos de los dedos de la mano. La vibración es útil para restaurar y mantener las funciones de un nervio y de los músculos, en este caso de la cara, mejorando su nutrición. Se recomienda especialmente en casos de parálisis o cuando existe cierta debilidad en el nervio.

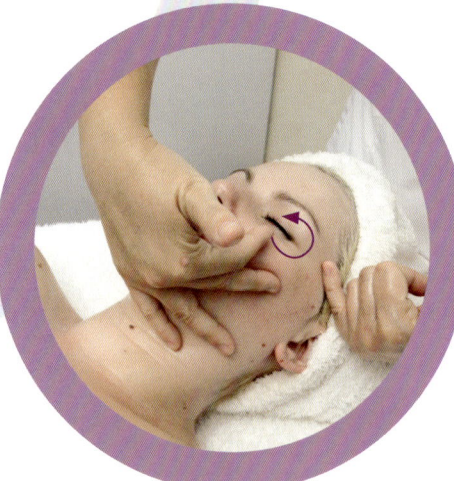

1 Se toma una pequeña cantidad de crema y se aplica en la zona orbicular del ojo.

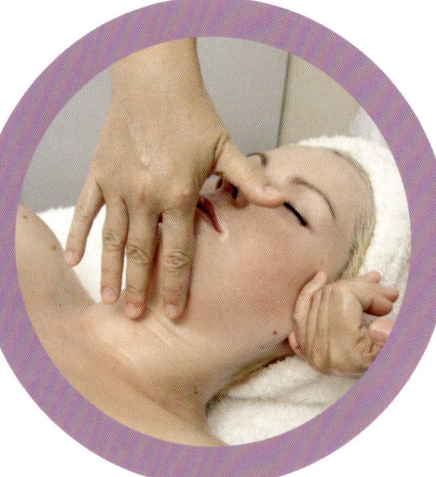

2 Se realiza un movimiento de alisado desde la zona superior de la nariz y el entrecejo hacia el lado correspondiente del rostro.

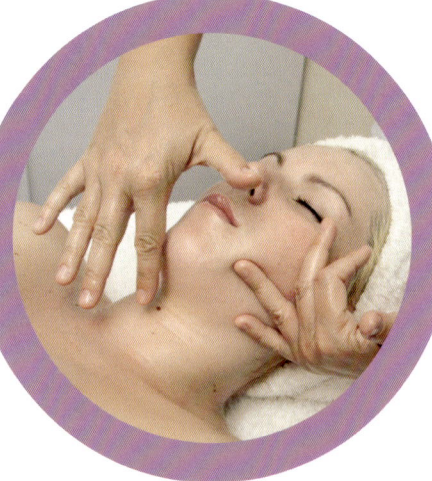

3 Con la ayuda de los dedos se lleva a cabo un estiramiento de la piel de la cara.

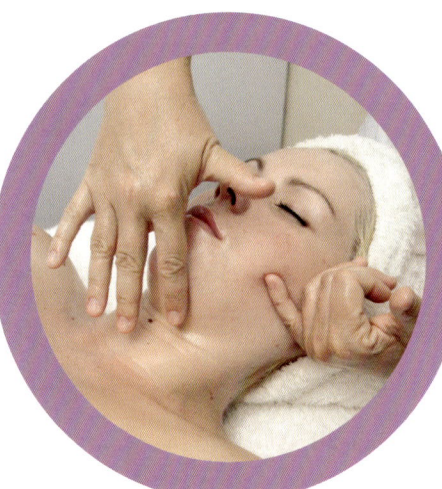

4 Se realizan ahora estiramientos en la región del mentón.

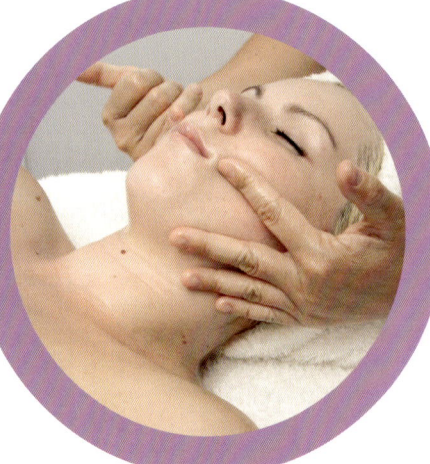

5 Abriendo los dedos y formando una especie de pinza, se coge una pequeña cantidad de piel de la cara y se pellizca suavemente.

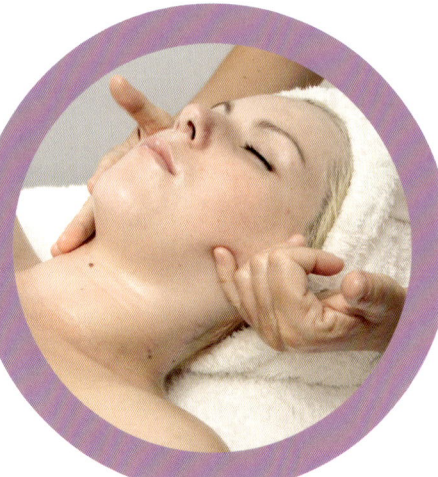

6 Con el dedo meñique se realizan estiramientos desde la zona central de la cara hacia los lados.

Ejercicio

Esta manipulación se debe realizar de manera parecida a como se pellizca la piel, aunque sin excederse en la fuerza empleada, para evitar maltratarla. Lo recomendable es utilizar los dedos índice y pulgar.

El pellizco ayuda a reactivar la circulación sanguínea en el rostro, desvaneciendo posibles líneas que hayan aparecido en él.

Masaje de pellizcado

CONSEJO

Los ejercicios de pellizcado deben realizarse sobre todo en las zonas del mentón y de los pómulos. También pueden efectuarse en el resto de la superficie facial, y esto sería lo deseable, pero estas otras áreas son más complicadas de trabajar.

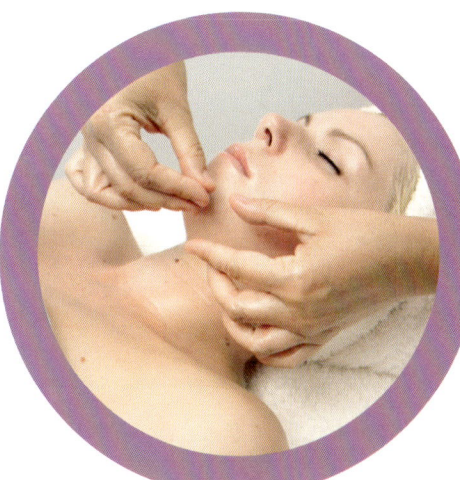

1 Mediante pellizcos suaves, con las puntas de los dedos pulgar e índice, se trabaja en la región del mentón.

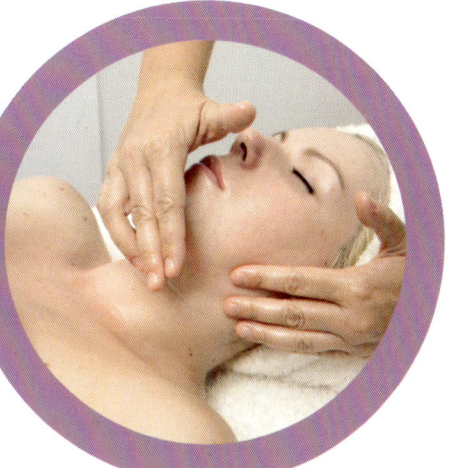

2 Se insiste en la misma región, pero ahora con los dedos índice y corazón planos y como si se acariciara suavemente la piel.

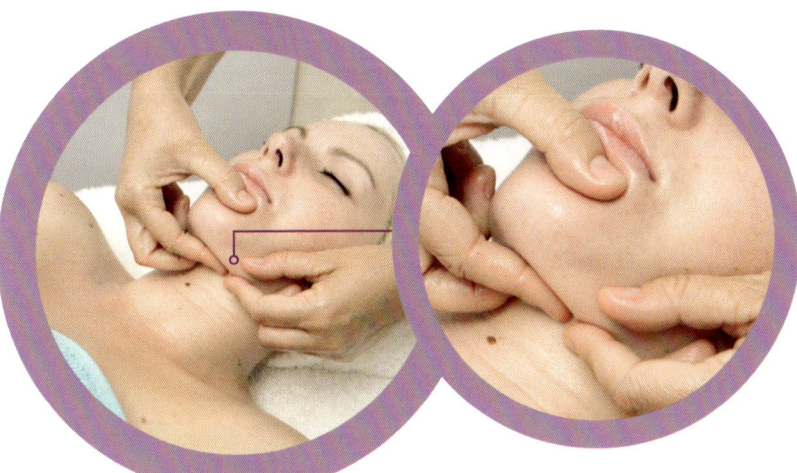

3 Sin abandonar el área del mentón, se llevan a cabo nuevos pellizcos, en esta ocasión más fuertes.

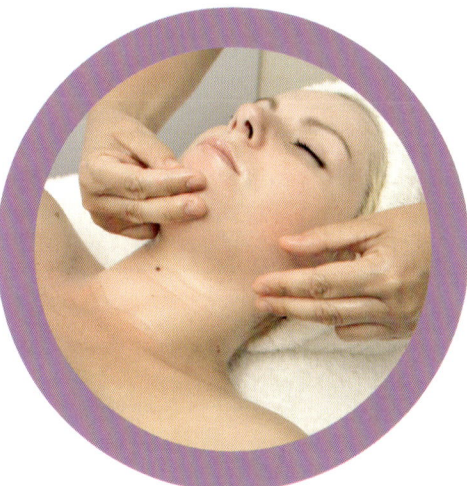

4 Ni que decir tiene que todo el proceso debe realizarse por igual en uno y otro lado del mentón.

Ejercicio

Masaje de presión o toqueteo

El masaje de presión se lleva a cabo propinando golpecitos muy suaves sobre el rostro, con levantamientos de la piel. Este tipo de masaje tiende a equilibrar el sistema nervioso y sirve de ayuda para reducir la tensión acumulada en los músculos.

1

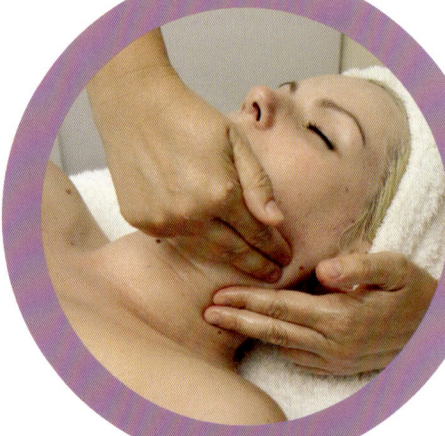

Con los dedos índice y corazón juntos se aplica una ligera presión sobre la zona de la mandíbula.

2

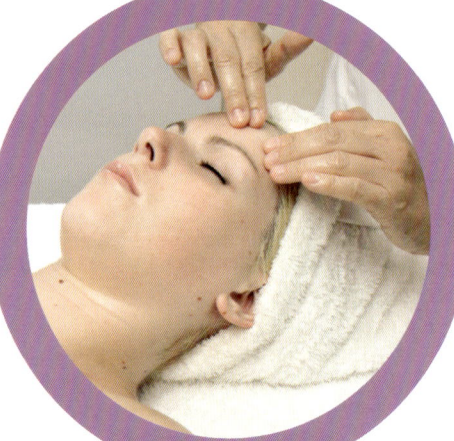

Se realiza la misma acción del paso 1 por toda la región del cuello.

3

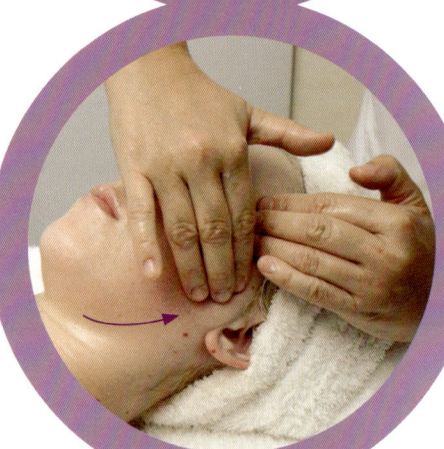

Con la incorporación del dedo anular, se va ascendiendo desde el cuello hasta la parte superior de la cara, incrementando la presión.

4

La acción se centra ahora en la frente, sobre la cual se presiona con los dedos índice y corazón, llevando a cabo movimientos circulares. Se trabaja en toda la zona.

5

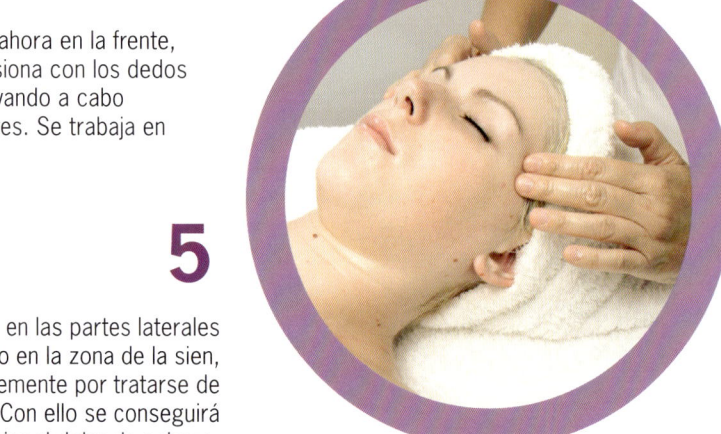

También se insiste en las partes laterales de la cara, sobre todo en la zona de la sien, donde se trabaja suavemente por tratarse de una zona delicada. Con ello se conseguirá aliviar el dolor de cabeza.

Ejercicio

Masaje de fricción

Es un masaje en los tejidos más profundos del rostro. La mano no se desliza sobre la piel, sino que se mantiene pegada a ella, mientras se realiza la presión adecuada. Este masaje se lleva a cabo mediante un movimiento de fricción con la mano, ya sea con la palma o con los dedos, o incluso con el antebrazo.

En el masaje con fricción no hay que excederse en la fuerza. El exceso puede tener efectos contraproducentes y convertir en molestias lo que deberían ser efectos relajantes.

1
Se cierra levemente la mano y con los nudillos se inicia un masaje suave.

2
Con las dos manos estiradas, se dan diferentes pasadas por toda la superficie del rostro.

CONSEJO

Estos movimientos de fricción que aquí se apuntan, con diversas posiciones de las manos o de los dedos, deben tener cada grupo de ellos tres fases: una en la cual se sigue ordenadamente toda la superficie de la cara, otra en la que se masajea toda la cara aleatoriamente y una tercera que debe ser igual que la primera: siguiendo un recorrido ordenado que incluya toda la cara.

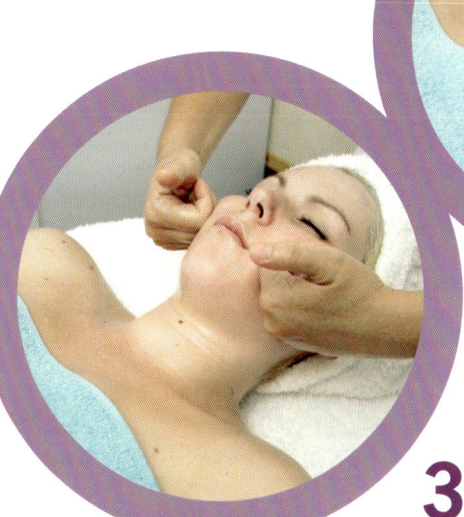

3
Se cierran nuevamente las manos, y en esta posición se realizan varios recorridos por toda la superficie de la cara.

Ejercicio

CONSEJO

Ya que se trata de un masaje relajante, deberá considerarse terminada la sesión cuando se advierta que la musculatura de todo el rostro se ha liberado de la tensión. Ello contribuirá a que la piel presente un aspecto más saludable y atractivo.

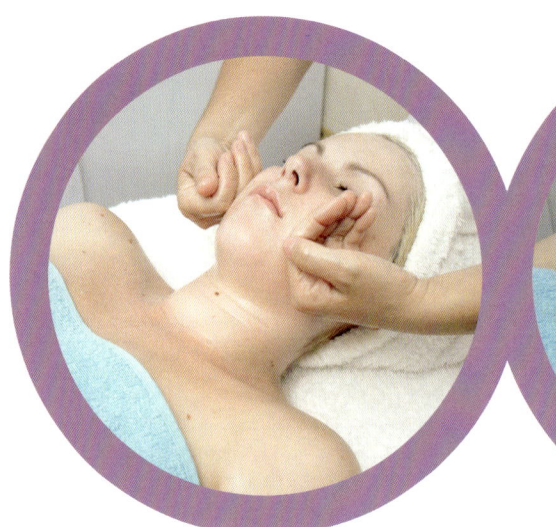

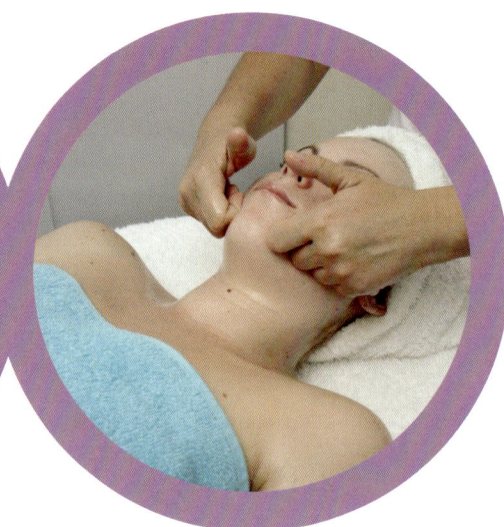

4 Con la mano cerrada y los dedos abiertos, se repasan ordenadamente todas las zonas del rostro, sin olvidar ninguna de ellas.

5 Con las falanges medias de los dedos se fricciona ahora todo el rostro.

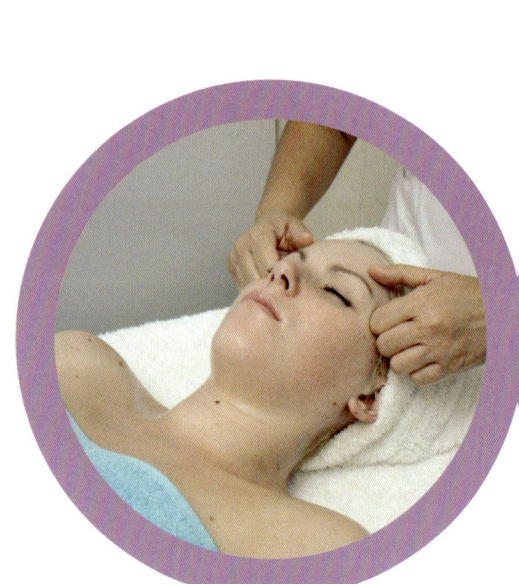

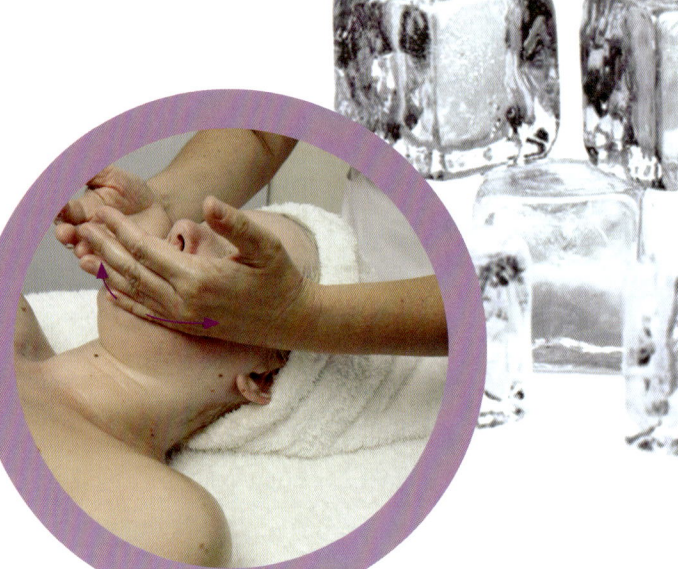

6 Estos movimientos de fricción, aunque siempre suaves, deben ser más insistentes en las zonas más delicadas y en aquellas donde la tensión suele concentrarse más.

7 Se cambia ahora la posición de las manos; con estas abiertas, se fricciona con los lados correspondientes a las regiones hipotenares.

CONSEJO

Si no se dispone de un tónico, se puede dar firmeza a la piel utilizando hielo, aunque este no se aplicará directamente. Antes de utilizarlo, se debe envolver en un paño.

Masaje de efluraje

Efluir es la acción por la cual un líquido se expulsa al exterior. Los masajes de efluraje van dirigidos a eliminar la tensión, el estrés y todo aquello que puede hacer que la musculatura y la piel se tensionen, queden rígidas y opriman las zonas correspondientes de la cara. Se trata, por lo tanto, de ejercicios relajantes, largos y delicados, que ayudan a aliviar dolencias y estrés.

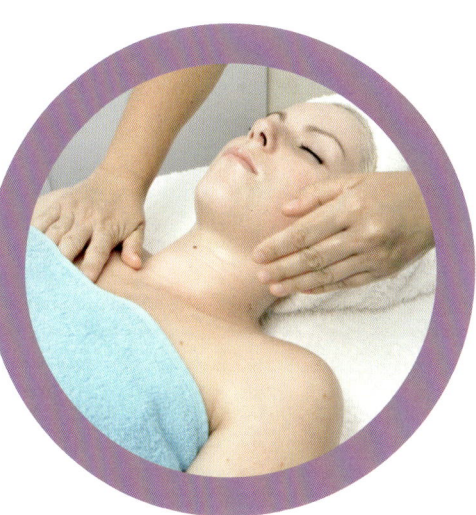

1 Este masaje consiste en un conjunto de roces superficiales y delicados.

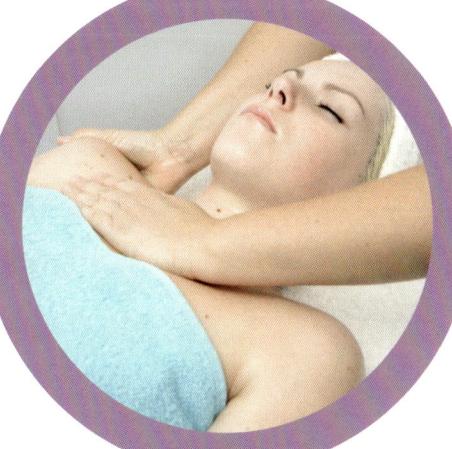

2 Se inicia en el escote, al que se darán suaves caricias.

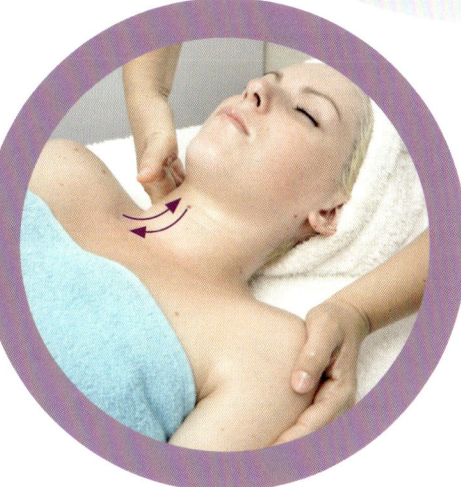

3 Las caricias se van extendiendo hacia la región del cuello.

CONSEJOS

- Al realizar cualquier masaje, ya sea facial o corporal, debe procurarse que las manos se mantengan a la temperatura ambiente. Hay que evitar que estén frías, puesto que ello probablemente ocasionará malestar.

- El masaje es la bienvenida que se le da a la piel antes de iniciar cualquier procedimiento facial. Este en concreto debe ser mucho más suave que cualquier otra intervención masajística posterior.

CONSEJOS

- El efluraje, más que en un masaje propiamente dicho, consiste en la realización de suaves caricias por toda la cara.

- Estas caricias deben realizarse pausadamente e insistiendo una y otra vez en ellas. Aunque se trabaje especialmente en una determinada zona, no deben olvidarse otras áreas ya trabajadas.

- Si se trabaja adecuadamente, este masaje no solamente va a conseguir efectos físicos positivos, sino también un beneficio mental y emocional.

- Es especialmente importante crear un ambiente que favorezca el que la persona masajeada se encuentre tranquila y absolutamente relajada. Ni que decir tiene que este hecho constituye una de las condiciones fundamentales para conseguir un buen masaje.

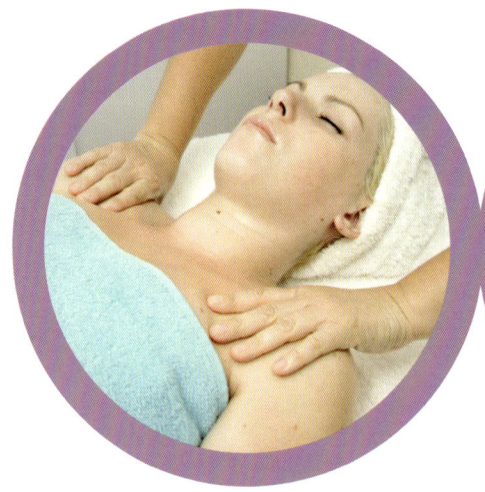

4 Se acarician los hombros una y otra vez.

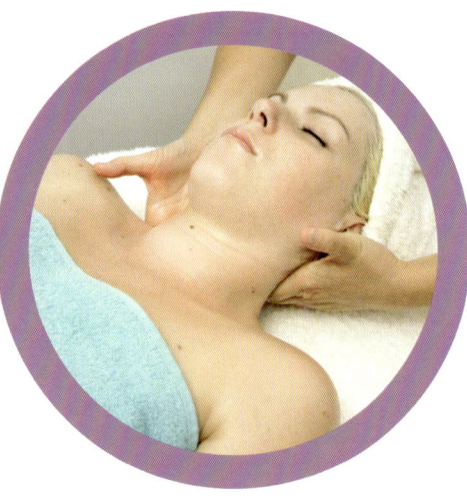

5 Las caricias se llevan ahora a la zona posterior del cuello.

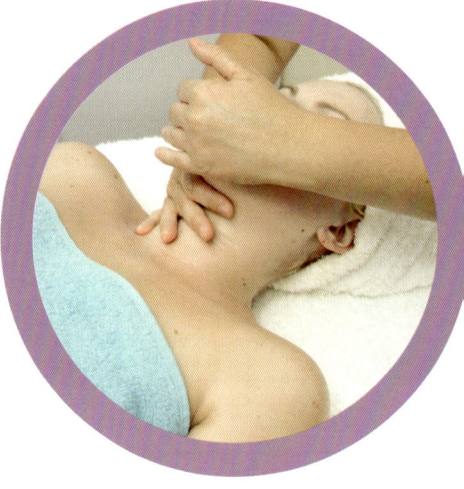

6 El masaje se centra después en la parte anterior del cuello, que se acaricia con ambas manos y movimientos alternos…

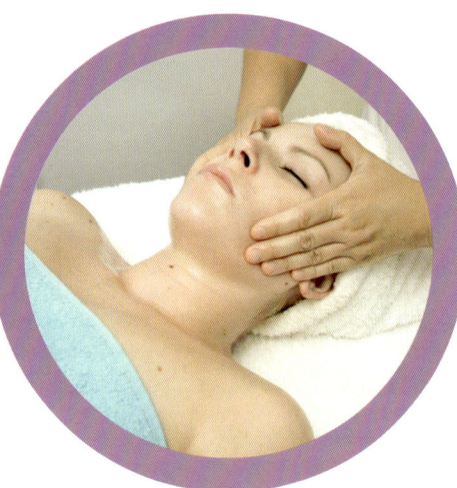

7 … y se va ascendiendo hasta la cara, para alcanzar la zona de los pómulos.

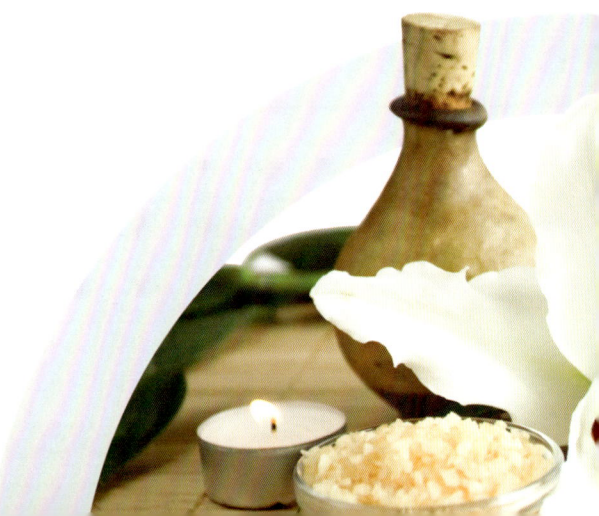

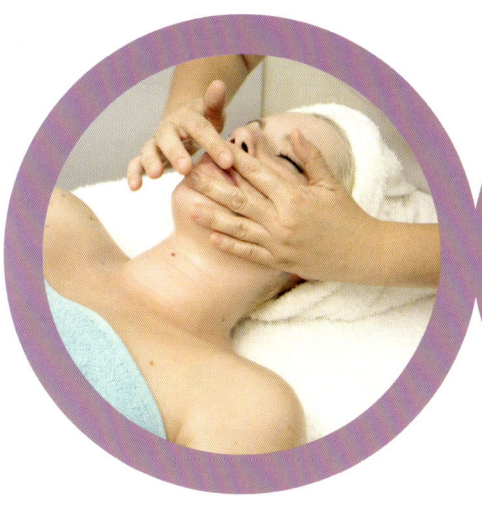
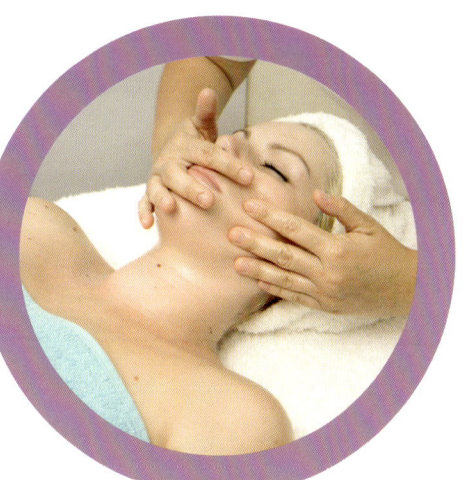

8 Luego, con los dedos en forma de pinza, se realiza un masaje en la región de la boca…

9 … desplazando los dedos de un lado a otro.

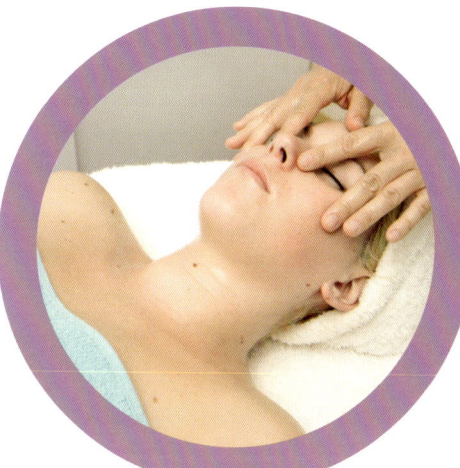
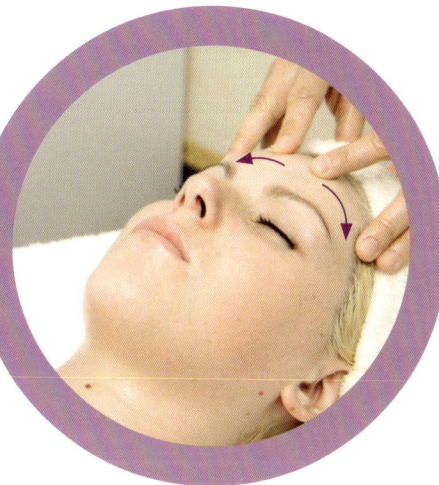

10 También con los dedos en pinza, se acaricia la zona orbicular de los ojos.

11 El masaje termina en la región de la frente.

CONSEJOS

- Cuando se vaya a realizar una manipulación del rostro, es imprescindible mantener las uñas muy cortas para evitar que los roces dañen la piel. Debe recordarse al respecto que existen pieles especialmente delicadas y muy sensibles al contacto.

- Las pieles afectadas de fragilidad capilar no deben exponerse a manipulaciones violentas o bruscas.

- Es normal que las pieles sensibles se enrojezcan, lo cual no debe sorprender. Si se procura realizar el masaje delicadamente, se evitará también cualquier daño a la piel de la persona que recibe el masaje.

- No debe olvidarse que los productos que se apliquen en el rostro, en la medida de lo posible, deben encontrarse a una temperatura media o cálida, con lo cual se favorecerá la relajación de la persona que recibe el masaje.

Limpieza facial

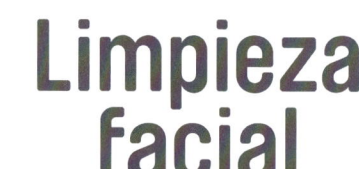

La limpieza facial es un restaurador eficaz de la piel que está al alcance de todo el mundo y que con el paso del tiempo ha ido mejorando su efectividad.

En el mercado se encuentran numerosos productos para acompañar la limpieza facial, además de aparatos que ofrecen un sinnúmero de beneficios.

Esto no quiere decir que no se pueda realizar una limpieza facial de forma casera. De hecho, a continuación se presentan una serie de técnicas que se pueden poner en práctica en casa fácilmente.

La limpieza facial debe complementarse con otro tipo de cuidados. Sin ellos, no debe esperarse que se refleje en la piel un cambio muy notorio.

Cabe recordar, en relación con la limpieza, lo que tantas veces se ha apuntado en este libro: es necesario conocer el tipo de piel que tenemos, al efecto de poder también elegir el tipo de limpieza que más nos conviene y el o los productos más adecuados para realizarla.

Es imprescindible ser constante con la limpeza del rostro por las noches, además de realizar una limpieza facial una vez al mes, manteniendo así la piel hidratada.

En el caso de que una persona no se sienta capacitada para realizar por sí misma una limpieza facial, se recomienda acudir a un especialista, quien aportará la ayuda necesaria para lograr todo aquello que se necesita para la salud y buena apariencia de la piel de la cara.

Ejercicio para desmaquillar

Un ejercicio se debe repetir tantas veces cuantas sea necesario para conseguir el beneficio esperado. Esto también vale para la utilización del algodón o gasa para desmaquillar. Lo que realmente interesa es que no queden en la piel residuos de maquillaje que obstaculicen la penetración en los poros de los productos que se vayan a utilizar para tratar la piel.

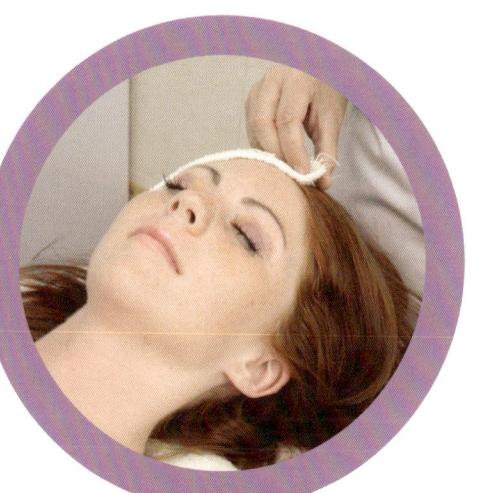

1
Antes de iniciar el proceso, se debe despejar bien el cabello.

2
En este caso se ha utilizado una banda sudadera.

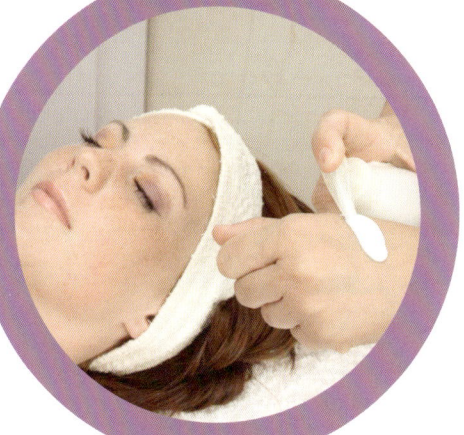

3
Se aplica una pequeña cantidad de desmaquillador en una mano para facilitar el procedimiento.

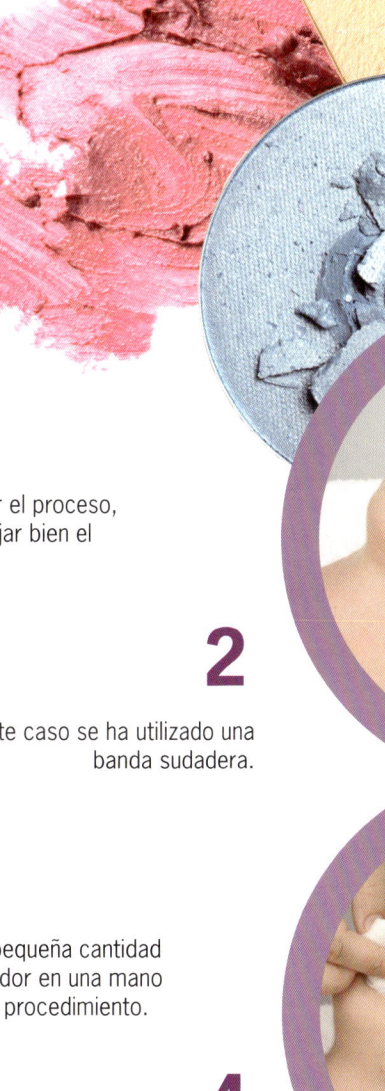

4
Se empieza por los labios, sobre los cuales se aplica una pequeña cantidad de desmaquillador con la ayuda de un poco de algodón.

CONSEJO

Cuando se desmaquillan los ojos, se debe repetir el procedimiento cuantas veces sea necesario, para garantizar que se han eliminado los grumos de pestañina que hayan podido quedar.

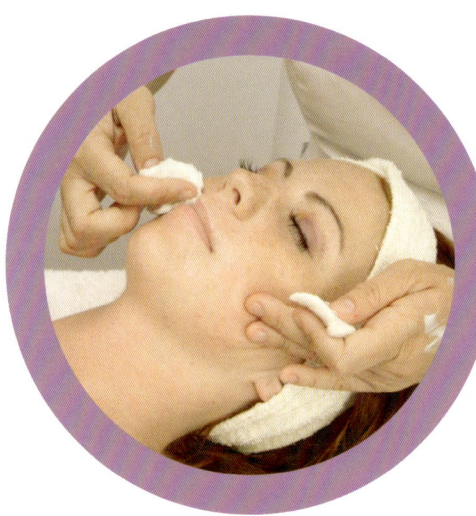

5

Se lleva el algodón hacia los lados de la boca y se retiran los restos del lápiz de labios.

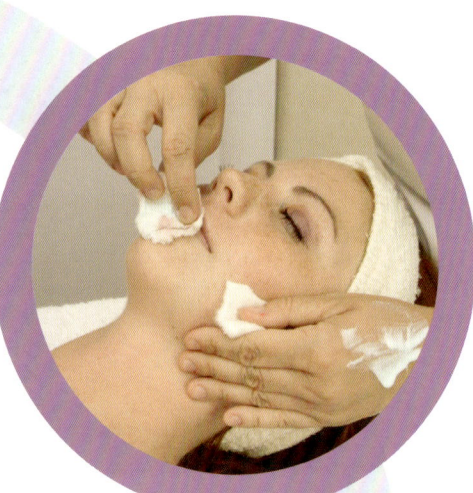

6

Se limpia la boca con el algodón insistiendo las veces que sea necesario.

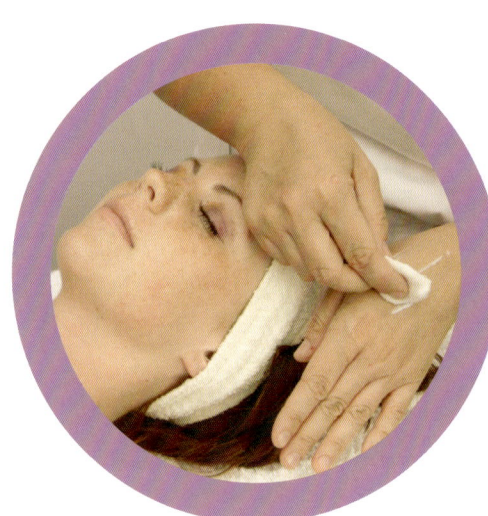

7

Se recoge con el algodón una cantidad de desmaquillador…

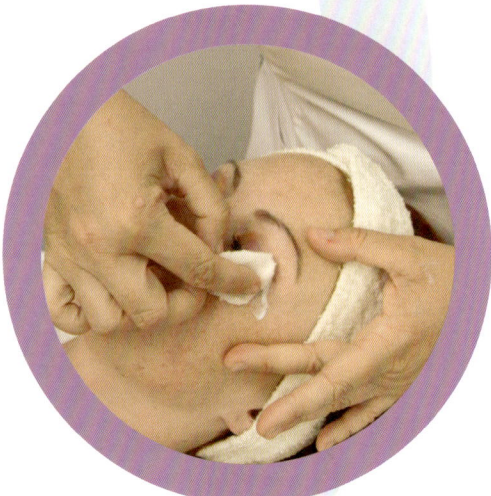

8

… y se procede a desmaquillar la parte orbicular del ojo con movimientos de dirección descendente.

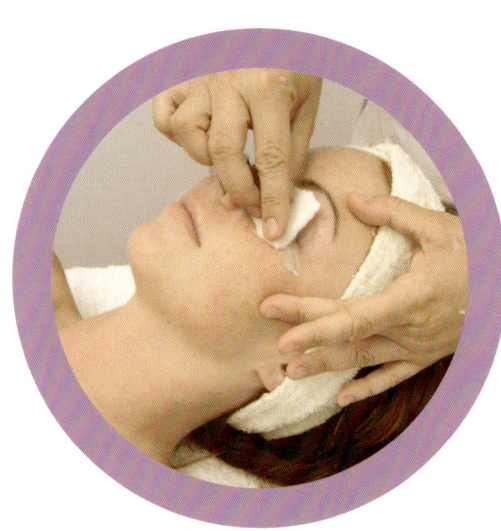

9

En esta fase se retiran los restos de sombra que hayan quedado en el párpado.

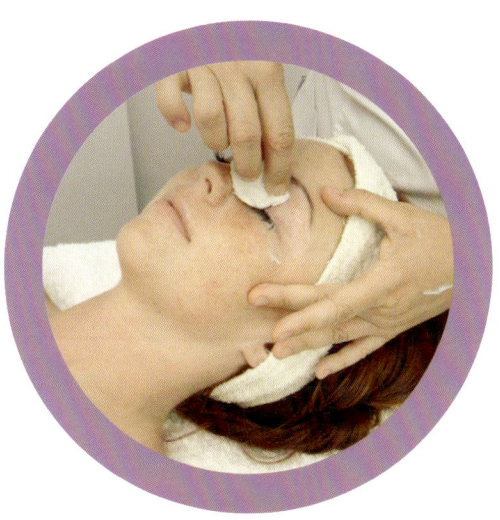

10

Se limpia suavemente el ojo las veces que sea necesario.

CONSEJO

Todos los movimientos que se realicen durante una limpieza facial deben estar dirigidos a la relajación. Es conveniente que en toda la sesión no se pierda la sensación placentera de contacto, distensión, tranquilidad y descanso.

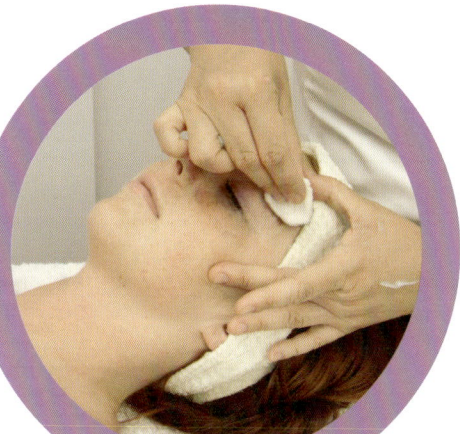

11

Los ojos deben desmaquillarse con movimientos circulares.

12

Una vez retirada la sombra, se retira el lápiz de las cejas. En este caso se realiza la acción moviendo el algodón de dentro hacia fuera.

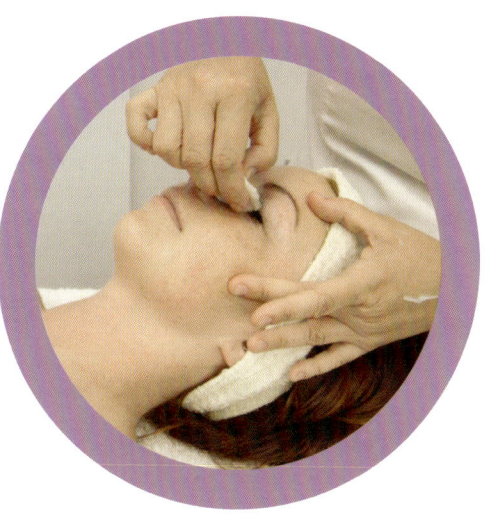

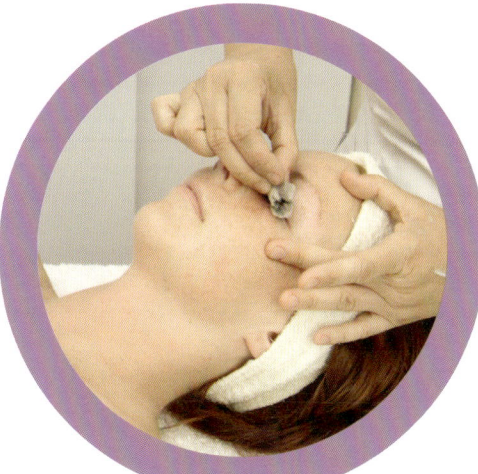

13

La pestañina se retirará con un producto específico, diferente al que sirve para desmaquillar el resto del rostro.

14

Se humedece el algodón con una pequeña cantidad de producto y se aplica sobre las pestañas, dejando que actúe durante unos cinco minutos.

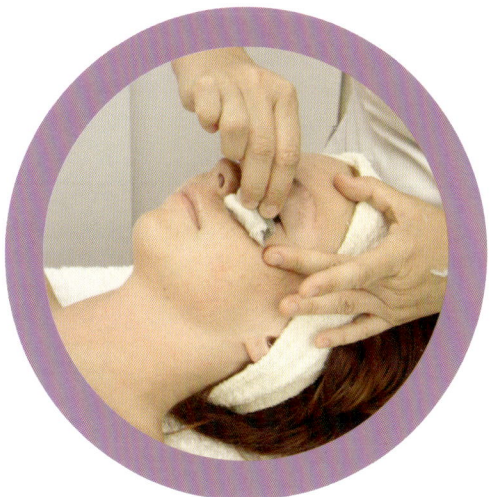

CONSEJO

Al desmaquillar los ojos, debe procederse con delicadeza y evitando la fuerza y cualquier brusquedad. Ello ayudará a evitar que se arranquen algunas pestañas.

15

Una vez transcurrido este tiempo, con el mismo algodón se efectúa una leve presión sobre el ojo en sentido ascendente.

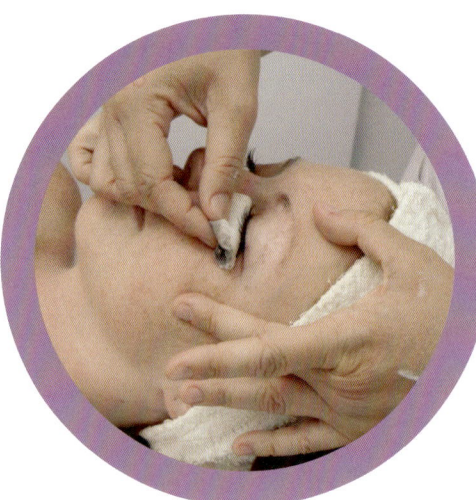

16

Se verifica si han quedado restos de pestañina. En caso afirmativo, se humedece nuevamente un algodón y se repiten los pasos 14 y 15 hasta conseguir la limpieza total de la zona tratada.

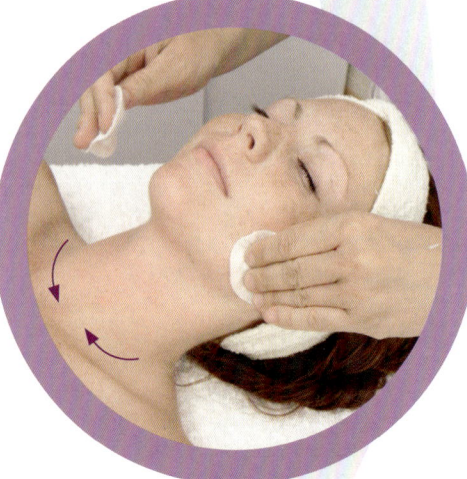

17

Se comprueba ahora que la limpieza realizada es total. En caso contrario, será necesario insistir sobre la zona que necesita un repaso, utilizando la misma técnica que anteriormente.

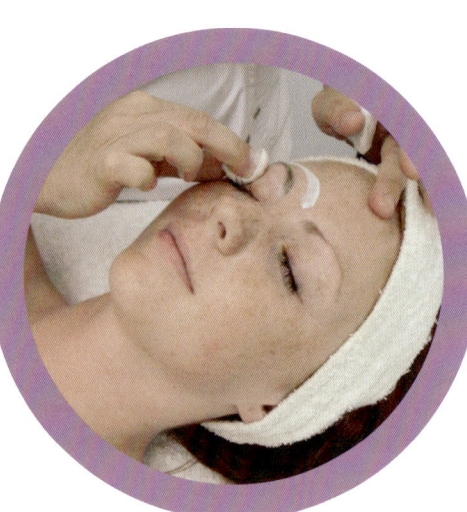

18

Con una esponja pequeña impregnada de desmaquillador se retira el maquillaje desde el escote.

19

Las manos deben moverse desde el interior hacia el exterior del rostro.

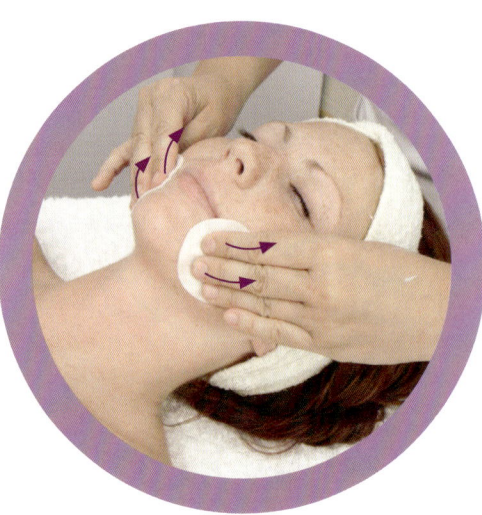

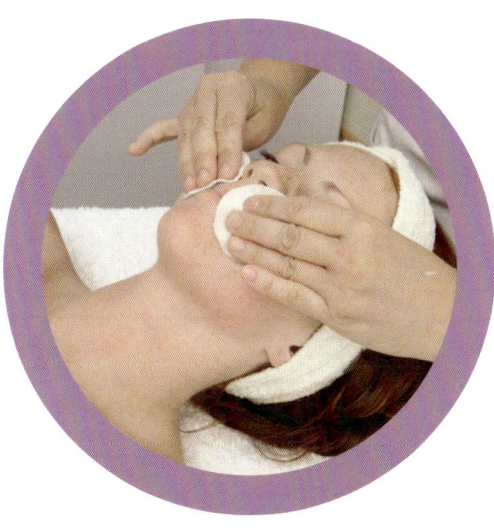

20 Esta acción puede realizarse con las dos manos a la vez o alternativamente.

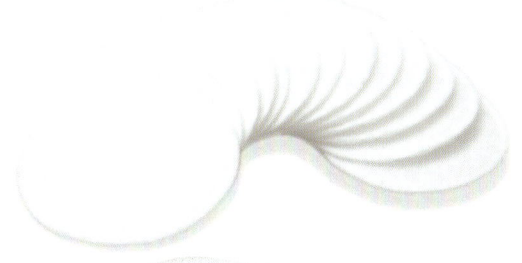

CONSEJO

Se recomienda humedecer el algodón antes de aplicar el desmaquillador. Con ello se evitará que el algodón absorba una excesiva cantidad de producto.

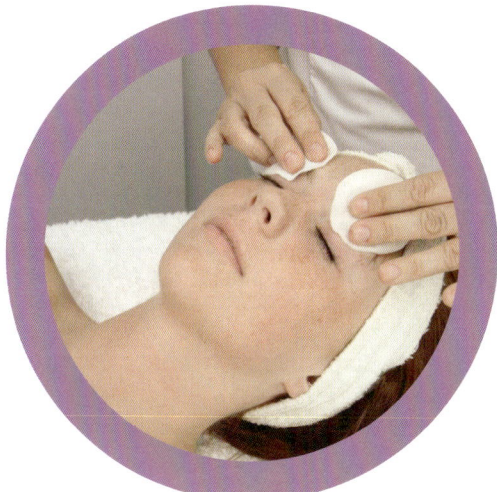

21 Se va dirigiendo la esponja hacia la frente.

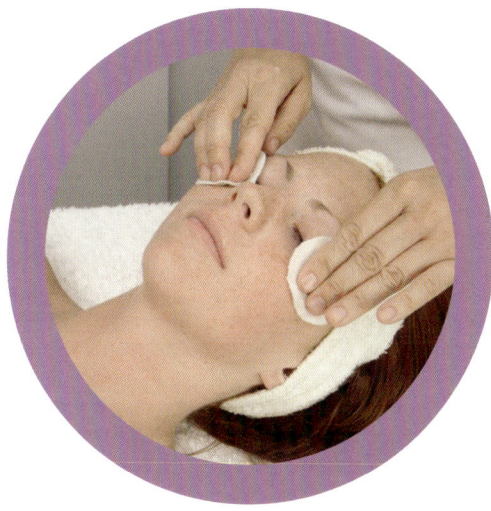

22 Aquí termina el procedimiento de la cara.

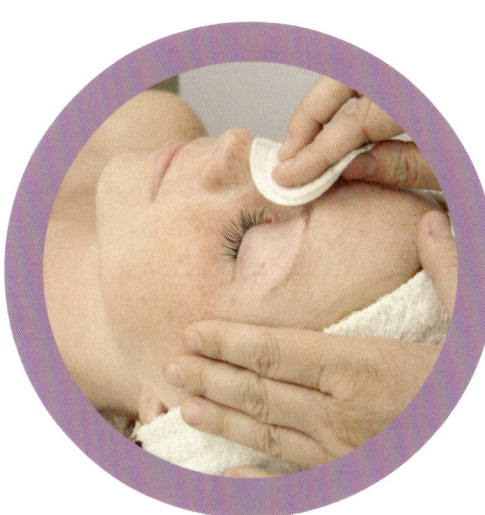

23 Con una esponja pequeña se limpian también las zonas menos visibles.

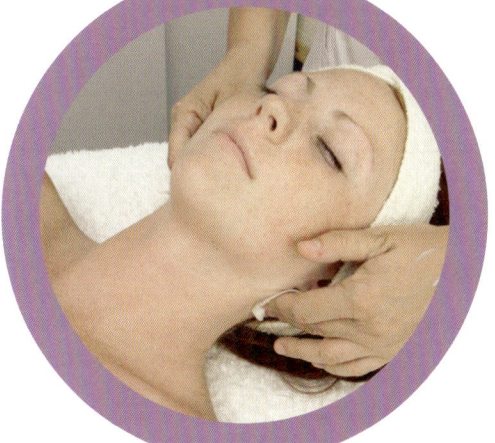

24 Finalmente se pasa suavemente una esponja pequeña seca por toda la cara, para asegurarse de que haya quedado completamente limpia.

Ejercicio para exfoliar [1]

Es muy importante que se enfatice la exfoliación en las zonas en que se haya detectado la aparición de granitos. Generalmente el área más afectada suele ser la denominada *zona T*, es decir, frente, nariz y mentón.

1

Como primer paso se recoge el cabello mediante una banda sudadera. Para exfoliar el rostro, es necesario elegir un producto de uso facial de calidad.

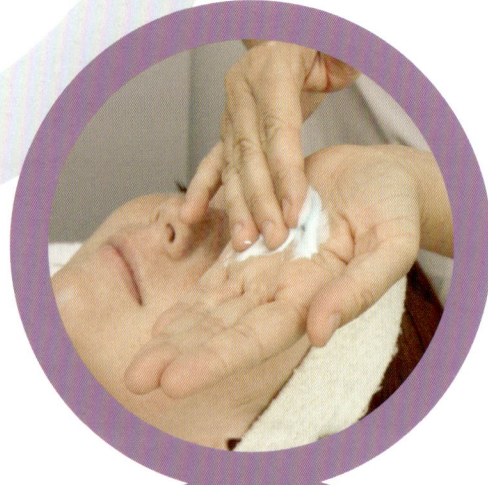

2

Con las yemas de los dedos de una mano, se toma una cantidad de exfoliante…

3

… y se reparte en cada uno de estos cinco puntos: escote, mentón, pómulos y frente.

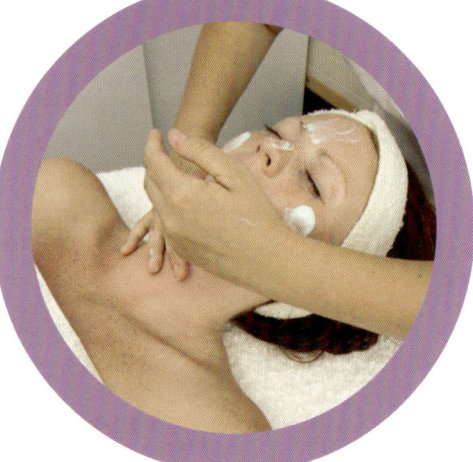

4

Se realiza un suave masaje en el escote y la zona del mentón con movimientos alternos de las manos, primero con la mano izquierda y después con la derecha.

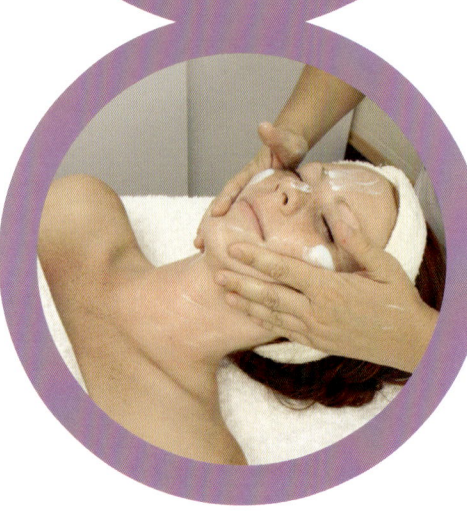

5

Con la yema de los dedos se estira la piel del rostro desde el centro y hacia los lados.

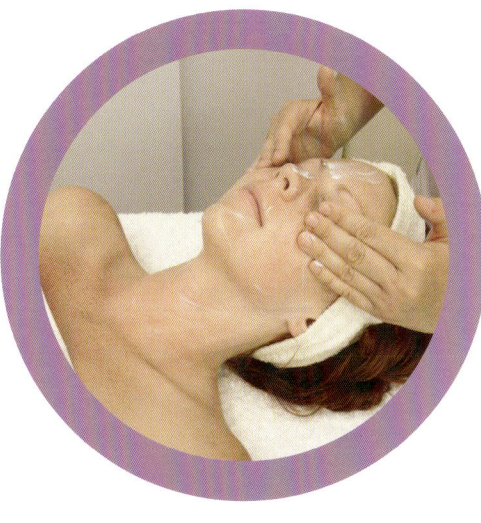

6

El área de los pómulos se masajea con los dedos, describiendo con ellos un movimiento circular ascendente.

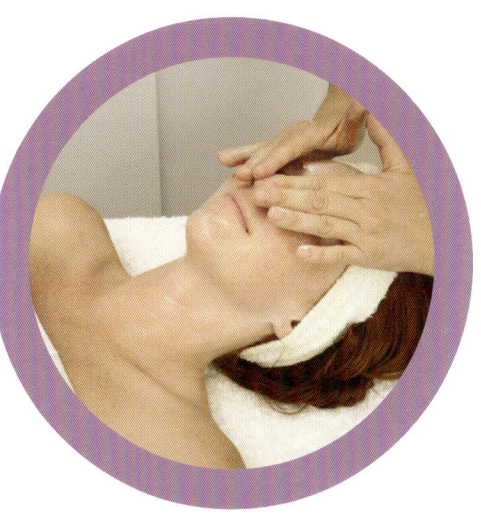

7

Se trabaja ahora la zona de la nariz.

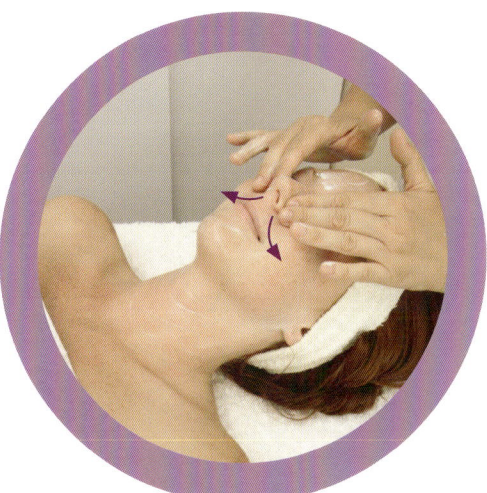

8

El área nasal se masajea con movimientos que van desde la nariz hasta los pómulos.

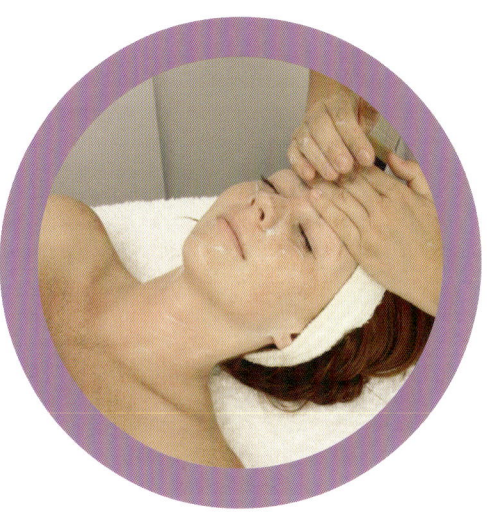

9

En la zona de la frente se realiza un masaje con las manos, alternándolas.

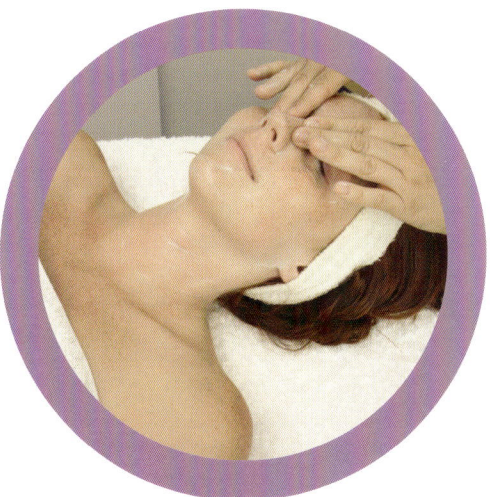

10

Se baja desde la frente hasta la nariz…

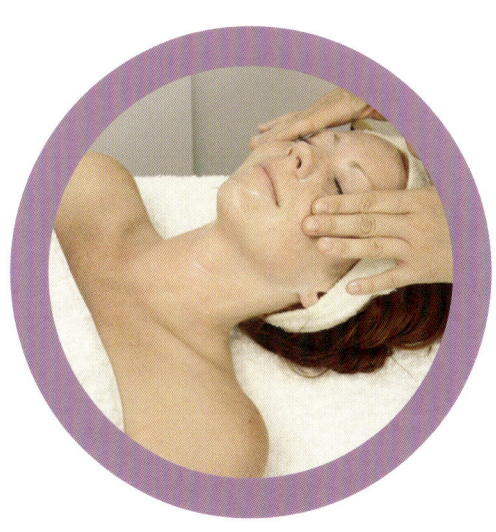

11

… y se sigue hacia los pómulos, masajeándolos con movimientos circulares.

Ejercicio

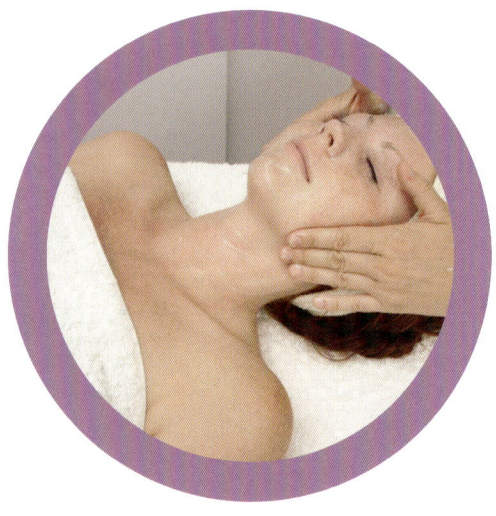

12

Luego se desciende hasta el mentón...

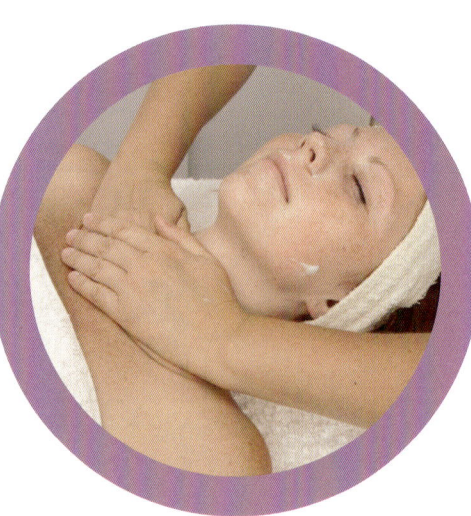

13

... y después hasta el escote...

14

... para terminar en los hombros.

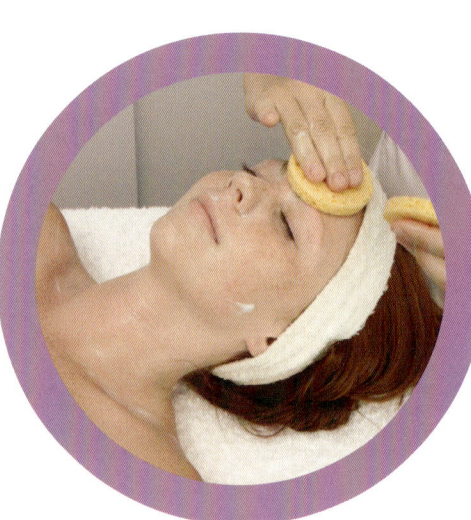

15

Con una esponja pequeña humedecida con agua tibia, se empieza a limpiar en la zona de la frente...

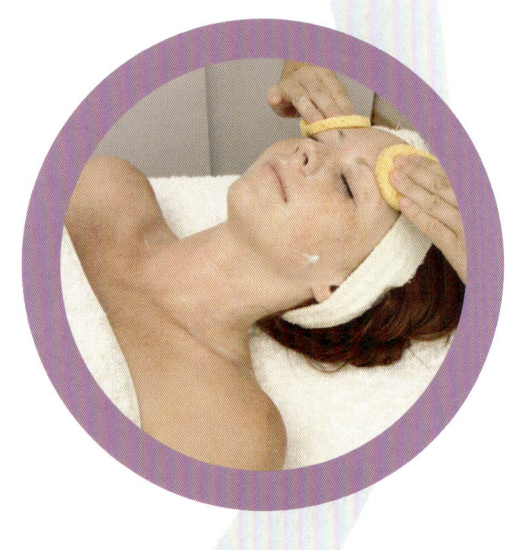

16

... mediante movimientos alternos o simultáneos de las dos manos.

17

Se baja hacia los pómulos para desmaquillarlos, con un movimiento que va desde la nariz hacia el lado.

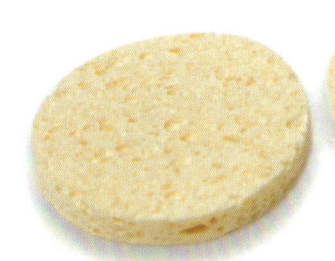
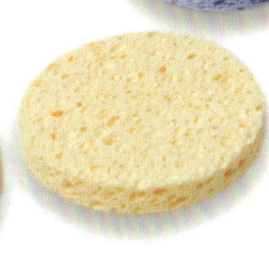

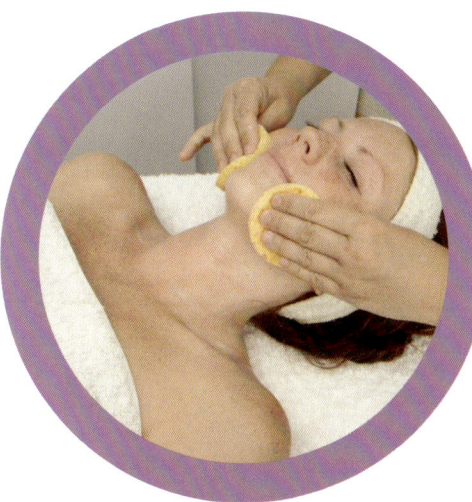

18

Se desciende hacia la zona del mentón y se repite el mismo movimiento del paso anterior, desmaquillando desde el centro hacia los lados.

CONSEJO

No debe olvidarse que la relajación de la persona a la que se está realizando un masaje depende en buena medida de la delicadeza y el cuidado con que se lleven a cabo las manipulaciones pertinentes.

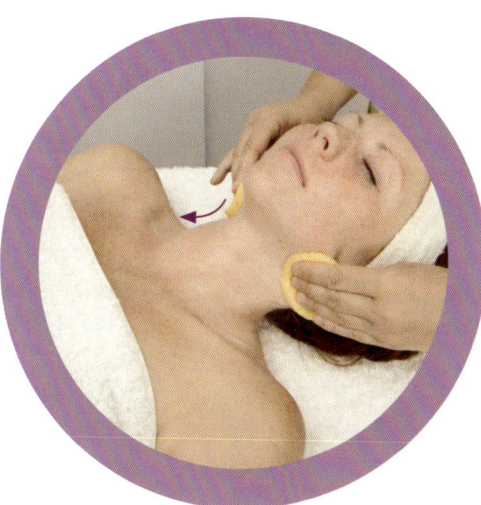

19

Desde el ángulo de la mandíbula, se sigue descendiendo…

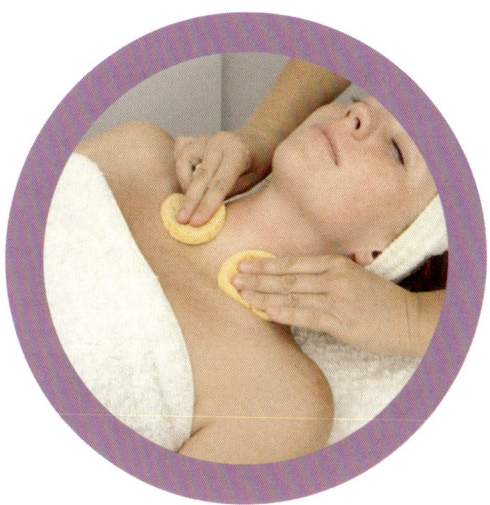

20

… hacia el escote…

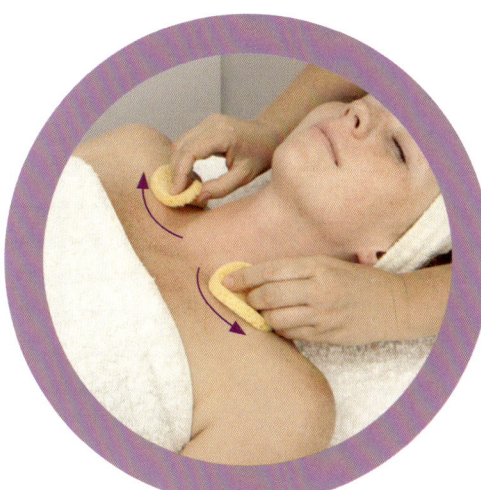

21

… y se llevan las manos hasta los hombros, siguiendo la línea que marca la clavícula.

22

Finalmente se desmaquillan los hombros y se termina con las zonas menos visibles.

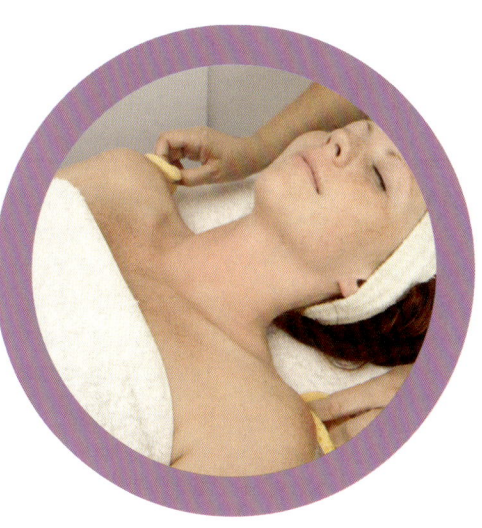

Ejercicio

Ejercicio para exfoliar [II]

La exfoliación es necesaria no sólo para restaurar el tejido de la piel, sino también para ayudar a que los productos de uso facial consigan penetrar más fácilmente en ella.

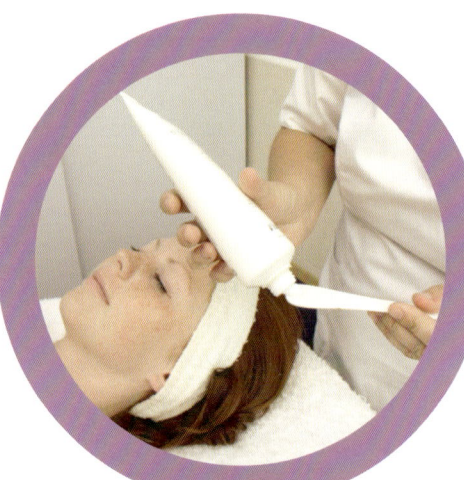

1

Después de recoger el cabello con una banda sudadera, se toma una cantidad de exfoliante facial…

2

… con la espátula cosmética.

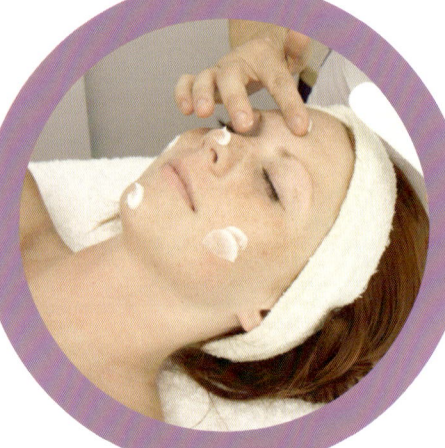

3

Se reparte una pequeña cantidad de exfoliante en cinco puntos: mentón, pómulos, nariz y frente.

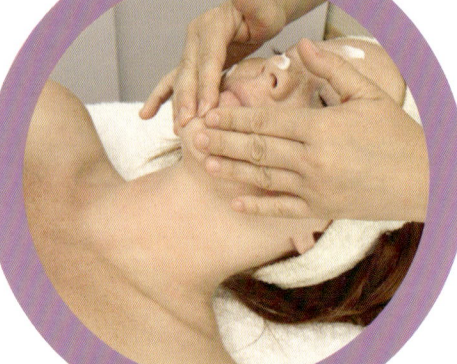

4

Se empieza a exfoliar con movimientos circulares y ascendentes desde el mentón.

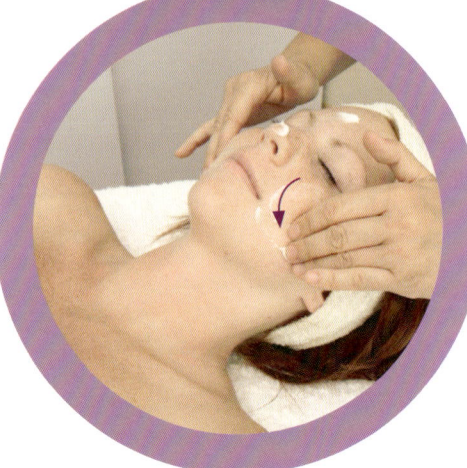

5

Con las yemas de los dedos y un movimiento circular, se exfolian los pómulos, siguiendo la dirección que se indica en la imagen.

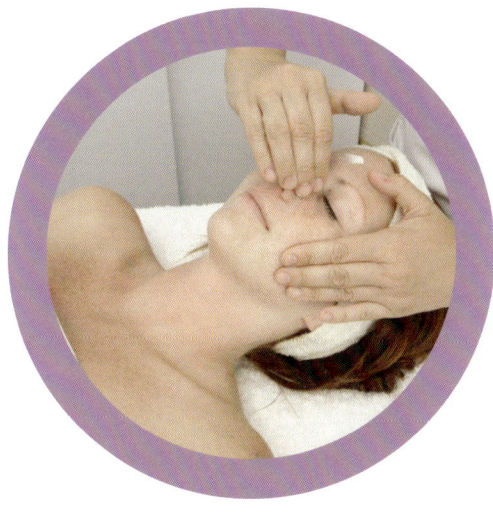

6

En la zona de la nariz hay que concentrarse a conciencia en el trabajo para que quede bien exfoliada.

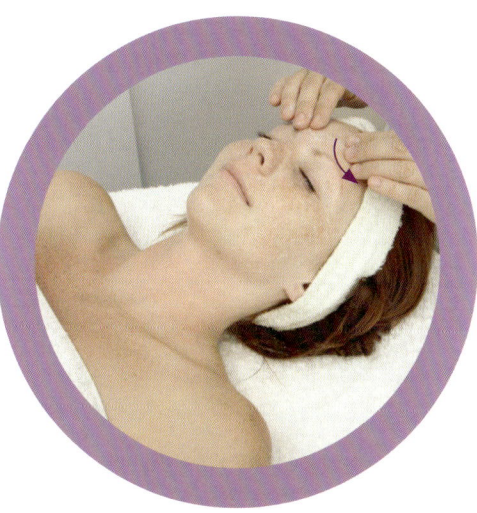

7

También se exfolia la zona de la frente mediante movimientos circulares dirigidos desde el centro hacia los lados.

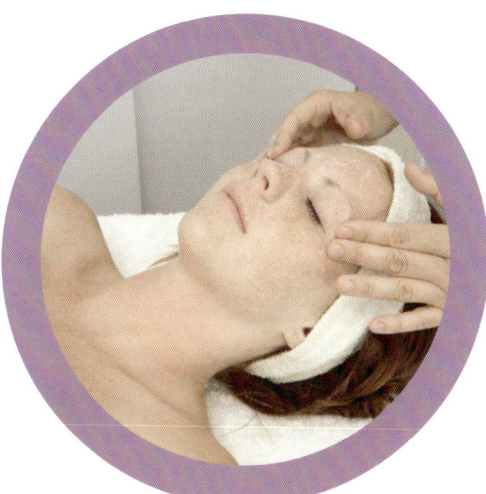

8

Se va descendiendo hacia los pómulos.

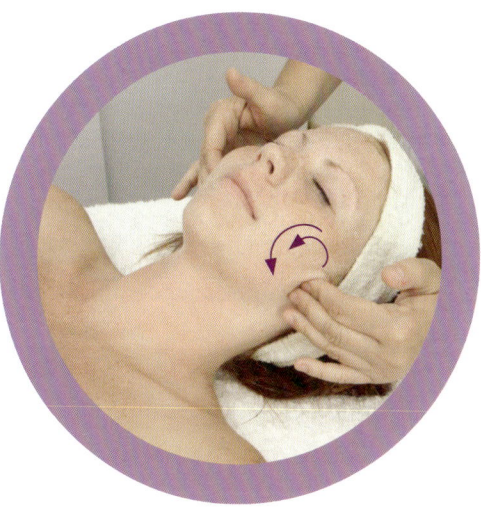

9

Se realiza un masaje extenso hasta la mandíbula, siempre con movimientos circulares, tal como se indica en la imagen.

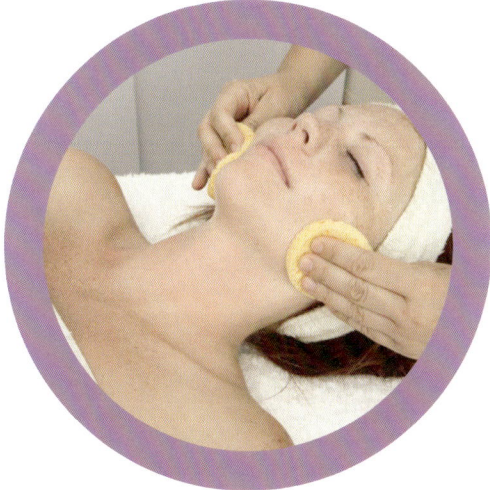

10

Se empieza a retirar el exfoliante con la ayuda de esponjas pequeñas húmedas, empezando por el mentón.

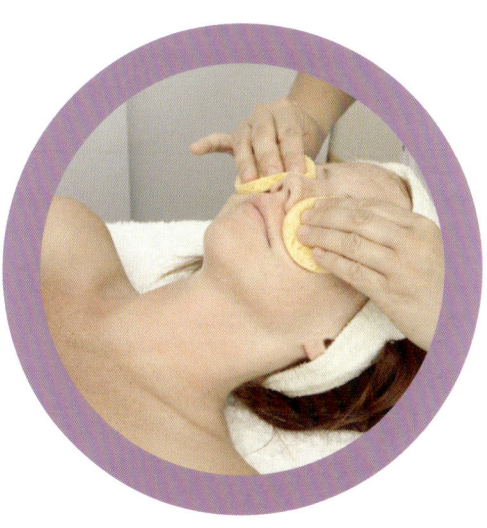

11

Se continúa por los pómulos y se insiste en la zona de la nariz.

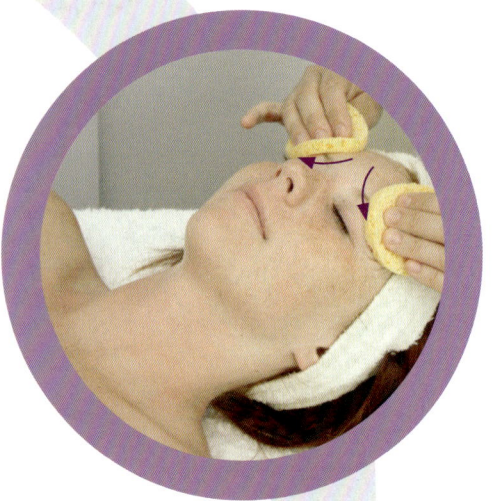

12

Se sigue hacia la zona frontal, moviendo las esponjas desde el centro hacia fuera, como se indica en la imagen.

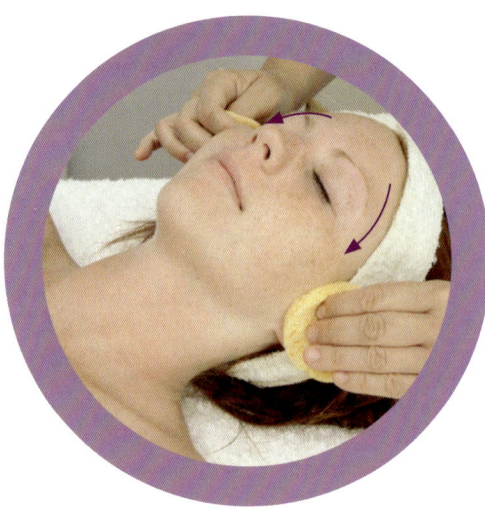

13

Se desciende nuevamente hacia los pómulos…

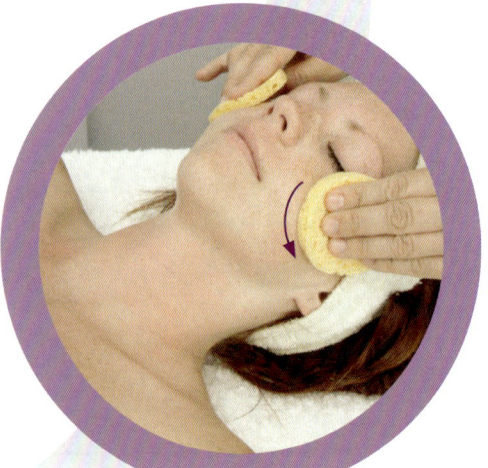

14

… dirigiendo las esponjitas hacia los lados de la cara.

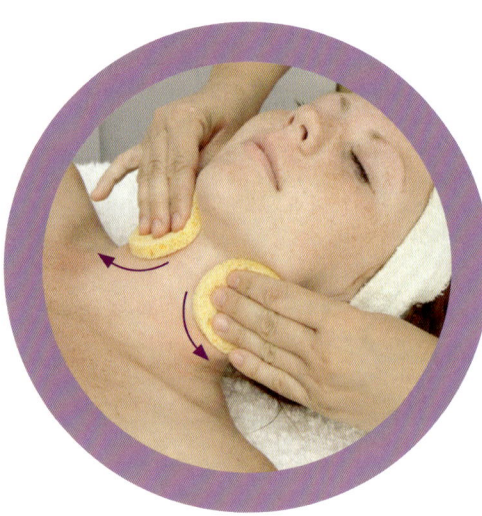

15

Se sigue descendiendo hasta llegar al cuello.

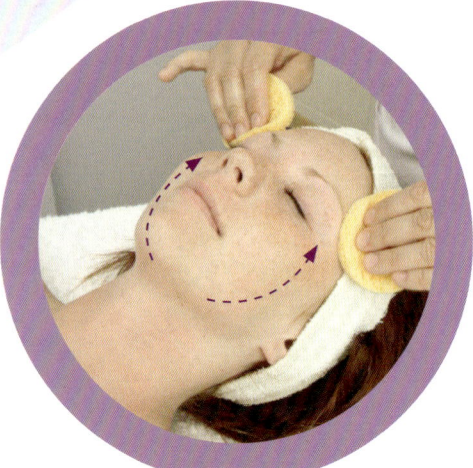

16

Se sube nuevamente desde el cuello y se trabaja de manera aleatoria, sin interrumpir la acción.

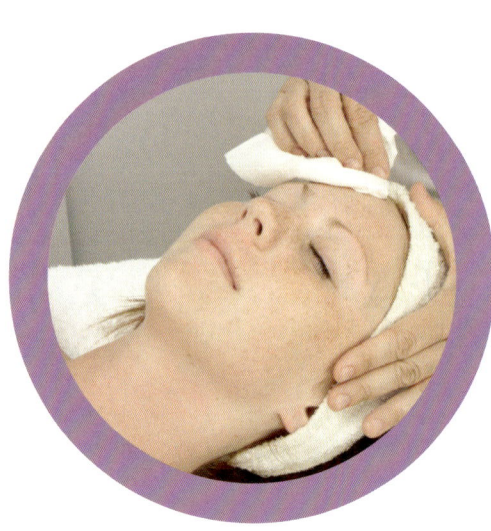

17

Se repasa la cara con un pañuelo desechable, empezando por la frente…

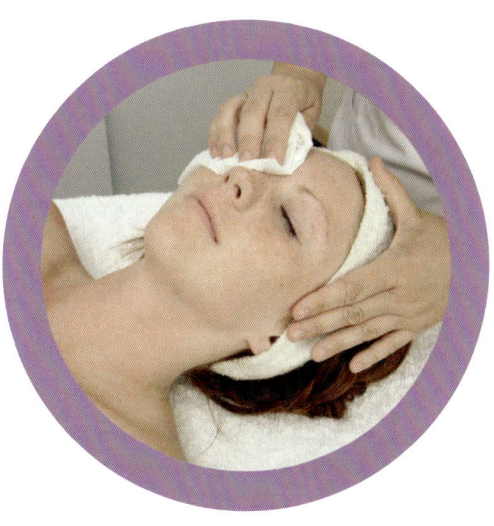

18
... siguiendo por los ojos...

CONSEJOS

- Para los tratamientos faciales no debe utilizarse un exfoliante corporal, ya que la sensibilidad de la piel de la cara no es la misma que la del resto del cuerpo y podría dañarla.

- Antes de utilizar las esponjas pequeñas, es preciso escurrirlas bien, para que así estén en su mejor condición de uso.

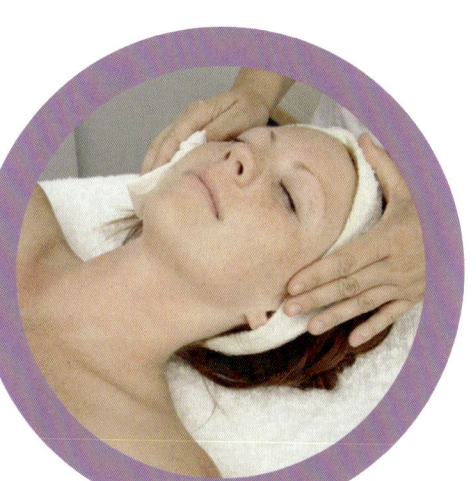

19
... pasando por los pómulos...

20
... y terminando en el cuello y el escote.

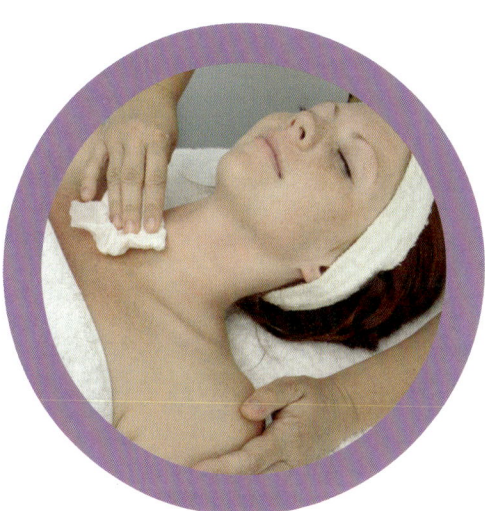

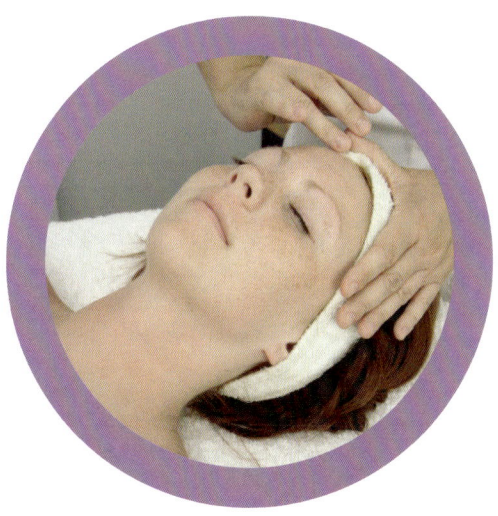

21
Se comprueba que no haya ningún área que no haya quedado totalmente exfoliada. Si es así, se deberá insistir en ella, siguiendo el mismo método utilizado en la primera intervención.

22
Llegados a este punto, la piel se podrá considerar totalmente exfoliada y lista.

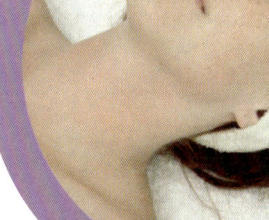

Ejercicio

Vaporización y extracción

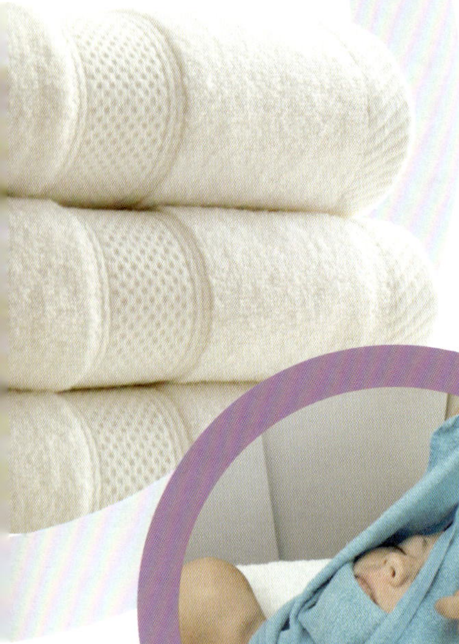

La vaporización tiene como objetivo dilatar los poros para facilitar la extracción de los comedones. Se evita así la fuerte presión que suele exigir dicha extracción.

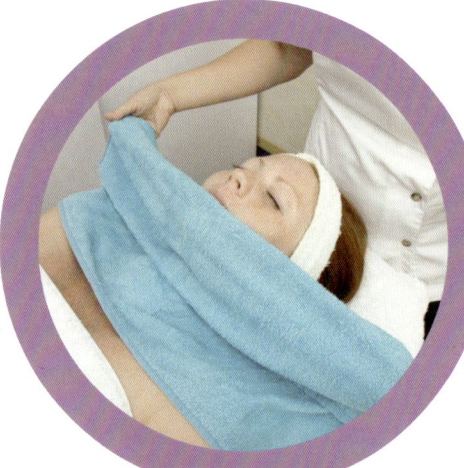

1

Se coloca una toalla de manera que cubra los hombros y hasta la boca.

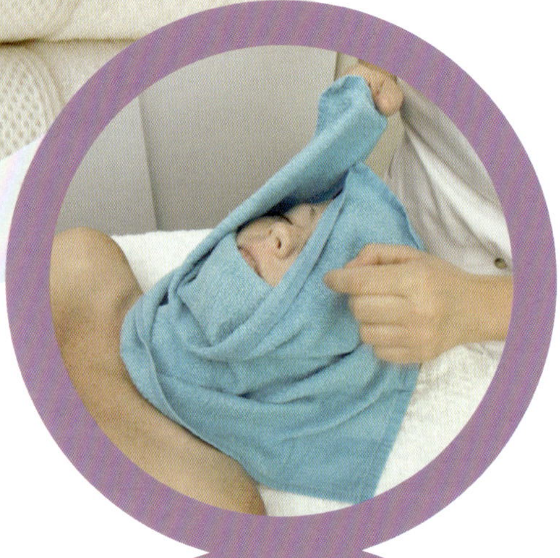

2

Se recogen los extremos sobre la frente, colocando uno sobre el otro…

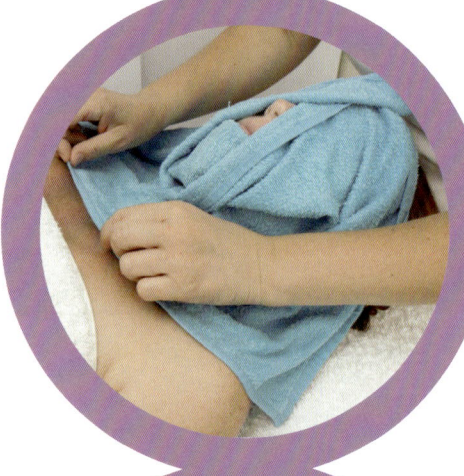

3

… de manera que la toalla quede tal como muestra la imagen.

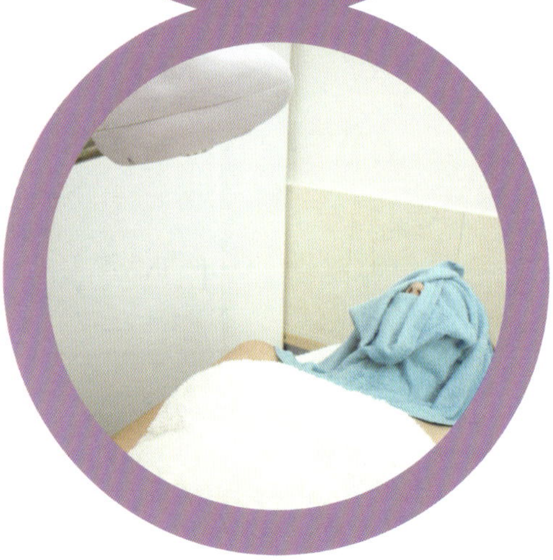

4

Se coloca el vaporizador para que actúe directamente sobre el rostro durante diez minutos.

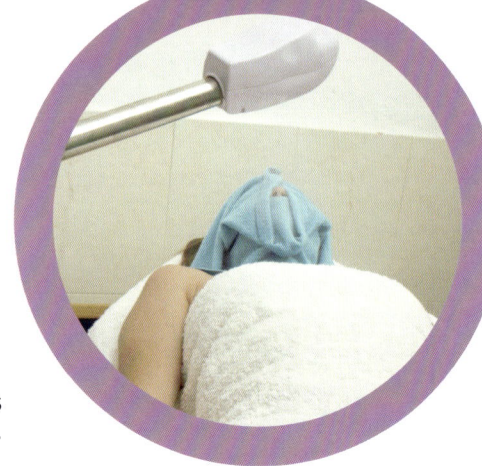

5

La colocación de la toalla hará que los poros se dilaten más rápidamente.

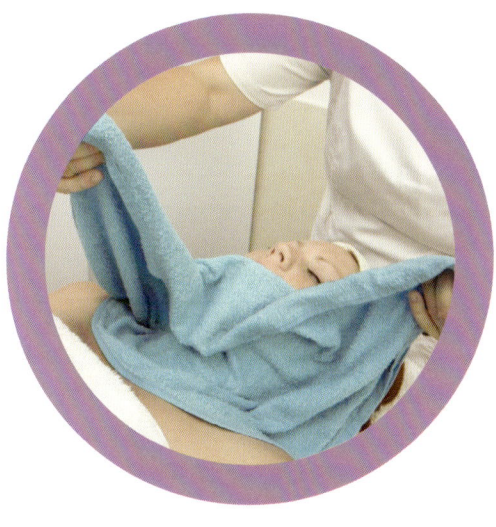

6
Una vez transcurrido el tiempo, se retira la toalla.

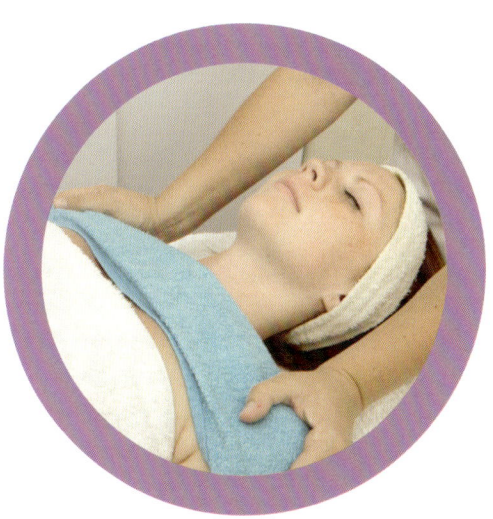

7
Cuando la cara esté al descubierto, se realiza una leve presión sobre los hombros con las manos.

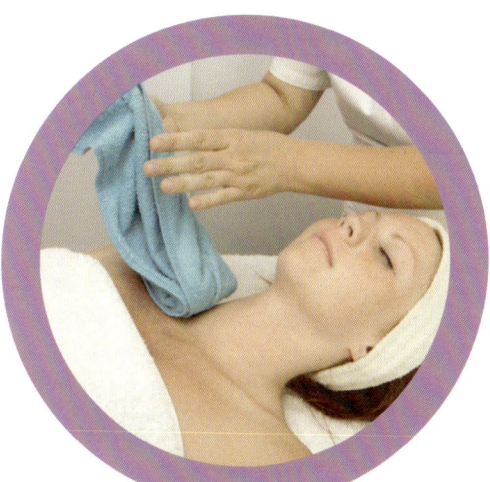

8
Se retira la toalla.

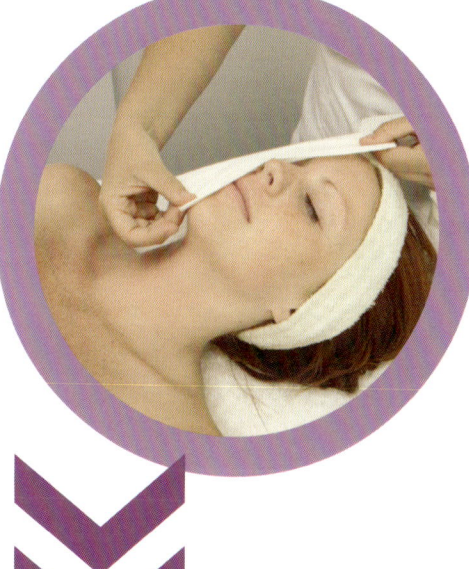

9
Se seca la cara con un pañuelo desechable.

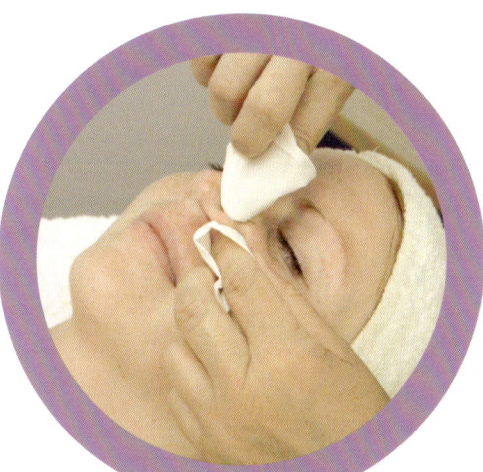

10
Con sendos pañuelos desechables se cubren los dedos índice de cada mano.

CONSEJOS

- Cuando se realiza una extracción, esta deberá completarse con un ejercicio tonificante.

- En caso de no disponer de un extractor profesional, podrá utilizarse una toalla mojada con agua caliente, colocándola sobre el rostro tantas veces como sea necesario.

Ejercicio

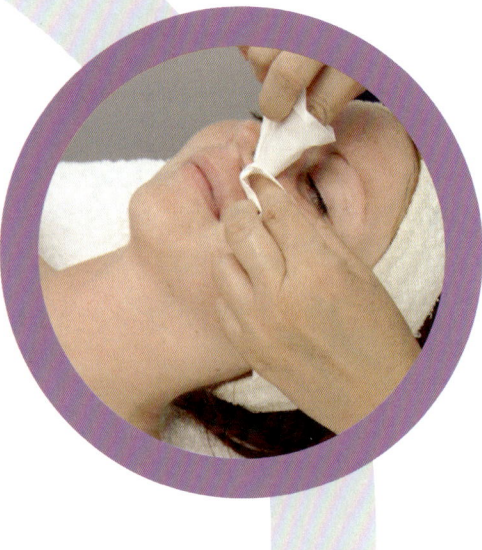

11

La extracción se inicia por la nariz, por tratarse de una zona generalmente bastante grasa.

CONSEJO

Al actuar sobre la cara, es necesario conseguir previamente que los poros se hayan dilatado de forma conveniente. Con ello, además de facilitar su limpieza, se evitará maltratar y dañar la piel.

12

Se repite la operación del paso anterior en el otro lado de la nariz. Se continúa la extracción en los pómulos, siempre utilizando el mismo método.

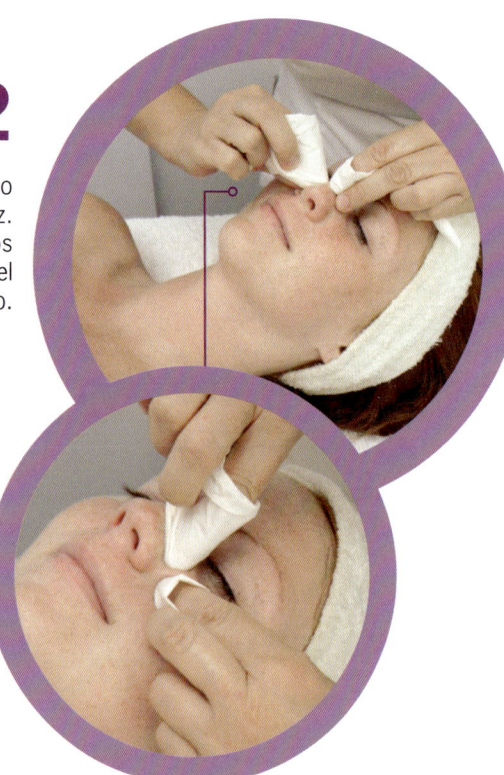

13

Como puede observarse en la imagen, la extracción se realiza pellizcando con los índices una pequeña porción de piel y presionando para que la grasa salga a la superficie.

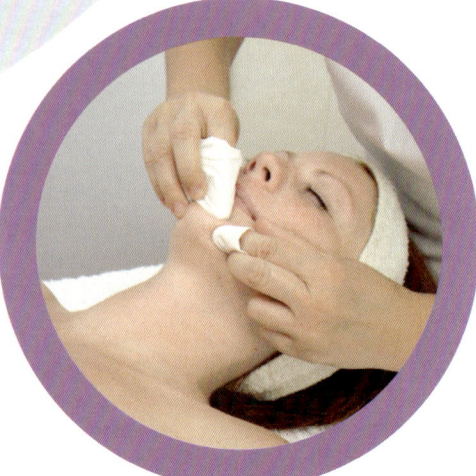

14

La extracción continúa por la región del mentón...

15

... y por la frente.

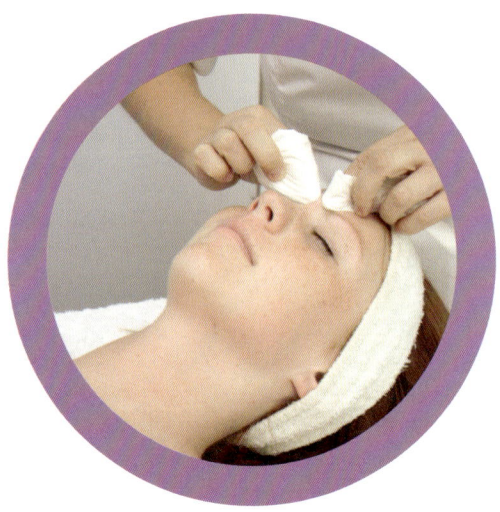

Cauterización

Este ejercicio se realiza con el objetivo de que la piel evite que se cierren totalmente los poros, si bien cabe recordar que la cauterización es un procedimiento que sirve también para tratar diferentes problemas de la piel.

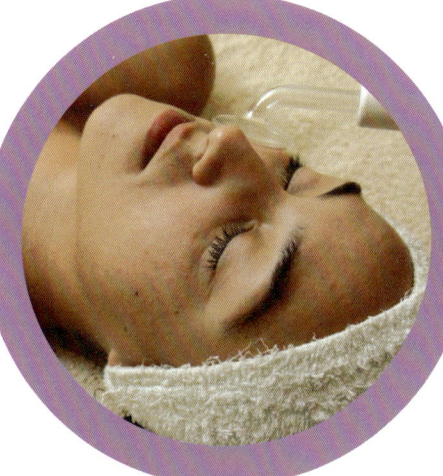

1 Las cabeceras del cauterizador se cambian de acuerdo con la zona que se necesita tratar y con el tipo de procedimiento que se haya elegido.

2 La cauterización se realiza en toda la superficie del rostro, después de haber practicado una exfoliación para ayudar a cerrar los poros.

CONSEJO

La cauterización reduce la apariencia de poros abiertos, si bien debe tenerse en cuenta que este procedimiento no sirve para cerrar totalmente dichos poros.

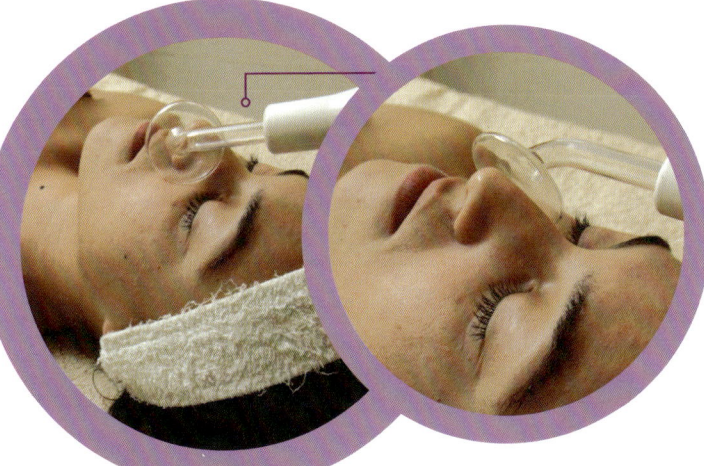

3 Con el cauterizador se realiza un masaje delicado por todo el rostro.

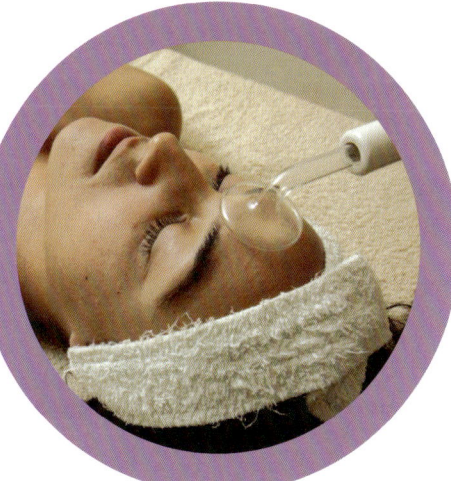

4 Además de reducir el enrojecimiento de la piel y ayudar a disimular los poros abiertos, elimina los residuos bacterianos que hayan podido quedar y que pueden entrañar un riesgo de acné.

* Tonificación

Tonificar la piel es muy importante, puesto que ello ayuda a darle textura, a aumentar la salud y a favorecer el buen aspecto del rostro. La formación de líneas suele producirse en buena medida porque la piel se descuelga, lo cual hace que pierda firmeza.

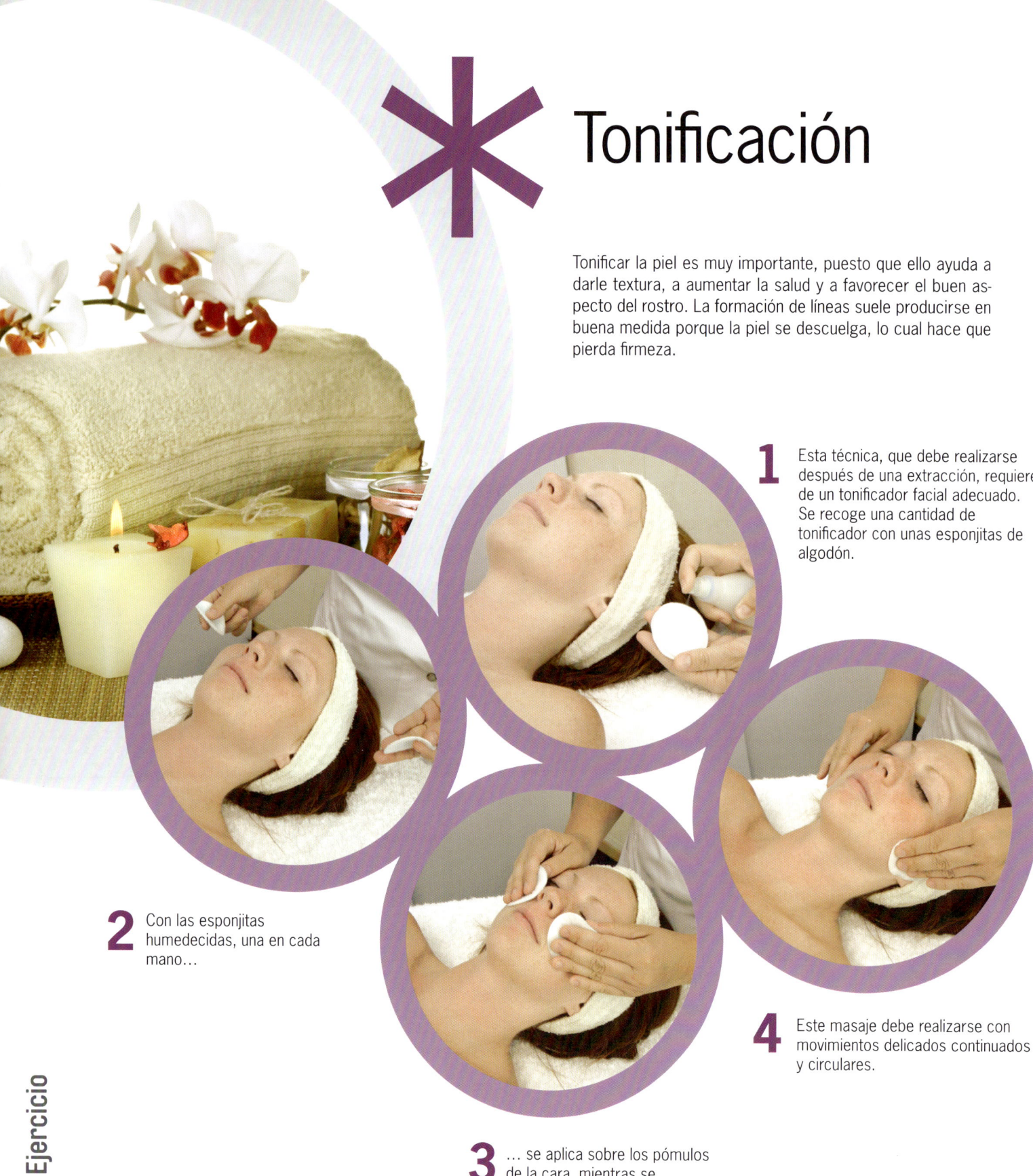

1 Esta técnica, que debe realizarse después de una extracción, requiere de un tonificador facial adecuado. Se recoge una cantidad de tonificador con unas esponjitas de algodón.

2 Con las esponjitas humedecidas, una en cada mano…

3 … se aplica sobre los pómulos de la cara, mientras se masajean estos suavemente.

4 Este masaje debe realizarse con movimientos delicados continuados y circulares.

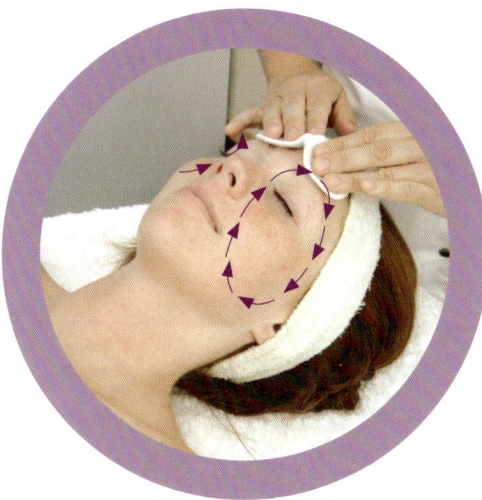

5

A continuación se actúa sobre la nariz.

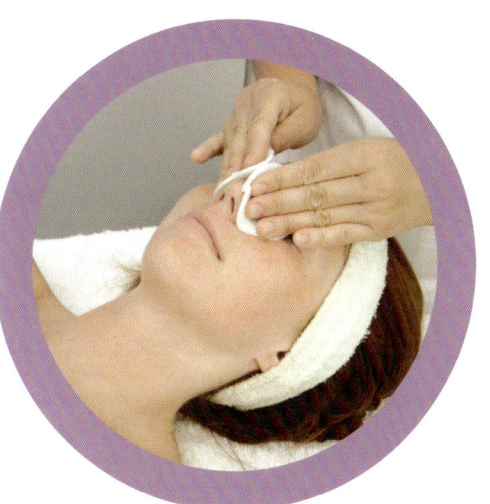

6

Después se masajea toda la superficie de la cara de manera aleatoria, pero procurando no saltarse ningún área.

7

Con las esponjitas, se pasa por el centro de la nariz y se llega hasta la frente, para, desde esta, bajar luego por los lados de la cara y volver a subir en el sentido que se indica en la imagen.

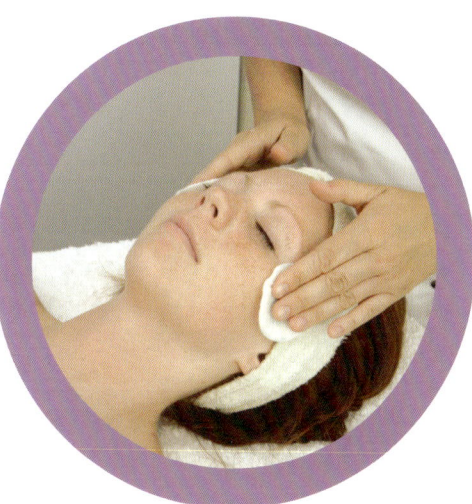

8

Las esponjitas deben recorrer toda la cara, sin olvidar los lados.

CONSEJO

Aplicar un tonificador en la cara ayuda a reducir el enrojecimiento (irritación) de esta y también a tapar los poros, que se han tenido que abrir en la extracción.

9

Una vez recorrida toda la superficie de la cara varias veces, se da la sesión por terminada.

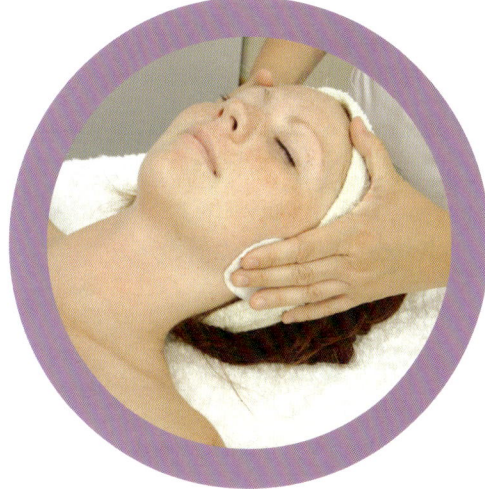

Mascarilla hidratante

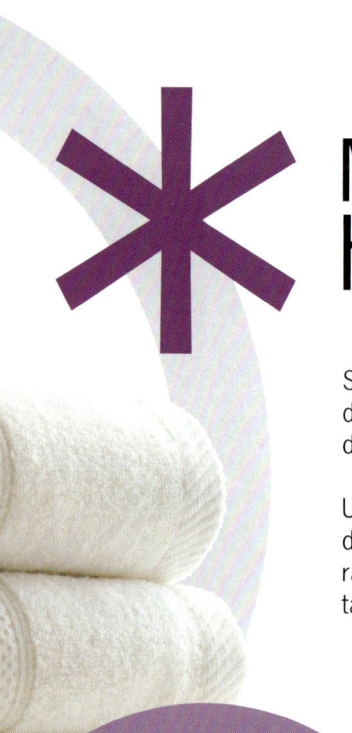

Se recomienda aplicar la mascarilla hidratante después de que se haya realizado una tonificación de la cara.

Una buena opción para obtener una mascarilla hidratante puede ser reunir frutas variadas, macerarlas formando una pasta con ellas y añadirles vitamina E.

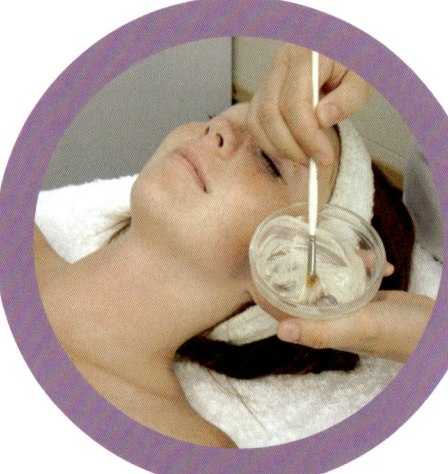

1

Después de adquirir en el mercado una mascarilla hidratante de la piel…

2

… se mezcla bien, procurando evitar que se formen grumos.

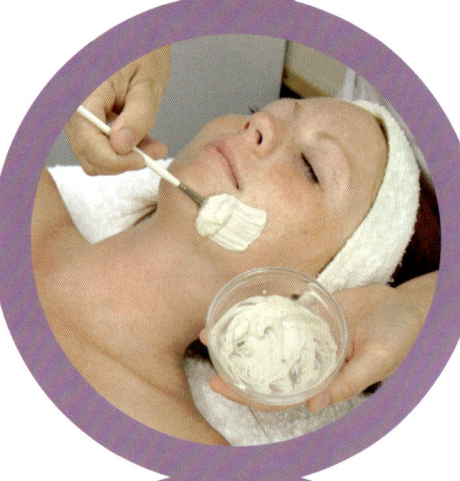

3

Con la ayuda de un pincel, se aplica la mascarilla por toda la superficie de la cara de manera uniforme.

4

La capa de mascarilla, además de toda la cara, debe también cubrir el cuello y el escote.

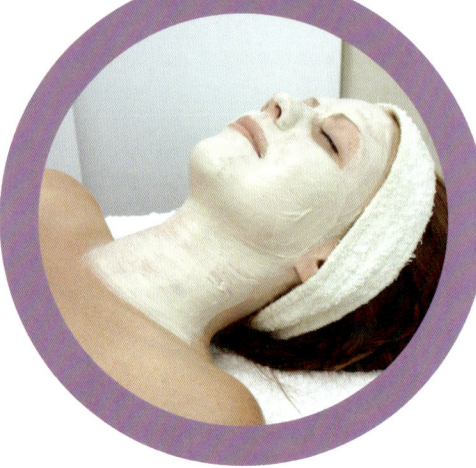

5

Una vez que se ha aplicado la mascarilla, se deja reposar durante unos 30 minutos para que pueda actuar.

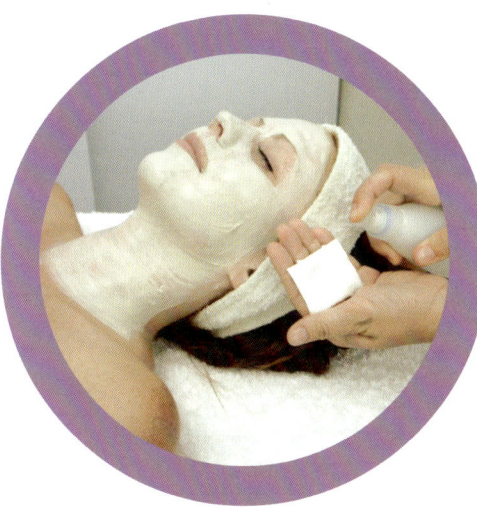

6

Se puede aprovechar este momento de reposo para humedecer unas gasas con un tonificante…

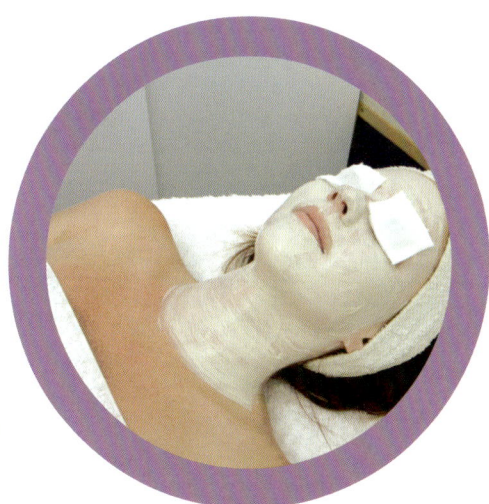

7

… y colocarlas sobre los ojos de la manera que se indica en la imagen.

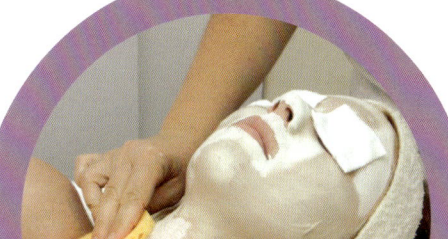

8

Cuando han transcurrido los 30 minutos, se humedecen dos esponjitas con agua y se comienza a retirar la mascarilla, empezando por el cuello.

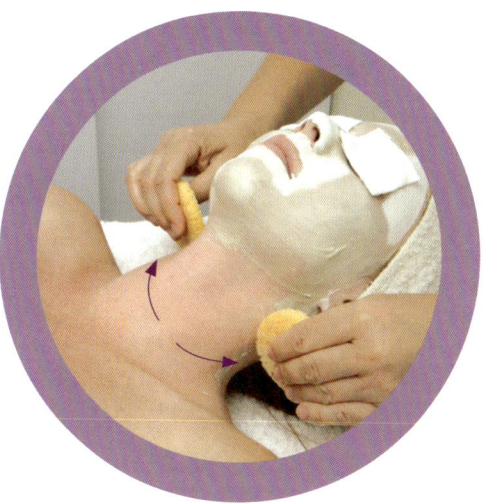

9

El movimiento de las esponjitas para retirar la mascarilla deberá ir desde el centro del cuello hacia los lados, de la manera que se indica en las flechas de la imagen.

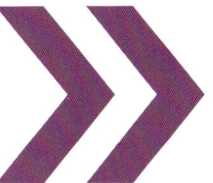

CONSEJO

No se debe olvidar que con un poco de imaginación podemos encontrar nuevas posibilidades de elaborar preparados para mascarillas exfoliantes, tonificantes, hidratantes, etc. Además de adaptarse a nuestros gustos y preferencias, ello también nos ahorrará el trabajo y el dinero que implica tener que adquirirlas en una tienda.

10

Se va subiendo hacia la cara.

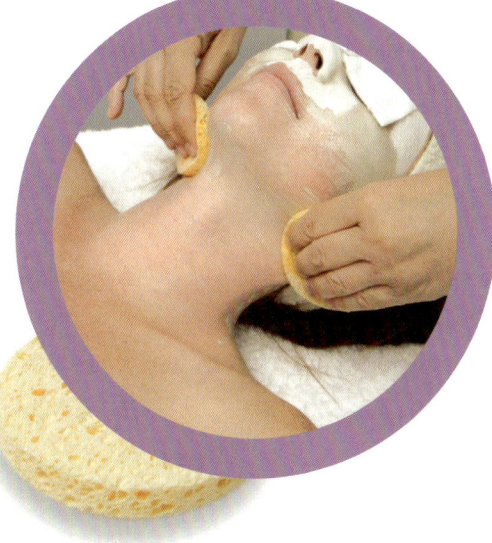

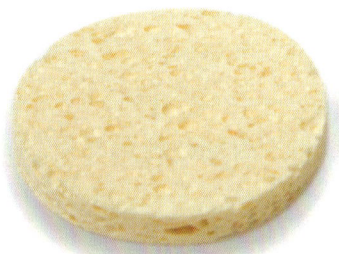

Ejercicio

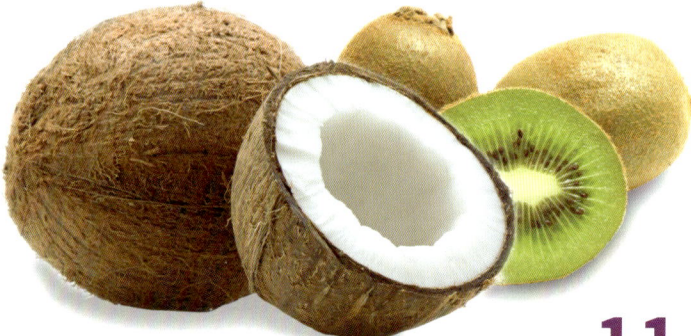

CONSEJO

Si no se dispone de una mascarilla hidratante ya preparada, se puede recurrir a productos naturales, como hierbas o frutas, que resulten adecuados para este tipo de mascarilla.

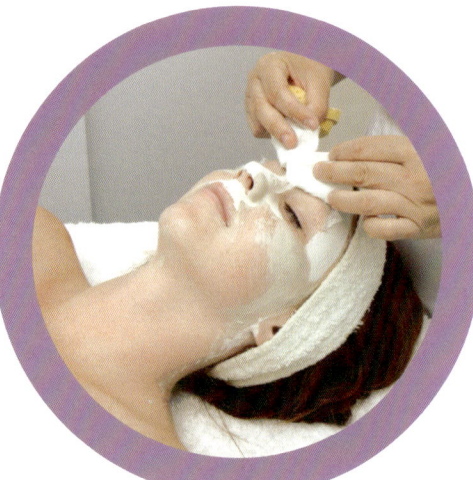

11

Se retiran también las gasas de los ojos.

12

Comienza a eliminarse la mascarilla, para que la cara vaya quedando totalmente limpia.

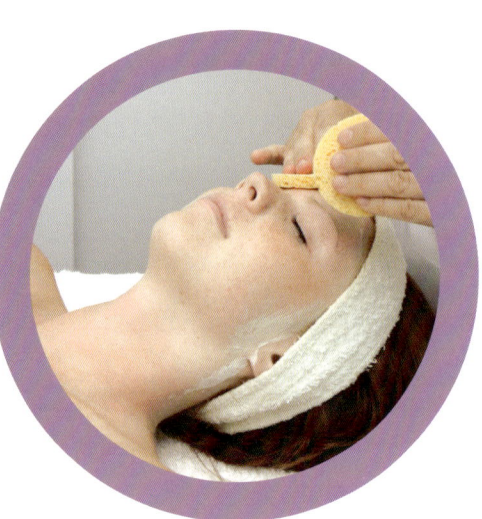

13

Se retira también la mascarilla de la zona de la frente.

14

Una vez terminada una primera actuación, se realiza una verificación del conjunto en busca de zonas donde todavía queden residuos.

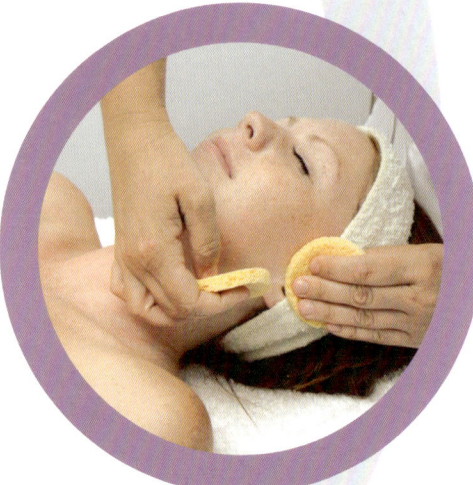

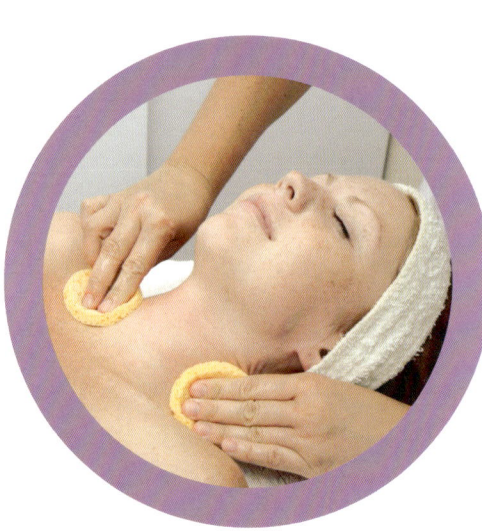

15

Se repasa la parte de los hombros y el escote, y así hasta recorrer toda la cara.

Aplicación de crema

La hidratación mediante la aplicación de una crema es la última actuación que se debe realizar después de una limpieza de cutis.

A la hora de aplicar la crema, debe procederse con mesura, evitando saturar la piel con una cantidad excesiva. Si se aplica la cantidad estrictamente necesaria, no se precisará de más.

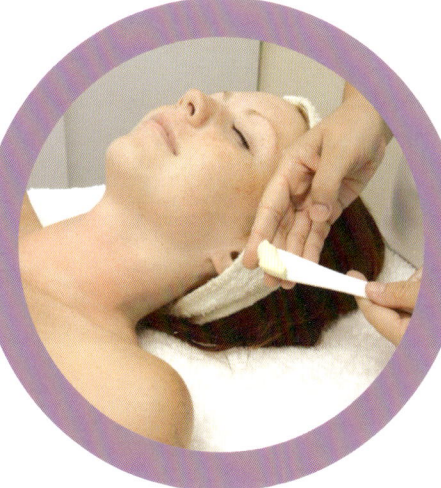

1 Se toma una cantidad de crema y se coloca sobre un extremo de la espátula cosmética.

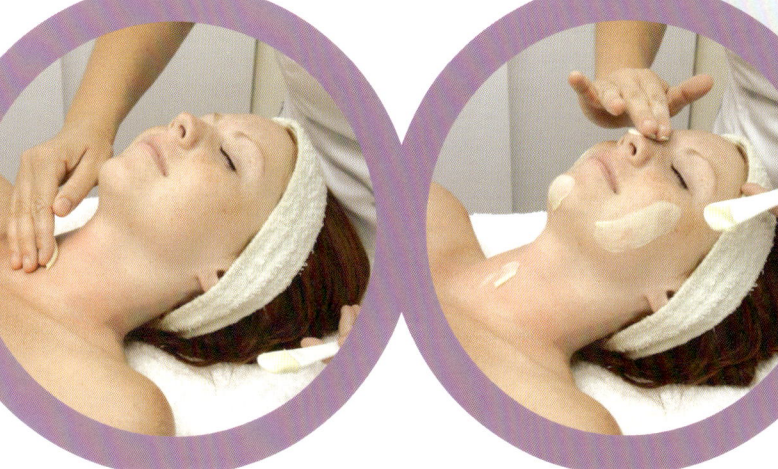

2 Se untan las yemas de los dedos con una pequeña cantidad de crema…

3 … y se aplica en cinco puntos: escote, mentón, pómulos y frente.

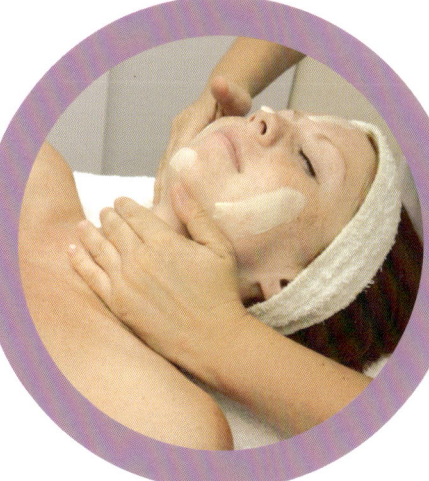

4 Pasando las dos manos alternativamente, se realiza un suave masaje general por toda la cara.

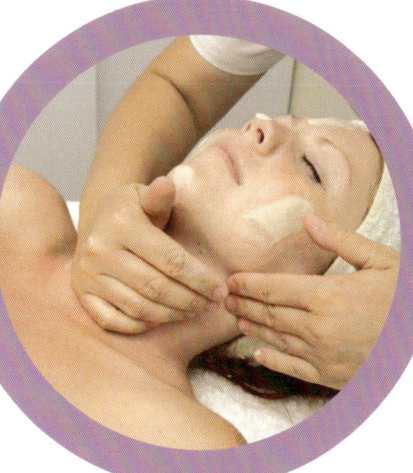

5 Luego se centra el masaje en el mentón y se va descendiendo hacia el cuello. Deben realizarse diferentes pasadas insistentes.

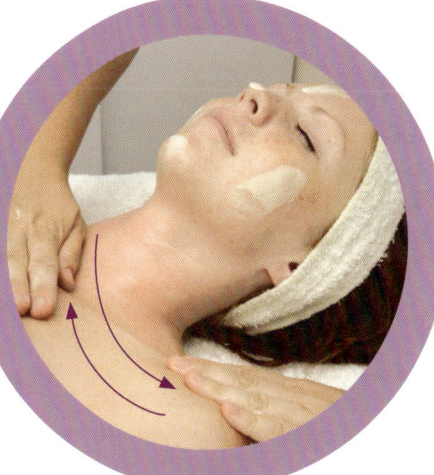

6 El sentido que deben seguir los movimientos de las manos es el que indican las flechas de la imagen.

CONSEJO

Hay que tener en cuenta que la crema hidratante, como su mismo nombre indica, hidrata la piel, pero de ninguna manera protege frente a los rayos solares, que necesitan otro tipo de tratamiento.

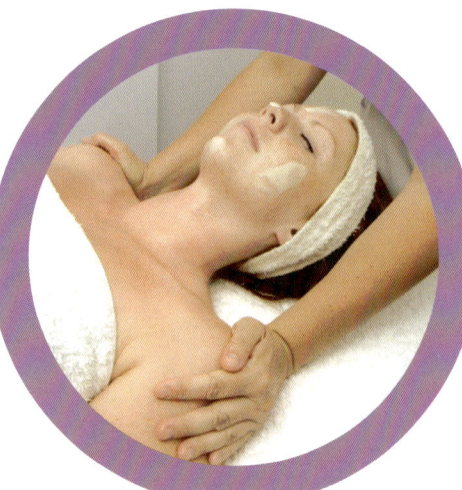

7
Además de recorrer toda la zona del cuello, el masaje debe abarcar la región de los hombros.

8
Se continúa dirigiendo las manos hacia la parte superior de la cara…

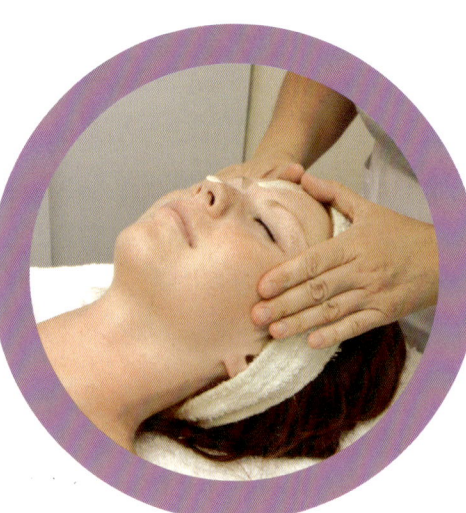

9
… hasta llegar a la zona de la frente.

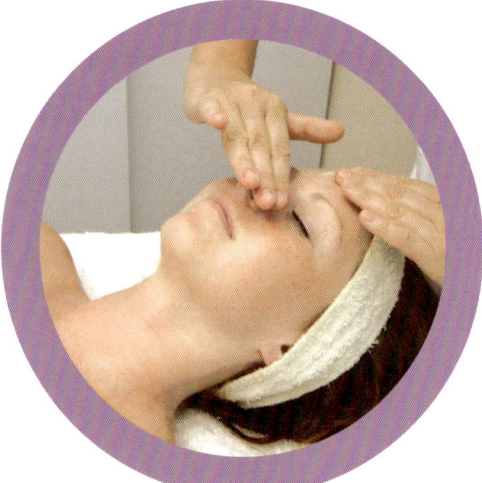

10
Es también importante insistir en el área nasal, pero actuando con suavidad, puesto que se trata de una zona muy delicada.

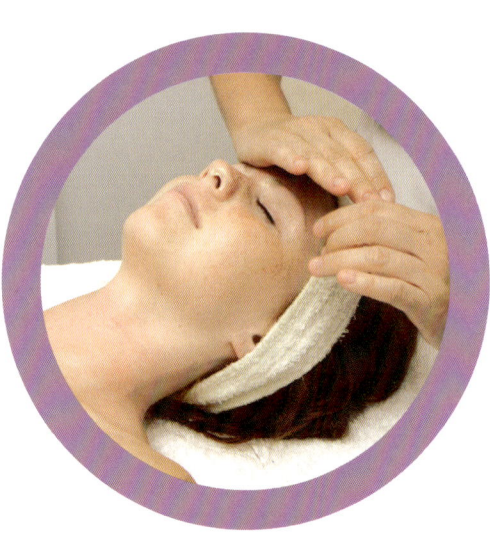

11
Ahora las manos pasan a ejercer una presión ligera sobre las diferentes zonas de la cara.

CONSEJO

Antes de manipular o pellizquear una piel, es necesario que la persona que vaya a realizar estas acciones mida bien la fuerza y la intensidad con que actúan sus dedos. Con ello se asegurará que la acción sea correcta, que la persona que recibe la manipulación no se sienta incómoda y que su piel no se vea maltratada.

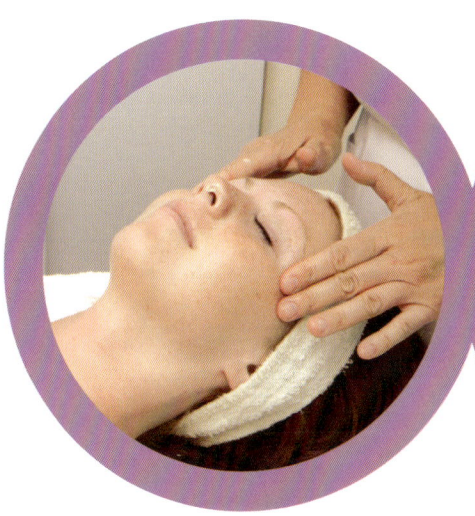

12 Se masajea cuidadosamente la zona orbicular de los ojos.

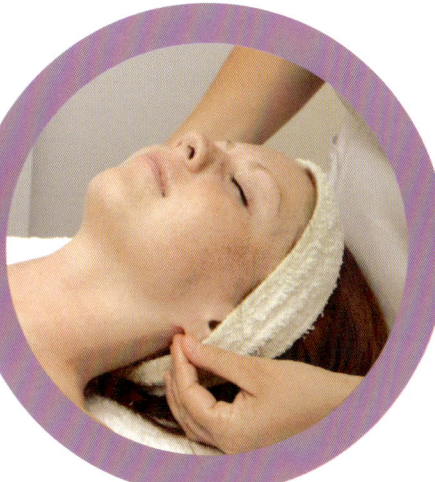

13 Se dan unos leves tirones en la parte inferior de los lóbulos de las orejas.

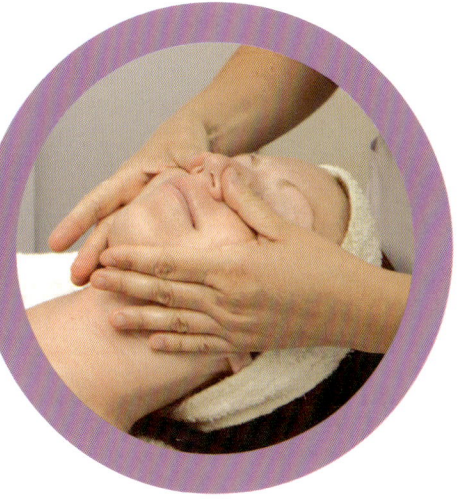

14 Se presiona levemente la nariz con los dedos pulgares.

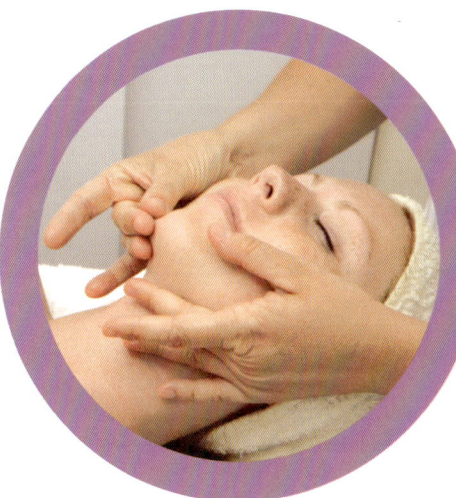

15 Se inicia ahora un masaje a base de pequeños pellizcos…

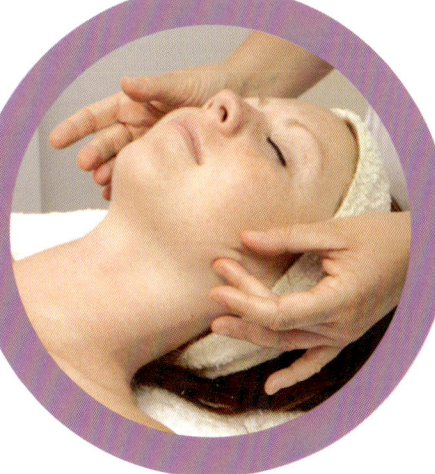

16 … que deben abarcar toda la superficie de la cara.

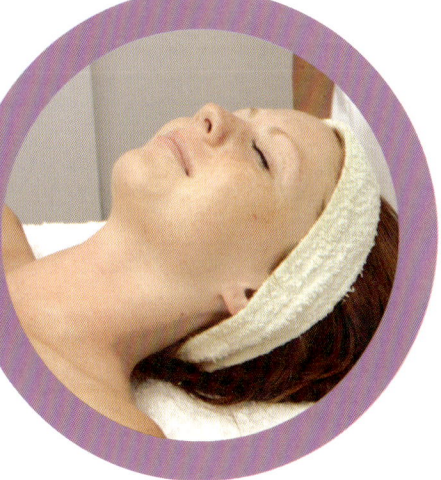

17 Y la actuación se ha completado.

Aplicación de protector solar

La aplicación de un protector solar sirve para sellar la piel y dotarla de una especie de barrera que la defienda contra los efectos nocivos que pueda ocasionarle la exposición al sol.

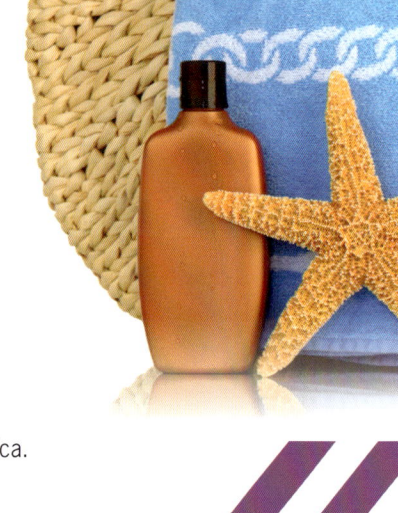

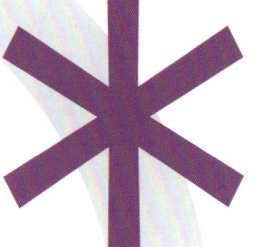

1 Se coloca una pequeña cantidad de protector sobre una espátula cosmética. Se descarga luego sobre una mano.

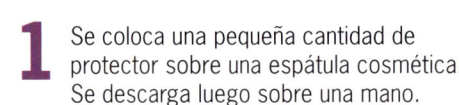

CONSEJO

Al realizar la aplicación de cremas, ya sean hidratantes o protectores solares, sobre la cara, debería pensarse que lo que se está haciendo en realidad es una danza con los dedos, mediante movimientos circulares, suaves y delicados, a los que se llama *masaje*.

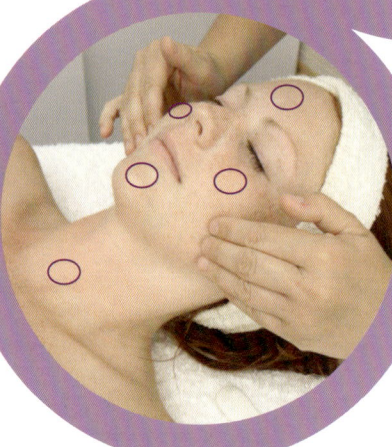 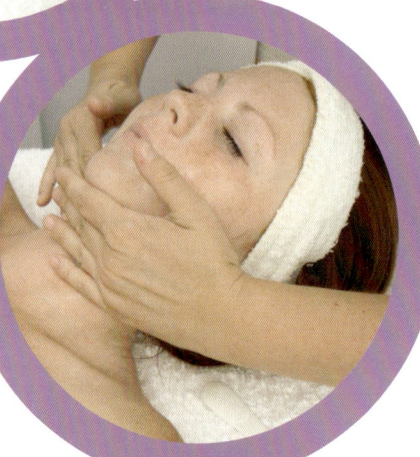 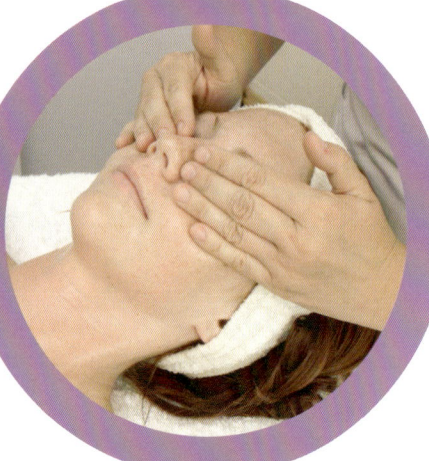

2 Se aplica el protector sobre los cinco puntos específicos de la cara que figuran señalados mediante círculos en la imagen: cuello, mentón, pómulos y frente.

3 Con movimientos alternos de las manos, se va expandiendo el protector sobre la superficie de la cara para que esta lo absorba. Se empieza por el cuello y el mentón…

4 … y se continúa hacia los pómulos.

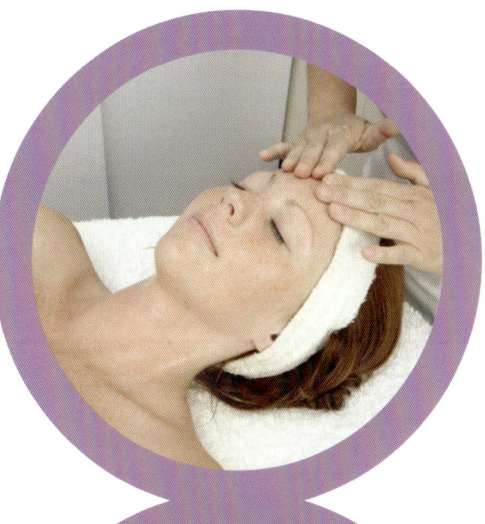

5

Luego se trabaja la zona de la frente...

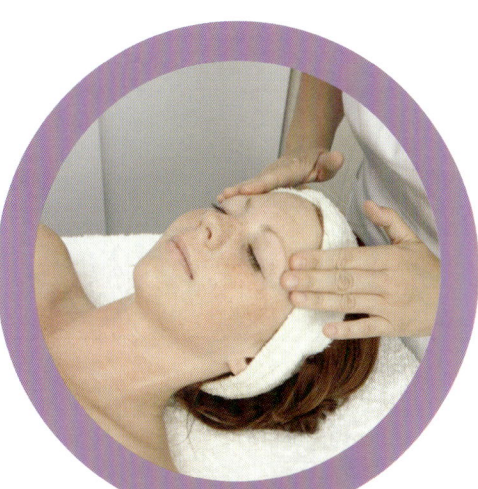

6

... y se va bajando hasta la mandíbula...

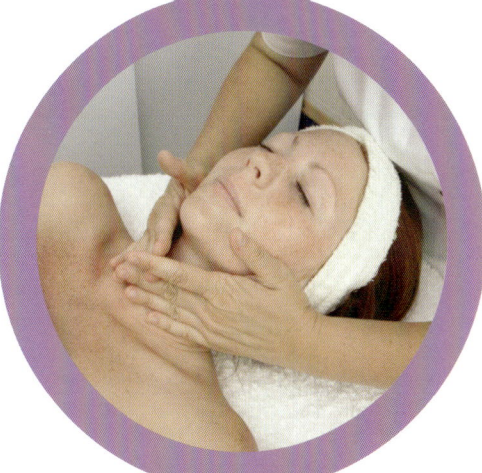

7

... para finalizar en el escote.

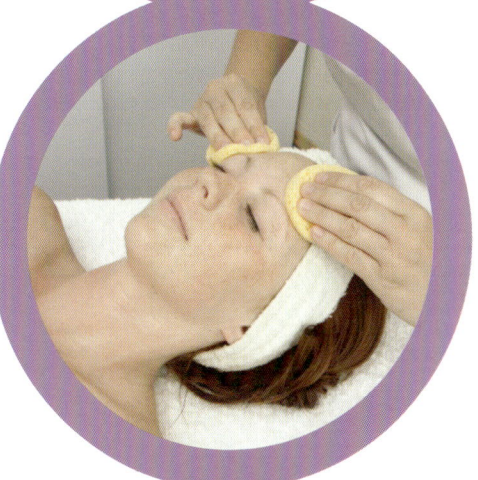

8

Con la ayuda de unas esponjas pequeñas, se retira el excedente de protector. La acción debe realizarse con movimientos suaves y circulares, y se empieza por la frente.

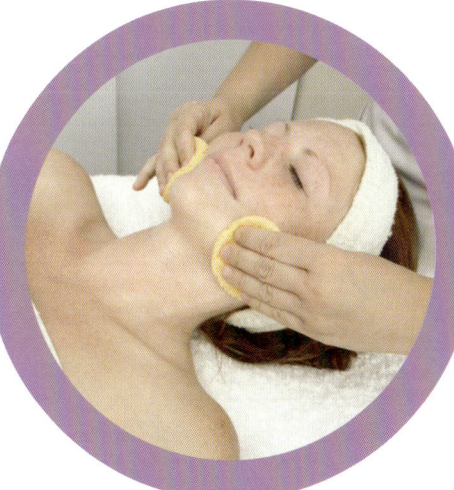

9 Se baja hacia los lados de la cara, siempre ejecutando movimientos circulares con las yemas de los dedos y dando a la piel un pequeño masaje.

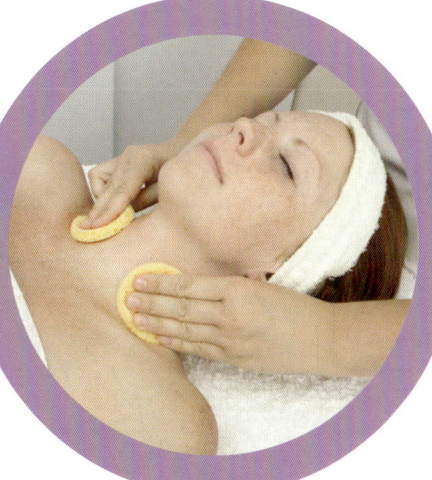

10 Se finaliza la acción en la zona del escote.

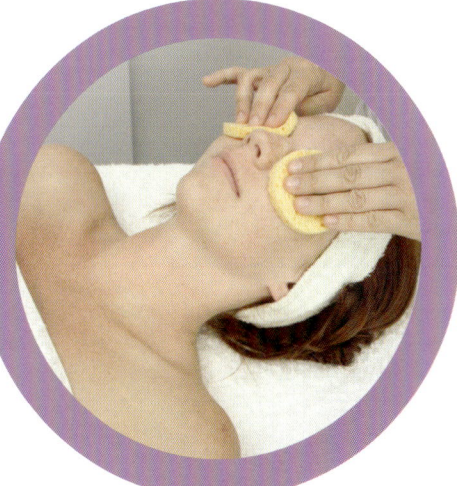

11 Se termina retirando el protector de los párpados, sobre los que se actúa delicadamente para evitar dañar los ojos.

Aplicación de mascarilla hidratante

En el mercado puede encontrarse una gran variedad de mascarillas hidratantes, de modo que una persona puede elegir aquella que más se ajusta a su preferencia.

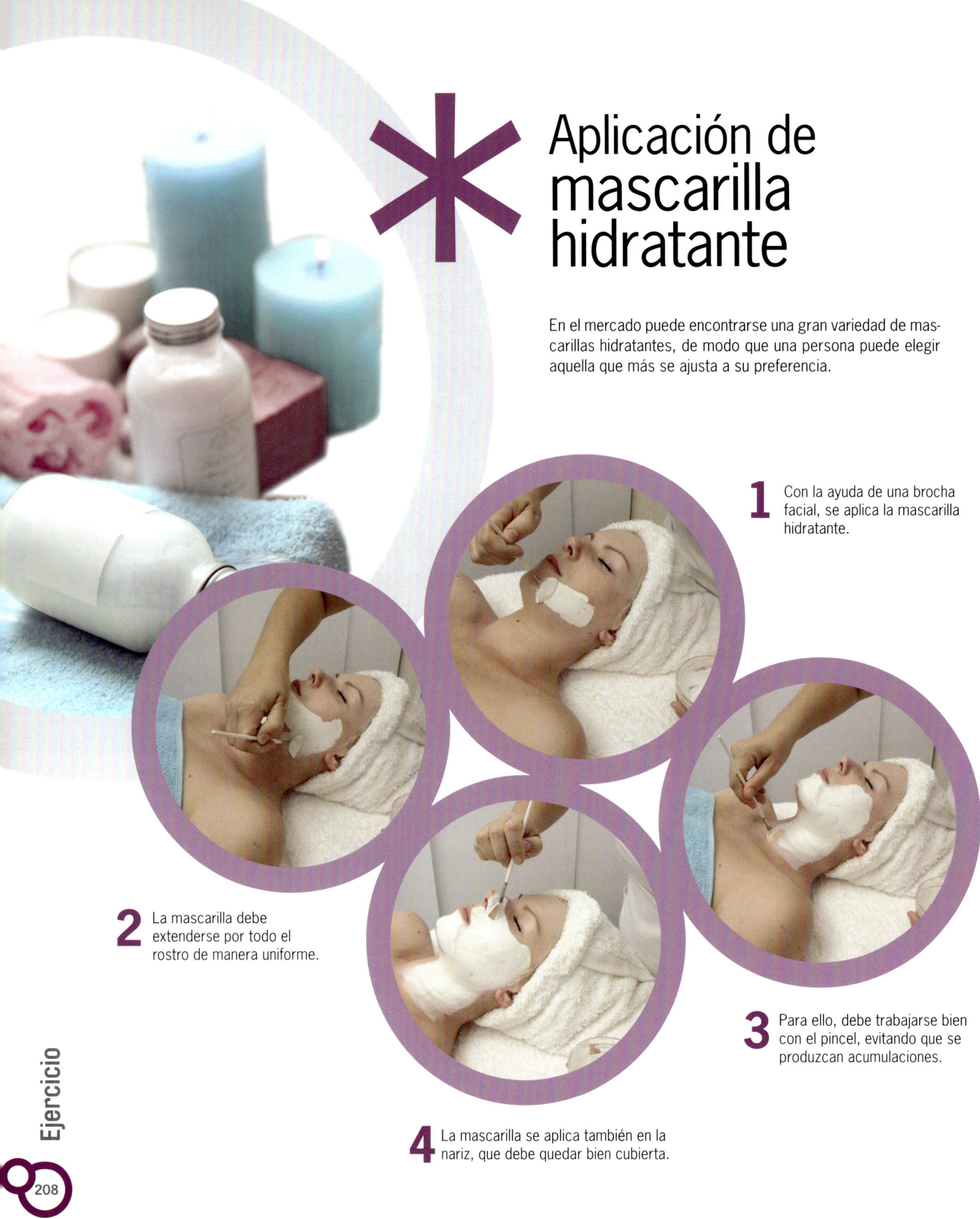

1 Con la ayuda de una brocha facial, se aplica la mascarilla hidratante.

2 La mascarilla debe extenderse por todo el rostro de manera uniforme.

3 Para ello, debe trabajarse bien con el pincel, evitando que se produzcan acumulaciones.

4 La mascarilla se aplica también en la nariz, que debe quedar bien cubierta.

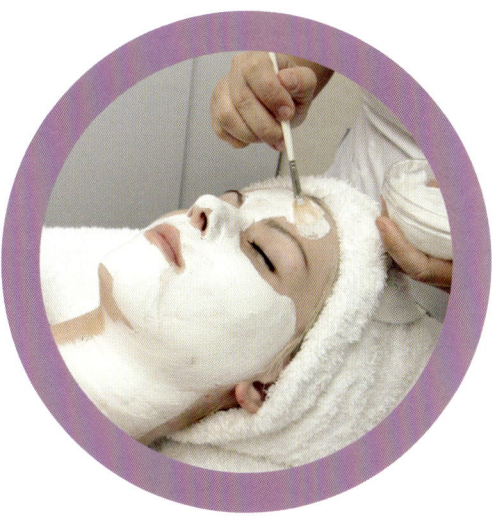

5

También hay que incidir en la frente, que es una de las partes que suelen tener más problemas de deshidratación.

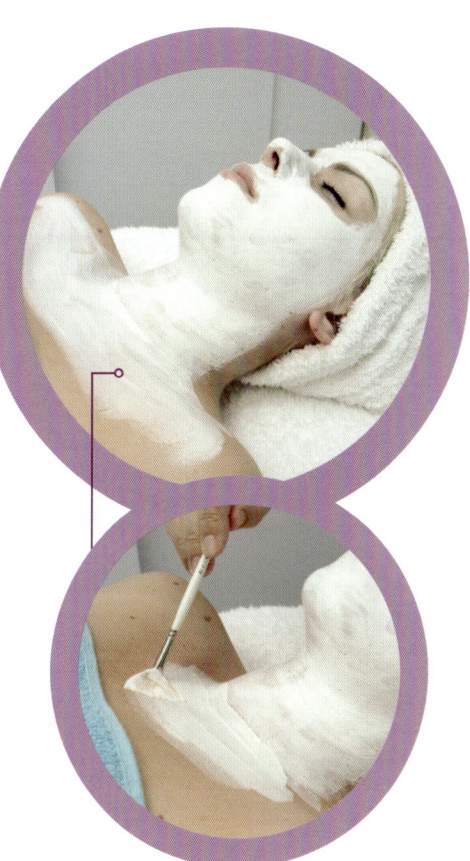

6

Una vez que toda la superficie haya quedado bien cubierta, se deja que transcurran unos 30 minutos para que actúe. Si se desea, la mascarilla puede extenderse por el escote y hasta los hombros.

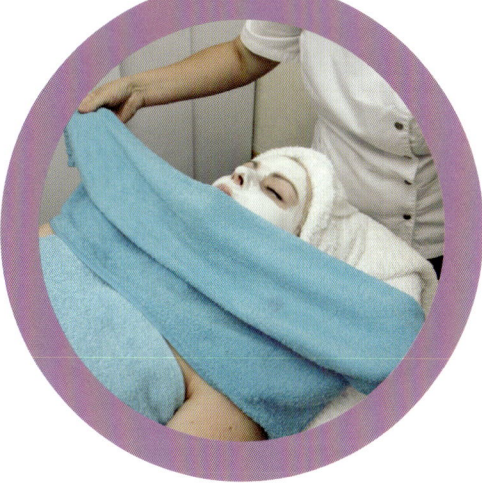

7

Transcurrido el tiempo, comienza a retirarse la mascarilla mediante una toalla humedecida con agua tibia.

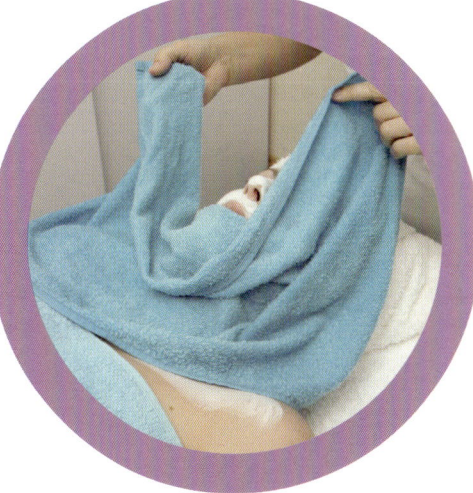

8

La toalla se coloca desde el mentón y se hace un pequeño doblez, llevando sus extremos hasta la frente, tal como muestra la imagen.

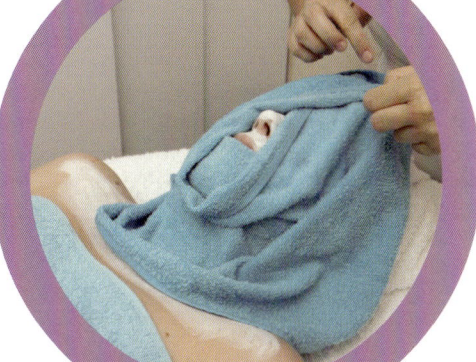

9

Se cruzan las puntas de la toalla para que toda la zona de la mascarilla quede cubierta.

CONSEJO

Al aplicar una mascarilla, es necesario que la persona se encuentre en total relajación y que los músculos faciales estén distendidos. En caso de no ser así o de que, mientras se aplica la mascarilla, se realicen movimientos gestuales faciales, se perderá una buena parte de su eficacia.

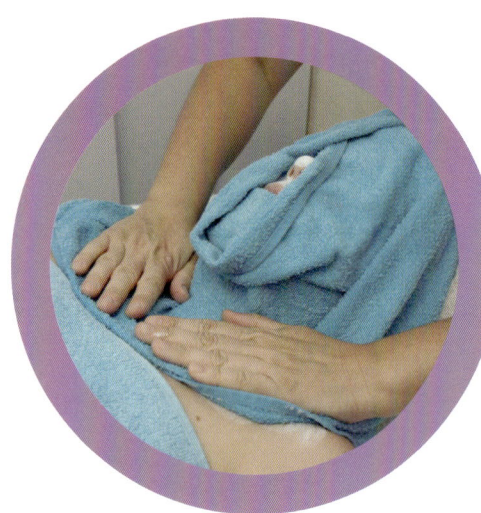

10

Se frota con las manos encima de la toalla sobre los hombros, realizando un suave masaje.

11

Igual que se ha procedido en los hombros, se masajea ahora el rostro con movimientos suaves.

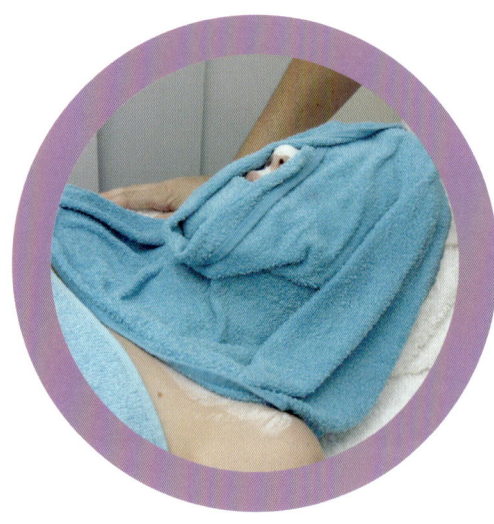

12

Se deja la toalla sobre el rostro durante unos minutos para conseguir que la mascarilla penetre en la piel.

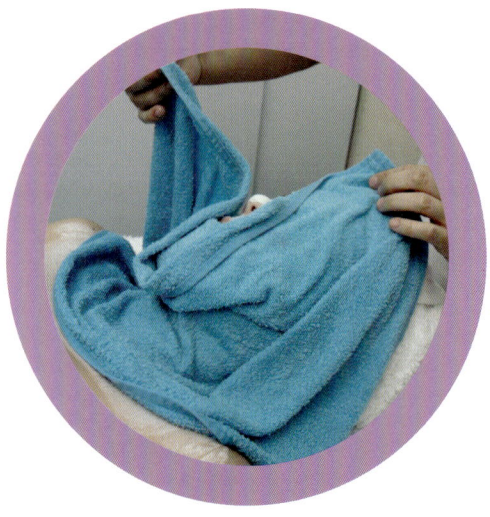

13

Transcurridos 3-5 minutos, comienza a retirarse la toalla.

14

Para ello, se abren cuidadosamente sus extremos.

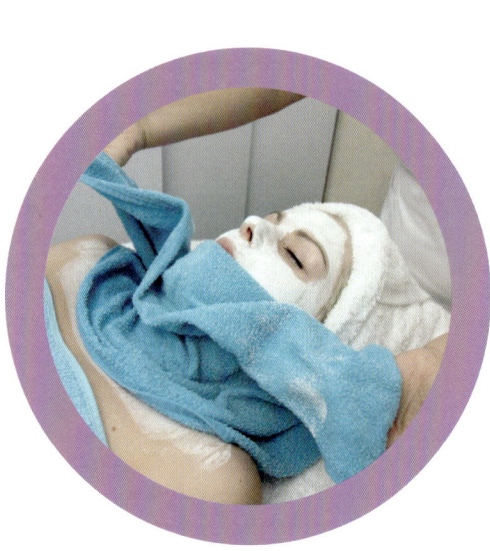

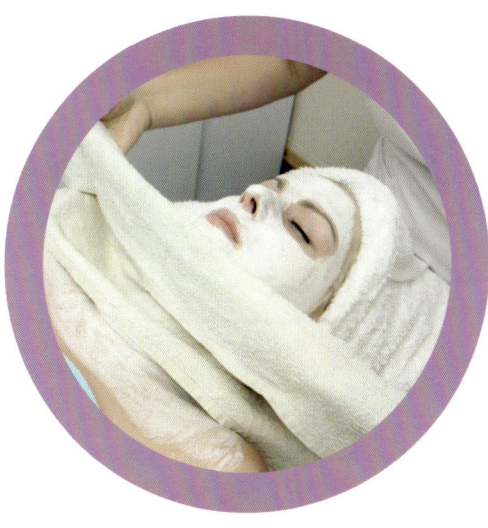

15

Con la ayuda de otra toalla húmeda, se repite la acción anterior, colocándola en el rostro.

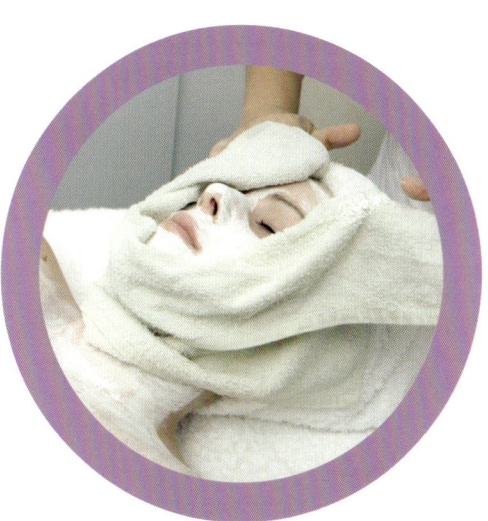

16

Se empieza a retirar la mascarilla suavemente por la frente.

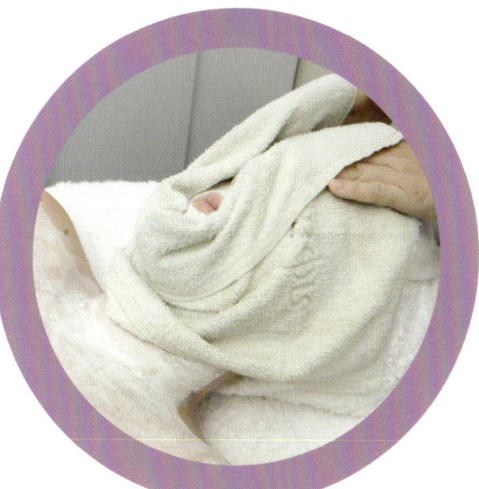

17

Se imprime un movimiento como si fueran a cruzarse los extremos de la toalla.

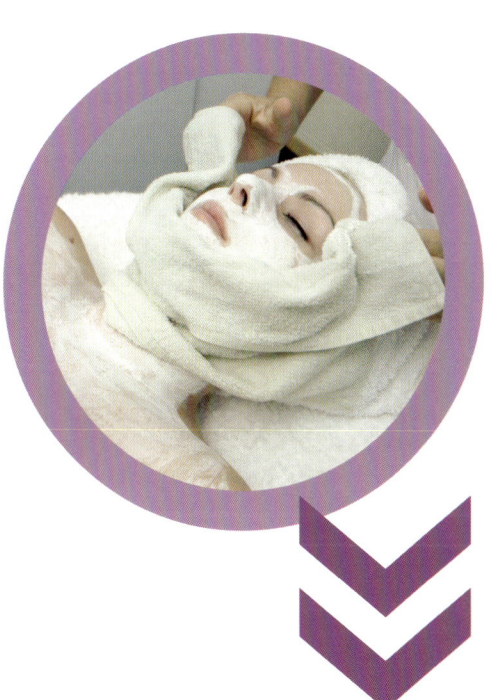

18

Continúa retirándose la mascarilla más abajo, masajeando el rostro con la toalla.

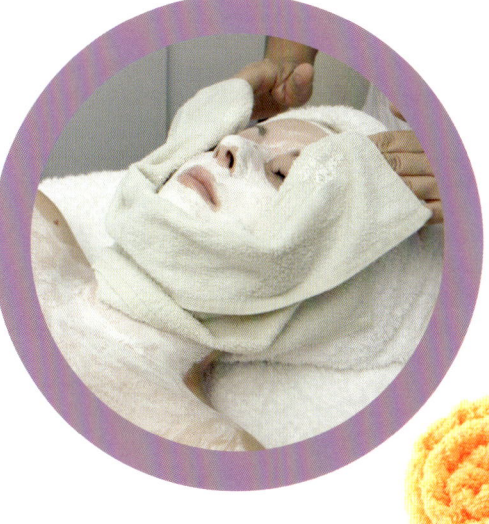

19

Se limpia el área de los pómulos.

CONSEJO

Cuando se retiran los productos del rostro con una toalla, además de asegurarse de que esta haya sido tratada con suavizante, se debe proceder delicadamente, para no maltratar o dañar el cutis.

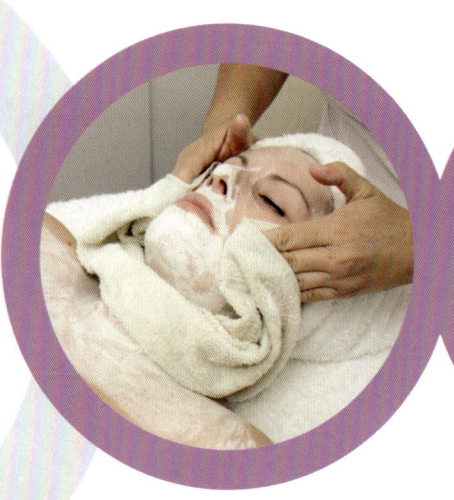

20 Al llegar a la zona de la mejilla, los movimientos de masaje para retirar la mascarilla se realizan de forma circular.

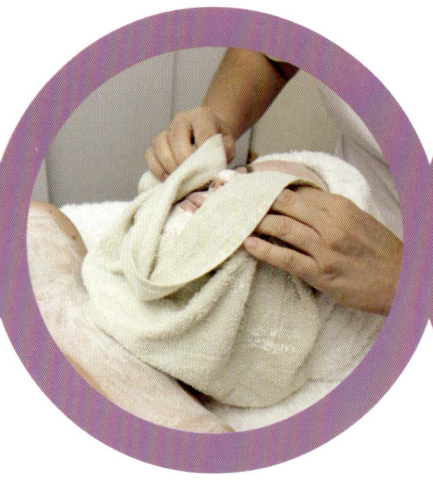

21 Se limpia ahora, siempre suavemente, el área de la nariz.

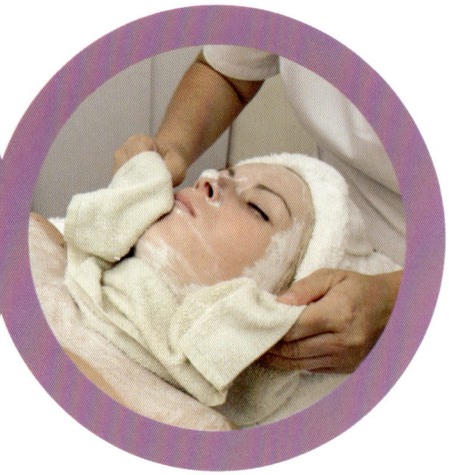

22 Luego se continúa por la zona del mentón.

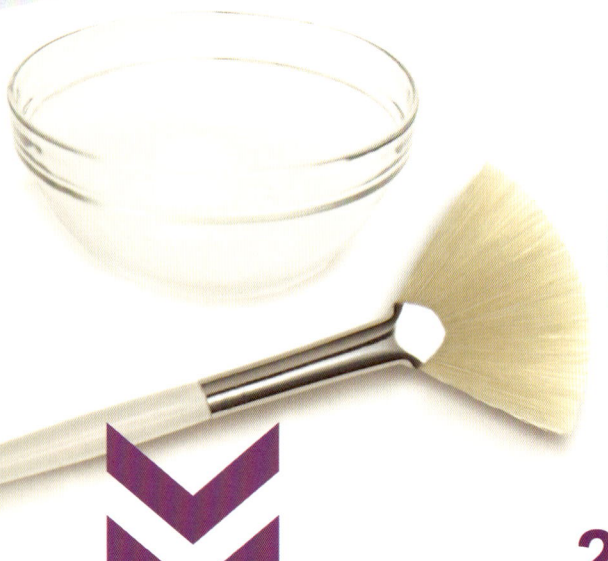

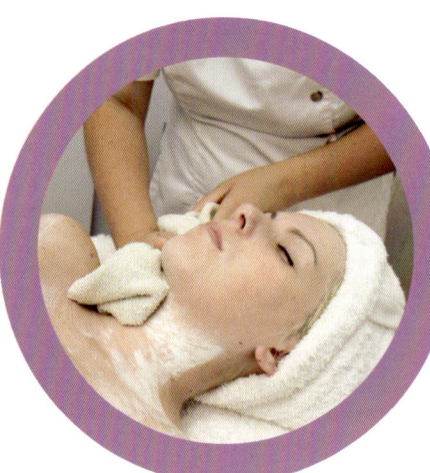

23 Se retira después la mascarilla del cuello.

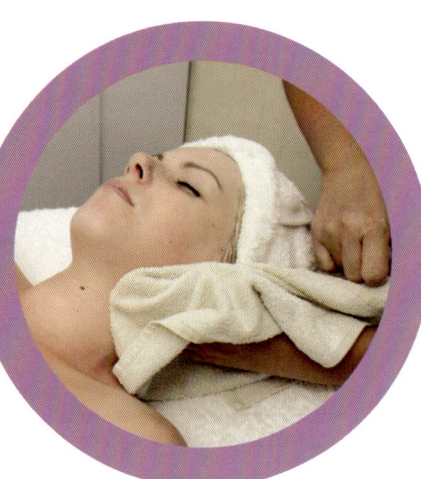

24 Una vez retirada la mascarilla de toda la cara, se da un repaso general en busca de posibles residuos: el rostro debe quedar totalmente limpio y libre de cualquier resto de mascarilla.

CONSEJOS

- Con carácter general se recomienda utilizar buenas cremas para el rostro, cerciorándose de que contengan una alta concentración de nutrientes. Con ellos se garantiza una mayor eficacia.

- No debe olvidarse que cualquier tratamiento que se realice en un centro de belleza debe complementarse en casa con cuidados personales como los que se han referido en las páginas anteriores.

- En principio, y por razones obvias, los productos agresivos deben desestimarse. En cualquier caso, siempre es recomendable buscar el asesoramiento y el consejo de un experto en el tema.

- En caso de que una persona no disponga de una mascarilla cosmética de las que se pueden adquirir en el mercado, no le resultará difícil elaborarla en casa siguiendo las pautas e instrucciones que se han aportado en este capítulo.

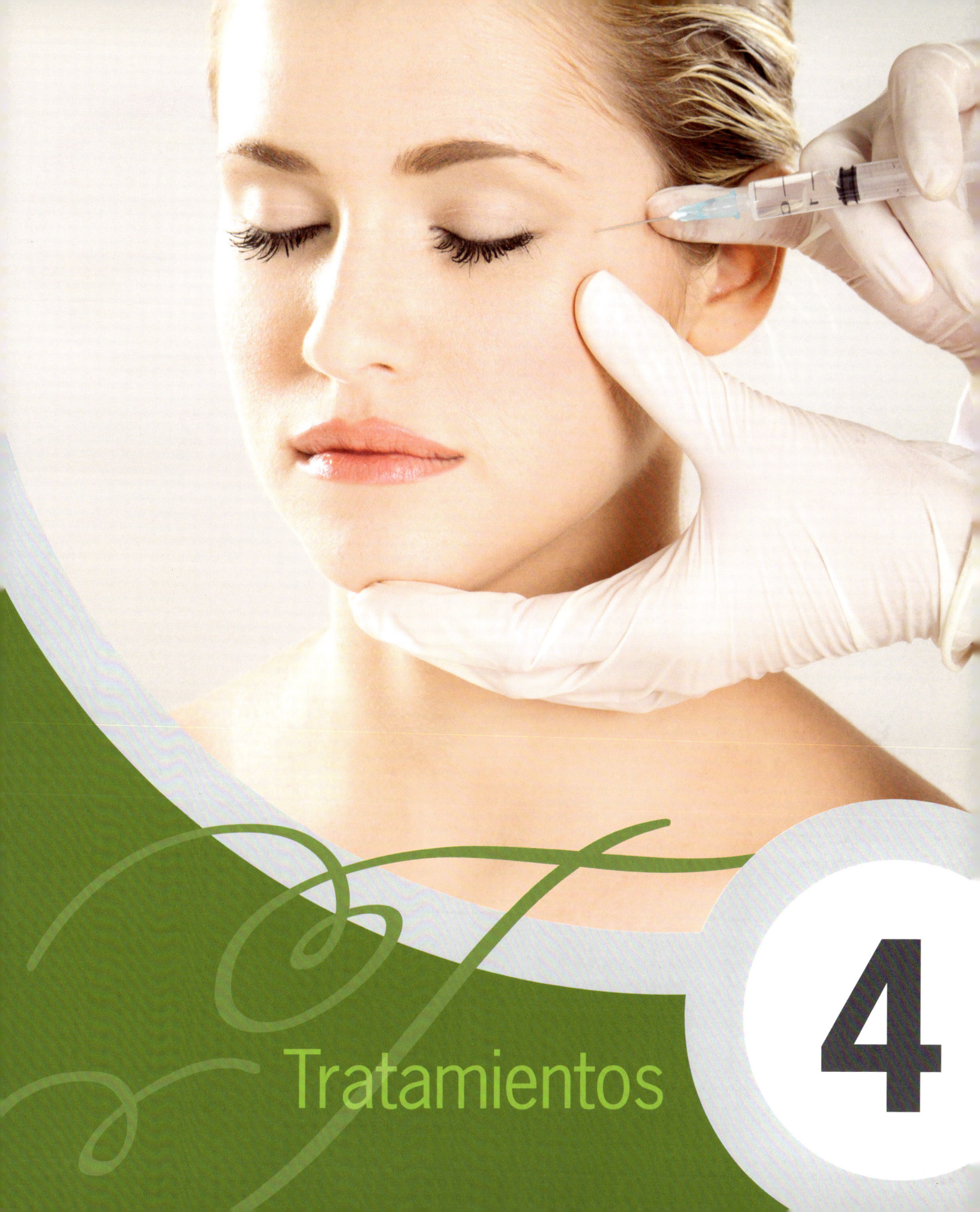

Tratamientos

4

Tratamientos antiacné

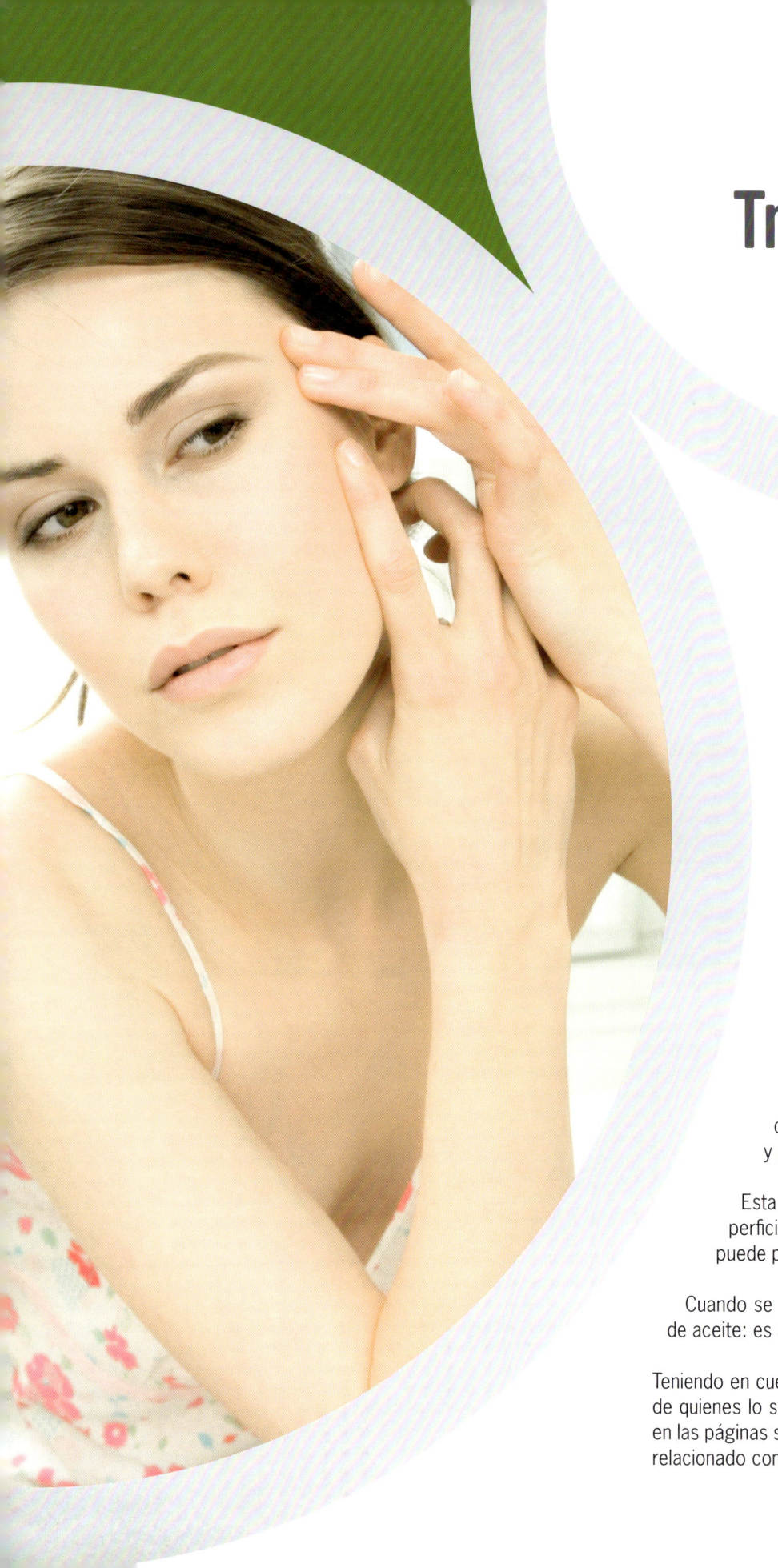

◐ Historia

En la Antigüedad griega el acné era conocido como *ionthol*; los romanos le dieron el nombre de *varus*, y, en el siglo XIX, se denominó *vari*. Para su tratamiento, se utilizaban sustancias que provenían de los animales y barro del mar Muerto y del mar Negro. En 1838, el médico inglés Samuel Plumbe (1826-1876) afirmaba que el comedón era el primer estadio de la enfermedad. Ya en 1840, Konrad Heinrich lo llamó *acne vulgaris*. En el siglo XX, esta patología comenzó a investigarse en profundidad y se desarrollaron diferentes remedios para combatirla, como protocolos tópicos, exfoliantes y antibióticos.

El término *acné* se ha utilizado para nombrar de alguna manera las inflamaciones de las glándulas pilosebáceas de la piel, que se manifiestan mediante la formación de comedones o puntos negros, espinillas, granitos y protuberancias profundas llamadas *quistes* o *nódulos*.

Esta enfermedad se presenta cuando los orificios de la superficie de la piel, conocidos como *poros*, se taponan. El acné puede presentarse incluso en los bebés.

Cuando se producen cambios hormonales, aumenta la producción de aceite: es aquí donde se inicia el proceso.

Teniendo en cuenta la importancia del acné, lo mucho que afea la cara de quienes lo sufren y el alto índice de personas afectadas, se dedica en las páginas siguientes una atención especial al tema, estrechamente relacionado con el cuidado del rostro.

Factores que favorecen la aparición del acné

FACTORES ENDÓGENOS

1 Aumento de la secreción sebácea

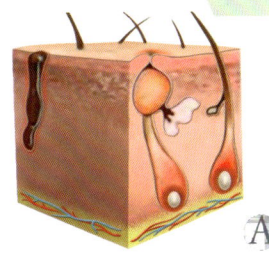

Testosterona

Puede estimular al sebocito e incrementar la producción de grasa de la piel.

- 75 % de los adolescentes, sobre todo varones.
- Antecedentes familiares.
- Ausente en niños y ancianos.

Andrógenos
($5-\alpha$-dihidrotetosterona)

- Favorecen la retención del sebo dentro del folículo.
- Engrosan la queratina del conducto pilosebáceo.
- Modifican la composición del sebo.

2 Obstrucción folicular

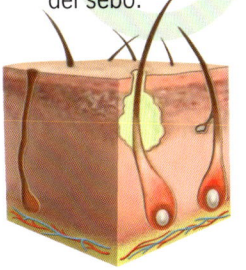

Ocurre por trastornos en la queratinización del epitelio del conducto pilosebáceo, reteniendo este:

- Sebo.
- Queratina.
- Microorganismos.

3 Desarrollo microbiano

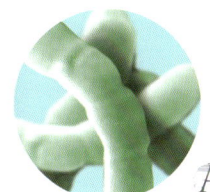

Sebo
*Corynebacterium acnes,
Streptococcus epidermidis, Microsporum ovale,
Staphylococus aureus.*

TG $\xrightarrow{\text{lipasa específica}}$ glicerina + ácidos grasos
→ **reacción inflamatoria**

FACTORES EXÓGENOS

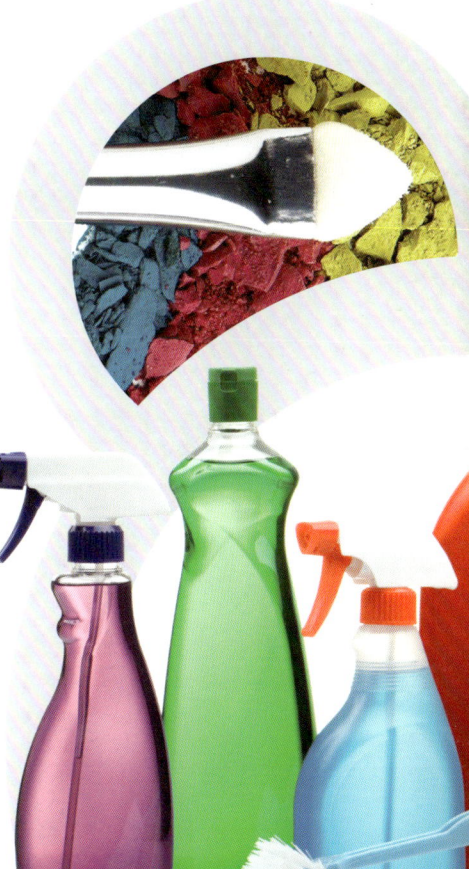

1 Medicamentos

- Anabolizantes.
- Andrógenos.
- Antiepilépticos: fenitoína.
- Ciclosporina.
- Corticoides.
- Hormona del crecimiento.
- Imipramina.
- Litio.
- Minoxidilo.
- Tuberculostáticos: isoniazida, rifampicina.
- Vitaminas B_6 y B_{12}.

2 Cosméticos

- Emolientes hidratantes de base grasa.
- Jabones excesivamente ácidos.
- Maquillajes, polvos, brillantinas.

3 Agentes físicos

- Calor.
- Fricción.
- Humedad.

4 Productos industriales

- Detergentes.
- Derivados halogenados aromáticos.
- Aceites minerales.

Tipos de lesión

Comedón blanco
Es una lesión puntiforme del tamaño de una cabeza de alfiler, que representa un aumento del volumen del conducto pilosebáceo, debido a la distensión causada por la obstrucción ductal.

Comedón negro
También conocido como *punto negro*, es una lesión puntiforme, generalmente de menos de 3 mm de diámetro, cuya pigmentación se debe a la melanina y a la oxidación de la queratina. Es rara su evolución a lesiones de características inflamatorias.

Pápula
Lesión cutánea elevada, sólida y pequeña. Asentada sobre un folículo eritematoso, en la mayoría de los casos desaparece espontáneamente.

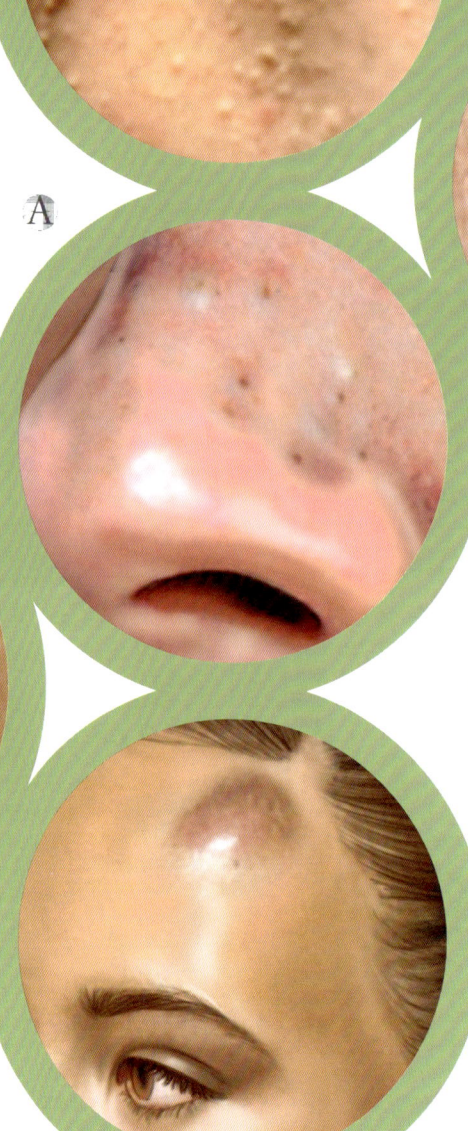

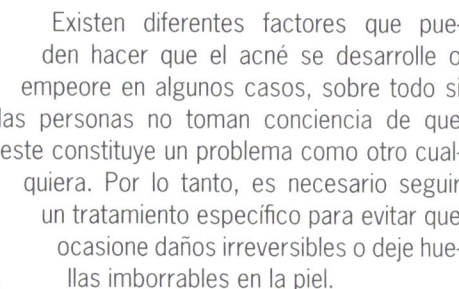

Existen diferentes factores que pueden hacer que el acné se desarrolle o empeore en algunos casos, sobre todo si las personas no toman conciencia de que este constituye un problema como otro cualquiera. Por lo tanto, es necesario seguir un tratamiento específico para evitar que ocasione daños irreversibles o deje huellas imborrables en la piel.

Pústula
Pequeña elevación circunscrita de la piel que contiene líquido, habitualmente purulento, de color verdoso o amarillento, y en su base rojizo. Es dolorosa.

Quiste o nódulo
Estructura esférica de 1 a 2 cm de diámetro, anclada profundamente en la dermis y que ocasiona una elevación de la piel firme. Circunscrita y palpable, resulta dolorosa, deja cicatriz y es severa.

Tipos de acné

Acné neonatal

Las lesiones del acné neonatal suelen limitarse a la cara y en muchos niños sólo aparecen comedones, a los cuales pueden asociarse algunas pápulas y pústulas.

Acné por fármacos

Se conocen numerosos medicamentos que pueden producir acné. Algunos de ellos son las hormonas esteroideas, los antiepilépticos, la isoniazida y numerosos citostáticos. También se ha atestiguado la presencia de acné en pacientes tratados con litio.

Acné escoriado

Suele aparecer en mujeres con lesiones acneicas mínimas que se agravan debido a la manipulación obsesivo-compulsiva de las pacientes hasta producir graves escoriaciones e incluso úlceras. Como resultado de la profundidad de las lesiones pueden producirse cicatrices lineales.

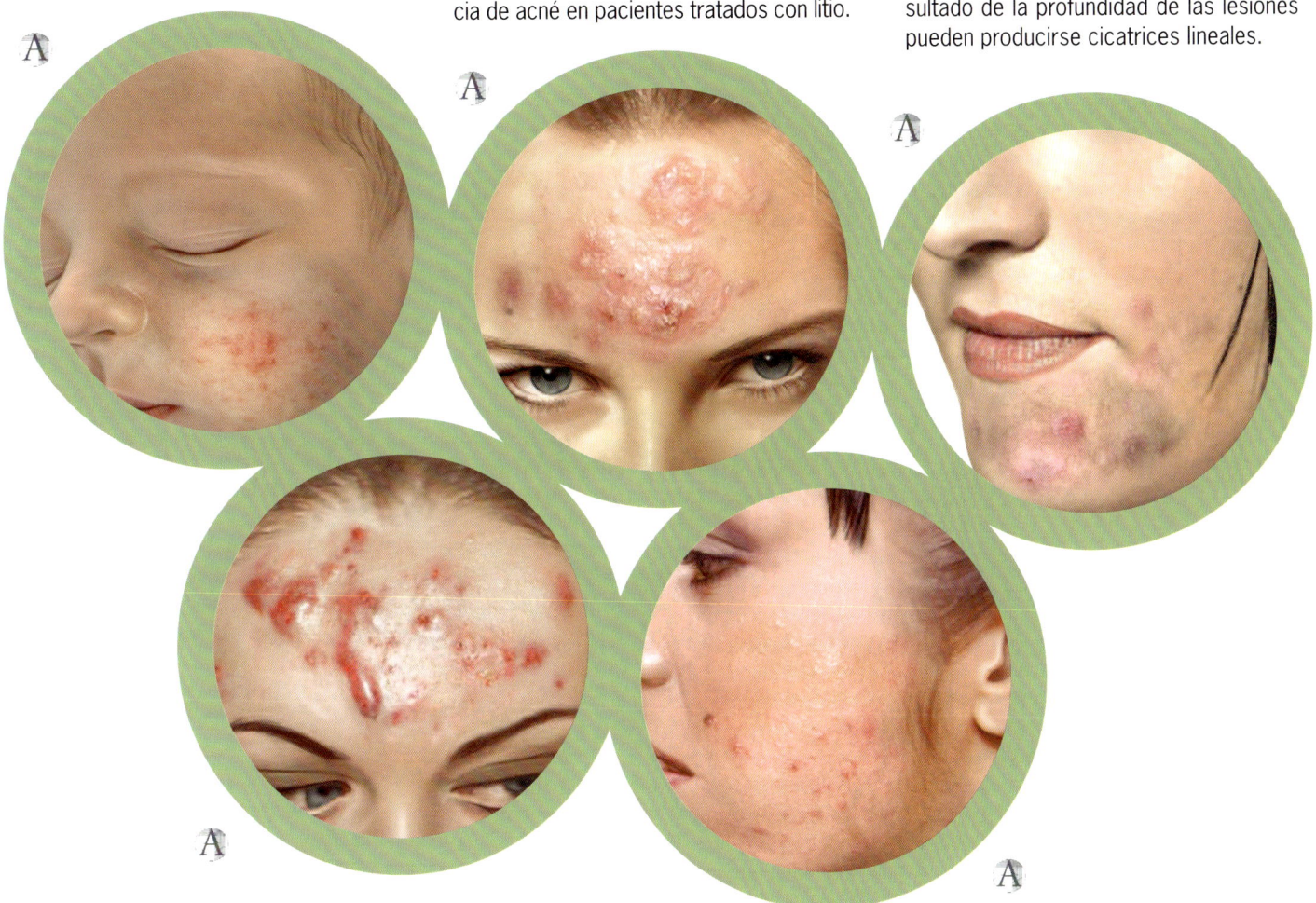

Acné conglobata

Se caracteriza por la presencia de numerosos comedones de gran tamaño, algunos dobles o triples, grandes abscesos con fístulas que los comunican entre sí, quistes y nódulos inflamatorios. La supuración es frecuente y a veces abundante. Puede presentarse asociado con otras enfermedades, al parecer debido a una anomalía en el sistema inmunitario.

Acné ocupacional

Son muy numerosos los productos industriales que pueden ocasionar acné por oclusión folicular. Entre ellos se incluyen el alquitrán, los aceites lubricantes, los hidrocarburos clorados, los productos utilizados en la manufactura de aislantes eléctricos y otros muchos. El acné producido por estos agentes suele tener un fuerte componente inflamatorio. Las lesiones del acné ocupacional no están circunscritas a la cara, sino que cubren todas las áreas del cuerpo en las que la ropa impregnada de estos productos entra en contacto con la piel.

Acné por corticoides

Después de la administración de corticotropina o de corticoides, puede aparecer una foliculitis que suele iniciarse a las dos semanas del tratamiento. También puede aparecer después de aplicaciones tópicas prolongadas, siendo esta una de las causas por las cuales no se utilizan los corticoides en el tratamiento del acné. Las lesiones son generalmente iguales y consisten en pequeñas pápulas rojas y pústulas. Suelen aparecer más frecuentemente en el cuello, tronco y espalda. Muy a menudo, se acompañan de prurito.

Acné fulminante

También llamado *acné agudo ulcerativo febril*, es una variedad muy agresiva del acné, que se caracteriza por la presencia de lesiones altamente inflamatorias muy numerosas, distribuidas en la parte superior del pecho y espalda, con variable afección de la cara. La lesión más llamativa es la ulceración de los elementos más inflamatorios. En contraste con el acné conglobata, los comedones múltiples están ausentes de manera importante, debido a que el acné fulminante es un proceso explosivo.

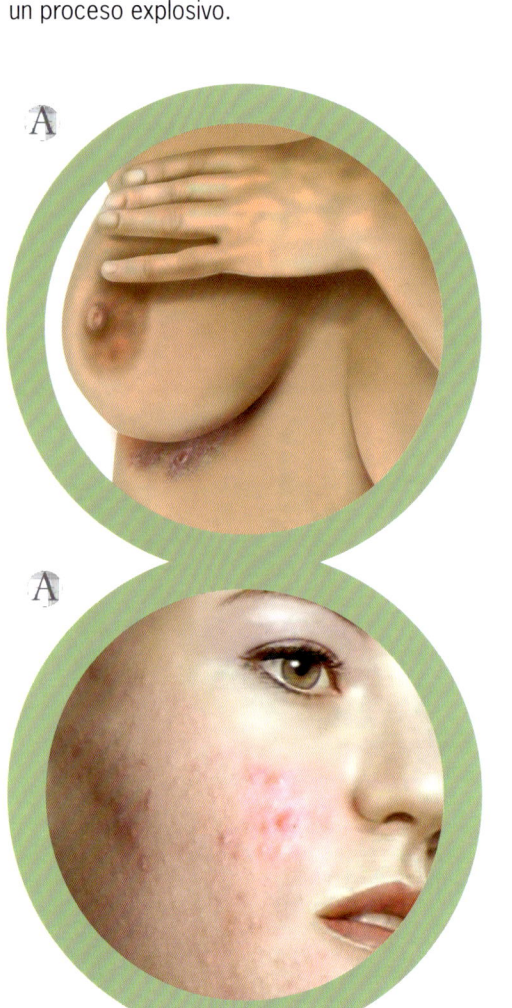

Acné inverso

Se trata de la adenitis supurativa. Las lesiones consisten en nódulos, quistes y fístulas, y sus características son muy parecidas a las del acné conglobata. Se diferencia sobre todo en la localización de las lesiones, que en el acné inverso se observan en axilas, mamas, zona perianal y perigenital. Suelen encontrarse quistes pilonidales en la parte alta de la región interglútea.

Acné vulgar

Es el tipo al que nos hemos venido refiriendo hasta ahora. Se caracteriza por la presencia de comedones, pápulas, pústulas, quistes y nódulos en la cara, cuello y parte superior del tronco y hombros. Se trata del típico acné de los adolescentes y, según la intensidad de las lesiones, se habla de varios tipos.

- Acné comedono o comedomano. Sólo aparece la seborrea de la piel con numerosos comedones. Es la forma más leve.
- Acné papuloso. Gran cantidad de comedones, muchos de ellos inflamados. No aparecen o lo hacen en pequeño número las lesiones con pus.
- Acné atrófico. A veces un acné papuloso, sobre todo si es muy intenso, evoluciona dejando pequeñas oquedades y cicatrices en la piel.

Tratamientos antiacné

El acné se manifiesta externamente mediante diferentes tipos de protuberancias: puntos blancos, espinillas, granos. La piel está cubierta por diminutos agujeros llamados *folículos pilosos* o *poros*. Dichos poros contienen glándulas sebáceas. Generalmente estas glándulas producen una cantidad adecuada de sebo y los poros están bien. Pero, a veces, se acumulan una gran cantidad de sebo, células muertas de la piel y bacterias, que obstruyen el paso del oxígeno facilitando la aparición del acné.

- **Gluconato de cinc**. Se administra por vía oral. Si no hay resultados al cabo de tres meses, lo más probable es que tampoco se consigan después. El gluconato de cinc está indicado para casos de acné de moderados a severos, y se recomienda para combatir la inflamación y reducir la presencia de bacterias. En los casos más severos se emplean medicamentos con isotretinoína, un retinoide derivado de la vitamina A que actúa sobre las glándulas sebáceas. Por sus efectos secundarios, solo se debe consumir bajo supervisión médica.

COMBATIR EL ACNÉ

Existen cientos de tratamientos naturales que ayudan a prevenir o disminuir el acné, como cremas, geles, exfoliantes, vaporizaciones de hierbas o incluso la humilde arcilla. Básicamente van destinados a la limpieza de la piel. Generalmente estos tratamientos tienen efectos secundarios nulos, a menos que se trate de un paciente que tenga alergia a alguno de sus componentes. Se recomienda evaluar el tipo de piel antes de la utilización de productos naturales para combatir el acné.

CONSEJOS

- A la hora de comprar productos cutáneos, se deben tener en cuenta sus componentes, puesto que de ellos depende una piel sana; de lo contrario, se pueden originar lesiones indeseadas.

- Todo producto utilizado para combatir el acné contiene como ingrediente principal el peróxido de benzoilo. Se recomienda empezar con cantidades muy bajas (2,5 %), de lo contrario la piel puede secarse e irritarse. El problema debería desaparecer en unos pocos días.

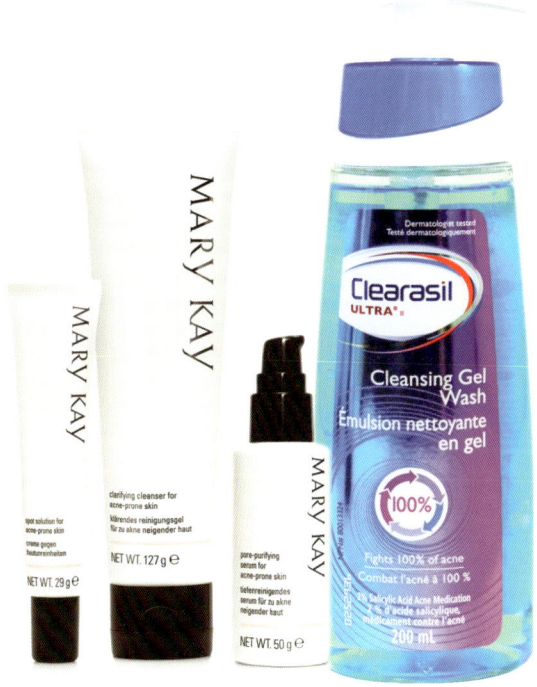

- **Lociones**. Los métodos para luchar contra el acné más utilizados y conocidos son lociones para la cara que se emplean para eliminar el exceso de grasa. De esta manera ayudan a mantener la piel limpia y libre de impurezas. Estas lociones se suelen utilizar en los casos de acné más ligeros. Los geles naturales, como el de aloe vera, pueden ayudar a eliminar la inflamación y el dolor producido por el acné.

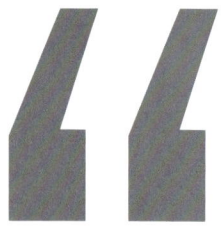

PREGUNTAS FRECUENTES CON RESPECTO AL ACNÉ:

○ **¿La alimentación influye en el acné?**
Aunque existen muchos estudios que afirman que la alimentación no tiene nada que ver con el acné, vale la pena recordar que la piel de una persona refleja el trato que uno está dando a su organismo y el posible bienestar y calidad de vida de este. Si no se sigue una alimentación sana y equilibrada, seguro que más tarde o más temprano se reflejará en la piel de la cara.

○ **¿Es recomendable exponer la piel al sol?**
El sol proporciona muchos beneficios a la piel, tanto para su revitalización como para mejorar su apariencia. Tomar el sol es beneficioso, pero siempre y cuando se haga con ciertas precauciones. Entre ellas:
> Utilizar un protector solar.
> Tomar el sol fuera del horario que va desde las 12.00 hasta las 15.00 h.
> Mejor no sobrepasar los 90 minutos diarios de exposición.

○ **¿Se puede utilizar maquillaje cuando se tiene acné?**
Sí, se puede utilizar maquillaje, pero se recomienda evitar aquellos que contengan aceite. En caso de duda, es preferible consultar a un experto sobre el tema. Seguro que con ello se evitarán sorpresas desagradables. Nunca debe olvidarse que no todos los maquillajes sirven para cualquier persona. La piel de cada individuo tiene unas características específicas y aquello que resulta inofensivo para una determinada piel puede ser muy perjudicial para otra. Si no se sigue una alimentación sana y equilibrada, seguro que más tarde o más temprano se reflejará en la piel de la cara.

Sesión de tratamiento con láser.

○ **Láser y ozonoterapia**. Se trata de métodos ligeros, sencillos y seguros, que ayudan a eliminar el acné y carecen de efectos secundarios. Estudios científicos demuestran que un 60% de las personas que han recibido el tratamiento con láser han mejorado notablemente. La ozonoterapia puede ser una buena alternativa, ya que el ozono actúa como cicatrizante y regenerador, destruye las bacterias y mejora la oxigenación.

○ **Dermoabrasión o *peeling***. Pueden ayudar a solucionar el problema de acné combatiendo y reduciendo su presencia en el paciente. Es un método utilizado sobre todo en casos severos.

Sesión de tratamiento con dermoabrasión.

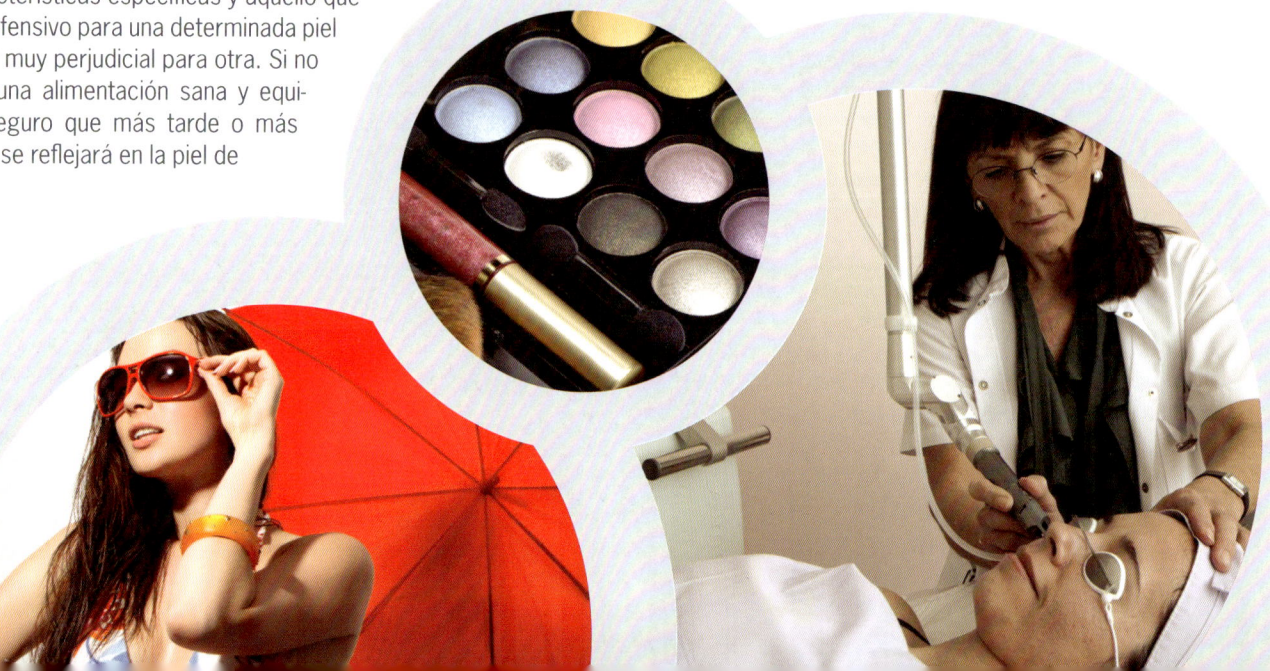

Mascarillas naturales antiacné

Mascarilla plástica realizada por un profesional

No permita que el acné se convierta en parte de su vida. Hoy en día existen muchos tratamientos que ayudan a acabar con él.

Es importante informarse bien sobre el tema y ponerse en manos de un profesional.

Se necesita:

- Mascarilla plástica profesional.
- Gluconato de cinc.
- Recipiente de vidrio.
- Aplicador.
- Toalla.

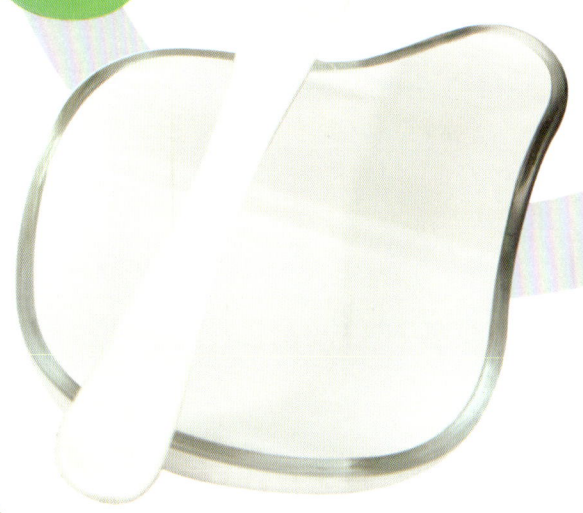

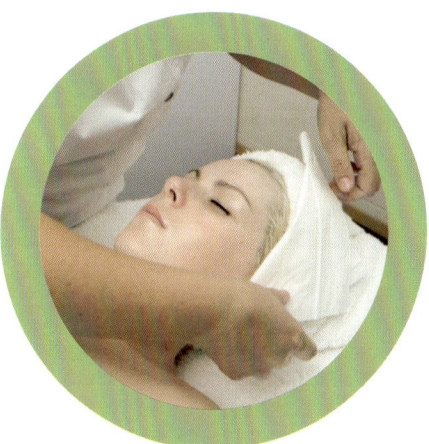

1 Con la persona tumbada sobre una superficie plana, se coloca la toalla alrededor de la cabeza para proteger el cabello.

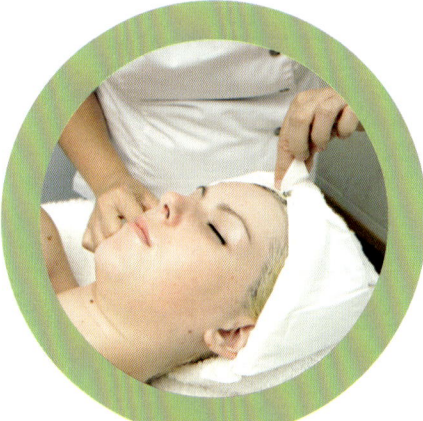

2 Se cruza una de las puntas de la toalla y se introduce en el borde de la cabeza.

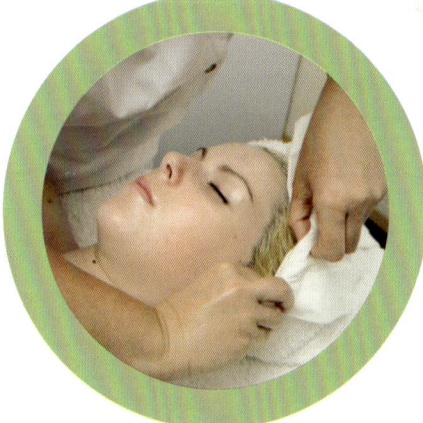

3 Se repite el paso anterior con la otra punta.

CONSEJO

Una piel siempre agradece con el tiempo los cuidados que se le hayan dispensado. A este respecto cabe recordar que la piel del rostro es una excelente carta de presentación ante la sociedad.

Ejercicio

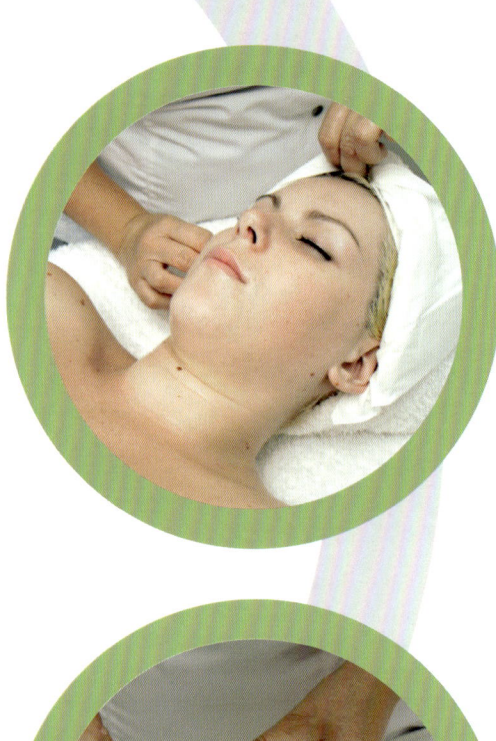

4

Se verifica que la toalla haya quedado bien ajustada a la cabeza.

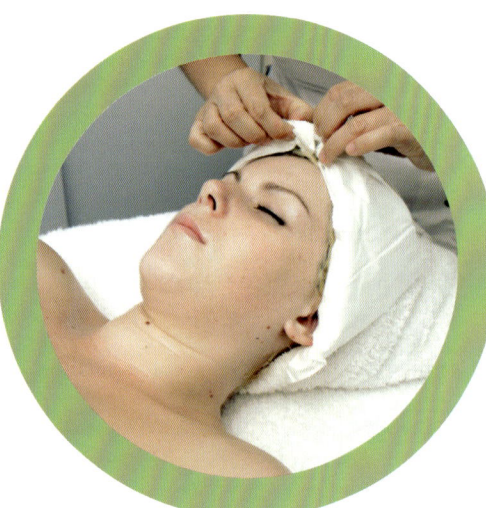

5

Se acaba de ajustar la toalla en la parte superior de la frente.

6

Se deposita la mascarilla en un recipiente de vidrio con la ayuda de un aplicador.

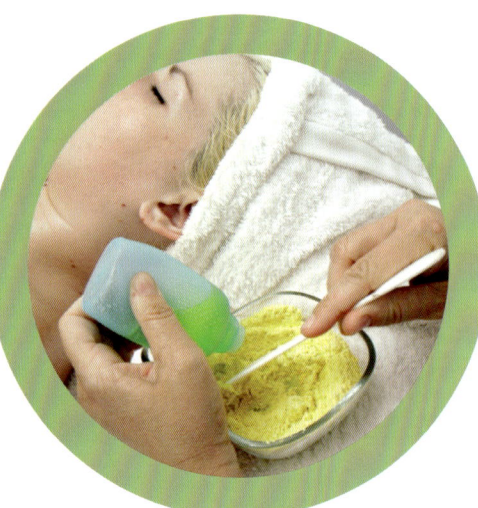

7

Se añade gluconato de cinc a la mascarilla…

8

… y se revuelve bien hasta conseguir la textura deseada.

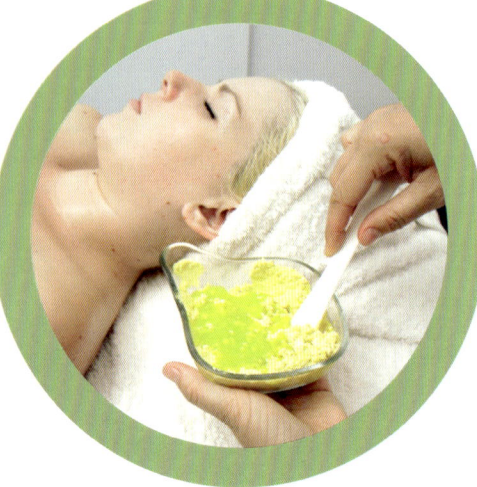

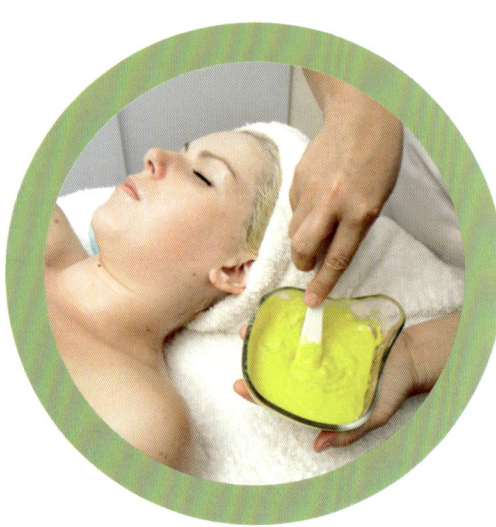

9

Se comprueba que la mascarilla haya quedado uniforme y sin grumos.

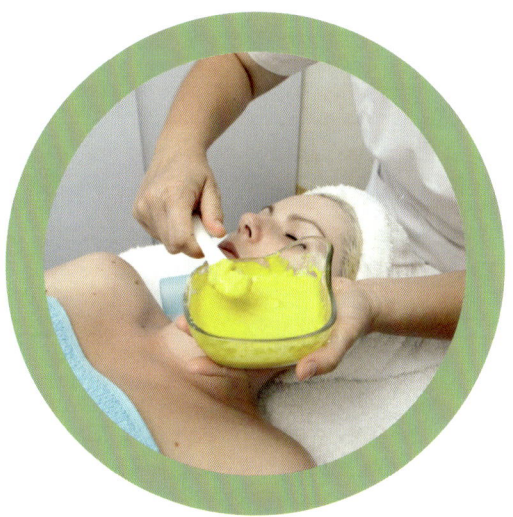

10

Con la ayuda del aplicador, se toma una cantidad generosa de mascarilla plástica…

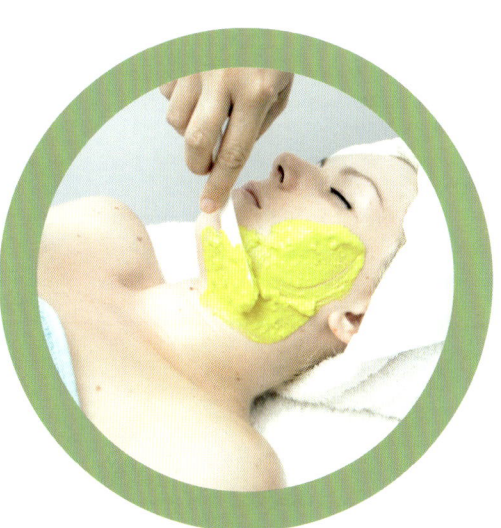

11

… y se aplica en la cara, empezando por el cuello y siguiendo en forma ascendente.

12

Para que la piel quede bien cubierta, se aplica, si es necesario, una segunda capa de mascarilla. No debe quedar ninguna zona sin cubrir.

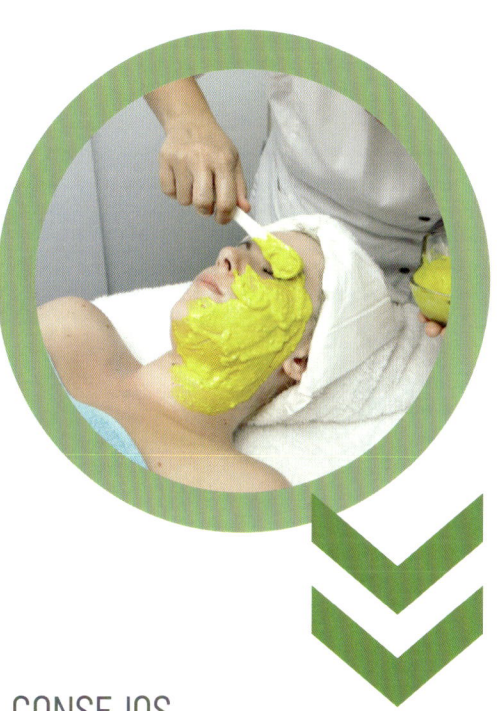

13

Se aplica también mascarilla sobre los párpados, con cuidado de no dañarlos y evitando que la pasta entre en contacto con los ojos.

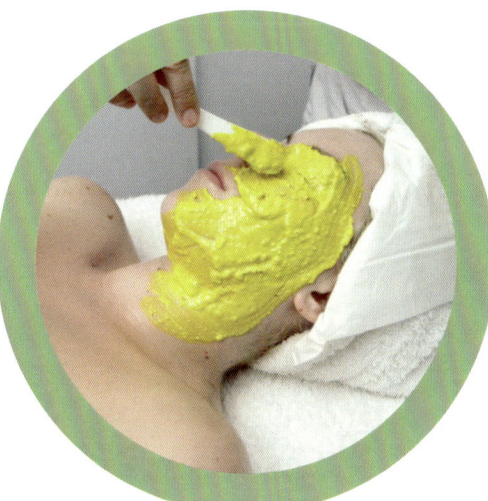

14

Después se coloca la mascarilla en la nariz…

CONSEJOS

- El acné no distingue de edades al hacer su aparición. El hecho de que no se haya presentado en la pubertad no quiere decir que no pueda aparecer en una edad más avanzada. El acné está tan ligado a la edad como a los cambios hormonales que pueda experimentar el organismo.

- Que una piel no tenga acné no implica que no se deba cuidar para evitar futuras apariciones de esta anomalía.

Ejercicio

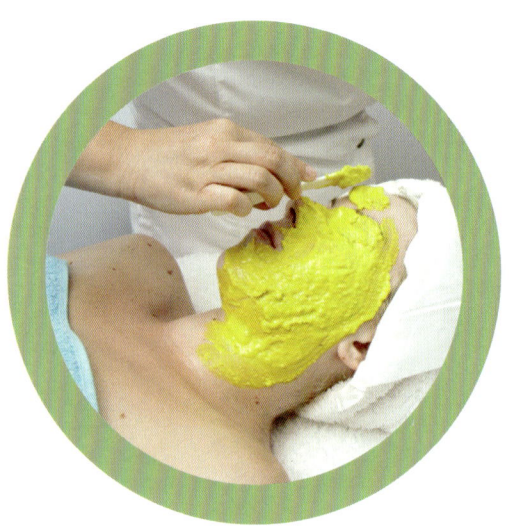

15

… y también en el mentón.

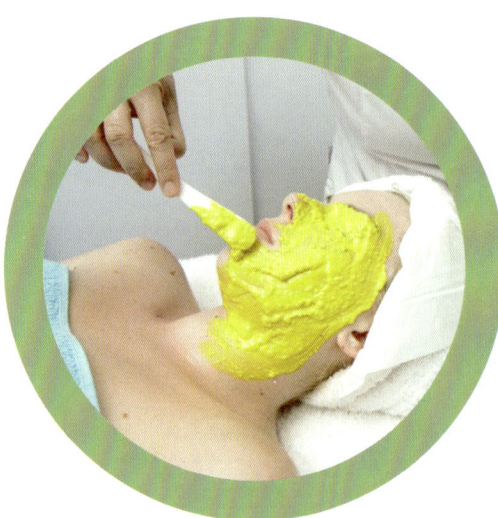

16

Se aplica ahora mascarilla en la frente…

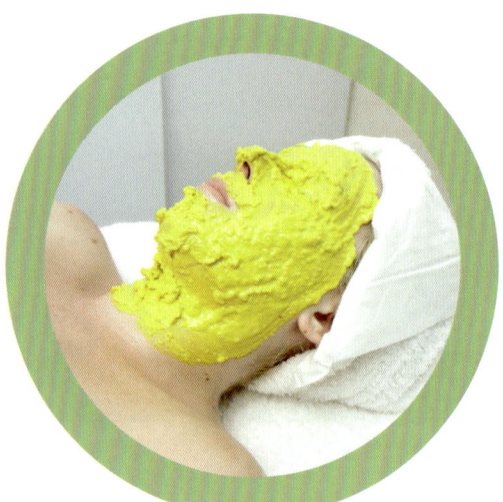

17

… y se compueba que todo el rostro haya quedado cubierto.

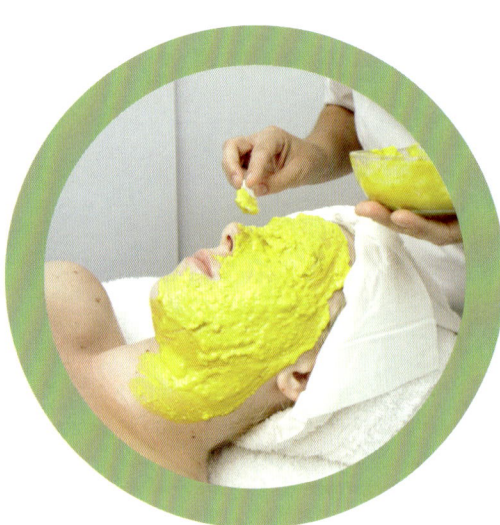

18

Como puede observarse, excepto los labios y las narinas, toda la cara y el cuello han quedado totalmente cubiertos de mascarilla.

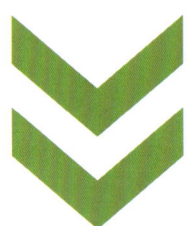

CONSEJO

Si la piel de una persona no presenta signos de acné, debe evitarse la aplicación de este tipo de productos, ya que ello, además de resecar la piel, podría dañarla notablemente.

19

Se dejan transcurrir unos 25 minutos para que la mascarilla surta el efecto deseado.

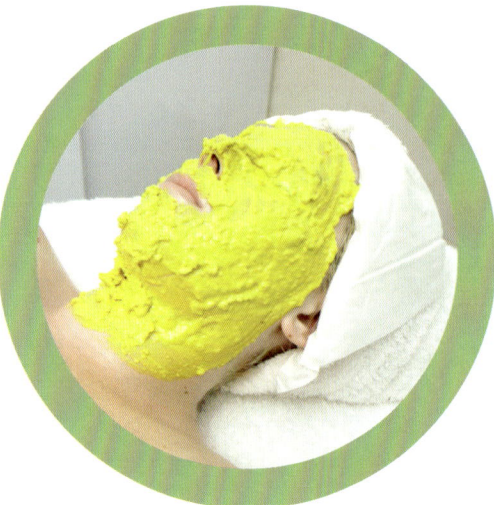

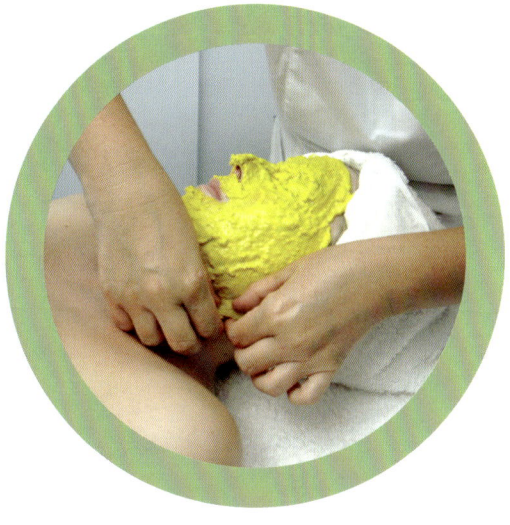

20

Transcurrido el tiempo, se retira la mascarilla.

21

Se empieza por el cuello, actuando cuidadosamente y cogiendo la mascarilla por uno de sus extremos con los dedos…

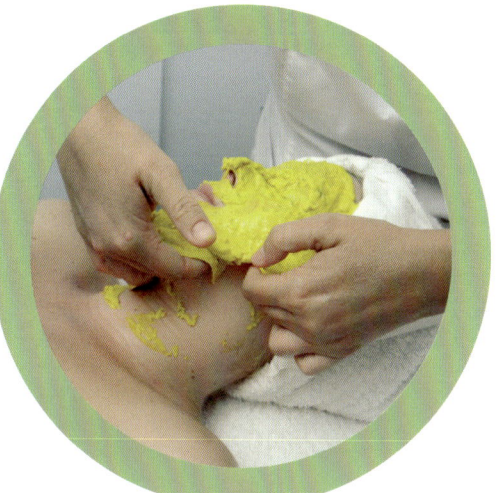

22

… haciendo un poco de presión hacia arriba.

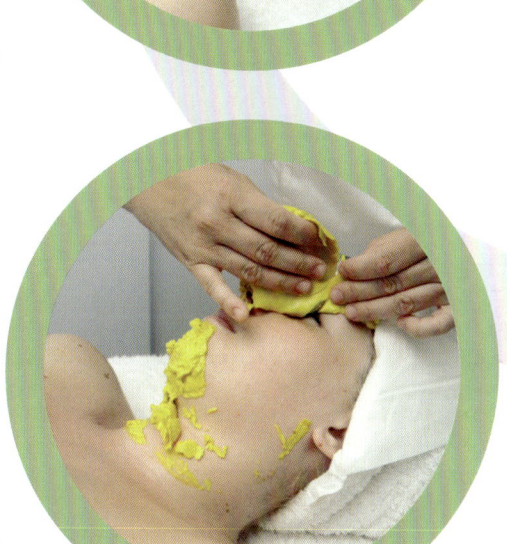

23

Como puede observarse, si se procede adecuadamente, la mascarilla se va retirando sin ayuda de ningún producto.

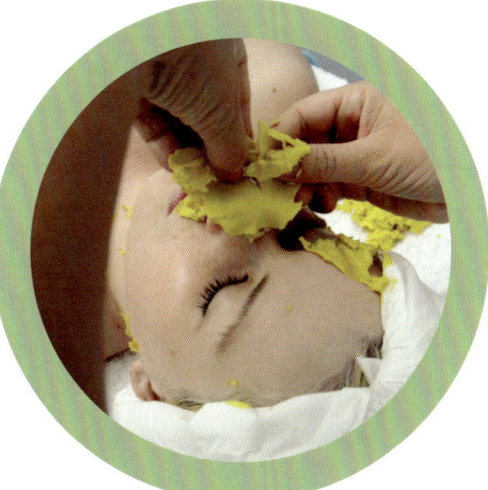

24

Ello quiere decir que, en este caso, no se requiere agua.

CONSEJO

Esta mascarilla debe mezclarse y aplicarse rápidamente, puesto que conviene evitar que sus principios activos, que tienen una pervivencia limitada, puedan perder los efectos que de ellos se esperan.

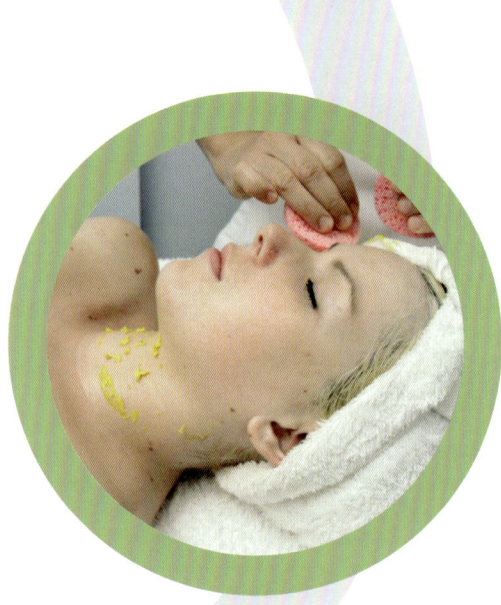

25

Una vez retirada la mascarilla, se limpia la cara con una esponja.

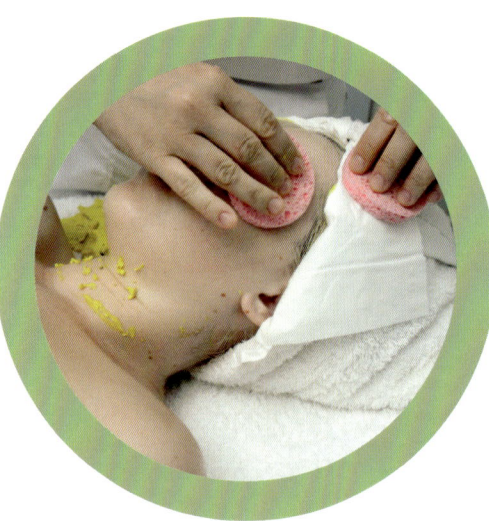

26

Puede observarse cómo el trabajo de la esponja es suficiente para dejar la piel de la cara limpia.

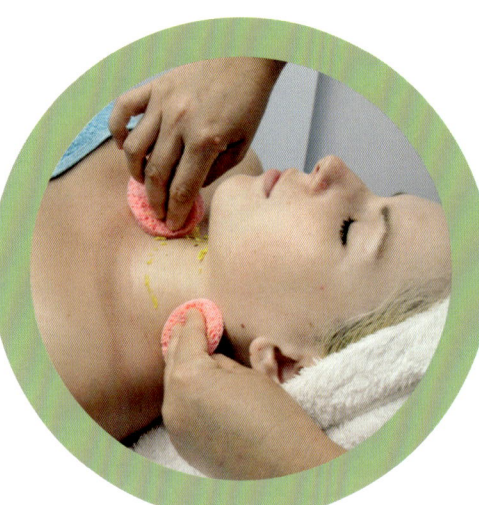

27

Utilizando el mismo sistema, se limpia también la mascarilla del cuello.

28

En esta situación, la cara se encuentra preparada para recibir una aplicación antiacné.

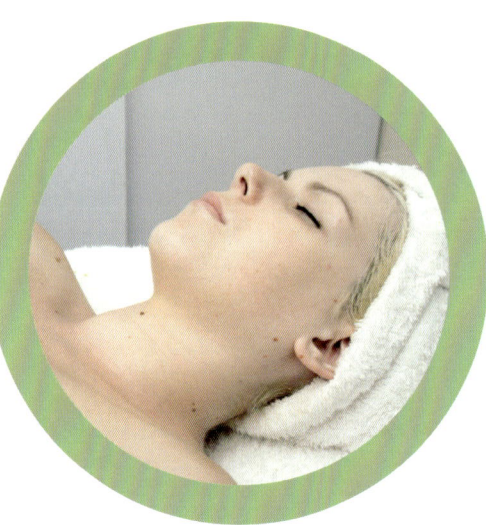

29

Este es el aspecto que presenta la cara una vez retirada la mascarilla.

CONSEJO

Si la piel de una persona no presenta signos de acné, debe evitarse la aplicación de este tipo de productos, ya que ello, además de resecar la piel, podría dañarla notablemente.

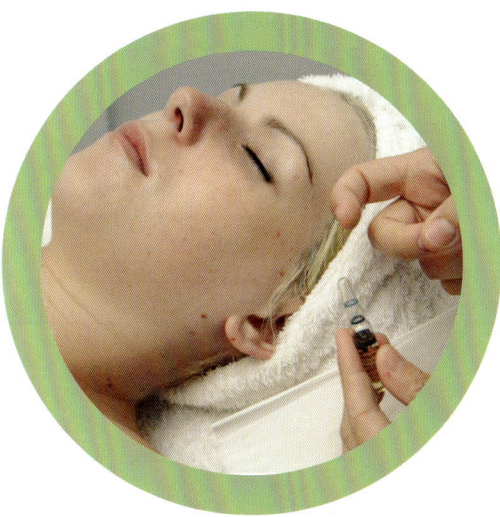

30

Se prepara la ampolla correspondiente, mediante unos pequeños golpes en su extremo superior.

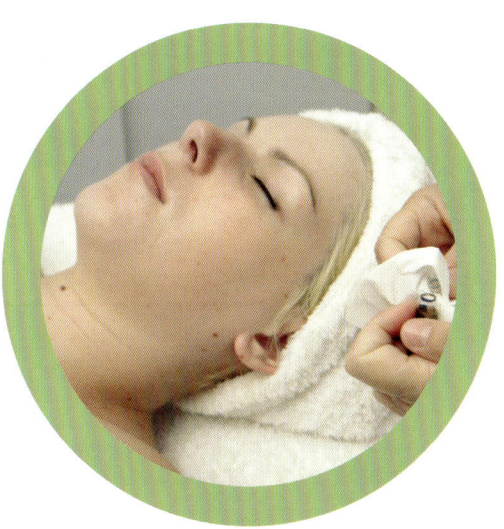

31

Con la ayuda de un pañuelo desechable, se rompe la parte superior de la ampolla.

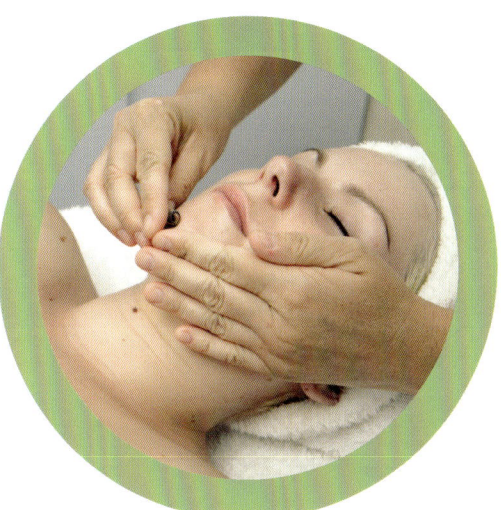

32

Se aplica una parte del contenido de la ampolla en el mentón.

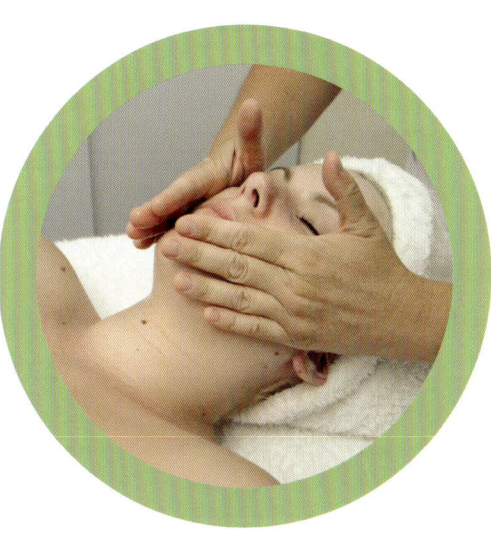

33

Se masajea todo el rostro con las manos.

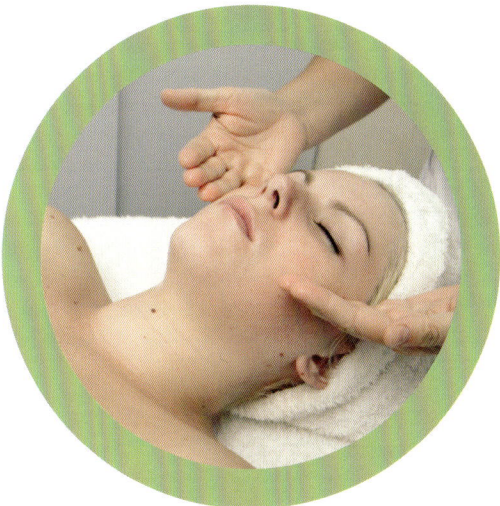

34

Se debe proceder de modo que el contenido de la ampolla alcance para todo el rostro.

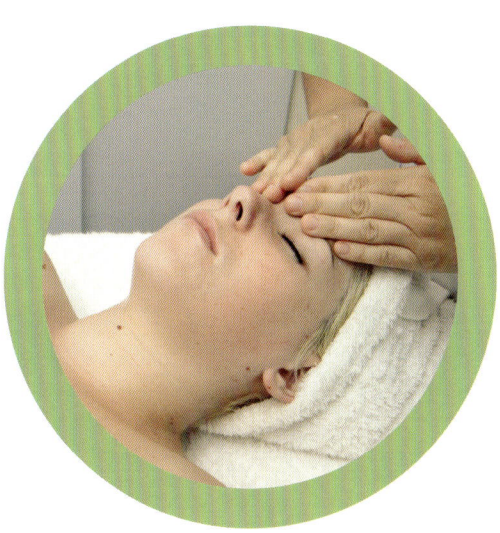

35

Con la ayuda de los dedos se masajea la frente.

Ejercicio

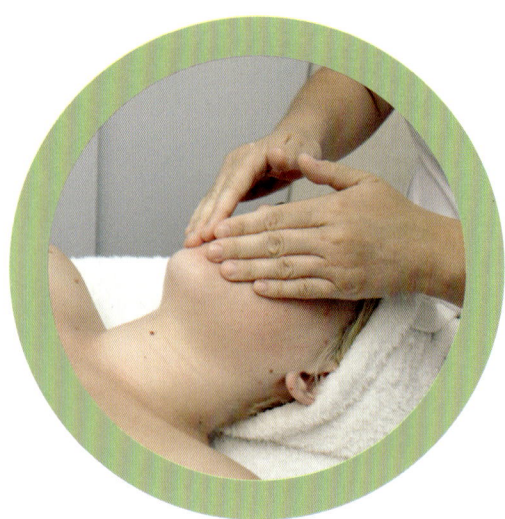

36

Para ello se procede suavemente y con movimientos circulares.

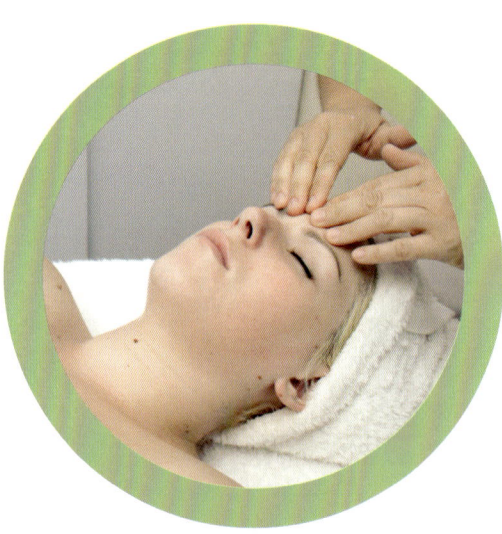

37

Asimismo, se masajea el mentón como si se hiciera un pequeño drenaje.

38

Y también la parte anterior del cuello.

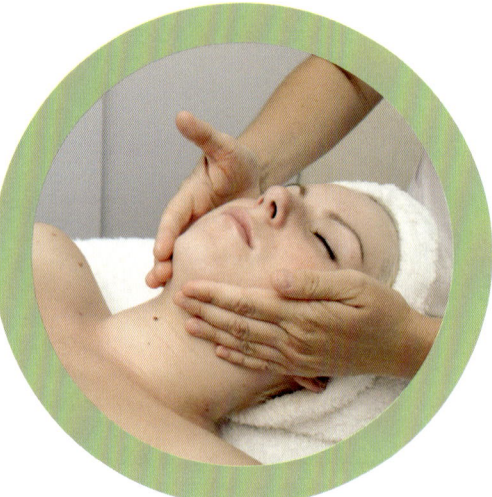

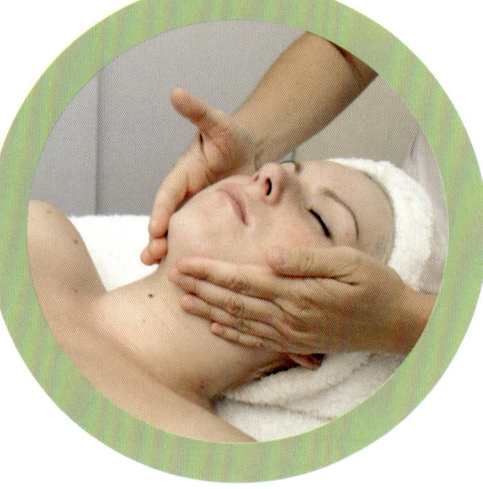

39

Se sigue masajeando en dirección a las orejas.

40

Con las yemas de los dedos se dan unos pequeños golpes, a manera de tecleo, en todo el rostro.

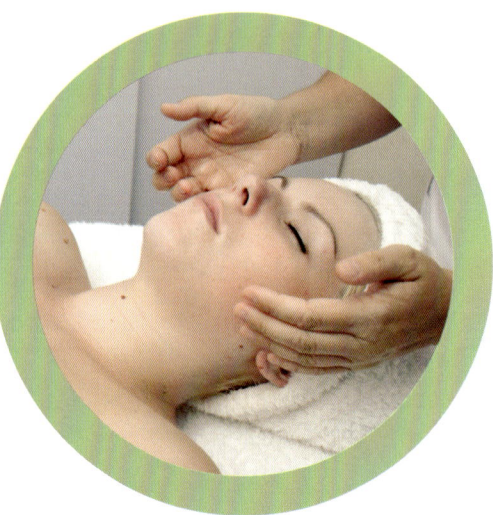

CONSEJO

Para las pieles con acné se recomienda una limpieza cada 15 días con el fin de mantener controlados los agentes bacterianos y el exceso de grasa producido por la piel.

Mascarilla de arcilla

Mascarilla para realizar en casa

La arcilla tiene una serie de propiedades interesantes para la piel, entre las cuales pueden apuntarse la de calmar, drenar, tonificar, activar la circulación, etc. Por ello es recomendable la aplicación frecuente de este tipo de mascarillas.

Se necesita:
- Arcilla.
- Limones.
- Recipiente de vidrio.
- Cuchillo.
- Tenedor.

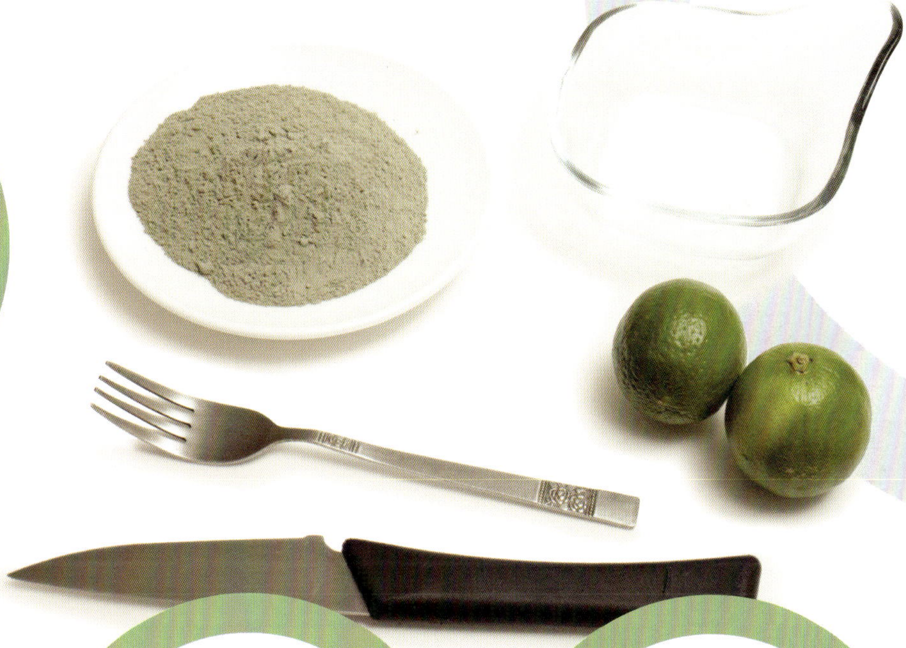

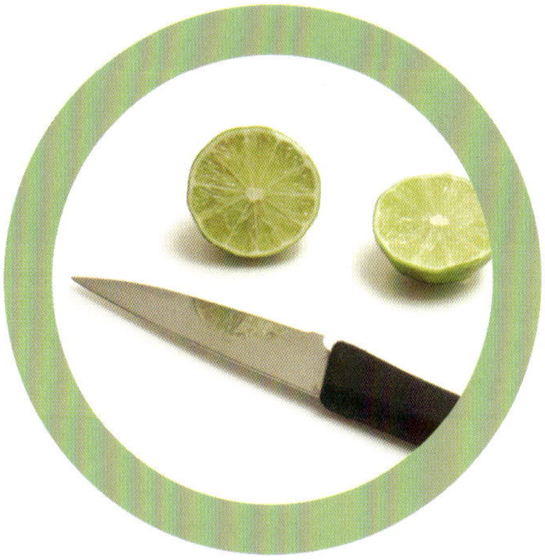

1 Con el cuchillo se parten los limones por la mitad.

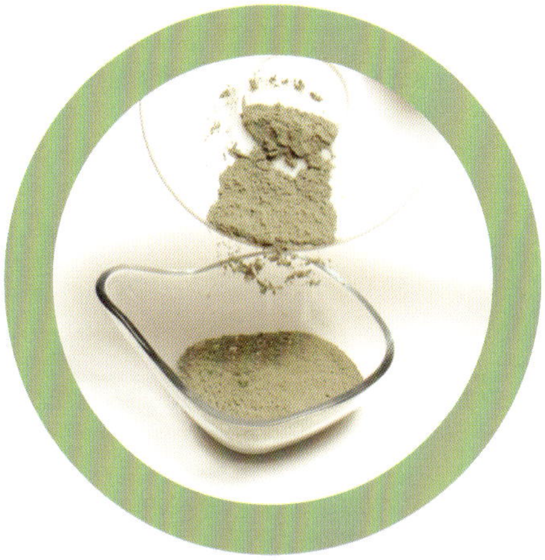

2 Se coloca la arcilla en un recipiente de vidrio.

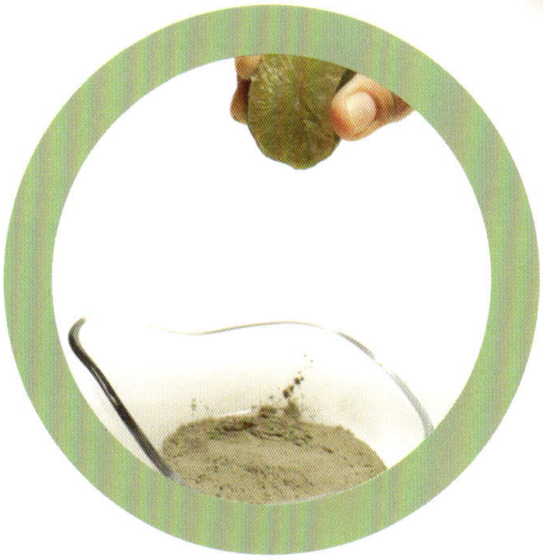

3 Se exprimen los limones sobre la arcilla.

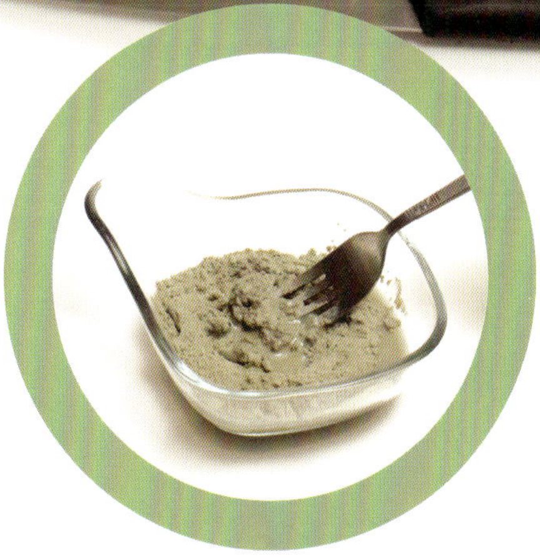

4 Con ayuda del tenedor, se mezcla bien el jugo de los limones con la arcilla.

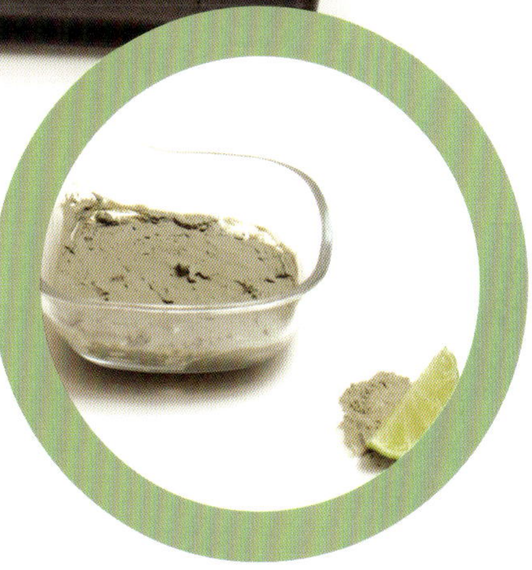

5 Si la arcilla queda muy espesa, será necesario añadirle más jugo de limón, de modo que la textura de la mezcla sea un poco más líquida.

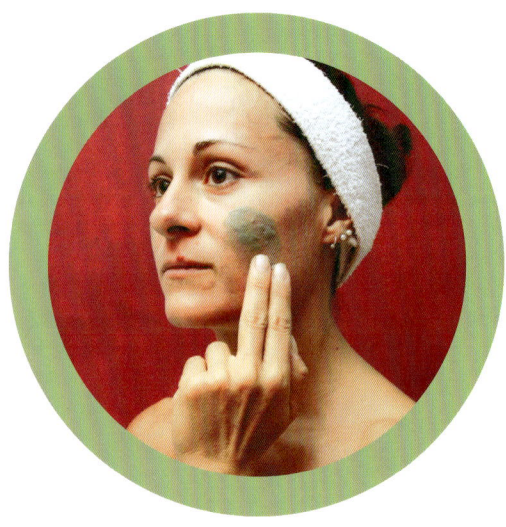

6

Con los dedos anular y corazón se extiende la mezcla por toda la superficie de la cara.

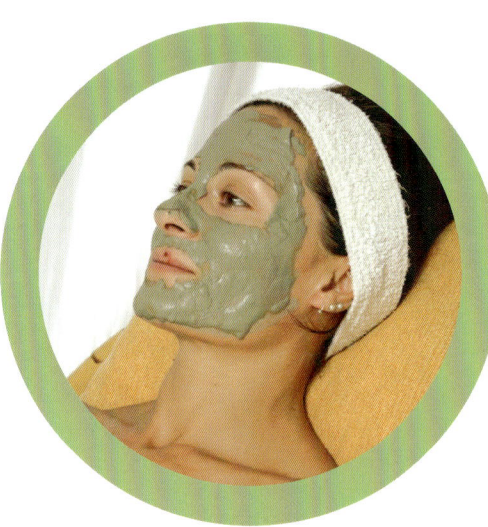

7

Una vez que el rostro ha quedado cubierto con la mascarilla, se dejan transcurrir unos 30 minutos para que actúe.

8

No hay que alarmarse si la piel se tensiona con la mascarilla. Es normal que esto suceda.

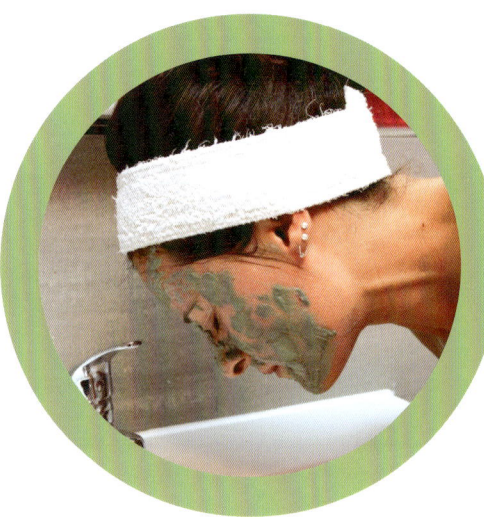

9

Una vez transcurridos los 30 minutos, se retira la mascarilla con agua. Debido a su espesor, es posible que cueste un poco eliminarla.

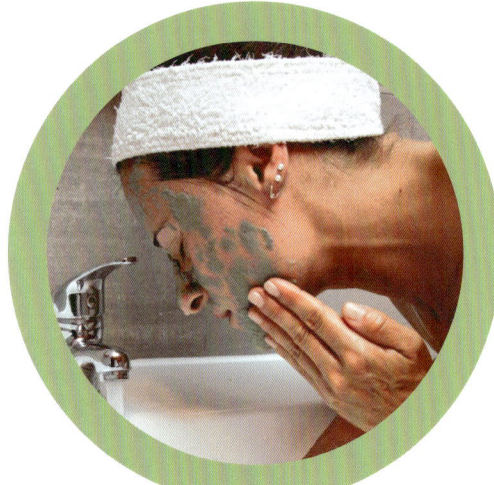

10

Mientras se va retirando la mascarilla, se aprovecha para masajear suavemente la cara, moviendo los dedos de forma circular.

CONSEJOS

- Uno no debe tener miedo de aplicarse en el rostro mascarillas 100 % naturales, ya que estas, a diferencia de las demás, no contienen productos químicos.

- Se debe ser constante en la aplicación de las mascarillas: es la única manera de obtener resultados satisfactorios.

Mascarilla de patata

Se necesita:

- Patatas.
- Limones.
- 1 vaso de agua.
- Cazo.
- Cuchillo.
- Madera de cocina para cortar.
- Exprimidor.
- Recipiente de vidrio.
- Tenedor.

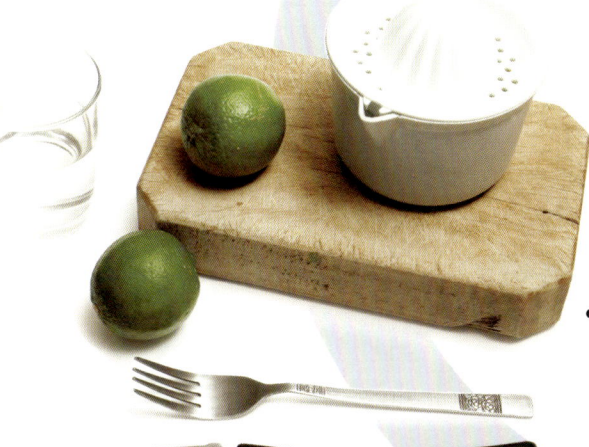

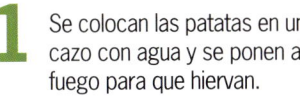

1 Se colocan las patatas en un cazo con agua y se ponen al fuego para que hiervan.

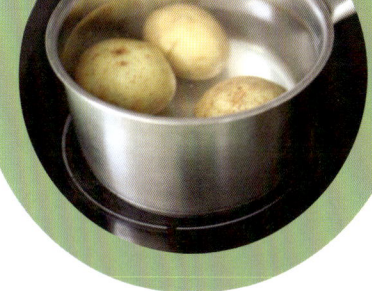

2 Cuando las patatas ya han hervido lo suficiente para que estén blandas, se retiran del fuego.

EL LIMÓN

- Es un cítrico rico en vitamina C.
- Su alto contenido en vitamina C lo convierte en antioxidante para la piel.
- Su condición de cítrico lo hace astringente para pieles grasas.

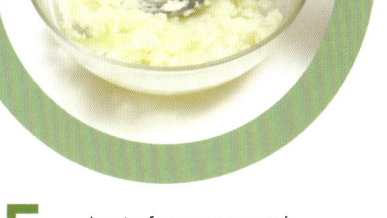

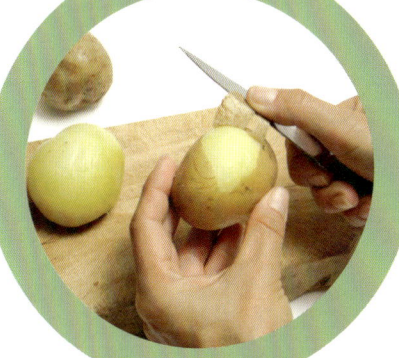

3 Se quita la piel de las patatas hervidas con el cuchillo.

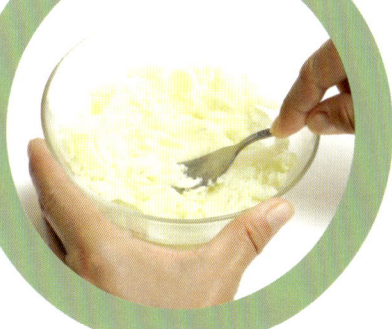

4 Se colocan las patatas peladas en el recipiente de vidrio y se machacan…

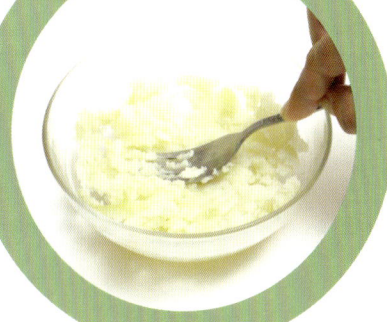

5 … hasta formar un puré.

Ejercicio

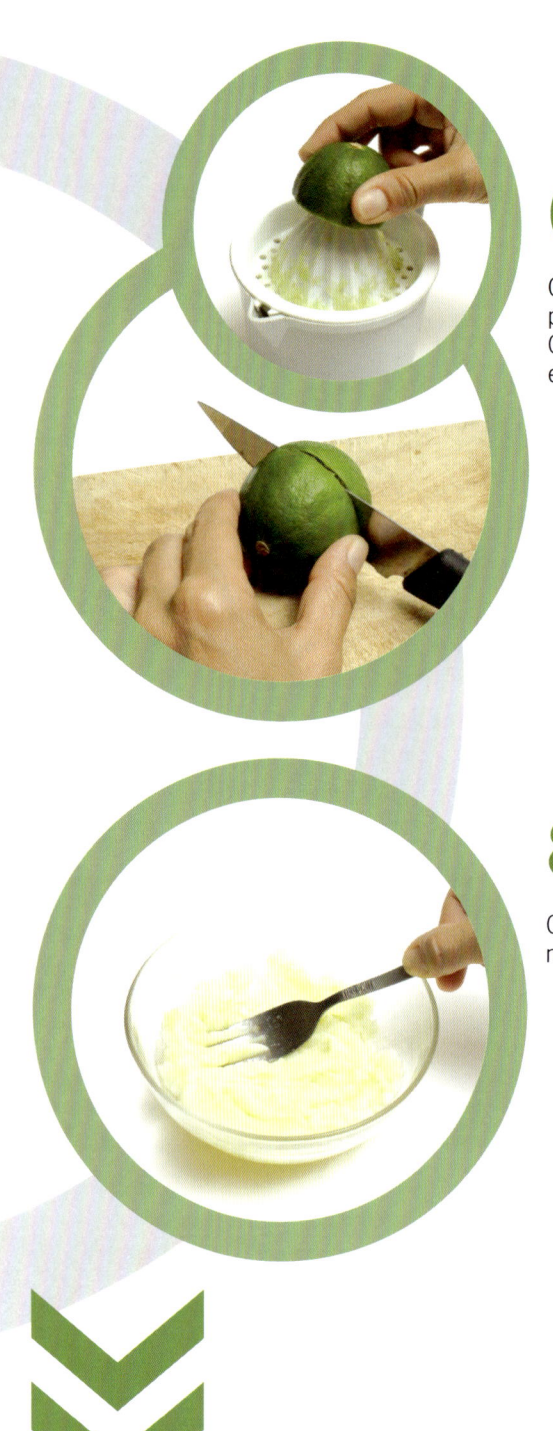

6

Con el cuchillo se parte el limón por la mitad.
Con el exprimidor, se extrae todo el jugo.

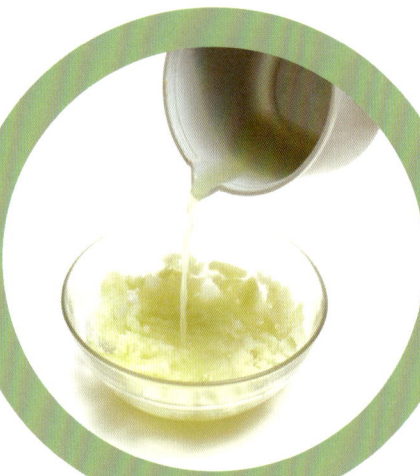

7

Se vierte el jugo de limón sobre el puré de patatas del recipiente.

8

Con la ayuda del tenedor se mezcla el puré con el jugo…

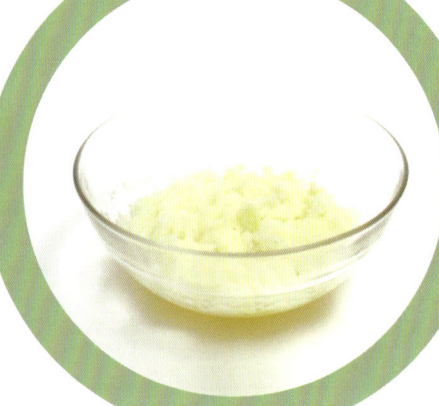

9

… hasta obtener una mezcla fácil de aplicar.

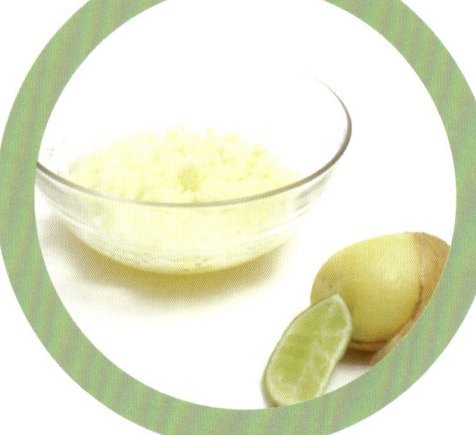

10

En caso de que la mezcla quede demasiado espesa, será necesario añadir más jugo de limón.

CONSEJO

Al fabricar una mascarilla en casa, debe actuarse con cuidado, procurando no excederse en las cantidades que se indican para los ingredientes. Una actuación poco cuidadosa en este sentido puede alterar el pH de la piel.

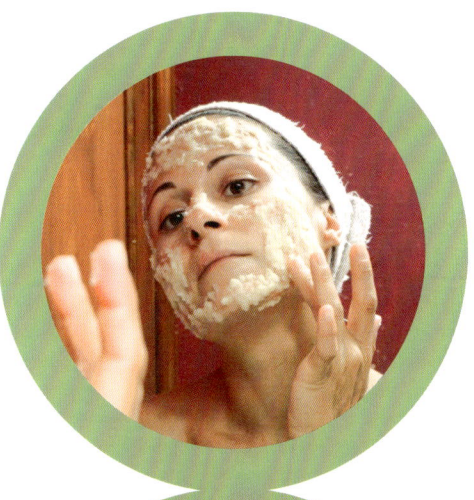

11 Una vez obtenida la mascarilla, se aplica en la cara.

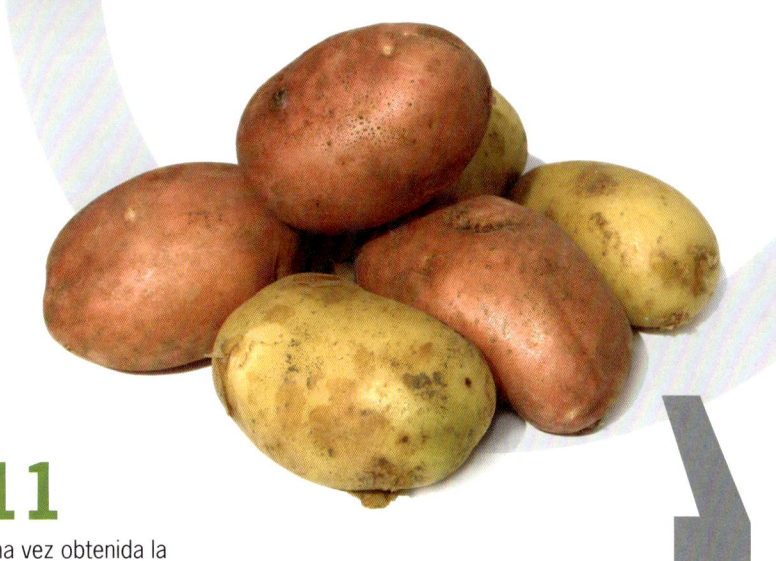

LA PATATA

- La patata es un tubérculo que pertenece a la familia de las solanáceas y que comprende unas 200 especies, la gran mayoría de las cuales son venenosas debido a su alto contenido de alcaloides tóxicos.

- La patata contiene generalmente un 77% de agua y un 18% de carbono complejo, además de potasio, fibra y otras vitaminas.

- Su alto nivel de agua la convierte en beneficiosa para hidratar la piel, en el caso de que se utilice para realizar una mascarilla.

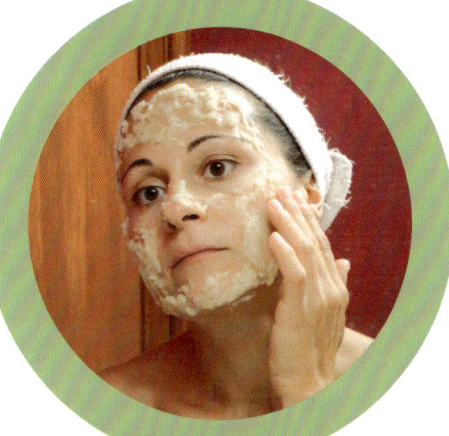

12 Se insiste sobre todo en los pómulos, la frente y el mentón.

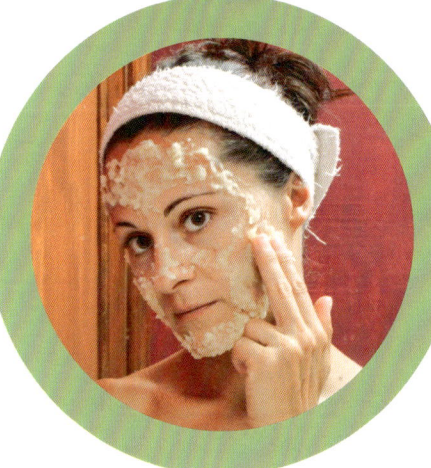

13 Se aprovecha la aplicación para realizar un pequeño masaje en la cara, imprimiendo a los dedos movimientos circulares.

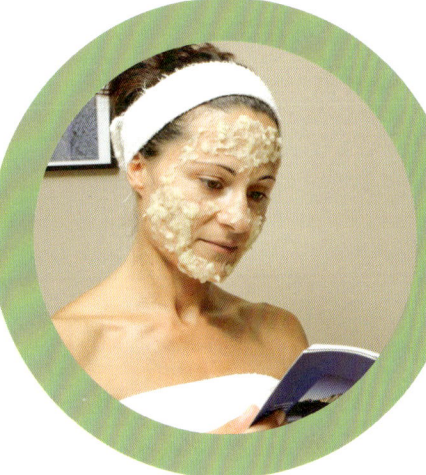

14 Una vez aplicada la mascarilla, se dejan transcurrir unos 30 minutos para que actúe.

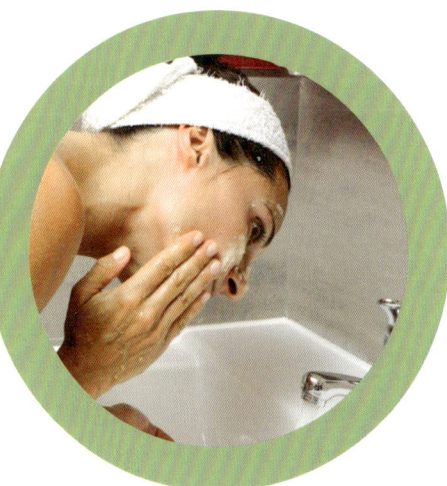

15 Transcurrido el tiempo necesario, se retira la mascarilla con abundante agua.

Mascarilla de tomate

Se necesita:

- 3 tomates.
- 1 limón.
- 1 vaso de yogur.
- Cazo.
- Cuchillo.
- Tenedor.

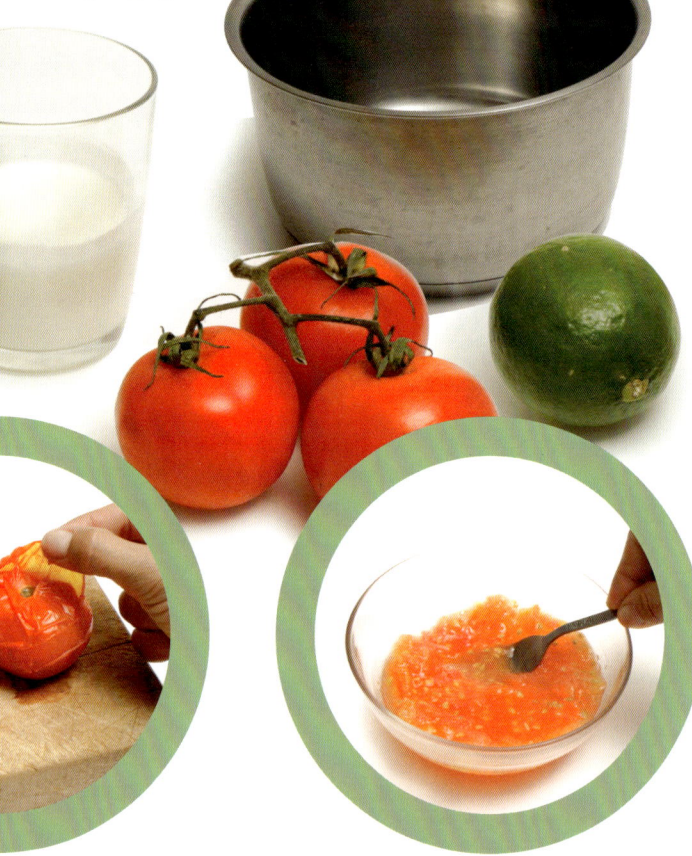

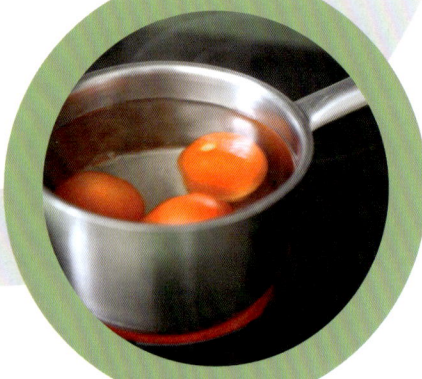

1 Se colocan los tomates en un cazo con agua y se ponen al fuego hasta que el agua hierva.

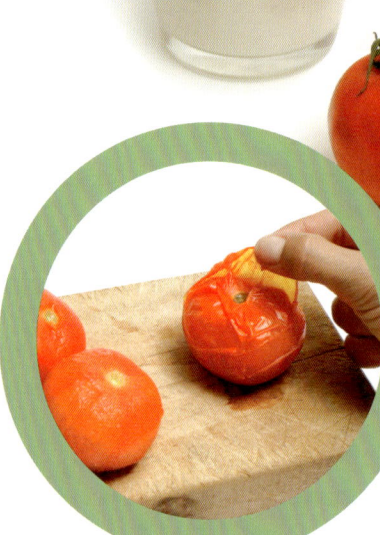

2 Una vez el agua haya llegado al punto de ebullición, se sacan los tomates y se les retira la piel.

3 Se colocan los tomates pelados en el recipiente de vidrio y se machacan con la ayuda de un tenedor.

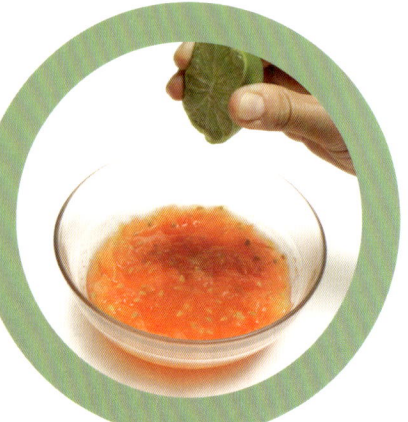

4 Se les añade después el jugo del limón…

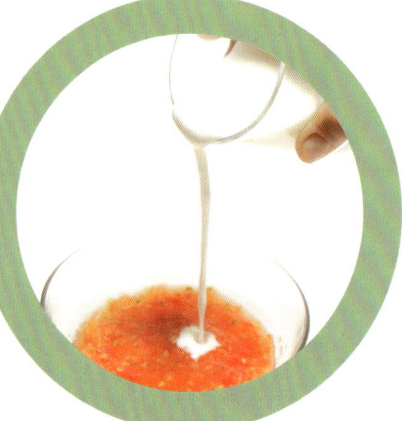

5 … y el vaso de yogur.

CONSEJO

Es recomendable poner en práctica todos los consejos que se aportan en este libro: son de fácil cumplimiento y pueden convertirse en rutinas de la vida cotidiana de la persona. De los sacrificios, la voluntad y la constancia de hoy depende el estado de la piel, el aspecto personal y el sentirse bien con la propia imagen de mañana.

EL TOMATE

- Es un excelente regenerador de la piel además de ser antioxidante.
- Tiene propiedades similares al betacaroteno que se encuentra en las zanahorias.
- Elimina radicales libres, de donde le viene su acción antioxidante.
- Elimina toxinas del cuerpo. Por esto es tan importante su aplicación y consumo.
- Contiene vitaminas C y A.

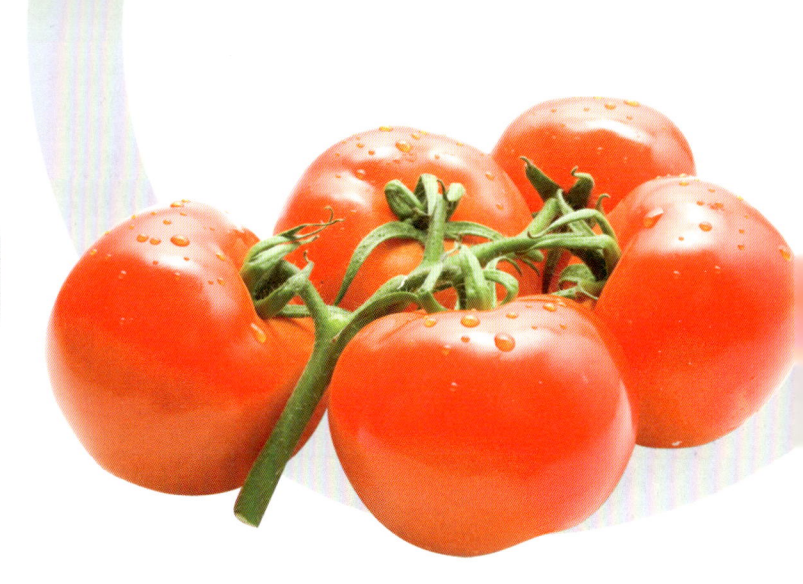

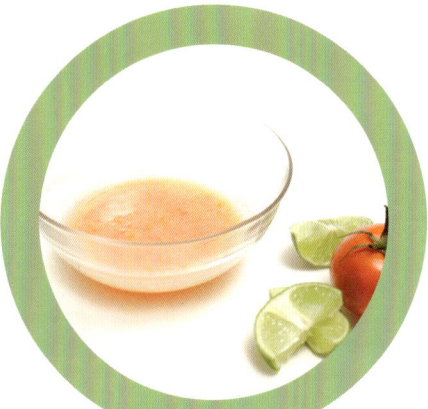

6 Se revuelve todo el contenido del recipiente de vidrio al efecto de obtener una mezcla uniforme. Una vez conseguida, se deja reposar unos cinco minutos.

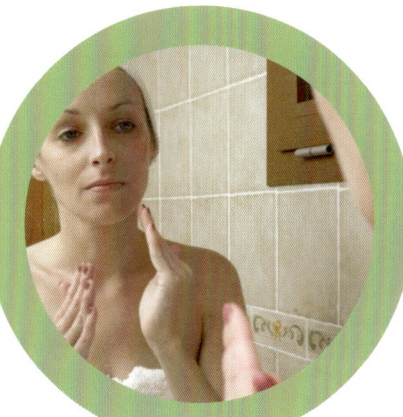

7 Con las yemas de los dedos se distribuye la mascarilla por toda la superficie de la cara, incluyendo el cuello.

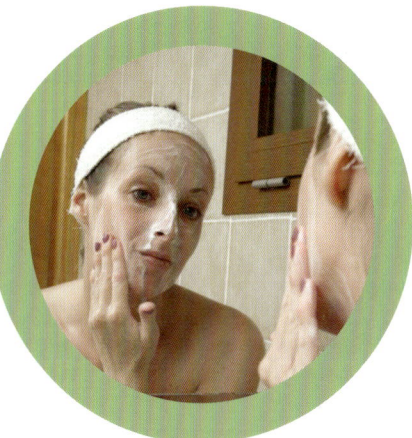

8 La aplicación de la mascarilla se realiza imprimiendo a las manos un movimiento circular, a la manera de un suave masaje.

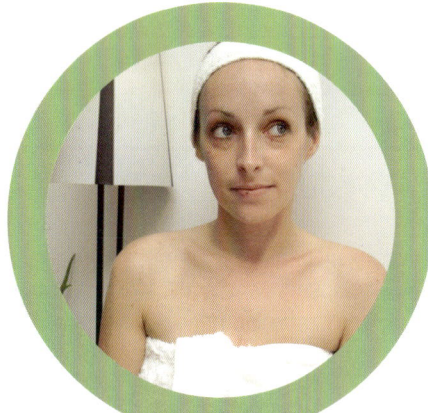

9 Se deja que la mascarilla actúe durante unos 25 minutos.

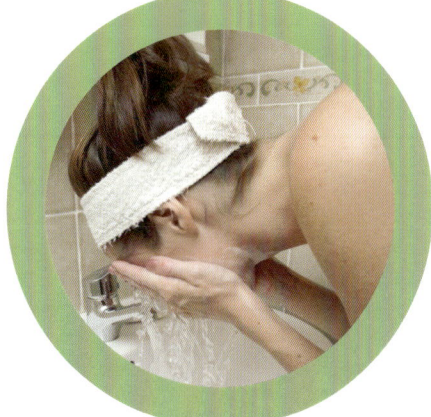

10 Transcurrido el tiempo indicado, se retira con abundante agua tibia.

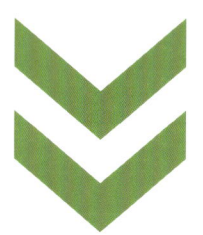

CONSEJO

Si una persona es poco constante, esta aplicación será trabajo inútil, puesto que la falta de continuidad desbaratará los posibles efectos que con ella podrían conseguirse.

Ejercicio

Tratamientos según la edad

A medida que pasa el tiempo, van quedando huellas en la piel, ya sea por la edad o por lesiones que se hayan producido durante la pubertad o en años posteriores. Pero la piel es siempre agradecida y, si se sabe cuidar correctamente, los resultados no tardarán en advertirse.

La pubertad es una etapa en la cual se debe empezar a tener cuidado con la piel, puesto que, debido a los cambios que se producen en el organismo, pueden quedar secuelas de por vida si no se acierta en el tratamiento del acné, las alergias, el desequilibrio hormonal, etc.

Son muchos los estudios realizados para desarrollar un producto facial que se adecue a la edad de la persona que lo va a recibir.

Si dicha persona tiene ya una cierta edad, de ninguna manera debe pensar que no le va a servir de nada aplicarse un producto adecuado. Cuando la elección es acertada, el tratamiento puede ser muy beneficioso; hay que tener en cuenta que estos productos han sido sometidos a estudios y diferentes pruebas para verificar sus efectos sobre pieles ya muy castigadas por los años.

Una cosa es aplicarse cualquier producto (lo cual no debe hacerse) y otra muy distinta aplicarse un producto indicado para el tipo de piel y la edad que una tiene. En este aspecto es preciso ser lo más escrupulosa posible.

Tratamientos a los 30 años

En esta edad aparecen las primeras arrugas, la piel se observa algo cansada y envejecida, debido a la pérdida de elasticidad, y suele volverse más notorio el tamaño de sus poros.

Pueden ser recomendables los siguientes tratamientos:

- *Peeling* químico superficial.
- Dermoabrasion.
- Bótox (o toxina botulínica).
- Cremas antiarrugas.

El tratamiento que más se recomienda en esta edad es el *peeling*, que consiste en retirar la capa superficial de la piel que se observa desgastada por la exposición excesiva al sol o a los procedimientos faciales poco adecuados que se han aplicado sobre ella.

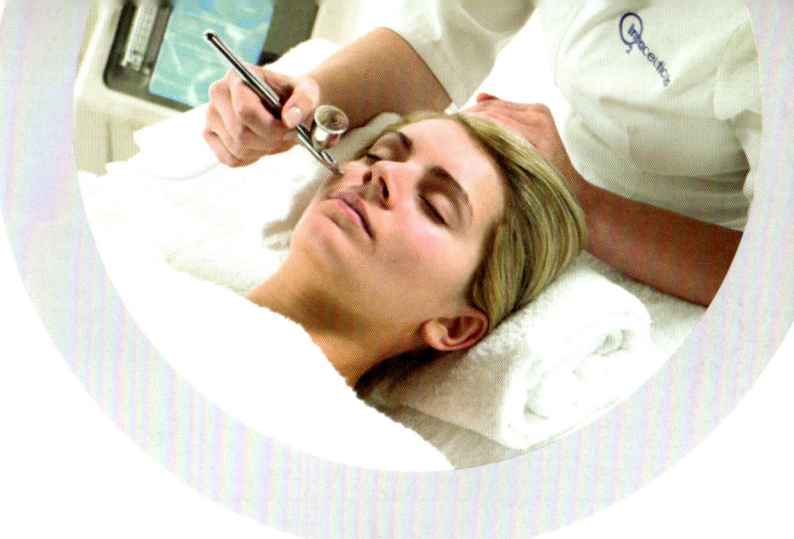

Tratamiento con dermoabrasión.

Tratamientos a los 40 años

En esta edad la huella del tiempo empieza a hacerse más patente. Los signos de envejecimiento se evidencian mucho más que a los 30, aparecen manchas y arrugas en el rostro al mover la cara en la expresión facial. De acuerdo con la intensidad de las líneas de expresión, los mejores tratamientos para las arrugas en esta edad son:

- *Peeling* químico de forma controlada.
- Relleno de arrugas con bótox (toxina botulínica).

Se debe tener en cuenta que estos no son los únicos cuidados que se tienen actualmente al alcance. También se puede contribuir de otras formas al cuidado de la piel, como, por ejemplo, siguiendo una dieta alimentaria adecuada (es importante ingerir calcio natural a través del queso, la leche, el huevo..., y bebidas caseras a base de soja), hidratando el cutis y utilizando antiarrugas, todo ello acompañado de ejercicios faciales y de la aportación de cápsulas de vitamina E y vitamina C.

CONSEJO

En caso de duda sobre el diagnóstico de la piel, se recomienda acudir a la consulta de un profesional, quien nos ayudará a conocer los problemas que pueda sufrir.

Tratamiento con radiofrecuencia.

Tratamiento con bótox.

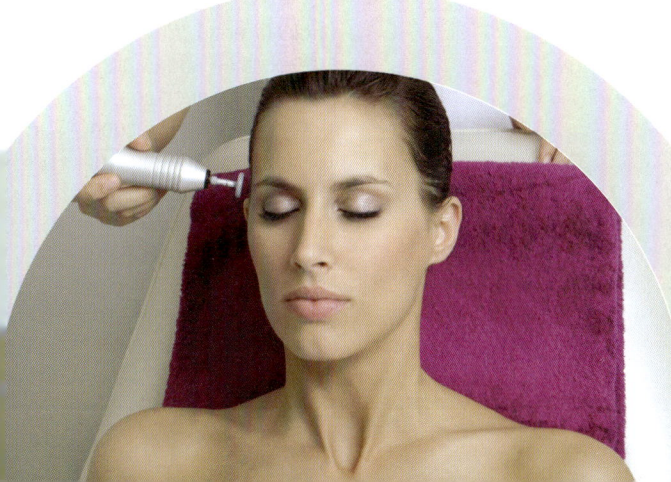

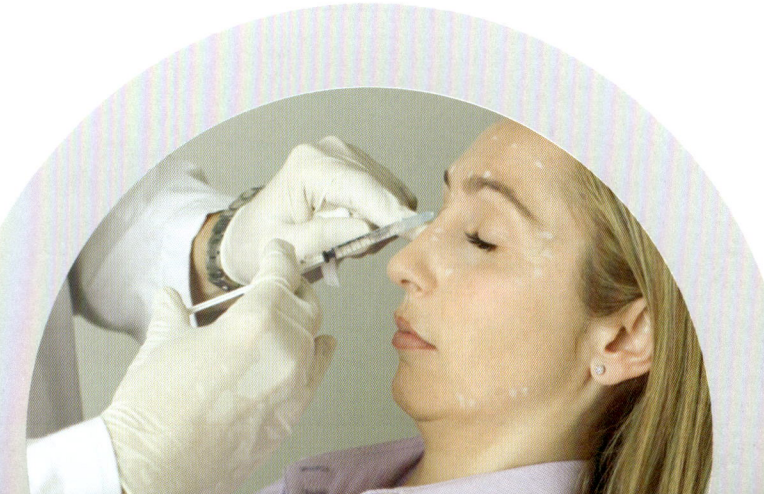

Batido de kiwi

Batido natural antienvejecimiento

Se necesita:

- 2 kiwis maduros.
- 1 manzana.
- 2 plátanos.
- Levadura de cerveza.
- Yogur natural descremado.
- Vaso.
- Cuchara.
- Cuchillo.
- Madera de cortar.
- Recipiente de vidrio.
- Batidora.

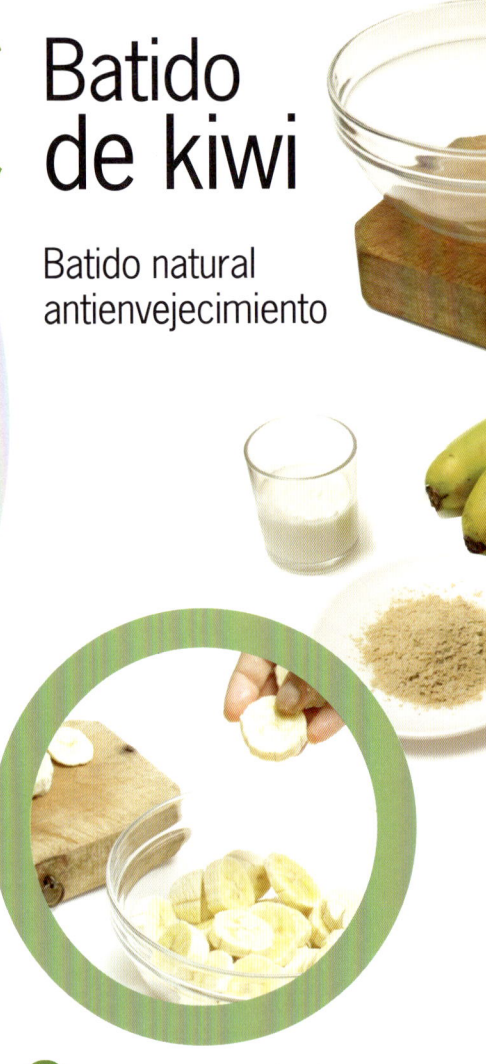

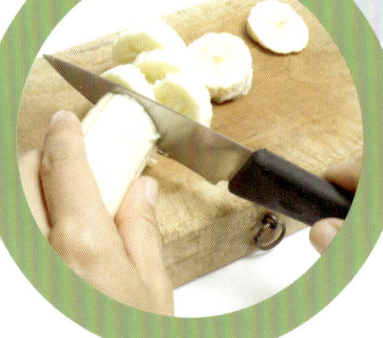

1 Se corta el plátano en rodajas.

2 Se colocan las rodajas de plátano en el recipiente de vidrio.

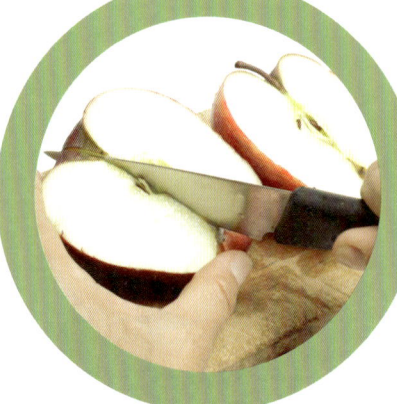

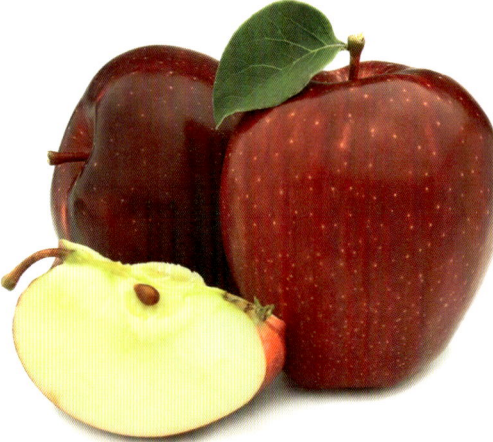

3 Se corta la manzana en trozos y se separan las semillas. Se ponen en el recipiente de vidrio con los trozos de plátano.

LA MANZANA

La manzana contiene diferentes ingredientes beneficiosos para el organismo:

- Peptina, que ayuda a reducir los niveles de colesterol y a evitar la diabetes.

- Aminoácidos, como la cisteína, que ayuda a eliminar las toxinas del hígado.

- Glicina, que beneficia el sistema inmunitario.

- Hidistina, que estimula los jugos gástricos y actúa como vasodilatador, combate la anemia, la artritis y ayuda a luchar contra las úlceras pépticas.

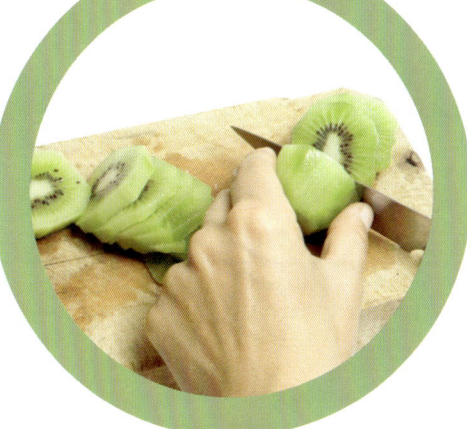

EL KIWI

- El kiwi contiene más vitamina C que el limón.

- Los fumadores deben saber que, entre otros muchos perjuicios, los cigarrillos contribuyen a eliminar la vitamina C que existe en el cuerpo, lo cual hará que la piel adquiera la apariencia de envejecimiento.

- Para contrarrestar estos efectos, se recomienda a los fumadores consumir una buena cantidad de kiwi.

4 Se corta el kiwi y se añade al recipiente de vidrio.

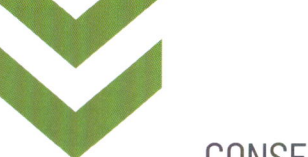

CONSEJO

El batido de kiwi se debe tomar un par de veces a la semana, como mínimo.

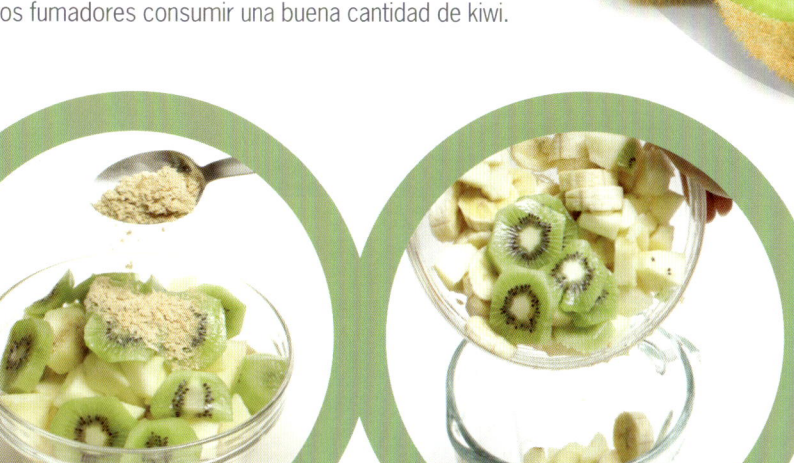

5 Se incorpora ahora media cucharada de levadura de cerveza.

6 Todo el contenido del recipiente de vidrio se vierte en la batidora.

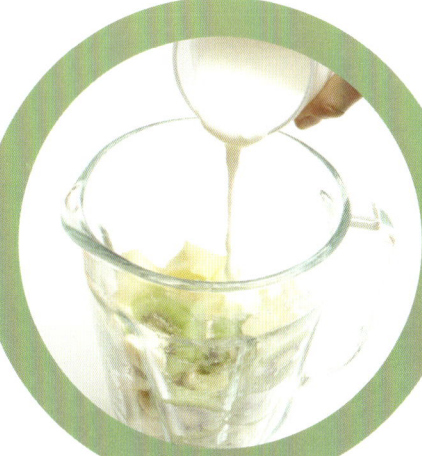

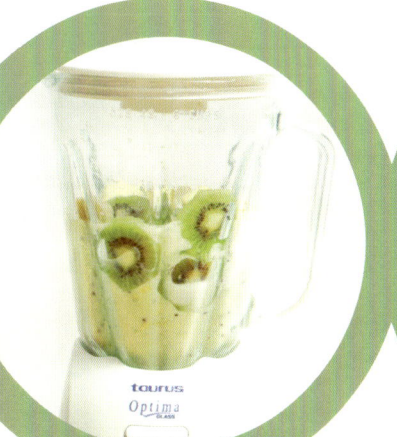

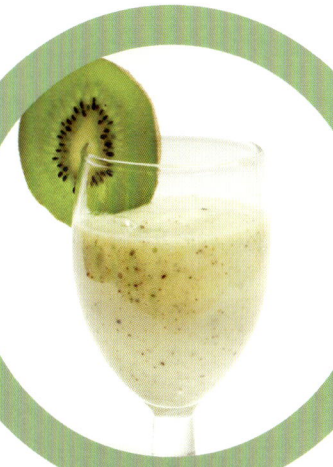

7 Se añade el yogur natural.

8 Se licua el contenido de la batidora hasta obtener un puré de frutas.

9 Una vez terminada la operación, el batido de kiwi puede ya tomarse.

Batido de frambuesa o de fresa

Batido natural antienvejecimiento

Se necesita:

- 1/2 vaso de zumo de naranja.
- 12 frambuesas o fresas.
- 2 cucharadas de yogur natural.
- Recipiente de vidrio.
- Cuchillo.
- Cuchara.
- Batidora.

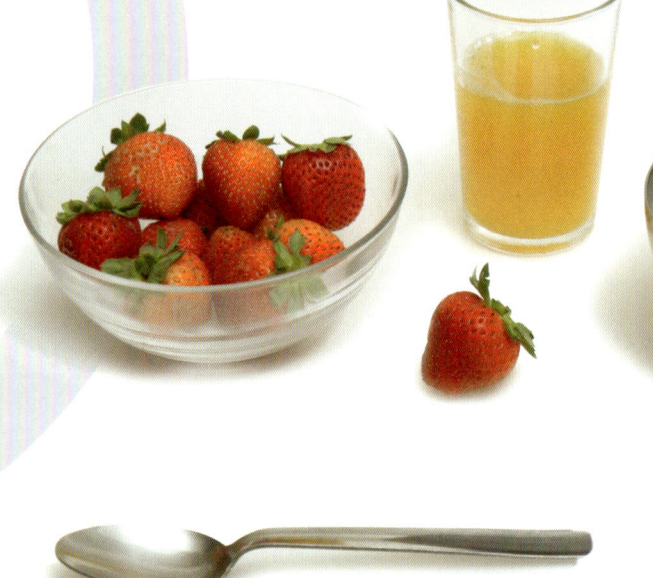

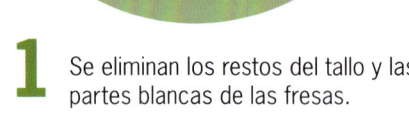

1 Se eliminan los restos del tallo y las partes blancas de las fresas.

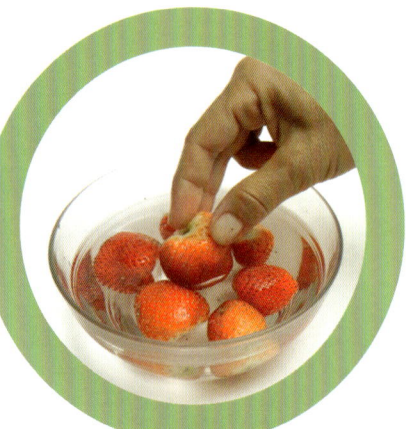

2 Se dejan en un recipiente con agua para limpiarlas.

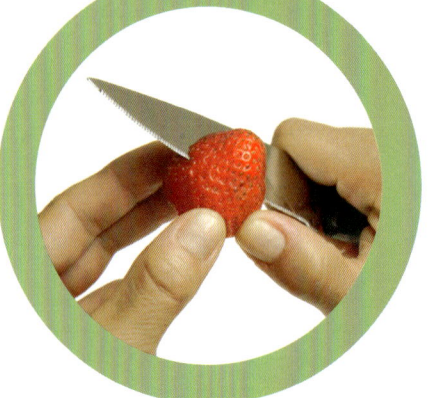

3 Con un cuchillo, se cortan las fresas en trozos…

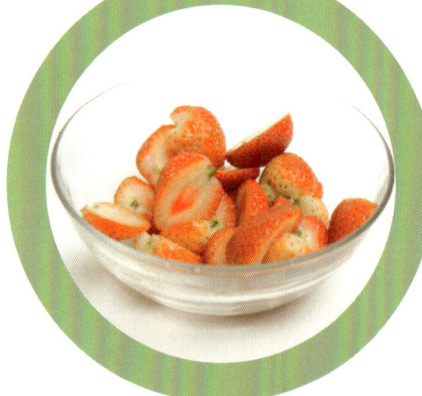

4 …y se depositan en el recipiente de vidrio.

LA FRAMBUESA

- Es un depurador natural, tanto de los riñones como del hígado.
- Su consumo diario ayuda a eliminar toxinas que se acumulan en la sangre.
- Contiene hierro, importante para combatir la anemia.
- Aporta un mejor aspecto a la piel.

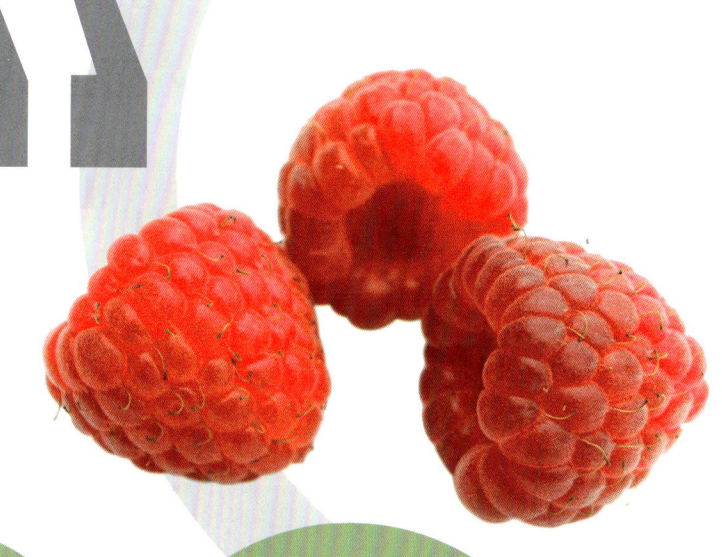

CONSEJO

La naranja ayuda a eliminar toxinas, reduciendo el colesterol, y las fresas o las frambuesas, además de purificar el organismo, aumentan las defensas. Por eso se recomienda tomar un batido diario.

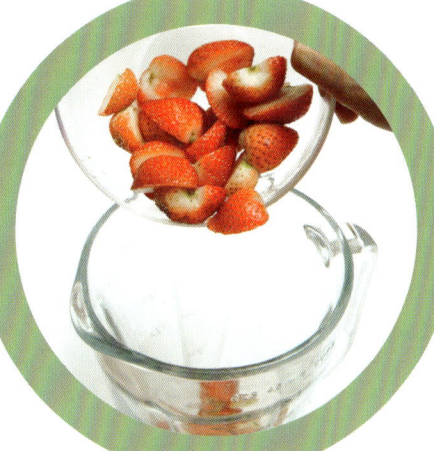

5 Se ponen las fresas en la batidora.

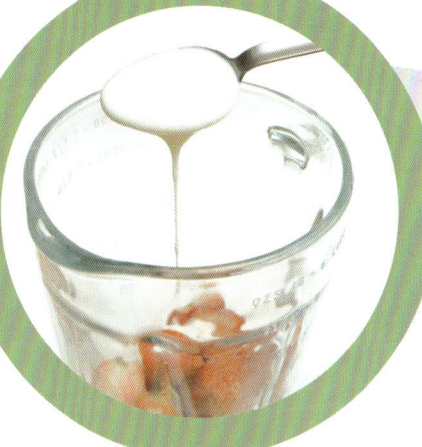

6 Se añaden dos cucharadas de yogur natural.

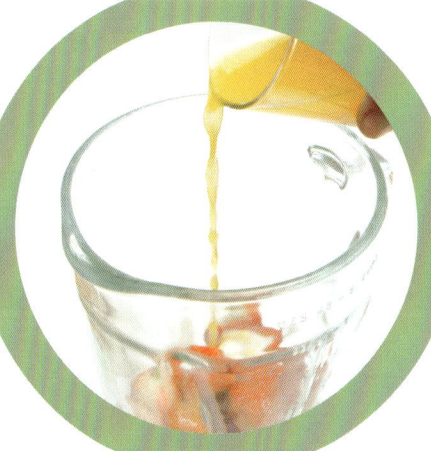

7 Se incorpora también el medio vaso de zumo de naranja.

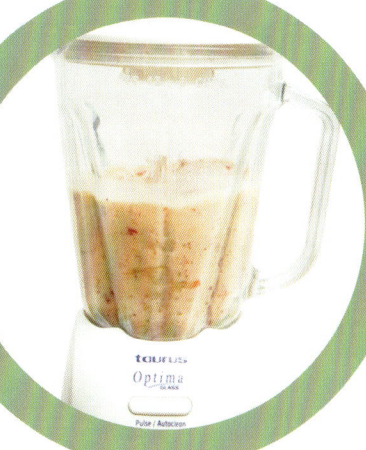

8 Se tritura todo el contenido de la batidora hasta obtener un batido fino.

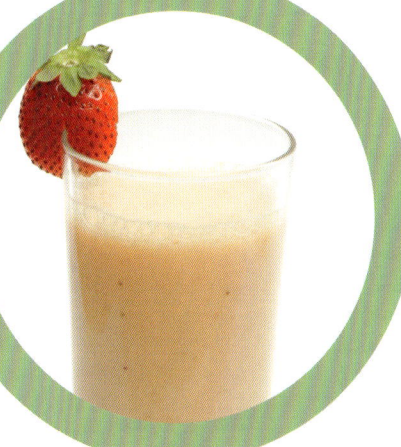

9 El batido está ya listo para su consumo.

Tratamientos a los 50 años

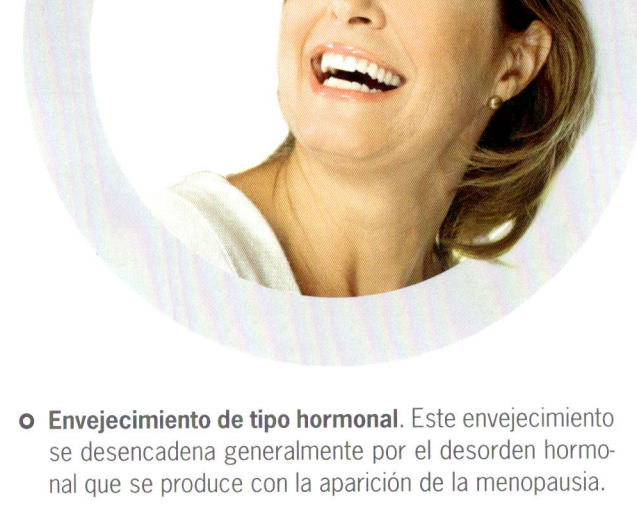

Tratamiento con radiofrecuencia.

Esta es una edad difícil especialmente para las mujeres, ya que corresponde a la época de la menopausia y esta ocasiona en la piel daños irreversibles debido al cambio hormonal que se presenta en el organismo. En esta edad aumenta la aparición de manchas en rostro y manos, llegan a la piel las famosas arañas vasculares y la cara y el cuerpo aparecen más flácidos.

Es en esta época cuando se manifiestan los resultados del cuidado que se haya hecho del cuerpo. Si no se ha cumplido con una buena rutina alimentaria y no se ha atendido bien la hidratación, va a ser muy poco lo que se pueda hacer y se deberá someter la piel a cuidados dispensados por expertos, como el bótox, la radiofrecuencia, el plasma sanguíneo e incluso la cirugía plástica.

Tratamientos que se recomiendan a esta edad

- *Peeling* profundo.
- Terapia láser superficial.
- Radiofrecuencia.
- Relleno de arrugas fraccionado.
- Rejuvenecimiento facial con láser.

TIPOS DE ENVEJECIMIENTO

La piel de las mujeres se ve afectada por tres tipos de envejecimiento: el cronológico, el fotoenvejecimiento y el causado por los cambios hormonales.

- **Envejecimiento cronológico.** Se presenta por herencia genética: hay personas que aparentan menos edad de la que tienen o, por el contrario, se ven más viejas de lo que corresponde a su edad real. Cuando se manifiesta, la piel aparece opaca, con flacidez y arrugas muy marcadas.

- **Fotoenvejecimiento**. Este tipo de envejecimiento está causado por factores del medioambiente, como exposiciones descontroladas al sol, el estrés, los cambios de clima y temperatura. Aunque es uno de los más frecuentes, se puede controlar tomando ciertas medidas:

    > Usar filtro o pantalla solar.
    > Utilizar cremas hidratantes que contengan filtro solar.
    > No exponerse durante largas jornadas al sol.
    > Proteger el rostro con una visera, un gorro o un sombrero durante las vacaciones de verano.

- **Envejecimiento de tipo hormonal**. Este envejecimiento se desencadena generalmente por el desorden hormonal que se produce con la aparición de la menopausia.

Los factores que más frecuentemente contribuyen a que la piel envejezca antes de tiempo son los malos hábitos de vida: alimentación inadecuada, consumo de tabaco y alcohol, y abuso de bebidas con cafeína, ya que estas sustancias absorben parte del agua que contiene el cuerpo, lo que, junto a la eliminación natural de agua debida al paso de los años, favorece el envejecimiento prematuro.

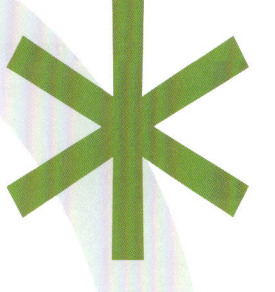

Hidratación del contorno de ojos

Por más sencilla que esta pueda ser, después de cualquier actuación sobre la piel, si se quiere que surta el efecto deseado, es necesario terminar aplicándose una crema hidratante. Se explica aquí en unos pocos pasos cómo debe procederse en el contorno de ojos:

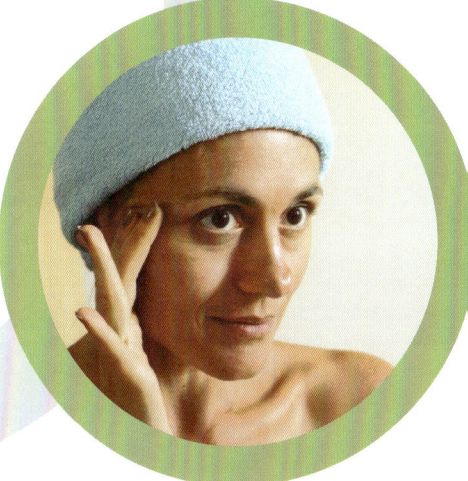

1 Con una crema facial, se realiza un estiramiento en el contorno de ojos.

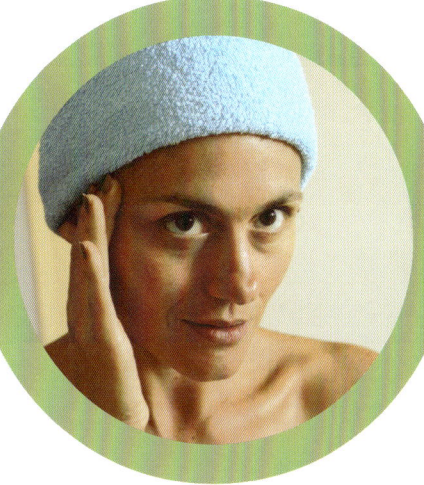

2 El movimiento de los dedos en este estiramiento debe ser desde el ojo hacia la sien.

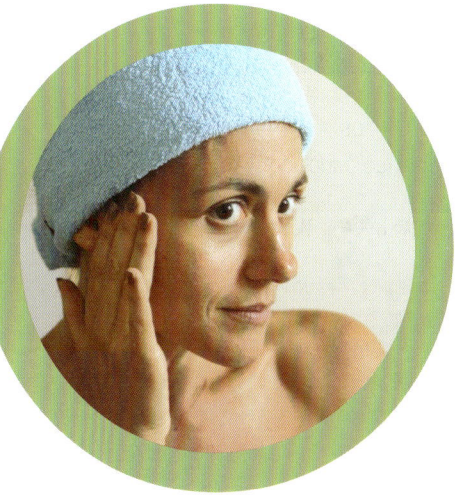

3 Se mueven los dedos en dirección a las orejas, siempre estirando la piel.

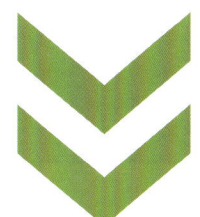

CONSEJO

En la medida de lo posible, no deben utilizarse aceites para desmaquillar el contorno de los ojos. Parte de la aparición del milium es debida precisamente a un uso excesivo de dichos aceites alrededor de la zona orbicular.

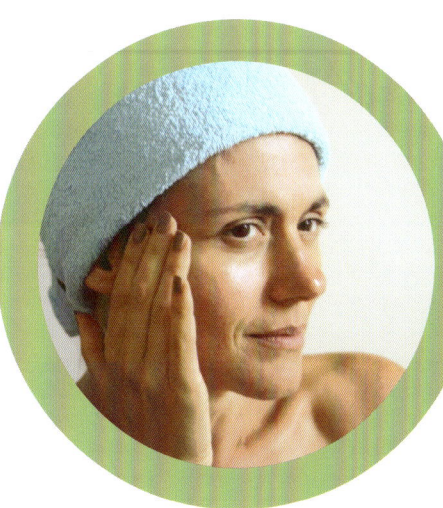

4 Se masajea suavemente la piel con los dedos.

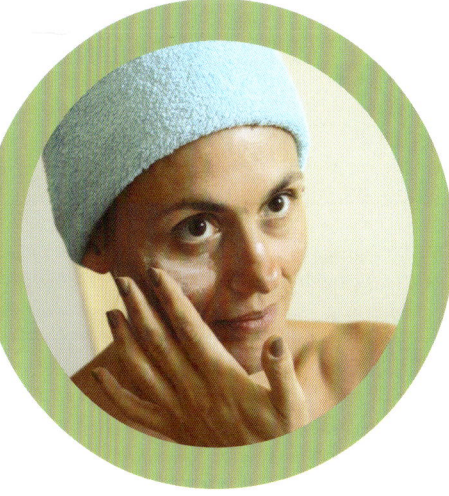

5 Se aplica la crema en el resto de los ojos.

Tratamientos realizados por expertos

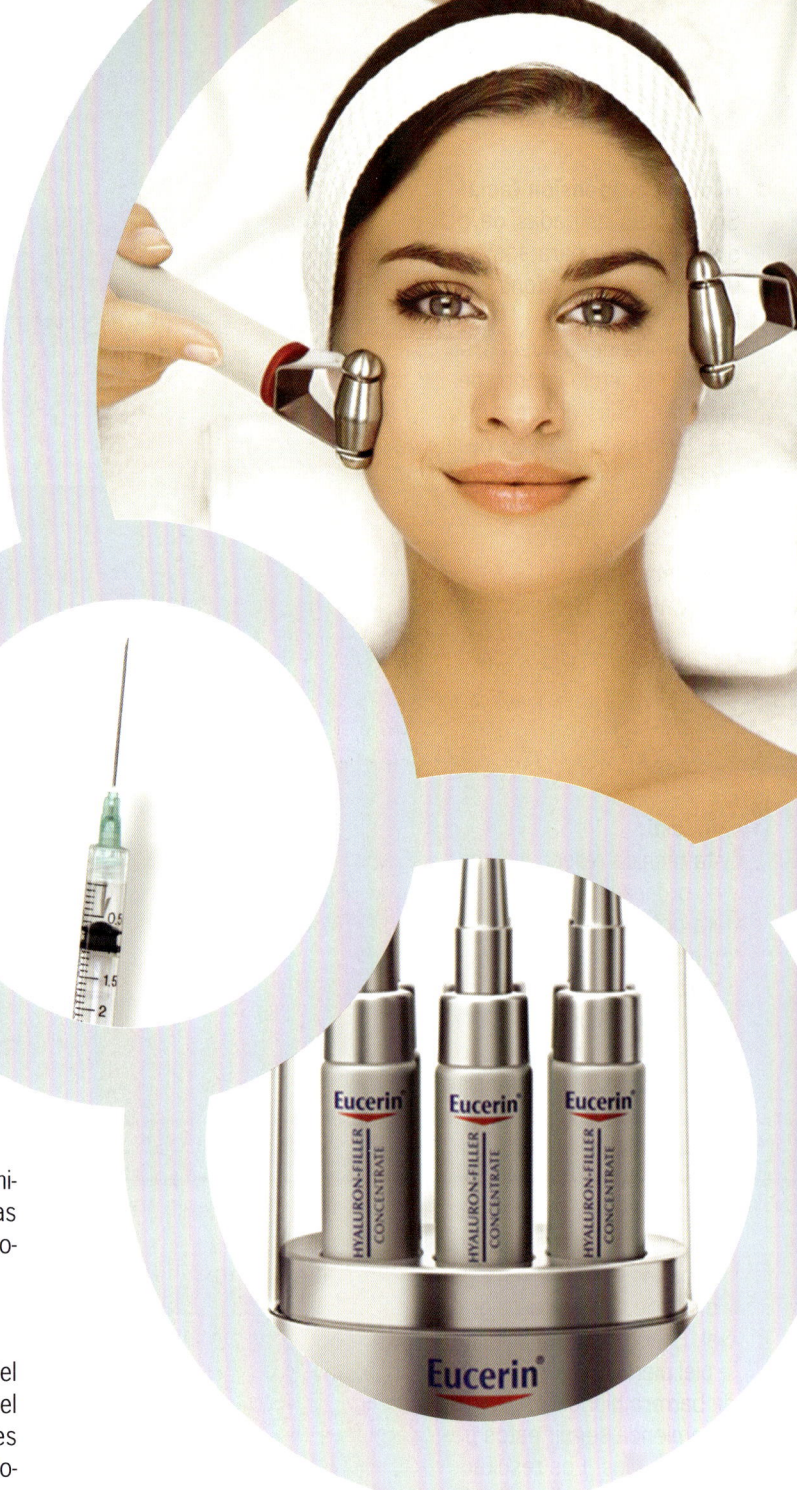

Especialistas de la piel de todo el mundo opinan que el resultado de cualquier procedimiento estético está supeditado a los buenos hábitos de alimentación y una higiene adecuada. A lo largo del tiempo, han sido muchos los medicamentos empleados como ayuda del organismo. Sin embargo, en algunos casos, estos son considerados poco eficaces, lo cual mueve a numerosas personas a recurrir a la ayuda de remedios caseros.

Si uno sigue una buena alimentación, duerme bien y hace ejercicio regularmente, su salud será buena como mínimo en un 50% de los casos.

Para la mayoría de mujeres es importante tener una piel sana y joven. Durante muchos años, médicos dermatólogos y expertos en cuidados cutáneos se han dedicado a investigar nuevas alternativas destinadas a mejorar la lozanía del cutis e incluso a atenuar o disimular el envejecimiento de los tejidos. Por ello, ante la necesidad de mejorar el aspecto de la piel, es preciso informarse adecuadamente acudiendo a la consulta de un buen profesional.

Existen tratamientos que no necesitan cirugía. Recurren a técnicas menos agresivas que ayudan a mejorar esas posibles líneas de expresión. Dichas técnicas deben ser aplicadas por profesionales y no son recomendables en todos los casos.

Rellenos

Este procedimiento consiste en rellenar las áreas de la piel que presentan líneas de expresión o arrugas causadas por el tiempo. Antes se utilizaba colágeno para rellenar las partes afectadas, pero los resultados no eran satisfactorios para todos, puesto que causaba alergias; por ello se decidió cambiar este método. Actualmente se emplean ácidos esenciales del propio organismo, y su aplicación varía dependiendo del tiempo de duración y del área facial donde se vayan a aplicar.

El más en boga es el ácido hialurónico. El tipo de ácido hialurónico que se aplica varía en función de la profundidad. No todas las zonas responden de la misma manera. Este producto se puede administrar denso o por capas, según la necesidad de cada tipo de piel. En ocasiones se combina con el uso de bótox. El resultado puede durar entre 8 y 12 meses.

Tratamiento endovenoso

Es un procedimiento muy conocido, ya que se trabaja con ozono y grandes dosis de vitamina C, con el objetivo de regenerar el organismo, revitalizar las células y eliminar de esta manera las toxinas. El ozono sirve para rebajar la inflamación de los tejidos. Se inyecta en áreas faciales por vía endovenosa para obtener un resultado integral y sistémico.

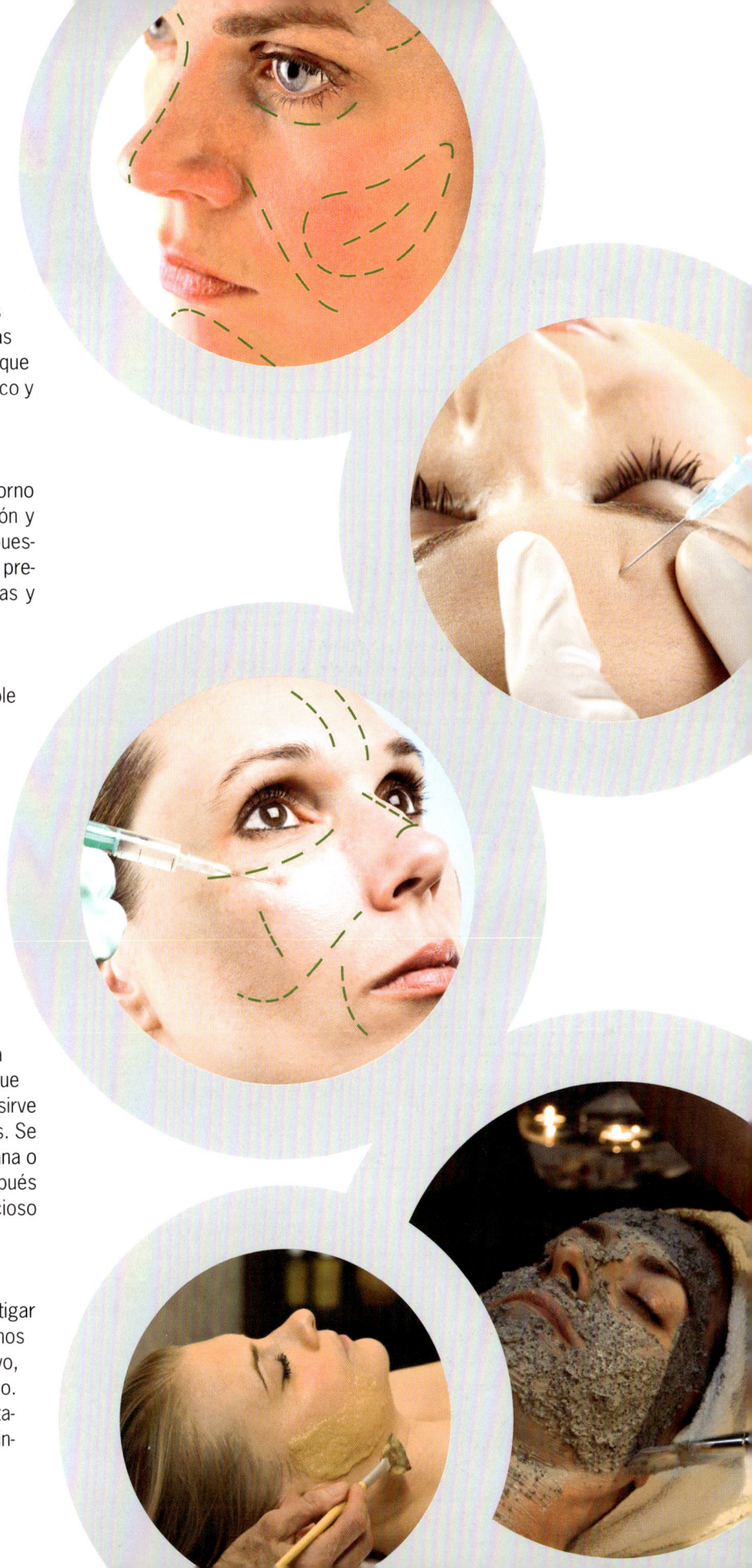

○ **Hilos de suspensión facial**

Son hebras estriadas de polipropileno de color azul que se utilizan para sostener las zonas de tejido que pierden firmeza y tono. Su función es lograr un aspecto tenso.

La mayoría de las veces se utilizan en zonas como el maxilar, el tercio inferior del rostro y el cuello, ya que es en estas áreas donde se notan especialmente las huellas que ha dejado el paso de los años. Este tratamiento, que ofrece resultados tensores de largo plazo, dura entre cinco y siete años.

○ **Mesoterapia facial**

Este tratamiento se emplea en mujeres con edades en torno a 30 años. Ayuda a prevenir posibles líneas de expresión y arrugas, Consiste en aplicar inyecciones faciales compuestas por vitaminas y antioxidantes. El resultado que se pretende es estimular las células dérmicas para reactivarlas y lograr así que mantengan su elasticidad.

○ **Bioplastia**

Esta técnica rellena las zonas tratadas de manera estable y no origina rechazo en el organismo. Sirve, por ejemplo, para obtener una nariz más fina, desarrollar los pómulos o definir el arco del mentón.

Se trata de un procedimiento de efecto inmediato y no requiere el uso de anestesia general, no necesita sutura, ni bisturí, ni tiempo de recuperación. Tiene una duración de cinco a siete años.

○ **Procedimientos naturales**

Las mascarillas más utilizadas son las de caviar y cobre, elaboradas con una fórmula específica a base de moléculas de estos elementos. Los minerales del caviar tienen el poder de regenerar las células del rostro y el cuello, y además hidratan y reparan el estado de la piel. El cobre ayuda a restaurar todos los compuestos que la piel pierde debido a la contaminación, de manera que sirve de barrera hídrica y protectora contra los radicales libres. Se recomienda seguir estos tratamientos una vez por semana o cada 15 días. Los resultados empiezan a aparecer después de la segunda aplicación. Este procedimiento es beneficioso para cualquier tipo de piel.

○ **Rejuvenecimiento con láser**

Existen diversos tratamientos con láser que permiten mitigar manchas y arrugas (en particular en boca y ojos). Algunos estimulan la producción del colágeno y el tejido conectivo, logrando así una piel más elástica y un cutis rejuvenecido. Se trata de procedimientos poco invasivos cuyos resultados, con los cuidados preceptivos, pueden prolongarse incluso años.

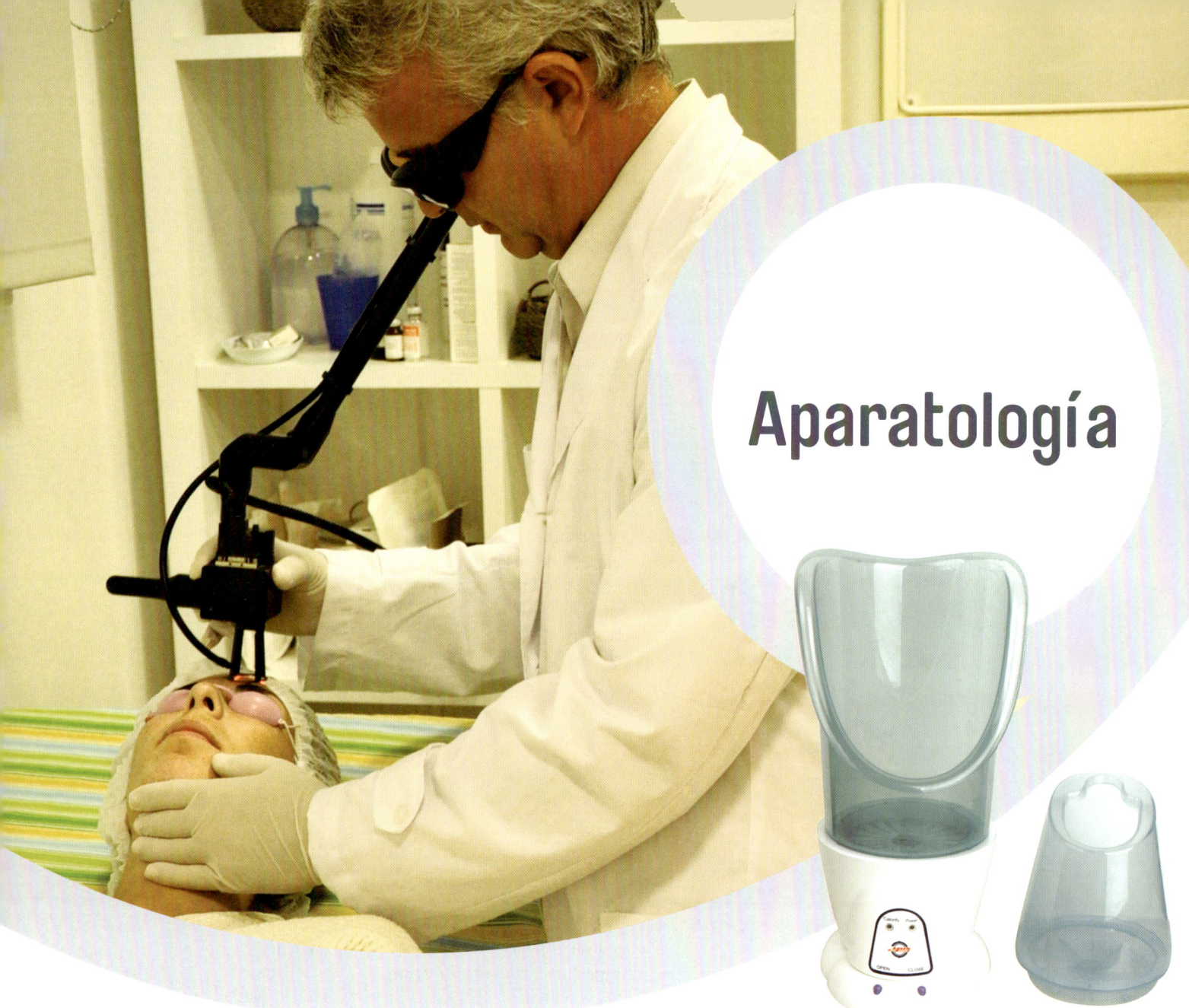

Aparatología

En el siglo XX la estética evolucionó espectacularmente. En este avance tuvo mucho que ver la aparición de diferentes aparatos destinados a complementar el cuidado estético y cosmético tanto de las mujeres como de los hombres.

Actualmente las mujeres viven en continua pelea con el reloj, ya que están muy ocupadas y tienen poco tiempo para dedicar a largas sesiones de belleza. Por este motivo los expertos idearon la manera de poner a su alcance una nueva tecnología para el cuidado facial y corporal que reduce los tiempos de tratamiento. Si bien existen hoy en día muchos aparatos destinados al tratamiento estético, sólo se nombran aquí los de uso facial.

Vaporizador portátil
Es empleado para la limpieza de piel: ayuda a dilatar los poros y facilita la extracción. Es ideal para las personas que trabajan a domicilio o que viajan con frecuencia.

Vaporizador de cabina

Es frecuente encontrar en cabinas o en *spas* este tipo de vaporizador. Es de uso profesional y su tamaño es mucho mayor que el de un vaporizador portátil. Se utiliza para dilatar poros y facilitar la extracción y se le pueden adaptar bandas con aromas frutales para hacer más agradable el olor del vapor que desprende.

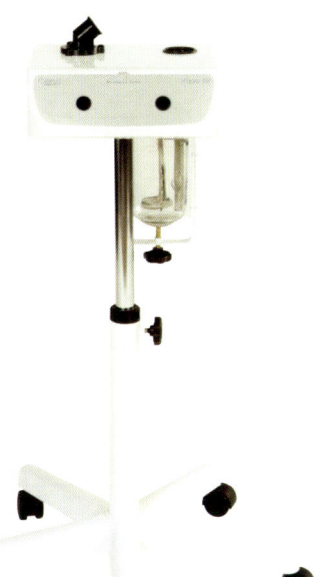

Lupa

Es de gran ayuda para la limpieza facial, puesto que, gracias a ella, se pueden detectar los puntos de grasa que no se observan a simple vista u otras anomalías que pudiera presentar la piel. Su gran tamaño hace difícil su traslado de un lugar a otro. Es ideal para su utilización en un lugar fijo. Esta lupa se puede encontrar sola o acompañando al vaporizador, como se puede observar en esta imagen.

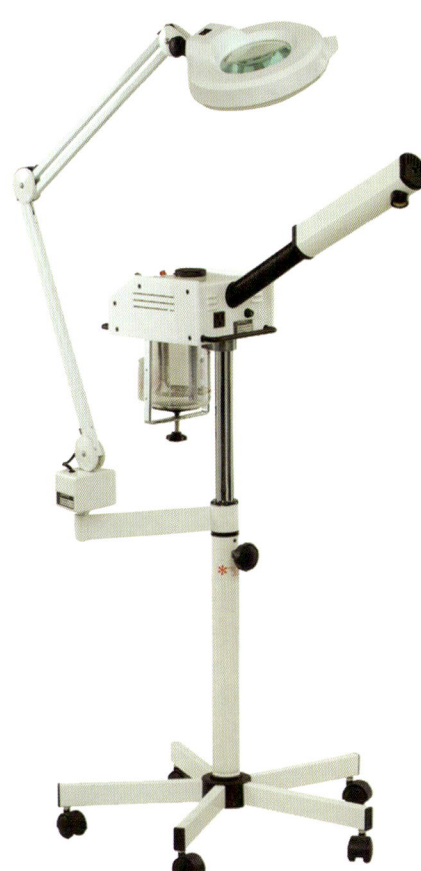

Alta frecuencia

Este aparato produce descargas eléctricas muy beneficiosas para el cutis. Se utiliza después de la extracción, antes de poner la mascarilla en el rostro. Debido a las corrientes que genera, está indicado para ayudar a cerrar los poros y constituye un antibactericida excelente para el tratamiento de pieles con acné.

Esterilizador

Cabe recordar que es muy importante mantener las herramientas de uso facial en un estado de absoluta limpieza, ya que de ello depende que no transmitan enfermedades o empeoren problemas de la piel. Esta es la razón que hace conveniente la utilización de un esterilizador. En caso de no disponer de él, es necesario hervir las herramientas con agua y un poco de cloro. Si bien este procedimiento no sirve para reemplazar al esterilizador, sí ayudará a purificarlas en caso necesario. Debe, por lo tanto, considerarse un medio sustitutivo puntual del esterilizador.

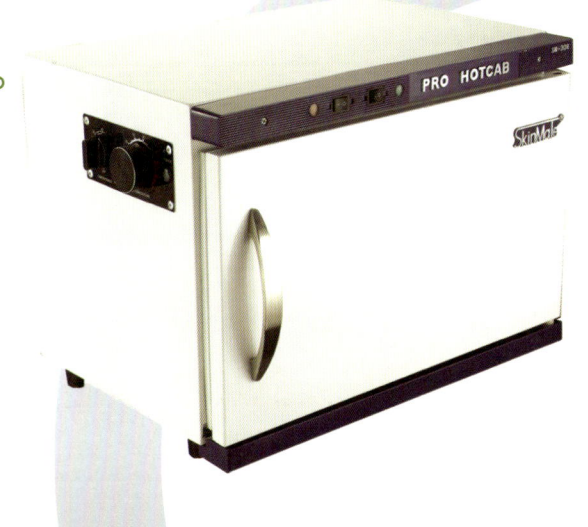

RECUERDE
(Consejos para cada tipo de piel)

PIEL NORMAL
- Tener una piel normal no significa que no se deba tener el mismo cuidado que con otro tipo de pieles.
- La piel normal debe cuidarse de forma permanente para que se mantenga equilibrada.
- Cuidar la nutrición.
- Hidratarla frecuentemente.
- Utilizar un buen tónico.
- Realizar masajes faciales.
- No olvidar la utilización de un protector solar.

PIEL GRASA
- Lavar la cara dos veces al día con agua tibia y jabón suave.
- Cuando se esté lavando el rostro, se debe realizar un leve masaje con movimientos circulares y en sentido ascendente.
- No tocar el rostro sin haberse lavado previamente las manos. De no proceder así, las bacterias de las manos pueden pasar a la cara.
- Realizar una limpieza facial como mínimo una vez al mes.
- Utilizar una loción que contenga perióxido de benzoilo.
- En caso de acné, no debe pellizcarse el rostro, puesto que esto lo puede dañar.
- Visitar un dermatólogo para el acné.
- No aplicarse productos hechos a base de aceite.
- Si se utilizan gafas, se deben limpiar todos los días para eliminar la grasa acumulada en ellas alrededor de los ojos y de la nariz.
- Al realizar una limpieza facial a otra persona, es conveniente evitar tocarse el rostro si antes no se ha utilizado un gel antibacterias: el acné podría transmitirse.
- Desmaquillarse siempre la piel antes de acostarse.
- Se recomienda utilizar productos astringentes para la piel.
- Si el maquillaje que se utiliza ha cambiado su olor y aspecto, será mejor sustituirlo por otro nuevo.
- Mantener el pelo limpio, ya que, al contactar con el rostro, sus agentes contaminantes pueden fomentar la obstrucción de los poros.
- Utilizar un protector solar que bloquee los rayos UVA.
- Utilizar una crema hidratante adecuada para este tipo de piel.

PIEL SECA
- Evitar los cambios bruscos de temperatura.
- Utilizar una pantalla solar.
- Exfoliar periódicamente la piel.
- No utilizar agua caliente para limpiar el rostro; mejor hacerlo con agua tibia.
- Evitar bañarse frecuentemente en piscinas con agua clorada, porque ello agravará la sequedad de la piel.
- Hidratar la piel después de ducharse.
- Cuidar la alimentación.
- Evitar los jabones fuertes.
- Utilizar jabones hidratantes como los de glicerina, avena, etc.
- Evitar el uso excesivo de calefacción y aire acondicionado.
- Evitar los vientos fuertes.
- Seguir una dieta alimentaria que contenga vitamina A.
- Hacer uso de productos que contengan manteca de cacao y almendras.

PIEL MIXTA
- Usar productos que mantengan equilibrada la *zona T* (frente, nariz y mentón).
- Desmaquillarse con leche o crema limpiadora para piel de normal a seca.
- Utilizar tónico en las zonas grasosas.
- Realizar una exfoliación del rostro una vez por semana con el fin de retirar sus impurezas.
- No olvidarse de utilizar productos para piel mixta.
- Aplicarse mascarillas especiales para piel mixta.

PIEL SENSIBLE
- Utilizar productos creados especialmente para pieles sensibles.
- Utilizar jabones a base de avena, rosas, glicerina, etc.
- Utilizar exfoliantes de textura fina.
- Mantener el rostro hidratado.
- Cuidar la alimentación.
- No utilizar productos que contengan alfahidroxiácidos (AHA) o retinol.
- Utilizar productos hipoalergénicos.

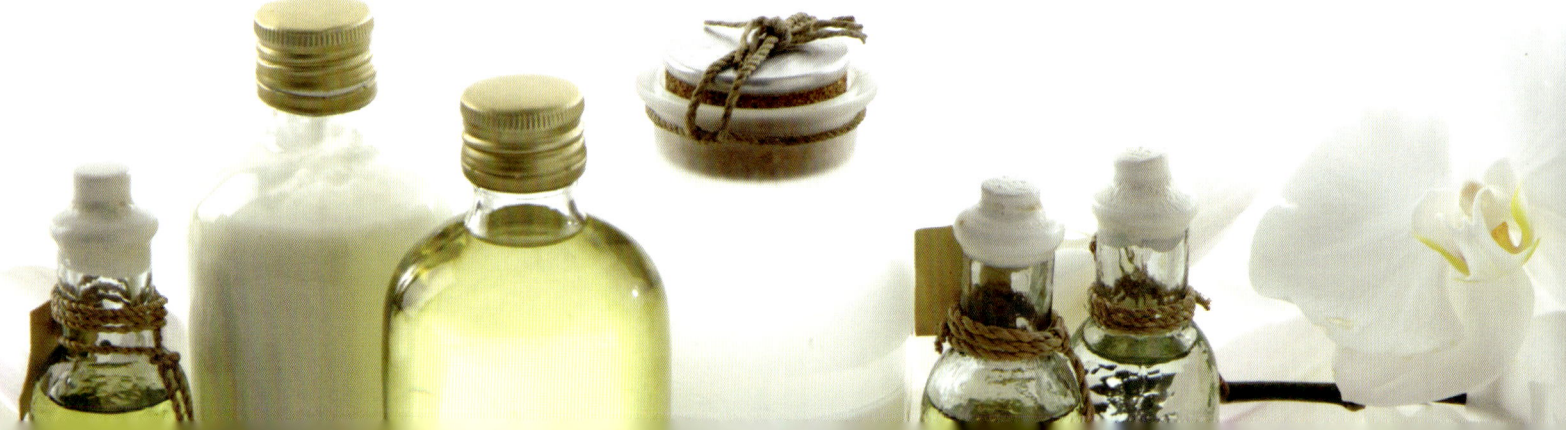